Freiverkäufliche Arzneimittel

Vorbereitung auf die Sachkenntnisprüfung
und Leitfaden für die Praxis im Einzelhandel

Werner Fresenius, Wiesbaden
Herbert Niklas, Stuttgart
Heinz Schilcher, München

Unter Mitarbeit von
Bruno Frank, Würzburg

6., überarbeitete und aktualisierte Auflage

 Wissenschaftliche Verlagsgesellschaft mbH Stuttgart

Anschriften der Autoren

Prof. Dr. Werner Fresenius
Pommernstr. 29
65205 Wiesbaden

Prof. Dr. Heinz Schilcher
Alfred-Neumann-Anger 17
81737 München

Dr. Herbert Niklas
Ruppmannstr. 21
70565 Stuttgart

Dr. Bruno Frank
Am Grundbach 5
97271 Kleinrinderfeld

Bibliografische Infromation der Deutschen Bibliothek
Die Deutsche Bibliothek verzeichnet diese Publikation in der Deutschen Nationalbibliografie; detaillierte bibliografische Daten sind im Internt unter http://dnb.ddb.de abrufbar.

ISBN-10: 3-8047-2207-5
ISBN-13: 978-3-8047-2207-1

© 2006 Wissenschaftliche Verlagsgesellschaft mbH, Birkenwaldstr. 44, 70191 Stuttgart
Printed in Germany
Satz: Mitterweger & Partner Kommunikationsgesellschaft mbH, Plankstadt bei Heidelberg
Druck: Druckerei Hofmann, Schorndorf
Umschlaggestaltung: Atelier Schäfer, Esslingen unter Verwendung eines Fotos von Mauritius Images, Mittenwald

Fresenius · Niklas · Schilcher
Freiverkäufliche Arzneimittel

Vorwort zur 6. Auflage

Nach weiteren arzneimittelrechtlichen Änderungen sowie unter Berücksichtigung jüngster wissenschaftlicher Erkenntnisse legen wir nunmehr die 6. Auflage des Lehr- und Sachbuches zum Erwerb der Sachkenntnis im Einzelhandel mit freiverkäuflichen Arzneimitteln vor. Die 6. Auflage ist das Ergebnis von Überarbeitungen und Aktualisierungen aller drei Autoren. Neben Anregungen aus der Praxis sind insbesondere das jeweils gültige Deutsche Arzneibuch (DAB) und das Europäische Arzneibuch (Ph. Eur.) sowie die neuen arzneimittelrechtlichen Regelungen, darunter die aktuelle Fassung der Verordnung über apothekenpflichtige und freiverkäufliche Arzneimittel, berücksichtigt. Die besonders für den Vertrieb außerhalb der Apotheke vorgesehenen sog. „Traditionell angewendeten Arzneimittel" nach § 109 AMG 76 vgl. Anhang, erfahren eine besondere Berücksichtigung, da der neu hinzugekommene Mitautor, Dr. Bruno Frank beruflich ständig damit zu tun hat, und Prof. Dr. Heinz Schilcher seit 1995 2. Vorsitzender der Zulassungskommission nach § 109 a beim Bundesinstitut für Arzneimittel und Medizinprodukte ist. Das bewährte didaktische und pädagogische Konzept der vorangegangenen Auflagen wurde beibehalten, und das Layout wurde ansprechender gestaltet.

Der Teil 1 macht schrittweise praxisnah mit den 7 Prüfungsgebieten die in § 4 der Verordnung über den Nachweis der Sachkenntnis im Einzelhandel mit freiverkäuflichen Arzneimitteln festgelegt sind, vertraut.

Im Teil 2 werden Darreichungsformen, Zubereitungen und die wichtigsten im Einzelhandel außerhalb der Apotheken zugelassenen Arzneimittel besprochen. Dabei wird unter Berücksichtigung jüngster wissenschaftlicher Erkenntnisse Wert gelegt auf häufig vorkommende wirksame Bestandteile, deren mögliche Gegenanzeigen und Nebenwirkungen.

Im Teil 3 werden die rechtlichen Grundlagen ausführlich dargestellt. Die wichtigsten Gesetzestexte werden im Anhang wörtlich wiedergegeben, wobei auch das Heilmittelwerbegesetz Berücksichtigung findet.

Das vorliegende Lehr- und Sachbuch bietet sämtliche Grundlagen, die zum Erwerb der Sachkenntnis im Einzelhandel mit freiverkäuflichen Arzneimitteln nötig sind. Darüber hinaus dient es zu Vertiefung des Wissens all derer, die bereits die Sachkenntnis besitzen, sich aber im Sinne einer Fortbildung näher mit der Materie befassen wollen. Dieses Buch ist zudem ein wichtiges Nachschlagewerk für die tägliche Praxis.

Die Autoren bedanken sich für ggf. erforderliche weitere Anregungen auch zu dieser Auflage, um das Lehr- und Sachbuch in Zukunft ebenfalls praxisgerecht und aktuell vorlegen zu können.

Wiesbaden, Stuttgart, München, Würzburg im Frühjahr 2006

Die Autoren

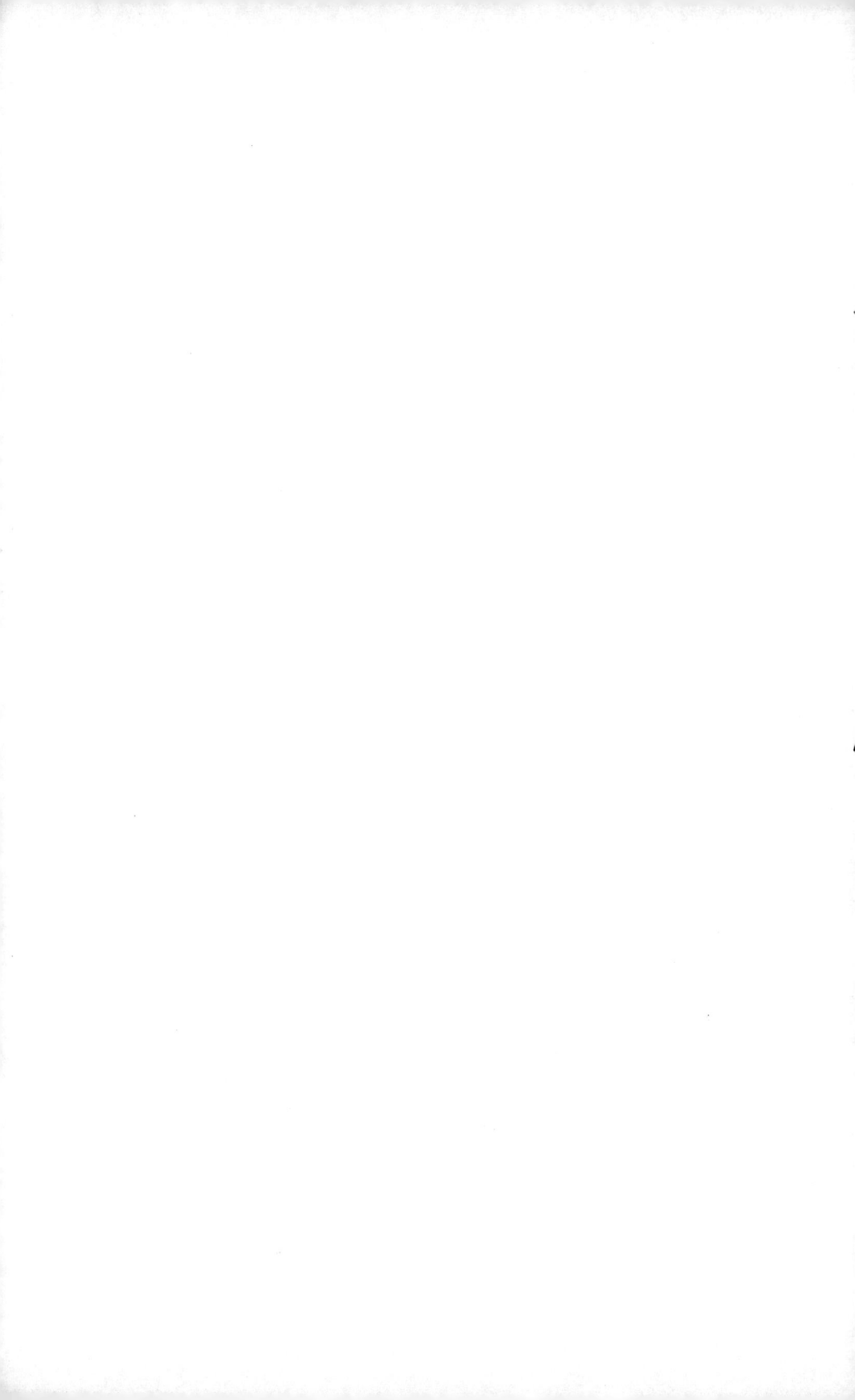

Inhaltsverzeichnis

Anhang

Sachregister

Abkürzungsverzeichnis

AMG (61)   1. Arzneimittelgesetz, verabschiedet 1961
AMG (76)   2. Arzneimittelgesetz, verabschiedet am 24. 8. 1976, verkündet im Bundesge-
            setzblatt am 1. 9. 1976, in Kraft getreten am 1. 1. 1978

BGA   Bundesgesundheitsamt
BfArM   Bundesinstitut für Arzneimittel und Medizinprodukte (Sitz Bonn)

CE   Zeichen, welches die Übereinstimmung eines Medizinprodukts mit den
            Richtlinien des Medizinproduktegesetz dokumentiert

DAB   Deutsches Arzneibuch 2005
DAC   Deutscher Arzneimittel-Codex 2005
DIHT   Deutscher Industrie- und Handelstag

Erg.-Bd.   Ergänzungsband zum DAB 6
EG   Europäische Gemeinschaft
EHG   Einzelhandelsgesetz
EWG   Europäische Wirtschaftsgemeinschaft

GMP   Good manufacturing practices. 1968 von der Weltgesundheitsorganisation he-
            rausgegebene Grundregeln für die Herstellung von Arzneimitteln und die Si-
            cherung ihrer Qualität. Später überarbeitet als „Quality Control of Drugs"

LMBG   Lebensmittel- und Bedarfsgegenständegesetz

ÖAB   Österreichisches Arzneibuch 2006

Ph. Eur.   Pharmacopoea Europaea, Europäisches Arzneibuch 5. Auflage 2005

TCM   Traditionelle chinesische Medizin

WHO   World Health Organization (Weltgesundheitsorganisation)

ZLG   Zentralstelle der Länder für Gesundheitsschutz (ZLG für nicht aktive Medi-
            zinprodukte)
ZLS   Zentralstelle der Länder für Sicherheitstechnik (ZLS für aktive Medizin-
            produkte)

Teil I

Erwerb der Sachkenntnis im Einzelhandel für freiverkäufliche Arzneimittel

Heinz Schilcher und Bruno Frank

1 EINLEITUNG

Im Teil I wird der Studierende schrittweise mit den sieben Prüfungsgebieten, die in § 4 der Verordnung über den Nachweis der Sachkenntnis im Einzelhandel mit freiverkäuflichen Arzneimitteln festgelegt sind, vertraut gemacht. Dieser Teil lehnt sich somit eng an den bewährten Durchführungsmodus der Sachkundeprüfung an der Industrie- und Handelskammer Frankfurt/Main, derjenigen IHK mit der bisher größten Erfahrung (seit 1978) bei der Abnahme dieser Prüfung, an.

Die Anordnung des Stoffes ermöglicht dem Prüfungskandidaten eine optimale Einstellung auf die Prüfung, die, im Sinne der Verordnung, sämtliche sieben Prüfungsgebiete des § 4 (siehe dazu Kapitel 9) der Reihe nach berücksichtigen sollte. Der Gesetzgeber legte nach langwierigen Verhandlungen mit den verschiedenen Interessenverbänden ganz bewusst in Ziffer 2 der Prüfungsanforderungen im Detail fest, was unter Sachkenntnis im Einzelhandel mit freiverkäuflichen Arzneimitteln zu verstehen ist. Es entspricht nicht der gesetzlichen Anforderung, wenn gelegentlich (bei verschiedenen Kammern) nur einzelne Schwerpunkte der sieben Sachgebiete geprüft werden.

Teil I ist aufgrund der rund 45-jährigen Erfahrung des Autors im Umgang mit freiverkäuflichen Arzneimitteln und seiner Tätigkeit als Prüfer bei drei verschiedenen IH-Kammern zwischen 1978 und 2004 betont auf die Realitäten der Praxis abgestimmt.

Auf den ersten Blick mögen dem Studierenden oder auch einem Prüfer, der in der Praxis wenig mit freiverkäuflichen Arzneimitteln zu tun hat, die Ausführungen in den Kapiteln 4–8 zu ausführlich erscheinen. In Wirklichkeit werden hier aber viele Details behandelt, die in der täglichen Praxis ständig vorkommen. So betrachtet stellen die Ausführungen im Teil I (ergänzt durch die Teile II und III) nicht nur eine Anleitung zum Erwerb der Sachkenntnis dar, sondern dienen gleichzeitig der Vertiefung des Wissens all derjeniger, die bereits die Sachkenntnis besitzen, sich aber im Sinne einer Fortbildung näher mit der Materie befassen wollen. Letzteres gilt besonders für die Textpassagen, die in Kleinschrift gesetzt sind.

Die Prüfungsanforderungen 1 und 7 des § 4 werden im Teil I nur kurz und in Form von Übersichten besprochen. Sie sind im Wesentlichen Gegenstand der Teile II und III. Bezüglich der genauen Gesetzestexte und der Kommentare dazu wird im Teil I auf die entsprechenden Seiten des Teiles III (Rechtliche Grundlagen) verwiesen. Da viele Prüfungskandidaten Schwierigkeiten bei der Auslegung und Anwendung von Gesetzestexten haben, wird im Teil I weitgehend darauf verzichtet. Der Kandidat wird somit stufenweise an die juristische Materie herangeführt, indem er zunächst mit den die tägliche Praxis betreffenden Gebieten vertraut gemacht wird.

Das am 1. Januar 1978 in Kraft getretene 2. Arzneimittelgesetz (häufig nur als AMG 76 bezeichnet, da dieses Gesetz am 24. Aug. 1976 verabschiedet und am 1. Sept. 1976 im Bundesgesetzblatt verkündet wurde) regelt im § 50 den **Einzelhandel mit freiverkäuflichen Arzneimitteln.** Die wichtigste Passage im § 50 lautet (den Gesamttext siehe Teil III, Kap. 1.7.7):

„Die erforderliche Sachkenntnis besitzt, wer Kenntnisse und Fertigkeiten über das ordnungsgemäße Abfüllen, Abpacken, Kennzeichnen, Lagern und Inverkehrbringen von Arzneimitteln, die zum Verkehr außerhalb der Apotheke freigegeben sind, sowie Kenntnisse über die für diese Arzneimittel geltenden Vorschriften nachweist."

Durchführungsbestimmung für den Nachweis der Sachkenntnis

Was im Detail unter der Sachkenntnis verstanden wird und wie der Nachweis der erforderlichen Sachkenntnis konkret zu erbringen ist, wird durch die „Verordnung über den Nachweis der Sachkenntnis im Einzelhandel mit freiverkäuflichen Arzneimitteln", die am 20. Juni 1978 erlassen wurde, geregelt. In § 4 dieser Rechtsverord-nung wird die erforderliche Sachkenntnis im Einzelnen in 7 Wissensgebiete aufgeschlüsselt. Diese lauten:

(2) Im Einzelnen ist festzustellen, ob der Prüfungsteilnehmer

1. *das Sortiment freiverkäuflicher Arzneimittel übersieht,*
2. *die in freiverkäuflichen Arzneimitteln üblicherweise verwendeten Pflanzen und Chemikalien sowie die Darreichungsformen kennt,*
3. *offensichtlich verwechselte, verfälschte oder verdorbene freiverkäufliche Arzneimittel erkennen kann,*
4. *freiverkäufliche Arzneimittel ordnungsgemäß, insbesondere unter Berücksichtigung der Lagertemperatur und des Verfalldatums lagern kann,*
5. *über die für das ordnungsgemäße Abfüllen, Abpacken und die Abgabe freiverkäuflicher Arzneimittel erforderlichen Kenntnisse verfügt,*
6. *die mit dem unsachgemäßen Umgang mit freiverkäuflichen Arzneimitteln verbundenen Gefahren kennt,*
7. *die für freiverkäufliche Arzneimittel geltenden Vorschriften des Arzneimittelrechts und des Rechts der Werbung auf dem Gebiet des Heilwesens kennt.*

3 WISSENSGEBIET 1 – DAS SORTIMENT DER FREIVERKÄUFLICHEN ARZNEIMITTEL

3.1 Einleitung

Um das Sortiment der freiverkäuflichen Arzneimittel, das im Arzneimittelgesetz in den §§ 44, 45 und 46 festgelegt ist, verstehen zu können, muss sich der Prüfungsteilnehmer vorher mit den §§ 2, 3 und 4 des Arzneimittelgesetzes befassen. Die folgende Übersicht nennt nur schlagwortartig die **wichtigsten Begriffe**, deren Kenntnis unerlässlich ist! Der genaue Gesetzestext und der Kommentar dazu sind im Teil III nachzulesen und zu studieren (siehe Übersicht in Tabelle 3.1).

Das Sortiment freiverkäuflicher Arzneimittel, unabhängig davon ob es sich um Arzneimittel im Sinne des § 2 AMG 76 oder um Fertigarzneimittel im Sinne des § 4 (1) AMG 76 handelt, ist in den §§ 44, 45, und 46 gesetzlich verankert (siehe Übersicht in Tabelle 3.2).

Gemäß § 4 der VO über den Nachweis der Sachkenntnis bedarf es eines **gründlichen Studiums** der drei genannten Paragraphen nebst den Anlagen zu den Rechtsverordnungen nach §§ 45 und 46. Das zweite Arzneimittelgesetz vom 24. August 1976 hat, abgesehen von einigen Abänderungen, die Rechtsverordnungen des ersten Arzneimittelgesetzes, die am 1. Oktober 1969 in Kraft getreten sind, übernommen. Einzelheiten über das Sortiment von Fertigarzneimitteln sind im Teil II und im Teil III, Anhang, nachzulesen. Die Nachzulassung durch das Bundesinstitut für Arzneimittel und Medizinprodukte (BfArM) erfolgt nach § 105 und § 109a AMG 1976. Die Arzneimittel des § 109a sind als sog. „traditionell angewendete Arzneimittel" im Verkehr, welche nur die Indikationen des § 44, 1. Absatz, besitzen (siehe dazu Tab. 3.2).

Beim Studium ist vor allem darauf zu achten, dass es neben den sog. **Positivlisten** einschränkende Listen, die sog. **Negativlisten**, gibt.

3.2 Was sind Arzneimittel?

Arzneimittel § 2 AMG 76

Arzneimittel **sind**: Stoffe und Zubereitungen, die dazu bestimmt sind ... Krankheiten, Leiden ... **zu heilen** u. zu **lindern** (= „Heilmittel") **zu verhüten**, (= „Vorbeugungsmittel", Prophylaktika), **zu erkennen** (= Diagnostika), Krankheitserreger ... **abzuwehren, zu beseitigen** (= Desinfektionsmittel), die am oder im Körper angewendet werden (Näheres dazu s. Teil III, Kap. 1.2) Als Arzneimittel **gelten** (= sog. fiktive Arzneimittel) ferner **Gegenstände**, die ein Arzneimittel **enthalten**, bzw. auf die ein Arzneimittel **aufgebracht** ist, sowie Grobdesinfektionsmittel (Näheres dazu s. Teil III, Kap. 1.2) Formulierung im Gesetz (Stand 14. Novelle 2005):

§ 2 Arzneimittelbegriff

(1) Arzneimittel sind Stoffe und Zubereitungen aus Stoffen, die dazu bestimmt sind, durch Anwendung am oder im menschlichen oder tierischen Körper

1. Krankheiten, Leiden, Körperschäden oder krankhafte Beschwerden zu heilen, zu lindern, zu verhüten oder zu erkennen,
2. die Beschaffenheit, den Zustand oder die Funktionen des Körpers oder seelische Zustände erkennen zu lassen,
3. vom menschlichen oder tierischen Körper erzeugte Wirkstoffe oder Körperflüssigkeiten zu ersetzen,
4. Krankheitserreger, Parasiten oder körperfremde Stoffe abzuwehren, zu beseitigen oder unschädlich zu machen oder
5. die Beschaffenheit, den Zustand oder die Funktionen des Körpers oder seelische Zustände zu beeinflussen.

(2) Als Arzneimittel gelten
1. Gegenstände, die ein Arzneimittel nach Absatz 1 enthalten oder auf die ein Arzneimittel nach Absatz 1 aufgebracht ist und die dazu bestimmt sind, dauernd oder vorübergehend mit dem menschlichen oder tierischen Körper in Berührung gebracht zu werden,
1a. tierärztliche Instrumente, soweit sie zur einmaligen Anwendung bestimmt sind und aus der Kennzeichnung hervorgeht, dass sie einem Verfahren zur Verminderung der Keimzahl unterzogen worden sind,
2. Gegenstände, die, ohne Gegenstände nach Nummer 1 oder 1a zu sein, dazu bestimmt sind, zu den in Absatz 1 Nr. 2 oder 5 bezeichneten Zwecken in den tierischen Körper dauernd oder vorübergehend eingebracht zu werden, ausgenommen tierärztliche Instrumente, 3. Verbandstoffe und chirurgische Nahtmaterialien, soweit sie zur Anwendung am oder im tierischen Körper bestimmt und nicht Gegenstände der Nummer 1, 1a oder 2 sind,
4. Stoffe und Zubereitungen aus Stoffen, die, auch im Zusammenwirken mit anderen Stoffen oder Zubereitungen aus Stoffen, dazu bestimmt sind, ohne am oder im tierischen Körper angewendet zu werden, die Beschaffenheit, den Zustand

oder die Funktion des tierischen Körpers erkennen zu lassen oder der Erkennung von Krankheitserregern bei Tieren zu dienen.

(3) Arzneimittel sind nicht
1. Lebensmittel im Sinne des § 2 Abs. 2 des Lebensmittel- und Futtermittelgesetzbuches,
2. kosmetische Mittel im Sinne des § 2 Abs. 5 des Lebensmittel- und Futtermittelgesetzbuches,
3. Tabakerzeugnisse im Sinne des § 3 des Vorläufigen Tabakgesetzes,
4. Stoffe oder Zubereitungen aus Stoffen, die ausschließlich dazu bestimmt sind, äußerlich am Tier zur Reinigung oder Pflege oder zur Beeinflussung des Aussehens oder des Körpergeruchs angewendet zu werden, soweit ihnen keine Stoffe oder Zubereitungen aus Stoffen zugesetzt sind, die vom Verkehr außerhalb der Apotheke ausgeschlossen sind,
5. (weggefallen)
6. Futtermittel im Sinne der § 3 Nr. 11 bis 15 des Lebensmittel- und Futtermittelgesetzbuches,
7. Medizinprodukte und Zubehör für Medizinprodukte im Sinne des § 3 des Medizinproduktegesetzes, es sei denn, es handelt sich um Arzneimittel im Sinne des § 2 Abs. 1 Nr. 2,
8. die in § 9 Satz 1 des Transplantationsgesetzes genannten Organe und Augenhornhäute, wenn sie zur Übertragung auf andere Menschen bestimmt sind.

(4) Solange ein Mittel nach diesem Gesetz als Arzneimittel zugelassen oder registriert oder durch Rechtsverordnung von der Zulassung oder Registrierung freigestellt ist, gilt es als Arzneimittel.
Hat die zuständige Bundesoberbehörde die Zulassung oder Registrierung eines Mittels mit der Begründung abgelehnt, dass es sich um kein Arzneimittel handelt, so gilt es nicht als Arzneimittel.

Teil I

Pflanzliche Arzneimittel

Die Definition wurde neu in das Gesetz aufgenommen.
Formulierung im Gesetz (Stand 14. Novelle 2005):
§ 4 (29) Pflanzliche Arzneimittel sind Arzneimittel, die als Wirkstoff ausschließlich einen oder mehrere pflanzliche Stoffe oder eine oder mehrere pflanzliche Zubereitungen oder eine oder mehrere solcher pflanzlichen Stoffe in Kombination mit einer oder mehreren solcher pflanzlichen Zubereitungen enthalten.

Fertigarzneimittel § 4 AMG 76

Fertigarzneimittel sind Arzneimittel, die **im Voraus hergestellt** (z. B. im Voraus in Tüten abgefüllte Lindenblüten) und in einer zur **Abgabe** an den Verbraucher **bestimmten Packung** in den Verkehr gebracht werden. Die Zulassung bei der Bundesbehörde ist notwendig, sofern nicht durch eine Standardzulassung die Einzelzulassung entfällt. Neu ist, dass in der 14. AMG Novelle bei Fertigarzneimitteln auf deren industrielle Herstellung abgehoben wird.
Formulierung im Gesetz (Stand 14. Novelle 2005):
§ 4 (1) Fertigarzneimittel sind Arzneimittel, die im Voraus hergestellt und in einer zur Abgabe an den Verbraucher bestimmten Packung in den Verkehr gebracht werden oder andere zur Abgabe an Verbraucher bestimmte Arzneimittel, bei deren Zubereitung in sonstiger Weise ein **industrielles Verfahren** zur Anwendung kommt oder die, ausgenommen in Apotheken, gewerblich hergestellt werden. Fertigarzneimittel sind nicht Zwischenprodukte, die für eine weitere Verarbeitung durch einen Hersteller bestimmt sind.

Medizinprodukte

Medizinprodukte sind Instrumente, Apparate, Stoffe und Zubereitungen aus Stoffen, die zur Anwendung für Menschen zur Erkennung, Verhütung, Überwachung, Behandlung von Krankheiten oder Kompensierung von Behinderungen sowie zur Empfängnisregelung bestimmt sind (Näheres dazu s. Teil III, Kap. 1.2.2).

Definition aus dem Medizinproduktegesetz:

MPG § 3 Begriffsbestimmungen
1. Medizinprodukte sind alle einzeln oder miteinander verbunden verwendeten Instrumente, Apparate, Vorrichtungen, Stoffe und Zubereitungen aus Stoffen oder andere Gegenstände einschließlich der für ein einwandfreies Funktionieren des Medizinproduktes eingesetzten Software, die vom Hersteller zur Anwendung für Menschen mittels ihrer Funktionen zum Zwecke
   a) der Erkennung, Verhütung, Überwachung, Behandlung oder Linderung von Krankheiten,
   b) der Erkennung, Überwachung, Behandlung, Linderung oder Kompensierung von Verletzungen oder Behinderungen,
   c) der Untersuchung, der Ersetzung oder der Veränderung des anatomischen Aufbaus oder eines physiologischen Vorgangs oder
   d) der Empfängnisregelung zu dienen bestimmt sind und deren bestimmungsgemäße Hauptwirkung im oder am menschlichen Körper weder durch pharmakologisch oder immunologisch wirkende Mittel noch durch Metabolismus erreicht wird, deren Wirkungsweise aber durch solche Mittel unterstützt werden kann.
2. Medizinprodukte sind auch Produkte nach Nummer 1, die einen Stoff oder eine Zubereitung aus Stoffen enthalten oder auf die solche aufgetragen sind, die bei gesonderter Verwendung als Arzneimittel im Sinne des § 2 Abs. 1 des Arzneimittelgesetzes angesehen werden können

und die in Ergänzung zu den Funktionen des Produktes eine Wirkung auf den menschlichen Körper entfalten können.

3. Medizinprodukte sind auch Produkte nach Nummer 1, die als Bestandteil einen Stoff enthalten, der gesondert verwendet als Bestandteil eines Arzneimittels oder Arzneimittel aus menschlichem Blut oder Blutplasma im Sinne des Artikels 1 der Richtlinie 89/381/EWG des Rates vom 14. Juni 1989 zur Erweiterung des Anwendungsbereichs der Richtlinien 65/65/EWG und 75/319/EWG zur Angleichung der Rechts- und Verwaltungsvorschriften über Arzneispezialitäten und zur Festlegung besonderer Vorschriften für Arzneimittel aus menschlichem Blut oder Blutplasma betrachtet werden und in Ergänzung zu dem Produkt eine Wirkung auf den menschlichen Körper entfalten kann.

4. In-vitro-Diagnostikum ist ein Medizinprodukt, das als Reagenz, Reagenzprodukt, Kalibriermaterial, Kontrollmaterial, Kit, Instrument, Apparat, Gerät oder System einzeln oder in Verbindung miteinander nach der vom Hersteller festgelegten Zweckbestimmung zur In-vitro-Untersuchung von aus dem menschlichen Körper stammenden Proben einschließlich Blut- und Gewebespenden bestimmt ist und ausschließlich oder hauptsächlich dazu dient, Informationen zu liefern
a) über physiologische oder pathologische Zustände oder
b) über angeborene Anomalien oder
c) zur Prüfung auf Unbedenklichkeit oder Verträglichkeit bei den potentiellen Empfängern oder
d) zur Überwachung therapeutischer Maßnahmen.
Probenbehältnisse gelten als In-vitro-Diagnostika. Probenbehältnisse sind luftleere oder sonstige Medizinprodukte, die von ihrem Hersteller speziell dafür gefertigt werden, aus dem menschlichen Körper stammende Proben unmittelbar nach ihrer Entnahme aufzunehmen und im Hinblick auf eine In-vitro-Untersuchung aufzubewahren. Erzeugnisse für den allgemeinen Laborbedarf gelten nicht als In-vitro-Diagnostika, es sei denn, sie sind auf Grund ihrer Merkmale nach der vom Hersteller festgelegten Zweckbestimmung speziell für In-vitro-Untersuchungen zu verwenden.

5. In-vitro-Diagnostikum zur Eigenanwendung ist ein In-vitro-Diagnostikum, das nach der vom Hersteller festgelegten Zweckbestimmung von Laien in der häuslichen Umgebung angewendet werden kann.

Stoff § 3 AMG 76

Stoffe im Sinne des Arzneimittelgesetzes sind:
1. Chemische Elemente und chemische Verbindungen ...
2. Pflanzen, Pflanzenteile und Pflanzenbestandteile ...
3. Tierkörper ... und ... Stoffwechselprodukte von Mensch oder Tier ...
4. Mikroorganismen ... sowie deren Stoffwechselprodukte
(Näheres dazu s. Teil III, Kap. 1.2)
Formulierung im Gesetz (Stand 14.Novelle 2005):

§ 3

Stoffbegriff

Stoffe im Sinne dieses Gesetzes sind
1. chemische Elemente und chemische Verbindungen sowie deren natürlich vorkommende Gemische und Lösungen,
2. Pflanzen, Pflanzenteile und Pflanzenbestandteile, **Algen, Pilze und Flechten** in bearbeitetem oder unbearbeitetem Zustand,
3. Tierkörper, auch lebender Tiere, sowie Körperteile, -bestandteile und Stoffwechselprodukte von Mensch oder Tier in bearbeitetem oder unbearbeitetem Zustand,
4. Mikroorganismen einschließlich Viren sowie deren Bestandteile oder Stoffwechselprodukte.

Wirkstoff

Formulierung im Gesetz (Stand 14. Novelle 2005):
§ 4 (19) Wirkstoffe sind Stoffe, die dazu bestimmt sind, bei der Herstellung von Arzneimitteln als arzneilich wirksame Bestandteile verwendet zu werden oder bei ihrer Verwendung in der Arzneimittelherstellung zu arzneilich wirksamen Bestandteilen der Arzneimittel zu werden.

Droge

Getrocknete, ganze, zerkleinerte oder geschnittene Pflanzen, Pflanzenteile, Algen, Pilze und Flechten in unverarbeitetem Zustand. Getrocknete Exsudate (ausgetretene Flüssigkeiten), die keine besondere Verarbeitung erfahren haben (Aloe, Weihrauch usw.) werden ebenfalls als Drogen bezeichnet. Drogen werden präzise bezeichnet durch ihren lateinischen Namen inkl. Autor. Im Falle von nicht getrockneten „frischen" Pflanzen(-Teilen) so genannten „Frischdrogen" muss das Wort „frisch" ausdrücklich Namensbestandteil sein.
Beispiel: frisches Sonnenhutkraut als Frischdroge zur Herstellung eines Sonnenhut-

Presssaftes: Echinaceae purpureae Herba **recens**.
Englischer Sprachgebrauch: Wegen der Verwechslungsgefahr mit Suchtdrogen und mit (chemisch-synthetischen) Arzneimitteln, die beide mit „drug" bezeichnet werden, verwendete die EMEA (= Europäische Arzneimittelzulassungsbehörde) bisher den Begriff „**herbal drug**" und seit 2005 „**herbal substance**".

Drogenzubereitung

Wenn eine Droge weiterverarbeitet wird, entsteht daraus eine Drogenzubereitung. Die Definition der EMEA für „Herbal preparations" lautet übersetzt: Drogenzubereitungen werden erhalten, wenn man Drogen Behandlungen unterzieht wie zerkleinern, pulverisieren, extrahieren, destillieren, auspressen, fraktionieren, reinigen, konzentrieren oder fermentieren. Eingeschlossen sind also Feinschnitte und Pulver von Drogen, Tinkturen, Extrakte, ätherische Öle, Press-Säfte und verarbeitete Exsudate, unabhängig davon, ob sie Hilfsstoffe enthalten oder nicht.

3.3 Was sind keine Arzneimittel?

Lebensmittel

… dienen der Ernährung.
… Sie werden **verzehrt**, im Unterschied zu Arzneimitteln, die **eingenommen** werden.

Diätetische Lebensmittel

sind Lebensmittel, die für eine besondere Ernährung bestimmt sind, insbesondere für Patientengruppen, die unter Stoffwechselstörungen leiden (Diabetes, entzündl.

Darmerkrankungen). Sie dienen besonderen Ernährungserfordernissen, z. B. Vitaminmangel zu beheben.

Diätetische Lebensmittel für besondere medizinische Zwecke (bilanzierte Diäten)

Sie dienen der diätetischen Behandlung von Patienten. Mit ihnen sollen ernährungsmedizinische Maßnamen erzielt werden. Sie haben häufig die selben Darreichungsformen

wie orale Arzneimittel und Nahrungsergänzungsmittel.

Nahrungsergänzungsmittel

**Nahrungsergänzungsmittel gehören zu den
Lebensmitteln,** obwohl sie in der Regel „eingenommen" werden und meist in den selben Darreichungsformen wie Arzneimittel
in Erscheinung treten. Sie ergänzen die Ernährung mit Konzentraten von Nährstoffen
mit ernährungsspezifischer oder physiologi-
scher Wirkung und werden in dosierter
Form in den Verkehr gebracht.

Futtermittel

... dienen der Tierernährung

Kosmetika/Körperpflegemittel

... werden ausschließlich äußerlich angewendet und dienen überwiegend der Reinigung, Pflege, Beeinflussung des Aussehens
oder des Körpergeruchs.

LFBG § 2 Begriffsbestimmungen

(5) Kosmetische Mittel sind Stoffe oder Zubereitungen aus Stoffen, die ausschließlich
oder überwiegend dazu bestimmt sind, äußerlich am Körper des Menschen oder in
seiner Mundhöhle zur Reinigung, zum
Schutz, zur Erhaltung eines guten Zustandes, zur Parfümierung, zur Veränderung des
Aussehens oder dazu angewendet zu werden, den Körpergeruch zu beeinflussen. Als
kosmetische Mittel gelten nicht die Stoffe
oder Zubereitungen aus Stoffen, die zur Beeinflussung der Körperformen bestimmt
sind. Näheres zu der Abgrenzung Arznei-
mittel/Lebensmittel/Kosmetikum/Futtermit-
tel siehe Teil III Kap. 1.2).

Herstellen

Formulierung im Gesetz (Stand 14. Novelle
2005):
§ 4
Herstellen ist das Gewinnen, das Anfertigen,
das Zubereiten, das Be- oder Verarbeiten,
das Umfüllen einschließlich Abfüllen, **das
Abpacken, das Kennzeichnen und die Freigabe.**

Tab. 3.1: Übersicht über wichtige Begriffe des Arzneimittelgesetzes

Arzneimittel § 2 AMG 76	Stoff § 3 AMG 76	Fertigarzneimittel § 4 AMG 76
Arzneimittel sind Stoffe und Zubereitungen, die dazu bestimmt sind … Krankheiten, Leiden … **zu heilen** u. zu **lindern,** = „Heilmittel" **zu verhüten,** = „Vorbeugungsmittel", = Prophylaktika **zu erkennen,** = Diagnostika Krankheitserreger … **abzuwehren, zu beseitigen** (= Desinfektionsmittel), die am oder im Körper angewendet werden (Näheres dazu s. Teil III, Kap. 1.2) **Pflanzliche Arzneimittel (neu im Gesetz):** Arzneimittel, die als Wirkstoff ausschließlich pflanzliche Stoffe oder pflanzliche Zubereitungen enthalten. Als Arzneimittel gelten (= fiktive Arzneimittel) ferner **Gegenstände,** die ein Arzneimittel **enthalten** bzw. auf die ein Arzneimittel **aufgebracht** ist, sowie Grobdesinfektionsmittel (Näheres dazu s. Teil III, Kap. 1.2)	Stoffe im Sinne des Arzneimittelgesetzes sind: 1. Chemische Elemente und chemische Verbindungen … 2. Pflanzen, Pflanzenteile und Pflanzenbestandteile, Algen, Pilze, Flechten … 3. Tierkörper … und … Stoffwechselprodukte von Mensch oder Tier … 4. Mikroorganismen … sowie deren Stoffwechselprodukte (Näheres dazu s. Teil III, Kap. 1.2)	Fertigarzneimittel sind Arzneimittel, die **im Voraus hergestellt** (z. B. im Voraus in Tüten abgefüllte Lindenblüten) und in einer zur **Abgabe** an den Verbraucher **bestimmten Packung** in den Verkehr gebracht werden. Zulassung bei der Bundesbehörde ist notwendig, sofern nicht durch eine Standardzulassung die Einzelzulassung entfällt.

Tab. 3.1: Übersicht über wichtige Begriffe des Arzneimittelgesetzes (Fortsetzung)

Keine Arzneimittel sind:

Lebensmittel	Diätetische Lebensmittel	Kosmetika/Medizinprodukte	Futtermittel
dienen der Ernährung Sie werden **verzehrt**, im Unterschied zu Arzneimitteln, die **eingenommen** werden. Hierzu gehören auch die **Nahrungsergänzungsmittel**, obwohl diese in der Regel „eingenommen" werden und meist in den selben Darreichungsformen wie Arzneimittel in Erscheinung treten. Sie ergänzen die Ernährung mit Konzentraten von Nährstoffen mit ernährungsspezifischer oder physiologischer Wirkung und werden in dosierter Form in den Verkehr gebracht.	sind Lebensmittel, die für eine besondere Ernährung bestimmt sind, insbesondere für Patientengruppen, die unter Stoffwechselstörungen leiden (Diabetes, entzündl. Darmerkrankungen). Sie dienen besonderen Ernährungserfordernissen, z. B. Vitaminmangel zu beheben. **Bilanzierte Diäten: Diätetische Lebensmittel für besondere medizinische Zwecke** dienen der diätetischen Behandlung von Patienten. Mit ihnen sollen ernährungsmedizinische Maßnahmen erzielt werden.	werden äußerlich angewendet und dienen überwiegend der Reinigung, Pflege, Beeinflussung des Aussehens oder des Körpergeruchs. **Medizinprodukte** sind Instrumente, Apparate, Stoffe und Zubereitungen aus Stoffen, die zur Anwendung für Menschen zur Erkennung, Verhütung, Überwachung, Behandlung von Krankheiten oder Kompensierung von Behinderungen sowie zur Empfängnisregelung bestimmt sind (Näheres dazu Teil III, Kap. 1.2.2).	dienen der Tierernährung

(Näheres zu der Abgrenzung Arzneimittel/Lebensmittel/Kosmetikum/Futtermittel s. Teil III, Kap. 1.2)

Tab. 3.2: Sortiment freiverkäuflicher Arzneimittel

§ 44 Ausnahmen von der Apothekenpflicht	§ 45 Ermächtigung zu weiteren Ausnahmen von der Apothekenpflicht	§ 46 Ermächtigung zur Ausweitung der Apothekenpflicht
Abs. 1: Zu anderen Zwecken als zur Beseitigung oder Linderung von Krankheiten dienend (z. B. traditionell angewendete Arzneimittel nach § 109a AMG zur – Stärkung, Kräftigung – Besserung des Befindens – Unterstützung der Organfunktion – Vorbeugung) Abs. 2: Bestimmte „Heilmittel"-**Gruppen,** z. B. Pflanzen und Pflanzenteile, Mischungen aus ... Pflanzen und Pflanzenteilen als **Fertigarzneimittel,** Press-Säfte aus frischen Pflanzen ..., Destillate aus Einzelpflanzen ..., natürliche und künstliche Heilwässer sowie deren Salze ..., medizinische Bäder, Desinfektionsmittel zum äußeren Gebrauch sowie Mund- und Rachendesinfektionsmittel usw. (komplette Liste s. Teil III, Anhang 1) Charakteristisch für § 44 ist die Aufzählung von Arzneimittelgruppen (z. B. Pflanzenpressäfte, Teemischungen) und nicht die Auflistung einzelner konkreter Arzneimittel **Einschränkungen!** Die oben genannten Arzneimittel können durch Rechtsverordnung zu § 46 (in sog. Negativlisten) vom Verkehr außerhalb der Apotheke ausgeschlossen werden (siehe dazu § 46).	Durch Rechtsverordnung (vom 28. Sept. 1993) werden in einer sog. Positivliste (= **Anlage 1a**) Stoffe und Zubereitungen aus Stoffen **konkret** genannt, welche als „Heilmittel" außerhalb der Apotheke vertrieben werden dürfen. Hierzu zählen: Arnikatinktur zum äußeren Gebrauch, Baldriantinktur, Baldrianwein als Fertigarzneimittel, Fenchelhonig als Fertigarzneimittel, Hefe als Tabletten, Melissengeist als Fertigarzneimittel, Milchzucker, Wacholderextrakt, Zinksalbe usw. (vollständige Liste s. Teil III, Kap. 1.7.2) Zusätzlich sind noch folgende Arzneimittelgruppen als Heilmittel erlaubt: **Destillate,** auch aus **Mischungen** von Pflanzen, Pflanzenteilen, ätherischen Ölen ... als ... Fertigarzneimittel, **Dragees, Kapseln oder Tabletten,** aus höchstens vier Drogen ..., **Lösliche Teeaufgusspulver** von Einzeldrogen oder Mischungen aus höchstens 7 Drogen und 4 Indikationsgebieten. Erlaubt sind ferner noch drei Anwendungsgebiete: Mittel gegen Husten oder Heiserkeit zum Lutschen, Mittel als Abführmittel, Mittel gegen Hühneraugen und Hornhaut	Durch Rechtsverordnung zu § 46, in sog. Negativlisten, können Arzneimittel im Sinne des § 44 vom Verkehr außerhalb der Apotheke ausgeschlossen werden:* Anlage 1b: = Auflistung „verbotener" Pflanzen Anlage 3: = Auflistung von Krankheiten, die weder vorbeugend noch heilend mit freiverkäuflichen Arzneimitteln behandelt werden dürfen Anlage 4: = Auflistung „verbotener" Stoffe und Zubereitungen In § 9 der Rechtsverordnung vom 28. Sept. 1993: „verbotene" Eigenschaften (z. B. hormonartige Wirkung) In § 3: verbotene Darreichungsformen (z. B. Injektionslösungen) (s. Näheres dazu Teil III, Kap. 1.7.3) * Anmerkung: Die Rechtsvorschriften wurden erlassen auf Grund der §§ 30 und 32 des AMG 61 sowie der §§ 45 und 46 des AMG 76. Prominentes Beispiel 2003: Johanniskraut (s. dort)

(zu § 45): **Einschränkungen!** Anlage 1b = Auflistung verbotener Pflanzen (s. Teil III, Kap. 1.7.3)
Anlage 3 = Auflistung von Krankheiten (sog. Krankheitsliste); (s. Näheres dazu Teil III, Kap. 1.7.3)

Teil I

WISSENSGEBIET 2 – PFLANZEN, CHEMIKALIEN, DARREICHUNGSFORMEN IN FREIVERKÄUFLICHEN ARZNEIMITTELN

4.1 Pflanzen und Pflanzenteile

Begriffsdefinition

Unter **pflanzlichen Drogen** (Vegetabilien) versteht man: **getrocknete** und damit haltbar gemachte **Arzneipflanzen, getrocknete Pflanzenteile** (z. B. Blätter, Blüten, Früchte, Kraut, Rinde, Wurzel, Wurzelstock) und **Pflanzenbestandteile**, die keine Organstruktur mehr aufweisen (z. B. ätherische Öle, fette Öle, Harz, Aloe, Agar-Agar) . **Pflanzeninhaltsstoffe** (z. B. Menthol, Chamazulen, Flavonoide) werde heute nicht mehr als Drogen sondern als Stoffe bezeichnet. Arzneimittelrechtlich werden sie wie andere Wirkstoffe behandelt und fallen nicht in das Gebiet der besonderen Therapie-Richtung „Pflanzliche Arzneimittel".

Im englischen Sprachgebrauch bezeichnet das Wort „drug" Arzneimittel ganz allgemein, also auch diejenigen synthetischer Herkunft (z. B. Acetylsalicylsäure als Kopfschmerzmittel). Auch im deutschen Sprachgebrauch bürgert sich der Begriff „Droge" im Sinne von „Arzneimittel" immer mehr ein. Zusätzlich entsteht Verwirrung durch die Bezeichnung der **Rauschgifte als „Drogen"**. Wir haben es in unserem Falle ausschließlich mit „Heilkräutern" bzw. mit Arzneimitteln aus Arzneipflanzen, sog. Phytopharmaka (griech. phytón = Pflanze) zu tun.

Für Drogen hat die EMEA (europäische Zulassungsbehörde in London) den Begriff **herbal drug (syn. herbal substance)** und für Fertigprodukte **Herbal Medicinal Product (HMP)** geprägt. Diese Begriffe sollten künftig im englischen Sprachgebrauch konsequent verwendet werden.

Drogengewinnung – Drogenherkunft

Rund 60 % der etwa 240 im Drogenhandel befindlichen Drogen werden **wild gesammelt**. Drogen mit großem Umsatz (Kamillenblüten, Pfefferminzblätter, Fenchelfrüchte, Baldrianwurzeln, Sennesblätter, Hibiscusblüten u. a.) werden **kultiviert**. Bezogen auf die verarbeitete Drogen**menge** in Deutschland, stammt diese zu ca. 60-70 % aus dem Anbau. In der Regel besitzen kultivierte Arzneipflanzen, insbesondere wenn ein integrierter Pflanzenschutz betrieben wird, eine Reihe von Vorteilen gegenüber wild gesammelten Pflanzen. Nicht selten weisen wild gesammelte Drogen höhere Rückstände (Herbizide, Fungizide, Insektizide, Schwermetalle usw.) als kultivierte auf! Außerdem ist die Schwankungsbreite an wirksamkeitsbestimmenden Inhaltsstoffen in wild gesammelten Pflanzen oft deutlich größer als in kultivierten. Der größte Teil der im Handel befindlichen Drogen stammt aus dem **Ausland** (ost- und südeuropäische Länder, Ägypten, Argentinien, überseeische Entwicklungsländer usw.), wo die Lohnkosten, für die meist arbeitsintensive Sammlung oder den Anbau niedrig sind. Es gibt aber inzwischen auch einen nicht unbedeutenden deutschen Arzneipflanzen-Anbau, der auf höchstem qualitativem Niveau arbeitet. Besonders bekannt sind dafür einzelne Regionen in Bayern, Hessen und Thüringen

Drogenprüfung

Da bei Drogen nicht nur Drogenverfälschungen (insbesondere bei wild gesammelten Drogen), sondern vor allem **minderwer-**

tige Partien (– minderwertig z. B. bezüglich des Gehaltes an wichtigen Inhaltsstoffen –) vorkommen und in den Handel gelangen, muss jede Droge, **wenn sie als Arzneimittel abgegeben wird, geprüft** werden. Dabei ist es gleichgültig, ob sie als „Vorbeugungs"- oder als „Heilmittel" verkauft wird. Die Prüfung hat in den meisten Fällen nach dem zur Zeit gültigen Arzneibuch (siehe Näheres dazu Teil III, Kap. 1.10) zu erfolgen. Auch der Einzelhändler ist z. B. bei der Abgabe von Leinsamen als Mittel **zur Behebung einer Darmträgheit** an die Qualitätsprüfung nach dem Europäischen Arzneibuch (Ph. Eur.) gebunden. Eine solche Prüfung kann vom Einzelhändler allerdings delegiert werden (z. B. an den Lieferanten, der durch die Vorlage eines Zertifikates oder eines Untersuchungsberichtes die Arzneibuchqualität bestätigt), so dass vom Einzelhändler nur noch die **Identität** überprüft werden muss. Dass freiverkäufliche Einzeldrogen (z. B. abgefüllter Lindenblütentee usw.) auch als Vorbeugungsmittel gemäß § 55 AMG 76 an die entsprechenden Arzneibücher gebunden sind, wird häufig nicht beachtet! (Siehe dazu auch Kap. 4.2).

Wirksame Inhaltsstoffe in Drogen und deren Eigenschaften

Die Wirksamkeit einer Droge bzw. Drogenzubereitung beruht auf dem Vorhandensein einzelner, fast immer mehrerer Inhaltsstoffe mit arzneilicher Wirkung, sog. Wirkstoffe* (= pharmakologisch relevante Inhaltsstoffe). Nicht in allen Fällen kennt man die

---

* Mit der 14. Novelle zum Arzneimittelgesetz (AMG) wird der bisher für Fertigarzneimittel verwendete Begriff: „arzneilich wirksamer Bestandteil" in den Begriff „Wirkstoff" geändert. Bei pflanzlichen Arzneimitteln gilt grundsätzlich der gesamte arzneilich wirksame Bestandteil als ein einziger „Wirkstoff", obwohl er aus vielen Inhaltsstoffen besteht, die wiederum die eigentlichen Wirkstoffe beinhalten.

Wirkstoffe* bzw. das Wirkprinzip. Man kennt aber bei vielen Drogen wirksamkeits-**mit**bestimmende Inhaltsstoffe, auf die in qualitativ hochwertigen Phytopharmaka **standardisiert** wird.

In den freiverkäuflichen Drogen kommen hauptsächlich folgende Wirkstoffgruppen vor:

Beispiel: Arnika-Tinktur: sie ist als arzneilich wirksamer Bestandteil (neu: „Wirkstoff") in Salben und Gelen und anderen Einreibungen enthalten. Arnika Tinktur enthält als die eigentlichen wirksamen (entzündungshemmenden) Substanzen bestimmte Sesquiterpenlactone und Flavonoide (= wirksamkeits(mit)bestimmende Inhaltsstoffe).

Der Begriff Wirkstoff hat also bei den Pflanzlichen Arzneimitteln 2 unterschiedliche Bedeutungen: 1. Er bezeichnet den arzneilich wirksamen Bestandteil (Arnika-Tinktur). 2. Er bezeichnet einen Inhaltsstoff, der eine medizinische Wirkung hat (Sesquiterpenlacton).

4.1.1 Ätherische Öle

Die ätherischen Öle sind überwiegend flüssige Pflanzeninhaltsstoffe, die einen charakteristischen, meist aromatischen Geruch besitzen und mit Wasser nicht mischbar sind. Wässrige Arzneipflanzenzubereitungen (z. B. Kräutertee, Pflanzenpresssaft) enthalten aber trotzdem geringe Mengen an ätherischem Öl. Gut löslich sind die ätherischen Öle dagegen in Alkohol (z. B. in den sog. „Geistern", wie Melissengeist etc).

Wichtig ist zu wissen, dass diese Naturstoffklasse **leicht flüchtig** ist und sich diese Flüchtigkeit mit der Temperatur stark erhöht. Ätherische-Öldrogen müssen daher möglichst kühl (am besten unter 20 °C) in aromadichten Verpackungen aufbewahrt und dürfen mit heißem Wasser nur **überbrüht** (nicht gekocht) werden. Ätherische Öle sind chemisch betrachtet Stoffgemische und besitzen daher ein breites Wirkungsspektrum. Die wichtigsten Wirkungen sind folgende: Während praktisch alle ätherischen Öle antibakterielle Eigenschaften haben, haben sie zusätzlich besondere Wirkungen wie z. B.: entzündungshemmend (Kamillenöl), sekretionsfördernd (d. h. appetitanregend, galletreibend usw. z. B. Kalmusöl), blähungstreibend (Anis-, Fenchel-, Kümmelöl), krampflösend (Anis-, Fenchel-, Kümmelöl), Harn treibend, Auswurf fördernd (Eukalyptusöl).

Folgende Drogen enthalten ätherische Öle als wichtige „Wirkstoffe": Anisfrüchte, Baldrianwurzel, Fenchelfrüchte, Kamillenblüten, Kalmuswurzelstock, Kümmelfrüchte, Lavendelblüten, Melissenblätter, Pfefferminzblätter, Rosmarin, Salbeiblätter, Schafgarbenblüten, Thymian, Wacholderbeeren, Wermutkraut u. a.

Es gibt weitere Pflanzen mit ätherischen Ölen, bei denen aber das ätherische Öl nicht im Mittelpunkt für die Wirksamkeit steht, z. B.: Arnikablüten, Johanniskraut,

Achtung: Johanniskrautöl und Arnikaöl sind **keine** ätherischen Öle, sondern Extrakte aus den Pflanzen, die mit **fetten** Ölen (Sonnenblumenöl, Olivenöl usw.) als Extraktionsmittel (Auszugsmittel) hergestellt werden. Beide Pflanzen enthalten zwar ätherisches Öl, dieses wird aber nicht gewonnen und therapeutisch eingesetzt.

4.1.2 Bitterstoffe

Bitterstoffe sind Naturstoffe, die durch Erregung der Bitter-Rezeptoren in den Geschmacksknospen am Zungengrund das physiologische Merkmal „bitter" auslösen. Hierbei werden nicht nur direkt die Speicheldrüsen angeregt, sondern indirekt über den Nervus vagus (= Lungen-Magen-Nerv) auch die Magensaft- und Gallensaftsekretion. Dieser sog. reflektorische Reaktionsmechanismus und die Erregung der Geschmacksnerven machen es notwendig, dass Bitterstoffzubereitungen 20–30 Minuten vor den Mahlzeiten (vor allem bei erwarteter appetitanregender Wirkung) und mit einer längeren Verweildauer im Mund

eingenommen werden müssen. Wenn außer der Bitterwirkung noch weitere deutliche physiologische Wirkungen hinzukommen (z. B. die fiebersenkende Wirkung des Chinins), dann zählt man solche Naturstoffe nicht mehr zu den Bitterstoffen. Bitterstoffe können in der Regel mit Wasser gut extrahiert werden, und so ist z. B. ein Teeaufguss oder auch ein Kaltansatz aus Tausendgüldenkraut oder Wermutkraut eine sinnvolle Bitterstoffzubereitung. Die Bitterstoffe sind allerdings hitzeempfindlich und bei längerem Kochen nimmt der Bitterwert ab. Folgende Drogen enthalten u. a. Bitterstoffe:, Artischockenblätter und -wurzeln, Enzianwurzel, Löwenzahnkraut und -wurzeln, Salbeiblätter, Schafgarbenkraut, Tausendgüldenkraut und Wermutkraut. Aloe schmeckt zwar bitter aufgrund der Anthranoide, diese sind jedoch keine typischen Bitterstoffe.

4.1.3 Schleimstoffe

Schleimstoffe sind mit Wasser extrahierbare Kohlenhydrate, die mit Wasser eine zähflüssige (= viskose), kolloidale Lösung bilden. Von Schleimstoffdrogen, die neben dem Pflanzenschleim (große Moleküle, die meist aus längeren, mehr oder weniger verzweigten Ketten von verschiedenen Zuckern bestehen = Heteropolysaccharide) noch Stärke und Pektine enthalten (z. B. Eibischwurzeln), müssen Kaltwasserauszüge hergestellt werden. Vor allem bei einer Abkochung entsteht aufgrund des Stärke- und Pektingehaltes ein dicker, leimartiger Schleim.

Schleimstoffe wirken aufgrund ihrer abdeckenden (= Entstehung einer Art Schutzfilm) und einhüllenden Eigenschaften **reizmildernd**, z. B. bei entzündeter Rachen-, Magen- und Darmschleimhaut. Über den Nervus vagus (= Lungen-Magen-Nerv) kommt es möglicherweise zu einer indirekten reflektorischen **Linderung von Reizhusten**. Schleimstoffe, die im Verdauungstrakt entweder gar nicht (z. B. beim Leinsamenschleim) oder nur sehr langsam zu verdaulichen Kohlenhydratgrundbausteinen (= Zucker) zerlegt werden, besitzen eine **abführende** Wirkung. Diese kommt dadurch zu Stande, dass es durch die große Wasserbindungsfähigkeit (= Quelleffekt) der Schleimstoffe zu einer deutlichen Volumenzunahme kommt, die ihrerseits durch den Druck auf die Darmwand die Darmperistaltik (Darmbewegung) auslöst.

Folgende Drogen enthalten u. a. Schleimstoffe: Beinwellwurzel, Eibischwurzel, -blüten und -blätter, Flohsamen, Huflattichblätter und -blüten, Isländisch Moos, Kamillenblüten, Leinsamen und Lindenblüten.

4.1.4 Gerbstoffe

Gerbstoffe sind Stoffe, die mit Eiweiß unlösliche hochmolekulare Verbindungen ergeben. Wenn man tierische Haut mit entsprechend hohen Gerbstoffkonzentrationen behandelt entsteht dadurch Leder. Leder wird im Unterschied zur unbehandelten Haut von Bakterien praktisch nicht mehr angegriffen und ist dadurch sehr haltbar. Chemisch betrachtet gibt es verschiedene Typen, mit unterschiedlichen Eigenschaften. Es gibt anorganische (Kaliumaluminium-sulfat = Alaun; bestimmte Salze von Chrom) organische und darunter vor allem pflanzliche Naturgerbstoffe. Diese sind mit heißem Wasser gut extrahierbare Naturstoffe (z. B. Eichenrinde zu Fußbädern) und werden in der Hauptsache äußerlich angewendet (Bäder, Pinselungen). Die Gerbstoffe vermögen mit den Kollagenfasern (Eiweißfasern) der Haut zu reagieren, und es kommt dabei zu verfestigten Eiweiß-Gerbstoffverbindungen = eine hauchdünne, lederartige Schutzschicht. Durch die Bildung einer solchen „Koagulationsmembran" wirken die Gerbstoffe Reiz mildernd und entzündungshemmend (z. B. bei Sonnenbrand). Hinzu kommt noch die abdichtende Wirkung an den kleinsten Blutgefäßen (= Blutkapillaren), z. B. bei Zahnfleischbluten, und ein sekretionshemmender Einfluss auf Schweißdrüsen. Gerbstoffe (bes. Alaun aber auch Salbeiextrakt) werden heute gerne in Deo's als antibakterielle und

Schweiß hemmende Wirkstoffe verwendet. Bei den wenigen in Pulverform eingenommenen Gerbstoffdrogen (z. B. Blutwurz) werden die Gerbstoffe erst allmählich aus dem Drogenpulver freigesetzt, so dass die erwünschte Wirkung auch in tieferen Darmabschnitten zum Tragen kommt Eine Reihe von Arzneipflanzen mit einem Gerbstoffgehalt um rund 2 % finden wegen ihres guten Geschmacks häufig eine Anwendung als Haustees ohne arzneiliche Aufgabe (z. B. Brombeerblätter, Himbeerblätter, Erdbeerblätter, Lindenblätter u. a.). Folgende Drogen enthalten u. a. Gerbstoffe: Blutwurz, Eichenrinde, Rhabarberwurzel, Gänsefingerkraut, Brombeerblätter usw. Zu den Gerbstoffdrogen gehören auch: Schwarztee und Grüntee. Innerlich wird die antibakterielle Wirkung vor allem genutzt bei Durchfall (ungewohnte oder toxische Darmbakterien).

4.1.5 Anthranoide (früher Anthraglykoside bzw. Anthrachinone)

Die Anthranoide, die in den Drogen meist als Anthrachinonglykoside (= oxidierte Form) vorliegen, sind je nach Droge mehr oder weniger gut in kaltem Wasser löslich. Mit heißem Wasser oder mit Alkohol sind diese Naturstoffe besser zu extrahieren. Wässrige Zubereitungen sind nicht stabil; es bilden sich die freien Aglyka, die Darmreizungen verursachen können. Die optimale galenische Zubereitungsform ist ein alkoholischer Trockenextrakt (in Dragees, Tabletten, Früchtewürfeln).

Die Anthranoide sind starke, dickdarmwirksame **Abführmittel** (Laxanzien) und dürfen nur kurze Zeit (1-2 Wochen) bei einer vorübergehenden Darmträgheit eingenommen werden. Bei chronischer Einnahme kann es nicht nur zu einem gefährlichen Elektrolytverlust (z. B. Kalium!) sondern zum Verlust der motorischen Funktion des Darmes kommen, was schon daran zu erkennen ist, dass die Dosis oft erheblich gesteigert werden muss. Während einer

Teil I

Schwangerschaft und bei Entzündungen im inneren Körperbereich sollen Anthranoid-Drogen nur mit ärztlicher Erlaubnis eingenommen werden. Ferner sei auf die Warnhinweise auf den Packungsinformationen verwiesen. Folgende Drogen enthalten u. a. Anthranoide: Aloe, Faulbaumrinde, Sennesblätter, Sennesschoten, Rhabarberwurzel, Kreuzdornfrüchte u. a.

Anmerkung: Durch die Verordnung vom 12. Nov. 1988 wurden die Anthranoiddrogen wie Aloe, Sennesblätter, Faulbaumrinde und Rhabarberwurzel **apothekenpflichtig** und sind **seit November 1990 nicht mehr freiverkäuflich.**

4.1.6 Flavonoide

Flavonoide sind meist gelb gefärbte (lateinisch flavus = gelb), in vielen Blüten und Blattdrogen enthaltene, mit heißem Wasser gut, mit Alkohol noch besser extrahierbare, weit verbreitete Naturstoffe. Es gibt viele verschiedene Typen von Flavonoiden und einen fließenden Übergang zu bestimmten Gerbstoffen. Flavonoide werden heute häufig auch zusammen mit Proanthocyanidinen (= Procyanidinen) und vielen Gerbstoffen als Polyphenole* bezeichnet.

Wegen ihrer Eigenschaft, die Durchlässigkeit (= **Permeabilität**) der Gefäßwände zu normalisieren, werden die Flavonoide auch als **Vitamin-P-Faktoren** bezeichnet. Da die Moleküle keinen Stickstoff enthalten und es

fraglich ist, ob sie „essentiell"** sind, ist die Bezeichnung „Vitamin" unzutreffend. Die Flavonoide haben weiter einen präventiven (= vorbeugenden) und zum Teil auch kurativen (= heilenden) Einfluss auf die Brüchigkeit der kleinsten Blutgefäße (= Kapillarfragilität) und Kapillarelastizität. Höhere Dosen bestimmter Flavonoide wirken Wasser treibend und Krampf lösend. Die Flavonoide der Mariendistelfrüchte besitzen eine Art Leberschutzwirkung gegenüber Leber schädigenden Substanzen. Achtung! Es gibt mehr als 4 000 verschiedene Flavonoide, die sehr unterschiedliche Wirkungen haben können. Lediglich die Radikalfängereigenschaft scheint allen eigen zu sein. Weitere Wirkungen reichen von antikanzerogenen (gegen Krebs) über entzündungshemmende, antibakterielle bis zu antidepressiven Wirkungen.

Folgende Drogen enthalten Flavonoide in nennenswerter Menge und mit nachgewiesenem oder vermutetem Beitrag zu Wirksamkeit: Arnikablüten, Birkenblätter, Buchweizenkraut, Goldrutenkraut, Holunderblüten, Johanniskraut, Kamillenblüten, Mariendistelfrüchte, Passionsblumenkraut, Süßholzwurzel, Weißdornblüten und -blätter. Folgende Drogen sind ebenfalls flavonoidreich: Lindenblüten, Mistelkraut, Schachtelhalmkraut.

4.1.7 Saponine

Saponine sind wasserlösliche Pflanzeninhaltsstoffe, die sich in Wasser seifenähnlich (lat. sapo = Seife) verhalten, d. h. die Oberflächenspannung von Wasser herabsetzen und dadurch stark schäumen. In pflanzlichen Gesamtextrakten wirken die Saponine aufgrund ihrer Emulgator- sowie Netz- und Dispergierwirkung als **Lösungsvermittler,** und sie können von Fall zu Fall die biologi-

---

* Polyphenol bedeutet eigentlich nur, dass es sich um einen Stoff handelt, in dessen Molekül mehrere Phenol-Strukturen vorkommen. Solche Stoffe haben die Eigenschaft, Radikale zu neutralisieren und werden daher gerne als „Radikalfänger" bezeichnet. Ansonsten ist der Begriff Polyphenol aber wenig aussagekräftig, weil zu viel unterschiedliche Substanzgruppen darunter fallen (Catechine, Kaffeoylchinasäuren, Gerbstoffe, Flavonoide usw.)

** essentiell: kann nicht vom menschlichen Körper selbst hergestellt werden und muss daher über die Nahrung aufgenommen werden.

sche Verfügbarkeit schlecht resorbierbarer Naturstoffe verbessern. Saponine werden nur zu einem kleinen Teil oral resobiert (über den Magen-Darm-Kanal ins Blut aufgenommen). Viele Saponine haben eine immunstimulierende Wirkung (Ginseng, Schlüsselblume, Goldrute). In höherer Dosierung können Saponine **örtlich Gewebe reizend** wirken. Beim Pulverisieren von Saponindrogen kommt es am Auge zu Tränenfluss und in der Nase zu Niesreiz und schnupfenartiger Sekretvermehrung. Indirekt über den Nervus vagus (also reflektorisch), aber auch durch eine direkte Einwirkung im Bereich der hinteren Rachenpartien können Saponinzubereitungen den zähen Schleim in den Atemwegen verflüssigen, so dass dieser Schleim leichter abgehustet werden kann (= expektorierende Wirkung). Manchen Saponinen (Goldrute) schreibt man einen Wasser treibenden (= diuretischen) Effekt zu. Als Sonderwirkung des Saponingemisches des Rosskastaniensamens und des Mäusedornwurzelstocks ist die Ödem hemmende und Venen tonisierende Wirkung zu nennen. Die Saponine der Ginsengwurzeln wirken Stress abschirmend und leistungssteigernd.

Folgende Drogen enthalten u. a. Saponine in größerer Menge und mit nachgewiesenem oder vermutetem Beitrag zu Wirksamkeit: Birkenblätter, Ginsengwurzel, Goldrutenkraut, Primelwurzel und -blüten, Rosskasta-

niensamen, Mäusedornwurzelstock, Süßholzwurzel.

Saponine kommen in geringeren Mengen auch in Lebensmitteln vor: Hülsenfrüchte, Grüntee, Schwarztee.

4.1.8 Weitere Stoffgruppen

Alkaloide und die **herzwirksamen Glykoside** spielen aufgrund der Negativliste 1b (siehe dazu Teil III, Kap. 1.7.3) bei freiverkäuflichen Drogen keine Rolle.

Sämtliche freiverkäufliche Drogen sind den sog. mite-phytopharmaka (= milde pflanzliche Arzneimittel) zuzuordnen, was nicht besagt, dass sie eine unbedeutende Wirksamkeit hätten oder dass nicht auch hier unerwünschte Nebenwirkungen auftreten können. Auch bei unsachgemäßer Anwendung z. B. Daueranwendung von hoch dosierten (vor allem an α- und ß-Pinen-reichen) Wacholderölkapseln oder unverdünnter Arnika-Tinktur können schädigende Nebenwirkungen auftreten.

Die vielfach in der Werbung oder von Laien geäußerte Behauptung, pflanzliche Arzneimittel (= Phytopharmaka) seien **absolut** nebenwirkungsfrei und deshalb **stets** (auch bei Dauergebrauch) unschädlich, ist falsch, wie z. B. die langjährige Anwendung von Aloe (als Abführmittel), Sennesblättern usw. gezeigt hat.

4.2 Wichtige freiverkäufliche Arzneidrogen

Die folgende Besprechung gibt nur einen Teil der tatsächlich auf dem Markt befindlichen und in den Einzelhandelsgeschäften anzutreffenden Drogen wieder. Die Auswahl der ausführlichen Beschreibung von ca. 60 Drogen basiert auf einer Analyse des Sortiments in Reformhäusern, Kräuterläden und Verbrauchermärkten und stellt ein **Mindestwissen** für einen Sachkundigen dar. Die nur

namentlich aufgezählten Drogen wurden nicht in allen oben genannten Betriebsstätten vorgefunden. Umgekehrt wurden aber in Kräuterläden eine Reihe weiterer hier nicht aufgezählter Drogen beobachtet. In einem solchen Einzelhandelsgeschäft ist neben einer erweiterten Drogenkenntnis vor allem Sorge dafür zu tragen, dass ein **wissenschaftliches Nachschlagewerk** stets zur

Verfügung steht (siehe dazu Abschnitt Weiterführende Literatur, Teil I, Kap. 4.3.2)!

Bei der Einzeldrogen-Besprechung kommt dem Punkt Qualitätsprüfungen eine besondere Bedeutung zu! Selbst wenn der Einzelhändler die angegebenen Qualitätsprüfungen nicht selbst durchführt, so muss er wissen, dass **minderwertige Drogen** und **Drogenverfälschungen** auf dem Drogenmarkt vorkommen, und **er** hat dafür zu sorgen, dass er eine Droge mit Arzneibuchqualität bzw. eine verkehrsfähige Droge abgibt. Dies gilt ganz besonders für Drogen, die weder im deutschen noch europäischen Arzneibuch aufgenommen sind, beispielsweise Drogen der traditionellen chinesischen Medizin (TCM) oder der indischen Aryuveda-Medizin. Die besprochenen Qualitätsprüfungen sind betont **Praxis orientiert** und beziehen sich nur zum Teil auf die in den einzelnen Arzneibüchern (siehe dazu Teil III) vorgeschriebenen Prüfungen.

4.2.1 Abführmittel

Physiologisch wirksame Mittel zur Anregung der Darmperistaltik: Quellmittel

Leinsamen

Volkstümliche Bezeichnungen: Haarlinsen, Leinbollen.
Lateinische Arzneibuchbezeichnung: Lini semen Ph. Eur.
Verwendete Pflanzenteile: die reifen, mikrobiologisch einwandfreien, braunen oder gelben Samen des Ölleines.
Qualitätsprüfungen: Die Ph. Eur. verlangt eine Mindestquellzahl von 4, fremde Bestandteile (z.B. Unkrautsamen) dürfen nur bis zu 1,5 % vorhanden sein. Aus mikrobiologischer Sicht sollte der Samen nicht vom Faserlein stammen, der zur Flachsgewinnung angebaut wird, wobei hygienische Maßnahmen kaum Beachtung finden. Der speziell gezüchtete gelbe Leinsamen besitzt in der Regel eine höhere Quellzahl,

schmeckt besser und ist braunem Leinsamen vorzuziehen.

Hauptinhaltsstoffe: bis 25 % Ballaststoffe, darunter etwa 12 % Schleimstoffe; etwa 40 % fettes Öl, davon etwa 70 % Linol- und Linolensäure; etwa 25 % Eiweiß; 8–35 mg pro 100 Gramm („mg%") Linustatin, ein cyanogenes (= Blausäure abspaltendes) Glykosid, das allerdings bei normalen Magensaftverhältnissen **keine gesundheitsschädigenden** Nebenwirkungen verursacht.

Anwendung: Innerlich als **ganzer** oder nur als leicht gequetschter (nicht geschroteter so genannter „Linusit®-Leinsamen) Samen bei chronischer Darmträgheit in einer Dosierung von 2–3 mal täglich 1–2 Esslöffel zusammen mit viel Flüssigkeit (15 g Leinsamen mit 150 ml Flüssigkeit). Zur Herstellung einer **Schleim**abkochung bei Entzündungen der Magen- und Darmschleimhaut auch geschrotet verwendbar.

Äußerlich als geschroteter Leinsamen oder das Pulver des Pressrückstandes nach der Leinölgewinnung als heiße Packungen bei Entzündungen, Schmerz- und Krampfzuständen sowie bei Abszessen und Furunkeln. Das kalt gepresste Öl als Speiseöl und wegen seines hohen Anteiles an mehrfach ungesättigten Fettsäuren (insbesondere α-Linolensäure!) als Diätöl in der Herz- und Kreislaufdiät. Leinsamenöl ist eine der ganz wenigen Quellen für pflanzliche Omega-3 Fettsäuren. Es ist eine C-18 Omega-3-Fettsäure und Vorstufe zu den C-22 und C-24 Omega-3-Fettsäuren, die wiederum essentiell sind für Menschen und sehr wichtige Vorstufen für bestimmte Hormone, die das Entzündungsgeschehen mit regulieren. Ihr Fehlen kann zu verstärkter Arteriosklerose führen und Entzündungen verstärken.

Flohsamen

Wie die Tabelle zeigt, ist die Namensgebung und Zuordnung sehr verwirrend. Dafür ist die Verwendung aller 3 Drogen praktisch gleich.

Das Europäische Arzneibuch kennt hier 3 Drogen:

Lateinische Arznei-buchbezeichnung:	Plantaginis ovatae semen	Plantaginis-ovatae-seminis-tegumen-tum	Psyllii-semen
Deutsche Bezeich-nung:	Indische Flohsamen	(Indische) Floh-samenschalen	Flohsamen, Psyllium
Stammpflanze:	*Plantago ovata* (Syn. *P. ispaghula*)	*Plantago ovata* (Syn. *P. ispaghula*)	*Plantago afra* (Syn. *P. psyllium*), *P. indica* (Syn. *P. psyllium*)
Verwendete Pflanzenteile:	Ganze trockene Samen	Samenschalen	Ganze trockene Samen
Farbe:	**Braun-beige**	**Hellbeige, fast farblos**	**Hell-dunkel braun**
Qualitätsprüfung:	Quellungszahl mind.: 9	Quellungszahl mind.: 40	Quellungszahl mind.: 10

Teil I

Hauptinhaltsstoffe: Die Samen enthalten 20-30 % Schleim. Dieser besteht aus einer Mischung von neutralen und sauren Polysacchariden (Zuckerketten) unterschiedlicher Länge und Verzweigung. Nur wenig fettes Öl (5 %).

Anwendung: Der Schleim wirkt ähnlich wie beim Leinsamen als Ballaststoff und sorgt für eine erhebliche Volumenzuname im Darm. Daneben bindet er Gallensäuren und führt so zu einer (erwünschten) Senkung des Blut-Cholesterin-Spiegels. Zu beachten ist die sehr große Quellfähigkeit der Flohsamenschalen, die eine sehr große Quellungszahl bis über 100 haben können. Es ist daher ganz besonders auf ein Vorquellen in ausreichend (!) Flüssigkeit und Nachtrinken von weiterer Flüssigkeit zu achten.

Freiverkäuflich sind die Flohsamen als solche und in Mischungen und Fertigarzneimitteln, während die Flohsamenschalen apothekenpflichtig sind, sobald sie mit weiteren (Hilfs-) Stoffen verarbeitet sind. Die unbearbeiteten, reinen Flohsamenschalen sind dagegen freiverkäuflich.

Feigen

Die Feigen des Handels sind die reifen, getrockneten Fruchtstände von *Ficus carica L.*, einem Baum, der in Ländern mit warmem Klima heimisch ist bzw. dort kultiviert wird. Nach dem Trocknen werden die Feigenfruchtstände scheibenförmig zusammengepresst. Der Geschmack ist schleimig und angenehm honigsüß.

Die **schwach abführende Wirkung** beruht auf dem hohen Gehalt an Invertzucker (50 bis 70 %) und anderen Zuckern sowie auf Pektinen und Fruchtsäuren. Die Darmträgheit wird offensichtlich durch osmotische Vorgänge im Darm in Bewegung gesetzt.

Bei freiverkäuflichen Arzneimitteln muss darauf geachtet werden, dass die Feigen bzw. der Feigensirup nicht mit stärker wirksamen Anthranoid-Drogen kombiniert ist (z. B. Feigenpaste mit pulverisierten Sennesblättern in Neda®-Früchtewürfel), weil durch die Anthranoide die Freiverkäuflichkeit erlischt.

Tamarindenmus

Es wird aus den Hülsenfrüchten von *Tamarindus indicus L.*, einem Baum, der in Indien sowie im tropischen Afrika verbreitet ist, gewonnen. Zur Gewinnung des Fruchtmuses werden die zerkleinerten Früchte mit siedendem Wasser versetzt, zu einem dünnen Brei angerührt und durch ein Haarsieb zur Entfernung der Samenteile sowie der groben Fruchtschale getrieben. Der so gereinigte dünnflüssige Brei wird anschließend zu einem dicken Extrakt eingedampft und zur Konservierung mit 20 Teilen Rohrzucker versetzt. Das gereinigte Tamarindenmus (lateinische Bezeichnung Pulpa tamarindorum) riecht angenehm fruchtig und schmeckt süßsauer.

Die **schwach abführende Wirkung** beruht auf dem Gehalt an Fruchtsäuren, (darunter hauptsächlich Weinsäure) Pektinen und Invertzucker. Die Darmträgheit wird offensichtlich durch osmotische Vorgänge beseitigt.

Bei freiverkäuflichen Arzneimitteln muss darauf geachtet werden, dass das Tamarindenmus nicht mit Sennesblätterextrakt kombiniert ist. Die Kombination mit einer Anthranoid Droge ist apothekenpflichtig!

Weitere verwendete Quellmittel sind:
Tragant (lateinische Bezeichnung: Tragacantha Ph. Eur.)
Guar-Mehl aus der Guarbohne
Agar-Agar (getrocknete Gallertstücke gewonnen aus Rotalgen)
Weizenkleie, welche allerdings eine relativ niedrige Quellzahl besitzt.

Den bisher besprochenen, im Wesentlichen physikalisch wirkenden Laxantien stehen die chemisch, d. h. durch Hemmung verschiedener aktiver Transportmechanismen in der Darmschleimhaut, wirkenden Drogen, so genannte „echte" Laxanzien zur kurzfristigen Anwendung gegenüber:
Alle diese Drogen sind seit November 1990 apothekenpflichtig und nicht mehr freiverkäuflich und werden daher nur noch sehr kurz hier abgehandelt!

Anwendung: nur noch zum kurzfristigen Gebrauch bei Verstopfung, die z. B. durch Bettlägerigkeit, Kostumstellung, Reisen, Stresssituationen u. a. verursacht worden ist.

Sennesblätter und -früchte

Volkstümliche Bezeichnung der Früchte: Sennesbälge, Sennesschoten, Mutterblätter, Muttersennesblätter!

Lateinische Arzneibuchbezeichnungen: Sennae folium Ph. Eur. (Sennesblätter) und Sennae fructus acutifoliae sowie Sennae fructus angustifoliae Ph. Eur. (Früchte der 2 verschiedenen im Arzneibuch erlaubten Sennesarten).

Verwendete Pflanzenteile: die getrockneten Fiederblättchen und die Früchte (= Schoten) des Sennastrauches.

Faulbaumrinde

Volkstümliche Bezeichnungen: Glatter Wegdorn, Brechwegdorn, Spillbaum, Amselbaum, Gichtholz, Schusterholz, Sprickel.

Lateinische Arzneibuchbezeichnung: Frangulae cortex Ph. Eur.

Verwendeter Pflanzenteil: die im Frühjahr geerntete Rinde jüngerer Faulbaumsträucher,

Weitere Anthrachinon-Drogen sind:

Amerikanische Faulbaumrinde (Arzneibuchbez. = Rhamni purshianae cortex Ph. Eur.)
Rhabarberwurzel (Arzneibuchbez. = Rhei radix Ph. Eur.)
Aloe (Arzneibuchbez. = Curaçao-Aloe und Kap-Aloe Ph. Eur.)
Kreuzdornbeeren (Arzneibuchbez. = Rhamni cathartici fructus DAB)

4.2.2 Beruhigungsmittel

Baldrianwurzel

Volkstümliche Bezeichnungen: Katzenkraut, Mondwurzel, Stinkwurz, Balderbracken, Balderjahn.

Lateinische Arzneibuchbezeichnung: Valerianae radix Ph. Eur.

Verwendete Pflanzenteile: die gesamten unterirdischen Pflanzenteile (= Wurzeln und Wurzelstock) des echten (europäischen) Baldrians: *Valeriana officinalis*.

Qualitätsprüfungen: Prüfungen auf den Gehalt an ätherischem Öl, der zwischen 0,2 und 1,5 % liegen kann und bei einer wirksamen Droge mindestens 0,5 % betragen muss. Neuerdings wird noch auf Valepotriate geprüft, die in den Zubereitungen nicht mehr enthalten sein sollen. Diese Naturstoffe sind in dem offizinellen europäischen Baldrian in weit geringerer Konzentration als in den überseeischen Baldrian-Arten (Mexiko, Pakistan, Indien) vorhanden. Es muss daher auf eine richtige und korrekte Deklaration der Baldrian Droge und ihrer Zubereitungen in Fertigpräparaten geachtet werden. **Hauptinhaltsstoffe:** 0,2–1,5 % (mind. 0,5 %) ätherisches Öl, daneben als für den europäischen Baldrian charakteristische Verbindung die Valerensäuren; 0,3–1,0 % Valepotriate in der frisch getrockneten Droge (zum Vergl.: in der mexikanischen Baldrianwurzel bis 9 %).

Anwendung: Als Teeaufguss (2 Teelöffel auf 1 Tasse Wasser), Pflanzenpresssaft (§ 44,3.d, AMG 76), Baldrianwein oder Baldriantinktur (Positivliste Anlage 1a zu § 45 AMG 76) als Beruhigungsmittel bei Angst- und Spannungszuständen und bei nervösen Erschöpfungszuständen und bei „Stress". Zu beachten ist, dass Baldrian kein Schlafmittel in dem Sinne ist, dass es müde macht und zum Schlafen „zwingt", sondern dass Baldrian vor äußeren Reizen und Aufregung ab-

schirmt, sodass diese nicht so stark das Einschlafen „behindern". Wer nicht behindert wird durch äußere Einflüsse oder Aufregung und nicht müde ist, wird auch mit Baldrian nicht schlafen. Nach neueren Untersuchungen wird die Aufmerksamkeit und Reaktionsfähigkeit durch Baldrian nicht beeinträchtigt!

Baldrianextrakt ist freiverkäuflich, weil er in Anlage 1a der Freiverkäuflichkeits-VO (= enthalten in Anlage 1a, s. Tab. 3.2) aufgeführt ist neben Hopfenextrakt und der Kombination von beiden. Dies ist der seltene Fall, dass nicht nur die Pflanze als solche, sondern auch ein Trockenextrakt in dieser Anlage aufgeführt ist und damit auch heilende und nicht nur vorbeugende Indikationen ausgelobt werden können.

Hopfen

Volkstümliche Bezeichnungen: Zaunhopfen, Bierhopfen, Hupfen.

Lateinische Arzneibuchbezeichnung: Lupuli strobulus Ph. Eur. = Hopfenzapfen und Glandulae Lupuli Erg. Bd. 6 = Hopfendrüsenschuppen.

Verwendete Pflanzenteile: a) Die getrockneten Fruchtstände (= Hopfenzapfen) der weiblichen Pflanze, die im Herbst gesammelt werden. Der „Pharma-Hopfen" kann im Unterschied zum „Brauerei-Hopfen" auch länger als 1 Jahr gelagert sein. b) Die von den Fruchtständen abgeklopften und abgesiebten gelblichen Drüsenschuppen.

Qualitätsprüfungen: Prüfung auf „Hopfenaroma", bestehend aus autoxidierten flüchtigen Hopfenbittersäuren, und auf ätherisches Öl, die beide bei zu heiß getrocknetem Hopfen verloren gehen.

Hauptinhaltsstoffe: 0,05–1,7 % ätherisches Öl mit Myrcen und Humulen; 10–20 % Harze, darunter das sedativ wirksame, flüchtige und durch Autoxidation aus Bittersäuren entstandene 2-Methyl-3-buten-2-ol.

Anwendung: Als Hopfentee, Hopfenkissen (vor allem bei Kleinkindern) und Hopfenbäder bei Unruhezuständen und Schlafstörungen; ferner appetitanregend.
Hopfenextrakte werden gerne mit Baldrianextrakten kombiniert. Diese Kombination von Extrakten ist freiverkäuflich (= enthalten in Anlage 1a, s. Tab. 3.2) aufgrund der Zusammensetzung vgl. Baldrian.

Johanniskraut

Volkstümliche Bezeichnungen: Hartheu, Tüpfelhartheu, Sonnwendkraut, Konradskraut, Hexenkraut, Herrgottsblut, Johannisblut, Walpurgiskraut.

Lateinische Arzneibuchbezeichnung: Hyperici herba Ph. Eur.

Verwendete Pflanzenteile: die getrockneten, während der Blütezeit gesammelten, oberirdischen Pflanzenteile oder besser nur die oberen ca. 30 cm der Pflanze ohne dicke Stängelteile häufig als „Blühhorizont" bezeichnet

Qualitätsprüfungen: Prüfung auf den Stängelanteil, da die Stängel keine arzneilich relevanten Inhaltsstoffe enthalten. Prüfung auf den Gehalt an Hypericinen, Flavonoiden und Hyperforinen

Hauptinhaltsstoffe: Flavonoide (2-4 %), Hypericine (0,05 – 0,3 % bewirken Rotfärbung der Ölauszüge = „Rotöl") das sehr instabile Hyperforin (0,1-4 %) und daneben auch bis 1 % ätherisches Öl.

Anwendung: Innerlich als Johanniskrauttee (2 Teelöffel auf 1/4 Liter Wasser, 5 Minuten ziehen lassen) 2-3 mal täglich bei nervöser Unruhe im Klimakterium und gegen Depressionen. Als Frischpflanzenpresssaft und als Tabletten oder Dragees mit Drogenpulver oder Extrakt. Äußerlich in Form eines Ölauszuges (= Johanniskrautrotöl) bei Durchblutungsstörungen und zur Wundbehandlung. Dieses Öl wird auch in Form von Weichgelatinekapseln innerlich ähnlich den Tabletten eingesetzt. Die Dosierung dieser Produkte ist allerdings sehr niedrig verglichen mit den anderen Darreichungsformen.
Wegen der Möglichkeit von Wechselwirkungen mit lebenswichtigen anderen Arzneimitteln wurden im Dezember 2004 alle innerlichen Johanniskraut-Präparate der Apothekenpflicht unterstellt mit den sehr **wichtigen Ausnahmen:** Tee, Frischpflanzen-Press-Saft und andere innerliche Drogenzubereitungen (Drogenpulver und Extrakte), die in der Tagesdosis nicht mehr als 1 Gramm Drogenäquivalente und nicht mehr als 1 mg Hyperforin enthalten. Hyperforin wurde als der für die Wechselwirkungen wesentliche Inhaltsstoff identifiziert.
Er ist in den traditionellen Johanniskraut-Arzneimitteln nur in Spuren enthalten.

Lavendelblüten

Volkstümliche Bezeichnungen: Lavander, Kleiner Speik.

Lateinische Bezeichnung: Lavandulae flos. DAC

Verwendete Pflanzenteile: Lavendelblüten bestehen aus den kurz vor der völligen Entfaltung gesammelten und getrockneten Blüten von *Lavandula angustifolia* P. Mill.

Qualitätsprüfungen: Lavendel-Hybriden oder der Spiklavendel lassen sich leichter kultivieren und kommen dadurch auf den Markt. Diese Lavendelarten sind analytisch an dem geringeren Gehalt an Linalylacetat (unter 30 %) und an dem mehr herben Geruch zu erkennen. Die Arzneibuch-Lavendelblüten enthalten ein fein riechendes ätherisches Öl mit bis zu 60 % Linalylacetat.

Hauptinhaltsstoffe: Lavendelblüten enthalten mindestens 1,3, eine gute Lavendelblütenqualität enthält bis zu 3 % flüchtiges ätherisches Öl mit den Hauptbestandteilen Linalylacetat (32–60 %) und Linalool (20–35 %).

Anwendung: Laut Monographie der Kommission E können Lavendeltee oder wenige Tropfen ätherisches Lavendelöl (auf einem Stück Zucker) bei Unruhezuständen, Einschlafstörungen und bei funktionellen Oberbauchbeschwerden, verursacht durch einen nervösen Reizmagen oder durch nervöse Darmbeschwerden, eingesetzt werden. In der Balneotherapie dienen Lavendelblüten-Aufgüsse oder emulgiertes ätherisches Lavendelöl zur Behandlung von Nervosität, Unruhe und auch funktionellen Kreislaufstörungen.
Weitere Drogen, die zur Beruhigung verwendet werden, sind:

Melissenblätter (Arzneibuchbez. = Melissae folium Ph. Eur.) mit geringer sedierender aber sehr positiver Magenwirkung!
Passionsblumenkraut (Arzneibuchbez. = Passiflorae herba Ph. Eur.)
Herzgespannkraut (Arzneibuchbez. = Leonuri cardiacae herba DAB) speziell bei nervösen Herzstörungen (funktionelle Störungen!)
Pomeranzenblüten (Arzneibuchbez. = Flores Aurantii DAC)

4.2.3 Mittel gegen Erkältungskrankheiten

Gegen Husten mit starker Verschleimung oder Reizhusten (Expektoranzien und Antitussiva)

Thymian

Volkstümliche Bezeichnungen: Gemeiner Thymian, Römischer Quendel, Immenkraut.

Lateinische Arzneibuchbezeichnung: Thymi herba Ph. Eur.

Verwendete Pflanzenteile: die während der Blütezeit abgestreiften Blätter und Blüten, sog. „gerebelte" Ware, des Echten Thymians.

Qualitätsprüfungen: Prüfung auf den Stängelanteil, der dann relativ hoch ist, wenn das ganze Kraut geerntet wird. Bestimmung des Gehaltes an ätherischem Öl, der mindestens 1,2 % betragen muss und sehr starken Schwankungen unterworfen ist.

Hauptinhaltsstoffe: 0,4–5,4 % (!) ätherisches Öl, mit Thymol und Carvacrol als Hauptbestandteile. Das Mengenverhältnis beider isomerer Verbindungen hängt nicht nur von der Thymianart, sondern auch von den Standortbedingungen ab. In wässerigen Zubereitungen ist vor allem Rosmarinsäure vorhanden.

Anwendung: Als Teeaufguss (1 gehäufter Teelöffel und 1/4 Liter Wasser) oder als Thymianöl (siehe Teil III, Kap. 1.7.2, Anlage 1a) z. B. in Zuckersirup gegeben, als Thymian-Fluid-Extrakt bei Husten (speziell Krampfhusten) und Bronchitis; ferner gegen Blähungen und Appetitlosigkeit. Thymian ist daher auch ein beliebtes Gewürz, besonders in der italienischen Küche.

Süßholzwurzel

Volkstümliche Bezeichnungen für den Extrakt: Lakritze, Bärendreck.

Lateinische Arzneibuchbezeichnungen: Liquiritiae radix Ph. Eur. (geschält und ungeschält) **Verwendete Pflanzenteile:** die **ungeschälten** und die **geschälten** Wurzeln und Ausläufer; der eingedickte und zu Stangen geformte wässrige Extrakt (= Lakritze) aus den Wurzeln des Süßholzstrauches.

Qualitätsprüfungen: Prüfung auf Drogenteilchen, die von Insekten angefressen sind, ferner auf Teile, die nicht süß bzw. nicht bittersüß schmecken. Das Indische sowie das

Jamaikasüßholz sind zwei nicht süß schmeckende Drogenverfälschungen mit gesundheitsschädigenden Nebenwirkungen.

Hauptinhaltsstoffe: Große Mengen an krampflösenden Flavonoiden, die für die gelbe Farbe der Wurzel verantwortlich sind, sowie Saponine, darunter als charakteristische Verbindung das sehr süß schmeckende Glycyrrhizin, das in Mengen von mind. 4 % (2,5–15 % !) in den Handelsdrogen vorkommt; Flavonoide, **Anwendung:** Als Tee-Zubereitung (etwa 2 g geschnittene Droge mit 1/4 Liter heißem Wasser übergießen und 15 Minuten ziehen lassen oder mit kaltem Wasser ansetzen und nach 30–40 Minuten abseihen) bei Husten mit starker Verschleimung. Die Verwendung von Süßholzzubereitungen, z. B. von Lakritze zur Behandlung von Magengeschwüren (Ulkustherapie) muss unter ärztlicher Aufsicht erfolgen, und eine derartige Empfehlung ist aufgrund der Krankheitsliste verboten (siehe dazu Teil III, Kap. 1.7.2, Anlage 3). Eine Dauereinnahme von 20–45 g Lakritze pro Tag mit hohem Gehalt an Glycyrrhizin kann zu Wasseransammlungen im Gewebe (= Ödembildung) und zu einem Kaliummangel (= Hypokaliämie) führen. Es sind daher inzwischen, insbesondere für die Süßwaren, auch Süßholzextrakte im Handel, denen Glycyrrizin entzogen wurde.

Eibischwurzel, -blüten und -blätter

Volkstümliche Bezeichnungen: Schleimwurzel, Weiße Malve.

Lateinische Arzneibuchbezeichnungen: Althaeae radix Ph. Eur., Folia Althaeae Ph. Eur., Flores Althaeae.

Verwendete Pflanzenteile: Die im Herbst gegrabenen und vorsichtig bei etwa 35 °C getrockneten Wurzeln des Eibisch. Die Blätter werden vor oder während der Blütezeit gesammelt, und die Blüten erntet man, wenn sie voll geöffnet sind

Qualitätsprüfungen: Prüfung auf „geschönte" Wurzeln, die entweder mit Sulfitlauge oder mit Kalk bzw. Gips behandelt worden sind, um schön weiß auszusehen. Prüfung auf die vom Arzneibuch vorgeschriebene Mindestquellzahl 10. Prüfung der Blätter auf Befall mit dem Rostpilz *Puccinia malvacearum*.

Hauptinhaltsstoffe: Wurzeln bis zu 15 % Schleim, etwa 35 % Stärke und etwa 11 % Pektine; **Blätter** 6–9 % Schleim und etwas ätherisches Öl; **Blüten** 5–9 % Schleim und Blütenfarbstoffe (Anthocyane).

Anwendung: Als wässriger Kaltansatz von den Wurzeln (wegen des Gehaltes an Stärke und Pektinen, die bei einem Teeaufguß oder einer Abkochung zu einem „leimartigen" Auszug führen) oder als heißer Teeaufguss von den Blättern und Blüten bei Reizhusten und entzündlichen Reizzuständen des Rachenraumes.

Huflattichblätter

Volkstümliche Bezeichnungen: Brustlattich, Brandlattich, Pferdefuß.

Lateinische Arzneibuchbezeichnungen: Farfarae folium DAC 2005 .

Verwendete Pflanzenteile: Verwendet werden die frischen oder die meist getrockneten Laubblätter von *Tussilago farfara L.*, die in der Regel erst nach der Blüte erscheinen. **Qualitätsprüfungen:** Direkte Verwechslungen oder zumindest Beimengungen mit den äußerst ähnlich aussehenden Pestwurzblättern sind sehr häufig anzutreffen. Eine makroskopische Unterscheidung als getrocknete und geschnittene Droge ist praktisch nicht möglich. Verfälschungen können nur an dem geringeren Schleimgehalt sowie an einem unterschiedlichen Fingerprint-Chromatogramm mittels Dünnschichtchromatographie nachgewiesen werden. Der Gehalt an Pyrrolizidinalkaloiden (PA) darf nicht über 0,001 Prozent liegen.

Hauptinhaltsstoffe: Rund 8 % saurer Schleim und bis zu 17 % Gerbstoffe. Der Schleimgehalt in den Blüten ist niedriger. Wechselnde Mengen (in europäischen Herkünften jedoch immer nur Spuren) an Pyrrolizidinalkaloiden (= PA's) veranlassten die Kommission E zu den Gegenanzeigen: „Schwangerschaft und Stillzeit" sowie zu einer Anwendungsbegrenzung von nicht länger als 4 bis 6 Wochen pro Jahr!

Anwendung: Laut Monographie der Kommission E kann Huflattichtee bei akuten Katarrhen der Luftwege mit Husten und Heiserkeit sowie bei leichten Entzündungen der Mund- und Rachenschleimhaut angewendet werden. Der Teeaufguss bzw. auch der Frischpflanzen-Press-Saft sollen langsam, schluckweise getrunken werden. Die Tagesdosis an Pyrrolizidinalkaloiden darf nicht über 10 Mikrogramm (1 Mikrogramm = 1 µg = 1/1 000 mg) liegen. Dies bedeutet, dass nur geprüfte Huflattichblätter und -blüten (die meist aus Huflattich-Kulturen stammen, z. B.: „Schoenenberger Huflattich") angewendet werden dürfen.

Spitzwegerich(kraut)-blätter

Volkstümliche Bezeichnungen: Spitz-Wegeblatt, Spitzfederich, Spießkraut.

Lateinische Arzneibuchbezeichnungen: Plantaginis lanceolatae folium Ph. Eur.

Verwendete Pflanzenteile: Die zur Blütezeit geernteten oberirdischen Teile (Blätter,) des Spitz-Wegerichs.

Qualitätsprüfungen: Prüfung auf übermäßig hohen Stängelanteil, auf unsachgemäß getrocknete und dann dunkel verfärbte Blätter sowie auf Beimengungen von Blättern des wolligen Fingerhutes (sehr ähnlich und sehr giftig!).

Hauptinhaltsstoffe: Bis zu 2 % Aucubin, ein antibakteriell wirksamer Naturstoff (= Iridoidglykosid), ferner mind. 1,5 % Acteosid, Schleim und Gerbstoffe.

Anwendung: Als Teeaufguss, als Spitzwegerich-Frisch-Pflanzenpresssaft siehe Tab. 3.2 oder als Spitzwegerichsirup, (siehe Teil III, Kap. 1.7.2, Anlage 1a) als Fertigarzneimittel bei Husten und Katarrhen der Atmungsorgane. Der Spitzwegerichsirup eignet sich besonders für Kinder.

Primelwurzel und -blüten

Volkstümliche Bezeichnungen: Schlüsselblume, Himmelsschlüssel.

Lateinische Arzneibuchbezeichnungen: Primulae radix Ph. Eur., Flores Primulae DAC 2 000 und Flores Primulae sine calycibus Erg. Bd. 6.

Verwendete Pflanzenteile: die im Spätherbst geernteten Wurzeln samt Wurzelstock; die voll aufgeblühten Blüten mit bzw. ohne Kelch (= sine calycibus) der Hohen Primel (*Primula elatior*) und der Wiesen-Primel (*Primula veris*).

Qualitätsprüfungen: Bei den Wurzeln ist auf Beimengungen bzw. auf Verwechslungen mit den sehr ähnlich aussehenden Wurzeln der giftigen (!) Schwalbenwurz (= *Cynanchum hirundinaria* syn. *vincetoxicum*) zu achten. Bei den Blüten trifft man neben anderen Primelarten vor allem dunkelgrüne oder bräunlich verfärbte minderwertige Blüten an.

Hauptinhaltsstoffe: Saponine (in den Wurzeln 5–10 %, in den Blüten nur bis 3 %), darunter als Hauptsaponin die Primulasäuren A und B. In den Blüten sind noch Flavonoide und wenig ätherisches Öl enthalten.

Anwendung: Als Teeaufguss oder als Kaltansatz bei Husten mit starker Verschleimung sowie bei Bronchitis.

Teil I

Fenchelfrüchte

Volkstümliche Bezeichnungen: Fenchel, Arzneifenchel.

Lateinische Arzneibuchbezeichnungen: Foeniculi amari fructus Ph. Eur. und Foeniculi dulcis fructus Ph. Eur.

Verwendete Pflanzenteile: die reifen und getrockneten Früchte von *Foeniculum vulgare* Miller ssp. *vulgare* var. *vulgare*.

Anmerkung: Der Süßfenchel stammt von: *Foeniculum vulgare* Miller *ssp. vulgare var. dulce* und unterscheidet sich vom Bitterfenchel durch den niedrigeren Gehalt an ätherischem Öl (mind. 2 %), den niedrigeren Fenchongehalt (schmeckt bitter) und den höheren Gehalt von Anethol im ätherischen Öl (mind. 80 %). Daher wird der Süßfenchel in der Regel für Lebensmittel und für Kinder eingesetzt, der Bitterfenchel für Arzneimittel.

Qualitätsprüfungen: Beimengungen dunkel gefärbter und scharf schmeckender Früchte des im Mittelmeergebiet wild wachsenden Esels-Fenchels kommen nicht mehr vor, seit der Fenchel fast ausschließlich aus Anbau kommt. Prüfung auf den vom Arzneibuch vorgeschriebenen Mindestgehalt von 4 % ätherischem Öl, der häufig von den Handelsdrogen nicht erreicht wird. Das im ätherischen Öl enthaltene Estragol darf zu max. 5 % enthalten sein.

Hauptinhaltsstoffe: Die Droge enthält mind. 4 % ätherisches Öl, welches wiederum mind. 60 % Anethol und mind. 15 % Fenchon enthält.

Anwendung: Als Teeaufguss (wobei ganze Früchte vor dem Überbrühen gequetscht werden müssen, sonst kann das ätherische Öl nicht freigesetzt werden), alkoholische Auszüge sind zusammen mit anderen Drogenauszügen häufig in Hustenmitteln (Fertigarzneimitteln) enthalten. Im Fenchelho-

nig, einem Fertigarzneimittel der Anlage 1a, ist das ätherische Fenchelöl der Hauptinhaltsstoff. Als blähungstreibendes Mittel, insbesondere auch bei Säuglingen und Kleinkindern.

Anisfrüchte

Volkstümliche Bezeichnungen: Anis, süßer Kümmel

Lateinische Arzneibuchbezeichnungen: Anisi fructus Ph. Eur.

Verwendete Pflanzenteile: die reifen und getrockneten Früchte von *Pimpinella anisum* L.

Qualitätsprüfungen: keine Besonderen.

Hauptinhaltsstoffe: Die Droge enthält mind. 2 % (bis 6 %) ätherisches Öl, welches wiederum 90 % Anethol enthält.

Anwendung: Als Teeaufguss insbesondere in Teemischungen und als ätherisches Öl bei Husten und Bronchitis.

Sternanis

Volkstümliche Bezeichnungen: Stern-Anis

Lateinische Arzneibuchbezeichnungen: Anisi stellati fructus Ph. Eur.

Verwendete Pflanzenteile: die reifen und getrockneten Früchte von *Illicium verum* Hooker fil. (früher: *Illicium anisatum* Gaertn.) mit den glänzenden Samen.

Qualitätsprüfungen: Die Früchte anderer, teils giftiger *Illicium*-Arten dürfen nicht vorhanden sein. Sie sind meist durch ihr Ausehen und dadurch zu erkennen, dass sie nicht nach Anis (Anethol) riechen. Solche giftigen Verwechslungen stammen z.B. von: *Illicium japonicum* SIEB.; *Illicium religiosum* SIEB. et ZUCC. (Shikimi-Früchte)

Hauptinhaltsstoffe: Die Droge enthält mind. 7 % ätherisches Öl, welches wiederum mind. 60 % Anethol enthält.

Anwendung: Als Teeaufguss insbesondere in Teemischungen und als ätherisches Öl. Sehr häufig (als Lebensmittel) in der Weihnachts-bäckerei und für Glühwein verwendet.

Weitere Drogen, die bei Husten und Bron-chitis angewendet werden, sind:

Kümmelfrüchte (Arzneibuchbez. = Carvi fructus Ph. Eur.)

Als Begleitmittel (sog. Adjuvanzien) bei Er-kältungskrankheiten

Lindenblüten

Volkstümliche Bezeichnungen: Sommer-linde, Winterlinde, Steinlinde.

Lateinische Arzneibuchbezeichnung: Tiliae flos Ph. Eur.

Verwendete Pflanzenteile: Die vollentwi-ckelten ganzen Blütenstände mit dem Hoch-blatt der Sommer- und Winterlinde: *Tilia cordata, T. platyphyllos, T. × vulgaris*

Qualitätsprüfungen: Im Handel sind häufig die billigeren Blüten der Silberlinde (ein Al-leebaum) anzutreffen. Die Silberlindenblü-ten, die auch als Lebensmittel gehandelt werden, besitzen eine geringere arzneiliche Wirkung. Minderwertig sind auch Drogen, die vom Rußtaupilz befallen sind.

Hauptinhaltsstoffe: Schleim mit der hohen Quellungszahl 12; bis 2 % Flavonoide; etwas ätherisches Öl.

Anwendung: Als Teeaufguss (es sollte pro Tag etwa 1/2 Liter heiß getrunken werden), als schweißtreibendes Mittel bei fieberhaf-ten Erkrankungen und bei hartnäckigem Husten.

Holunderblüten

Volkstümliche Bezeichnungen: Fliedertee, Schwarzer Holunder.

Lateinische Arzneibuchbezeichnung: Sam-buci flos Ph. Eur.

Verwendeter Pflanzenteil: Die im Juni/Juli gesammelten, in einer Trugdolde angeord-neten Blüten des schwarzen Holunders *Sam-bucus nigra* L.

Qualitätsprüfungen: Prüfung auf einen zu hohen Anteil (über 10 %) an „Blütenstän-geln" (Blütenstandsachsen) und Prüfung auf Drogenverfälschungen, wie z. B. auf Blüten des Mädesüß *(Filipendula ulmaria)* und Zwergholunder *(Sambucus ebulus).*

Hauptinhaltsstoffe: Mind. 0,8 % (oft über 1 %) Flavonoide; wenig ätherisches Öl und Gerbstoffe.

Anwendung: Als schweißtreibendes Mittel in Form eines Teeaufgusses bei Erkältungs-krankheiten. Es sollte eine reichliche Menge möglichst heiß getrunken werden.

Sonnenhutwurzel und Sonnenhutkraut

Volkstümliche Bezeichnungen: Kegelblume, Igelkolben,.

Lateinische Arzneibuchbezeichnungen: Echinaceae herba purpureae Ph. Eur. Echi-naceae radix purpureae Ph. Eur. und Echi-naceae radix angustifoliae Ph. Eur. **Verwen-dete Pflanzenteile:** Das frische, blühende Kraut des roten Sonnenhutes, die Wurzeln und der gesamte Wurzelstock des roten und des schmalblättrigen Sonnenhutes. In der Homöopathie wird das blühende Kraut bei-der Echinacea-Arten verwendet.

Qualitätsprüfungen: Prüfung auf Beimen-gungen von anderen *(Rudbeckia)*-Arten, eng verwandter Zierpflanzen. Die Prüfung auf Verwechslungen zwischen den einzelnen Arten und ähnlichen Drogen ist hier besonders notwendig und schwierig. **Hauptinhaltsstoffe:** immunstimulierende Polysaccharide (Heteroxylane und Arabinorhamnogalaktane) so genannte Paraimmunitäts-Induzierer; Kaffeesäure-Derivate (Cichoriensäure, Echinacosid u.a.), Alkylamide, die ebenfalls für die immunmodulierende Wirkung verantwortlich gemacht werden und am bitteren Geschmack beteiligt sind; im Kraut bis 0,35 % ätherisches Öl. **Anwendung:** Wässrige Auszüge (Frischpflanzenpreß-Säfte), die sofort **nach** dem Abpressen zur Stabilisierung mit Alkohol versetzt werden. Als Fertigarzneimittel prophylaktisch zur Steigerung der körpereigenen Abwehrsysteme (= unspezifische Reizkörpertherapie) bei viralen und bakteriellen Infekten, somit auch als unterstützendes Mittel (= Adjuvans) bei Erkältungskrankheiten. Wichtig ist die Anwendung in der Präventivphase (= vorbeugend) in Intervallen.

Weidenrinde

Volkstümliche Bezeichnungen: Korbweide, Silberweide, Bruchweide, Purpurweide, Reifweide, Schimmelweide, Seidelbastweide; Bruchweide, Knackweide (= Bezeichnung verschiedener Weidenarten). **Lateinische Arzneibuchbezeichnung:** Salicis cortex Ph. Eur. **Verwendete Pflanzenteile:** die zu Beginn des Frühjahrs gesammelte und getrocknete Rinde von verschiedenen Weidenarten, vornehmlich der Silber-, Purpur- und Bruchweide. Die Rinde wird nur von jungen, kräftigen, 2- bis 3-jährigen Zweigen gewonnen. Inzwischen dürfen auch die ganzen Zweigstücke einjähriger Zweige verwendet werden (höherer Salicylat-Gehalt als Rinde). **Qualitätsprüfungen:** Die Droge darf höchstens 2 Prozent fremde Bestandteile (z.B. Weidenblätter, fremde Rinden) enthalten und nicht mehr als 3 % Zweige dicker als 10 mm und muss mindestens 1,5 % Gesamt-Salicin, berechnet als Salicin, besitzen.

Hauptinhaltsstoffe: Die Hauptinhaltsstoffe sind mehrere Derivate des **Salicylalkohols,** die als Gesamt-Salicin bezeichnet werden. Das Salicin bzw. der Salicylalkohol haben so genannten Prodrug-Charakter, d.h. sie besitzen selbst noch keine therapeutischen Effekte, sondern müssen erst im Körper zur Wirkform umgewandelt werden. Die therapeutische Wirksubstanz ist die im Körper gebildete **Salicylsäure,** die eine entzündungshemmende und fiebersenkende Wirkung besitzt.

Anwendung: Laut Monographie der Kommission E: „Bei fieberhaften Erkrankungen, bei rheumatischen Beschwerden und gegen Kopfschmerzen."

4.2.4 Herz- und Kreislaufmittel

Drogen zur Anwendung bei beginnender Herzleistungsschwäche

Weißdornblätter, -blüten, -früchte

Volkstümliche Bezeichnungen: Hagedorn, Mehlbeere.

Lateinische Arzneibuchbezeichnungen: Crataegi folium cum flore Ph. Eur. und Crataegi fructus Ph. Eur.

Verwendete Pflanzenteile: Die zur Blütezeit gesammelten Blüten und Laubblätter von fünf Weißdorn-Arten. Die im Herbst geernteten roten Weißdornbeeren (= Scheinfrüchte) von Crataegus monogyna und C. laevigata, dem ein- und dem zweigriffeligen Weißdorn.

Qualitätsprüfungen: Bei den Weißdornblättern mit Blüten ist eine Prüfung auf einen zu hohen Anteil an Zweigteilen dringend notwendig. Selten kommen Beimengungen vom Rotdorn, der Zwergmispel und vom Schlehdorn vor. Die Früchte werden selten verfälscht (Ebereschenfrüchten = Vogelbeeren).

Hauptinhaltsstoffe: Flavonoide und Catechingerbstoffe; oligomere Procyanidine und Triterpensäuren.

Anwendung: Als wässrige Zubereitungen (Teeabkochung, Teeaufguss, Pflanzenpresssaft) oder als alkoholische Auszüge (Weine, Tinkturen, Trockenextrakte) zur Kräftigung der Herztätigkeit, insbesondere beim sog. „Altersherz". Weißdorn kann zwar in Einzelfällen zu einer Senkung von erhöhtem Blutdruck beitragen, ist aber nicht als eigentliches Mittel gegen erhöhten Blutdruck geeignet! Die Behandlung der Hypertonie (= Bluthochdruck) ist im Übrigen gemäß Krankheitsliste (s. Teil III, Kap. 1.7.2, Anlage 3) bei freiverkäuflichen Arzneimitteln nicht gestattet. Die Indikationen der Monographie der Kommission E kommen wegen des Verbotes aufgrund der Krankheitsliste nicht in Frage.

Rosmarin

Volkstümliche Bezeichnungen: Kranzenkraut, Weihrauchkraut.

Lateinische Arzneibuchbezeichnungen: Rosmarini folium Ph. Eur. und Rosmarini aetheroleum Ph. Eur. (= ätherisches Rosmarinöl)

Verwendeter Pflanzenteil: Die Blätter und das mittels Wasserdampfdestillation daraus gewonnene ätherische Öl (= enthalten in Anlage 1a, s. Tab. 3.2).

Qualitätsprüfungen: Prüfung auf Verwechslungen bzw. Beimengungen mit den Blättern von Sumpfporst, Lavendelheide und Berg-Gamander. Solche Verfälschungen kommen heute nur sehr selten vor. Prüfung auf den Gehalt an ätherischem Öl, der lt. Ph. Eur bei mind. 1,2 % liegen muss. Außerdem müssen mind. 3 % Hydroxyzimtsäuren, ber. als Rosmarinsäure enthalten sein.

Hauptinhaltsstoffe: 0,8–2,5 % ätherisches Öl mit Cineol, Camphen, Borneol und Bornyla-

cetat als wichtigste Bestandteile: Rosmarinsäure als charakteristischer Inhaltsstoff (= sog. Leitsubstanz) und Flavonoide.

Anwendung: Als Rosmarinaufguss (1 geh. Teelöffel mit 1/4 Liter Wasser überbrühen, 5 Minuten ziehen lassen), Rosmarin-Wein oder Rosmarin-Bad (handelsübliche Badeextrakte s. Tab. 3.2) oder etwa 1 g ätherisches Rosmarinöl auf eine Badewanne) zur Anregung von Herz- und Kreislauf, insbesondere bei allgemeinen Erschöpfungszuständen. Als Gewürz zur Stimulierung von Magensaft und Galleproduktion. Äußerlich vor allem in Form des Rosmarinspiritus (Anlage 1a, Kap. 1.7.2, Teil III) als schmerzstillende Einreibung bei Muskel- und Gelenkschmerzen. In sog. Herz-Salben gegen funktionelle Herzbeschwerden und in Salben gegen Erkältungskrankheiten und Rheuma.

Weitere Drogen zur Anwendung funktionell bedingter Herz- und Kreislaufstörungen und beginnender Herzleistungsschwäche:

Herzgespannkraut (Arzneibuchbez. = Herba Leonuri cardiacae Ph. Eur.)
Melissenblätter (Arzneibuchbez. = Melissae folium Ph. Eur.)

Einfluss auf das Gefäßsystem bzw. prophylaktische Anwendung gegen allgemeine Arteriosklerose (siehe dazu Krankheitsliste Teil III, Kap. 1.7.3)

Knoblauchzwiebel

Volkstümliche Bezeichnungen: Gruserich, Knofel.

Lateinische Arzneibuchbezeichnung: Allii sativi bulbi pulvis Ph. Eur.

Verwendete Pflanzenteile: Die reife, frische Sprosszwiebel, die aus einer eiförmigen Hauptzwiebel und 6–15 Nebenzwiebeln („Zehen") besteht. Beide sind von einer gemeinsamen, trockenen, weißen Niederblatthülle umgeben. Zur Weiterverarbeitung

werden die frischen Zwiebeln schonend getrocknet und pulverisiert oder im frischen
Zustand mit Pflanzenölen mazeriert. Durch
Wasserdampfdestillation erhält man ein
flüchtiges Knoblauchöl, das nicht verwechselt werden darf mit dem öligen Knoblauch-
mazerat und auch nicht als ätherisches Öl
bezeichnet werden sollte.

Qualitätsprüfungen: Für die Wirksamkeit
von Bedeutung ist entweder der Gehalt an
geruchlosem **Alliin** (= eine schwefelhaltige
Aminosäure) oder an **Allicin**, welches aus
dem Alliin entsteht und bereits den Knoblauchgeruch besitzt. Durch weiteren Abbau
des Allicins entstehen **Polysulfide**, deren
Gehalt eventuell auch zur Qualitätsprüfung
(z. B. Gehalt an Vinyl-1,3-dithiin) herangezogen werden kann. Entscheidend für die
Qualität bzw. für die Wirksamkeit ist auch
die Menge des getrockneten Knoblauchpul-
vers, Extraktes bzw. Ölmazerates. Die Kommission E beim früheren Bundesgesundheitsamt erachtet für die Wirksamkeit eine
Tagesmenge von 4 g frischem Knoblauch für
notwendig. Umgerechnet auf getrocknetes
Knoblauchpulver sind dies etwa 1 200 mg
Pulver pro Tag.

Hauptinhaltsstoffe: Wasserdampfflüchtiges
Allicin, das bei der Aufbereitung (Trocknung, Extraktion, Destillation) aus der
nichtflüchtigen, schwefelhaltigen Aminosäure **Alliin** entsteht. Je nach Knoblauch-Zu-
bereitung kommt es zu einem mehr oder weniger weiteren Abbau des Allicins und es
entstehen Polysulfide, die für den typischen
Knoblauchgeruch verantwortlich sind. Die
gleichen Abbaureaktionen finden im Übrigen auch im menschlichen Organismus statt.
Darauf basiert der „Knoblauchgeruch" der
Ausatmungsluft und der Hautausdünstung.

Anwendung: Laut Monographie der Kommission E: „Zur Unterstützung diätetischer
Maßnahmen bei Erhöhung der Blutfettwerte
und zur Vorbeugung altersbedingter Gefäß-
veränderungen, also zur Arteriosklerose-
prophylaxe." Volksmedizinisch wird Knob-

lauch gegen allerlei Altersbeschwerden, insbesondere der Knoblauchsaft innerlich gegen Bronchitis sowie äußerlich gegen Pilzer-
krankungen verwendet. Diese Anwendungen sind aufgrund der außerordentlich guten antibakteriellen und fungiziden Eigenschaften von Allicin plausibel, wenn auch
nicht besonders beliebt.

Mistelkraut

Volkstümliche Bezeichnungen: Hexenbesen,
Hexennest.

Lateinische   Arzneibuchbezeichnungen:
Herba Visci albi DAB.

Verwendete Pflanzenteile: Die getrockneten
jüngeren Zweige des kugeligen Strauches,
der als Halbschmarotzer auf den verschiedenen Wirtsbäumen vorkommt (Nadelholz-
und Laubholzmistel). Für die Homöopathie
die frischen Beeren und nur die frischen
Blätter.

Qualitätsprüfungen: Prüfung auf verholzte
Teile und auf Beimengungen der Riemen-
blume (= *Loranthus europaeus*)

Hauptinhaltsstoffe: Flavonoide; Viscoto-
xine, ein Gemisch von Peptidtoxinen mit
ausgesprochen örtlich reizender bis nekroti-
sierender Wirkung (z. B. Viscotoxin A_2, A_3
und B); Mistellektine, darunter das Viscum-
Lektin G1; Cholin und Acetylcholin.

Anwendung: Als Kaltansatz aber auch als
Tee zur Behandlung der allgemeinen Arteriosklerose; **nicht** gegen Bluthochdruck!
Ganz abgesehen davon, dass die Erfolgs-
quote bei Bluthochdruck unbefriedigend ist,
ist es verboten, mit freiverkäuflichen Mistel-
präparaten einen hohen Blutdruck behandeln zu wollen (siehe dazu Krankheitsliste,
Teil III, Kap. 1.7.3)!

Weitere Drogen, die einen positiven Einfluss
auf das Gefäßsystem besitzen:

Buchweizenkraut (lateinische Bezeichnung = Fagopyri herba) ist reich an Rutosid (= Rutin)

Ginkgoblätter (lateinische Bezeichnung = Ginkgo folium Ph. Eur.)

Mäusedornwurzelstock (lateinische Bezeichnung: Rusci aculeati rhizoma Ph. Eur.)

Goldrutenkraut (Arzneibuchbez. = Solidaginis herba Ph. Eur.)

Rosskastaniensamen (Arzneibuchbez. = Hippocastani semen DAB)

4.2.5 Kräftigungsmittel

Ginsengwurzel

Volkstümliche Bezeichnungen: Asiatischer Ginseng, Korea Ginseng.

Lateinische Arzneibuchbezeichnung: Ginseng radix Ph. Eur.

Verwendeter Pflanzenteil: Die möhrenförmige Wurzel von *Panax ginseng* C.A. Meyer, die je nach Alter eine mehr oder minder starke Verzweigung aufweist. Je älter die Wurzel ist, desto größer ist die Wurzelmasse der Hauptwurzel im Verhältnis zu den Nebenwurzeln, wobei der prozentuale Gehalt an Saponinen nicht höher ist als in jungen 1- oder 2-jährigen Pflanzen. Der Hinweis auf „mindestens 7-jährige Pflanzen" ist insofern berechtigt, als die Erfahrungsheilkunde in den asiatischen Ländern die Wurzeln älterer Pflanzen als höherwertig ansieht und der relative Gehalt an spezifischen Polysacchariden („Acemannane") in diesen höher ist. Anmerkung: Der rote Ginseng ist seit kurzem lt. Ph. Eur. ebenso zulässig wie der weiße! Unterschied ist lediglich, dass der rote Ginseng nach der Ernte mit heißem Dampf behandelt wird, wodurch er seine glasige Struktur und rote Farbe bekommt. Bei sachgerechter Behandlung ändert sich dadurch das Inhaltsstoffmuster fast nicht.

Qualitätsprüfungen: Prüfung auf vornehmlich in Kanada und Japan kultivierte Ginseng-Arten, wie z.B. *Panax quinquefolius* (= amerikanischer Ginseng), *P. japonicus* (= japanischer Ginseng), *P. trifolius, P. pseudoginseng* u. a. Die Deklaration: „echter koreanischer Ginseng" ist keine Gewähr dafür, dass die Wurzeln auch tatsächlich von dem in Korea bzw. in Tibet heimischen *Panax ginseng* C.A. Meyer stammen. Bei weißem Ginseng ist unbedingt auf Pestizide und andere Pflanzenbehandlungsmittel zu prüfen! Diese Droge scheint die am häufigsten kontaminierte Droge überhaupt zu sein. Die Droge gehört zu den teuersten Pflanzendrogen und entsprechend häufig wird versucht sie zu „strecken" oder zu ersetzen.

Hauptinhaltsstoffe: 0,5–3,4 % (!) Triterpensaponine, die sog. Ginsenoside (über 10 Einzelverbindungen). Das Europäische Arzneibuch verlangt mind. 0,4 % Ginsenosid Rg1 + Rb1.

Anwendung: Als wässrige Zubereitungen (Teeabkochung, wässriger oder alkoholischer Trockenextrakt) bzw. als weinige oder alkoholische Fertigarzneimittel zur allgemeinen Kräftigung (Immunstimulierung und adaptogene Wirkung, d.h. bessere Gewöhnung an Belastungssituationen), insbesondere in der Rekonvaleszenz, bei nervöser Erschöpfung und Antriebslosigkeit. Häufig werden die Indikationen überzogen (z.B. als Potenzmittel). Als wirksame Dosis betrachtet die Kommission E 1 bis 2 Gramm pro Tag. Viele Präparate sind demnach erheblich unterdosiert. Noch relativ unbekannt ist die gute immunstimulierende Wirkung, die in klinischen Studien gut belegt wurde. Weitere tonisierende Drogen:

Eleutherococcuswurzel, Taigawurzel, Russischer Ginseng (Lateinische Bezeichnung = Eleutherococci radix Ph. Eur.),

Potenzholz (Lateinische Bezeichnung = Lignum Muira puama).

Teil I

4.2.6 Magen-, Leber-, Gallemittel

Anisfrüchte

Volkstümliche Bezeichnungen: Anis, Brotsamen, Süßer Kümmel.

Lateinische Arzneibuchbezeichnung: Anisi fructus Ph. Eur.

Verwendete Pflanzenteile: Die getrockneten Früchte von der Stammpflanze *Pimpinella anisum* L.

Qualitätsprüfungen: Prüfung auf Beimengungen fremder, ähnlich aussehender Früchte von Doldenblütlern (Apiaceae), wie den Früchten der Hundspetersilie oder des Korianders. Nicht selten ist ein erhöhter Stängelanteil vorhanden.

Hauptinhaltsstoffe: 2–6 % ätherisches Öl mit dem Hauptinhaltsstoff trans-Anethol, ferner fettes Öl und Eiweiß.

Anwendungsgebiete: Laut Kommission E: „Bei innerer Anwendung gegen dyspeptische Beschwerden (wie Völlegefühl, Magendrücken, Blähungen, Magen- und Darmkrämpfe etc.) sowie zur inneren und äußeren Anwendung bei Katarrhen der Luftwege".
Die Anwendung erfolgt als Teeaufguss, wobei darauf geachtet werden muss, dass die Früchte unmittelbar vor dem Übergießen mit kochendem Wasser angestoßen/gequetscht werden müssen. Sie werden als alkoholische Tinktur bzw. als ätherisches Öl angewendet, oft auch als ätherisches Öl in Kapseln oder Tabletten.

Enzianwurzel

Volkstümliche Bezeichnungen: Bitterwurzel, Fieberwurzel.

Lateinische Arzneibuchbezeichnung: Gentianae radix Ph. Eur.

Verwendeter Pflanzenteil: Die ohne Fermentation schnell aber schonend getrockneten gesamten unterirdischen Pflanzenteile (= Wurzelstock, Wurzeln) des gelben Enzians, die in der Regel alle 15 Jahre – in Kulturen häufiger – gegraben werden.

Qualitätsprüfungen: Es ist auf den Bitterwert zu prüfen, der bei unsachgemäßer Trocknung oder bei feuchter Lagerung unter dem Mindestbitterwert von 10 000 liegt (eine gute Droge hat einen Bitterwert über 20 000).

Hauptinhaltsstoffe: 2–3,5 % Bitterstoffe, darunter das Gentiopikrosid (= Gentiopikrin) und das Amarogentin als Hauptverbindungen; vergärbare Zucker und gelb gefärbte Xanthone.

Anwendung: Gegen dyspeptische Beschwerden und zur Appetitanregung. Als Teeaufguss (bei längerem Kochen nimmt der Bitterwert ab!) oder als Enzian-Tinktur (Anlage 1a, Tab. 3.2) zur Appetitanregung 1/4 bis 1/2 Stunde vor den Mahlzeiten bei Magerkeit, gestörter Verdauung, während der Rekonvaleszenz und bei fiebrigen Erkältungskrankheiten anzuwenden.

Galgantwurzelstock ist mit der Änderungs-Verordnung vom 19.12.2003 neu in Anlage 1a aufgenommen worden und damit jetzt freiverkäuflich auch in Zubereitungen.

Volkstümliche Bezeichnungen: Galgant

Lateinische Arzneibuchbezeichnungen: Galangae rhizoma DAC

Verwendete Pflanzenteile: Der getrockneten Wurzelstock von *Alpinia officinarum* (L.) HANCE

Qualitätsprüfungen: mind. 0,5 % ätherisches Öl

Hauptinhaltsstoffe: 0,5 – 1 % ätherisches Öl, Scharfstoffe, Flavonoide

Anwendungsgebiete: Laut Monographie der Kommission E:
„Dyspeptische Beschwerden. Appetitlosigkeit".

In der „Hildegard-Medizin" angewendet bei: schmerzhaftem Oberbauchsyndrom (Roemheld-Syndrom), leichten Gallenkoliken
Dosierung: Mittlere Tagesdosis 2-4 g Droge oder Tinktur;
Art der Anwendung: Zerkleinerte Droge. Drogenpulver sowie andere galenische Zubereitungen zum Einnehmen.

Kamillenblüten

Volkstümliche Bezeichnungen: Deutsche Kamille, Garmille, Magdeblume.

Lateinische Arzneibuchbezeichnung: Matricariae flos Ph. Eur.

Verwendeter Pflanzenteil: Die voll aufgeblühten Blütenköpfchen (= Blütenstand) der echten Kamille mit hohem Blütenstandsboden, gelben Röhrenblüten und weißen Zungenblüten.

Qualitätsprüfungen: Zu prüfen ist auf einen übermäßig hohen Stängelanteil, der bei unsachgemäßer Ernte vorhanden ist, und vor allem auf den Mindestgehalt an 0,4 % ätherischem Öl, das kräftig blau gefärbt sein muss, sowie auf das Flavonoid Apigenin-7-glucosid (mind. 0,25 %). Drogenverfälschungen, wie z.B. die Hundskamille oder die Strahlenlose Kamille, welche Allergien auslösen können, erkennt man an dem gefüllten Blütenstandsboden.

Hauptinhaltsstoffe: 0,3–1,5 % ätherisches Öl, mit dem blau gefärbten Chamazulen (bis 15 % im äth. Öl) bzw. der farblosen Vorstufe Matricin, dem Bisabolol und den Bisabololoxiden als Hauptinhaltsstoffe; ferner Flavonoide, von denen insbesondere Apigenein-7-glucosid und sein Aglykon Apigenin von Bedeutung für die Krampf lösende und ent-

zündungshemmende Wirksamkeit sind. Weitere Inhaltsstoffe sind Schleimstoffe.

Anwendung: In Form wässriger Zubereitungen (Teeaufguss, Pflanzenpresssaft) bei Magen-Darm-Störungen, vor allem solchen, die mit Krämpfen verbunden sind sowie bei Durchfällen, Blähungen und Brechreiz. Alkoholische Zubereitungen und Kamillenextrakte (Tab. 3.2) werden sowohl innerlich (z.B. als Tropfen) als auch äußerlich (z.B. als Salben, Tropfen, Bäder) bei Entzündungen angewendet. Kamillendämpfe bringen Linderung bei Erkältungskrankheiten sowie bei Erkrankungen der Atemwege. Die Kamille ist mit ihren antibakteriellen, entzündungshemmenden und Krampf lösenden Eigenschaften nach wie vor das ideale und universelle Magenmittel.

Fenchelfrüchte

Volkstümliche Bezeichnungen: Brotsamen, Frauenfenchel.

Lateinische Arzneibuchbezeichnungen: Foeniculi amari fructus Ph. Eur. und Foeniculi dulcis fructus Ph. Eur.

Verwendeter Pflanzenteil: Die getrockneten reifen Früchte und das durch Wasserdampfdestillation daraus gewonnene ätherische Öl des Arznei-Fenchels *Foeniculum vulgare* Miller ssp. *vulgare* var. *vulgare*.

Anmerkung: Der Süßfenchel stammt von: *Foeniculum vulgare* Miller ssp. *vulgare* var. *dulce* und unterscheidet sich vom Bitterfenchel durch den niedrigeren Gehalt an ätherischem Öl (mind. 2 %), den niedrigeren Fenchongehalt (schmeckt bitter) und den höheren Gehalt von Anethol im ätherischen Öl (mind. 80 %). Daher wird der Süßfenchel in der Regel für Lebensmittel und für Kinder eingesetzt, der Bitterfenchel für Arzneimittel.

Qualitätsprüfungen: Beimengungen dunkel gefärbter und scharf schmeckender Früchte

Teil I

des im Mittelmeergebiet wildwachsenden Esels-Fenchels kommen nicht mehr vor, seit der Fenchel fast ausschließlich aus Anbau kommt. Prüfung auf den vom Arzneibuch vorgeschriebenen Mindestgehalt von 4 % ätherischem Öl, der häufig von den Handelsdrogen nicht erreicht wird. Das im ätherischen Öl enthaltene Estragol darf zu max. 5 % enthalten sein.

Hauptinhaltsstoffe: Die Droge enthält mind. 4 % ätherisches Öl, welches wiederum mind. 60 % Anethol und mind. 15 % Fenchon enthält.

Anwendung: Als Teeaufguss (wobei ganze Früchte vor dem Überbrühen gequetscht werden müssen), als blähungstreibendes Mittel, insbesondere auch bei Säuglingen und Kleinkindern. Alkoholische Auszüge sind zusammen mit anderen Drogenauszügen häufig in Hustenmitteln (Fertigarzneimitteln) enthalten. Im Fenchelhonig, einem Fertigarzneimittel der Anlage 1a, ist das ätherische Fenchelöl der Hauptinhaltsstoff. Weitere ätherische Öldrogen mit ähnlicher Wirkung und Anwendung wie Fenchelfrüchte:

Anisfrüchte (Arzneibuchbez. = Anisi fructus Ph. Eur.) siehe: 4.2.3 Mittel gegen Erkältungskrankheiten

Kümmelfrüchte

Volkstümliche Bezeichnungen: Echter Kümmel, Feldkümmel, Kümmel, Kümmich.

Lateinische Arzneibuchbezeichnung: Carvi fructus Ph. Eur.

Verwendete Pflanzenteile: Verwendet werden als Arzneidroge oder als Gewürz die reifen getrockneten Früche von *Carum carvi* L.

Qualitätsprüfungen: Nach Ph. Eur. müssen Kümmelfrüchte mindestens 3 % ätherisches Öl enthalten.

Hauptinhaltsstoffe: Das flüchtige ätherische Öl ist charakterisiert durch die beiden Inhaltsstoffe (+) Carvon (50–65 %) und (+)-Limonen (30–45 %)

Anwendungen: Laut Monographie der Kommission E eignen sich Kümmelfrüchte in Form der ganzen Früchte, die zerkaut werden müssen oder als Teeaufguss bei dyspeptischen Beschwerden, wie leichte, krampfartige Beschwerden im Magen-Darm-Bereich, Blähungen und Völlegefühl.

Die Tagesdosis soll 1,5 bis 6 g Kümmel betragen, wobei die Früchte unmittelbar vor dem Überbrühen mit heißem Wasser angestoßen/gequetscht werden müssen. Eine 10 %ige Lösung von ätherischem Kümmelöl in Pflanzenöl wird zur Baucheinreibung bei Säuglingen und Kleinkindern gegen Blähungen verwendet.

Salbeiblätter

Volkstümliche Bezeichnungen: Königs-Salbei, Edel-Salbei, Salver.

Lateinische Arzneibuchbezeichnungen: Salviae folium Ph. Eur. (= der sog. „dalmatinische" Salbei) und Salviae trilobae folium Ph. Eur. (= der sog. „griechische" Salbei).

Verwendeter Pflanzenteil: Die kurz vor der Blüte geernteten Blätter und das daraus durch Wasserdampfdestillation gewonnene ätherische Öl (siehe Anlage 1a).

Qualitätsprüfungen: Der vom Arzneigebrauch in Deutschland her ursprünglichere, traditionelle, thujonreiche dalmatinische Salbei (Stammpflanze = *Salvia officinalis*) wird in der Regel teurer gehandelt und daher häufig mit dem billigeren, cineolreichen, griechischen Salbei (Stammpflanze = *Salvia triloba*) verfälscht. Der Drogenfachmann erkennt den griechischen Salbei nicht nur an der stärkeren Behaarung, sondern vor allem an dem Eukalyptus-ähnlichen Geruch (= Geruch nach dem Hauptinhaltsstoff

Cineol (= Eukalyptol). Beide Drogen sind im Europäischen Arzneibuch aufgenommen, dürfen aber nicht gegeneinander ausgetauscht oder miteinander vermengt werden. Häufig kommt auch Droge in den Handel, die den Mindestgehalt an ätherischem Öl nicht besitzt, dalmatinischer Salbei muss in der Ganzdrogen (geschnittenen Droge) 1,5 % (1,0 %), griechischer Salbei 1,8 % (1,2 %) ätherisches Öl enthalten.

Hauptinhaltsstoffe: 0,5–2,5 % ätherisches Öl mit Thujon als Hauptinhaltsstoff in Salvia officinalis und Cineol als Hauptinhaltsstoff in Salvia triloba; Bitterstoffe, darunter in beiden Salbeiarten Pikrosalvin sowie Gerbstoffe und Rosmarinsäure

Anwendung: Als Teeaufguss oder als Frischpflanzenpresssaft als appetitanregendes Magenmittel sowie als Leber- und Gallemittel. Als Teeaufguss oder besser als alkoholischer Auszug mit Wasser verdünnt zum Gurgeln bei Entzündungen des Mund- und Rachenraumes. Das ätherische Öl dient zur Inhalation bei Husten und Erkältungskrankheiten. Eine Sonderanwendung stellt die innerliche Einnahme wässriger oder alkoholischer Zubereitungen gegen übermäßigen Nachtschweiß dar. Die schweißhemmenden Wirkstoffe sind noch nicht aufgeklärt worden. Äußerlich auch gerne gegen Schweißfüße und in Deo-Sprays.

Scharfgarbenkraut

Volkstümliche Bezeichnungen: Achilleskraut, Katzenkraut, Schafrippe, Tausendblatt.

Lateinische Arzneibuchbezeichnung: Millefolii herba Ph. Eur.

Verwendete Pflanzenteile: Scharfgarbenkraut wird entweder als Frischpflanze oder getrocknet verwendet und besteht aus den zur Blütezeit geernteten oberirdischen Teilen von *Achillea millefolium* L.

Qualitätsprüfungen: Bei guten Drogen muss der Stängelanteil niedrig sein, und die Droge soll in erster Linie aus Blüten- und Blattanteilen bestehen. Minderwertiges Scharfgarbenkraut enthält kein Chamazulen.

Hauptinhaltsstoffe: Die Scharfgarbe ist ein aromatisches Bittermittel: es enthält also Bitterstoffe vom Typ der Sesquiterpenlactone und 0,1 bis 1,4 % (mind. 0,2 %) ätherisches Öl mit bis zu 40 % Chamazulen. Bei der Destillation wandeln sich die farblosen Proazulene in das blaue Chamazulen um (mind. 0,02 % ber auf die Droge).

Anwendung: Laut Monographie der Kommission E ist der Scharfgarben-Frischpflanzenpresssaft oder ein Scharfgarbenkraut-Aufguss geeignet zur Anwendung bei Appetitlosigkeit und bei dyspeptischen Beschwerden, insbesondere bei leichten krampfartigen Beschwerden im Magen-Darm-Bereich. Die Wirksamkeit beruht auf der Stimulierung der Produktion an Magensaft und Galle, bei gleichzeitiger krampflösender Wirkung. Schafgarbe wirkt entzündungshemmend und antibakteriell. Schafgarbe wird auch öfter ähnlich wie Kamille verwendet, ist aber weniger beliebt.

Pfefferminzblätter

Volkstümliche Bezeichnungen: Englische Minze, Gartenminze, Teeminze, Aderminze.

Lateinische Arzneibuchbezeichnung: Menthae piperitae folium Ph. Eur.

Verwendeter Pflanzenteil: Das kurz vor und/oder während der Blütezeit geerntete Kraut von *Mentha piperita*, bei dem nach dem Schneiden maschinell die Stängelanteile weitgehend entfernt werden. In Feinschnitten, zur Verwendung für Filteraufgussbeutel, werden sehr häufig jedoch die minderwertigen Stängel mitverarbeitet!

Qualitätsprüfungen: Prüfung auf einen erhöhten Stängelanteil und auf Blätter, die einen massiven Befall mit Minzenrost (= *Puccinia menthae*) aufweisen. Neuerdings ist auf Verfälschungen mit einer kultivierten Ackerminze (*Mentha arvensis* var. *piperascens*), die zur Mentholgewinnung angebaut wird, zu achten. Überlagerte oder unsachgemäß getrocknete Drogen weisen nicht mehr den vom Arzneibuch geforderten Mindestgehalt von 1,2 % ätherischem Öl für die Ganzdroge bzw. 0,9 % für die geschnittene Droge auf.

Hauptinhaltsstoffe: Bis 0,5 – 4 % ätherisches Öl, mit Menthol und Mentholestern als wichtigste Bestandteile. Für das unterschiedliche Aroma in den verschiedenen Pfefferminzkultivaren sind Inhaltsstoffe verantwortlich, die mengenmäßig untergeordnet sind, so z. B. der Gehalt an Jasmon und Menthofuranen.

Anwendungen: Als Teeaufguss bei Magenbeschwerden und Galleleiden, vor allem solchen, die von krampfartigen Schmerzen begleitet sind. Der Pfefferminztee besitzt auch eine leichte blähungstreibende (karminative) Wirkung und wird daher gerne zusammen mit angestoßenem Fenchel Säuglingen gegeben. Ätherisches Pfefferminzöl bzw. natürliches oder synthetisches Menthol sind häufig Bestandteil von Hustenbonbons und Mundwässern. Alkoholisch-wässrige Destillate oder in Alkohol gelöstes Pfefferminzöl (z. B. Pfefferminzspiritus nach Anlage 1a Kap. 1.7.2, Teil III) zur äußerlichen Anwendung bei Nervenschmerzen, nichtblutenden, stumpfen Sportverletzungen und zur Kühlung und leichten Anästhesie bei Kopfschmerzen und Migräne. Meistens sind die sog. Migränestifte nichts anderes als Mentholstifte (siehe dazu Anlage 1a, Kap. 1.7.2).

Melissenblätter

Volkstümliche Bezeichnungen: Zitronenmelisse, Bienenkraut, Immenblatt.

Lateinische Arzneibuchbezeichnung: Melissae folium Ph. Eur.

Verwendeter Pflanzenteil: Das vor der Blütezeit geerntete Kraut von *Melissa officinalis* L., wobei erst nachträglich in besonderen Schneide- und Reinigungsanlagen die Blätter von den Stängeln getrennt werden.

Qualitätsprüfungen: Prüfung auf Beimengungen von Katzenmelisse oder Türkischer Melisse, die geruchlich wahrzunehmen sind. Prüfung auf den ohnehin schon niedrigen Mindestgehalt von 0,05 % ätherischem Öl in neueren Arzneibüchern weggefallen und durch eine Prüfung auf mind. 4 % Rosmarinsäure ersetzt worden. Das äth. Öl wird nur noch qualitativ durch DC nachgewiesen.

Hauptinhaltsstoffe: Bis 0,2 % sehr flüchtiges ätherisches Öl, mit den Hauptinhaltsstoffen Citronellal und Citral; Labiatengerbstoffe besonders Rosmarinsäure.

Anwendung: Als Teeaufguss bei Magen- und Darmbeschwerden, insbesondere nervöser Art. Die sog. „Melissengeister" des Handels (s. Teil II, Kap 9 und Teil III, Kap. 1.7.2, Anlage 1a) sind in der Regel Destillate aus mehreren ätherischen Ölen oder ätherisch Öldrogen (siehe dazu Verordnung „Destillate", Tab. 3.2, § 45), wobei in der Regel der Anteil an Melissenblättern bzw. Melissenöl untergeordnet ist (höchstens 30 %!). Die bei den betreffenden Fertigarzneimitteln genannten Wirkungen und Anwendungsgebiete dürfen daher nicht auf reine Melissenzubereitungen übertragen werden!

Tausendgüldenkraut

Volkstümliche Bezeichnungen: Magenkraut, Fieberkraut.

Lateinische Arzneibuchbezeichnung: Centaurii herba Ph. Eur.

Verwendete Pflanzenteile: Die während der Blütezeit gesammelten oberirdischen Pflanzenteile von Centaurium erythraea Rafn (C. umbellatum Gilib.).

Qualitätsprüfungen: Prüfung auf den Mindest-Bitterwert 2 000, der von falsch getrockneter und feucht gelagerter oder von Droge mit hohem Stängelanteil nicht erreicht wird.

Hauptinhaltsstoffe: Bitterstoffe mit ähnlicher chemischer Zusammensetzung wie die „Enzianbitterstoffe", Swertiamarin, Gentiopikrosid als wichtigste Verbindungen.

Anwendung: Als Teeaufguss oder als alkoholische bzw. weinige Auszüge in Fertigarzneimitteln bei Appetitlosigkeit und bei mangelnder Produktion an Magensaft und Galleflüssigkeit.

Teufelskrallenwurzel

Volkstümliche Bezeichnungen: Teufelskralle, Harpagophytumwurzel, Südafrikanische Teufelskralle.

Lateinische Arzneibuchbezeichnung: Harpagophyti radix Ph. Eur.

Verwendete Pflanzenteile: Die getrockneten knolligen Sekundär-Speicherwurzeln von *Harpagophytum procumbens* D.C. und/oder *H. zeyheri* L. Decne.

Qualitätsprüfungen: Bestimmung des Bitterwertes und zusätzliche Bestimmung des Gehaltes an Harpagosid, eines Iridoidglykosides, das für die Pflanze typisch ist, aber nicht als Wirkstoff gilt. Mindestgehalt: 1,2 %.

Hauptinhaltsstoffe: Bitter schmeckende Iridoide, darunter das Iridoidglykosid Harpagosid, wenig Acteosid und bis zu 46 % Stachyose (ein Oligo-Saccharid und Reserve-Kohlenhydrat)

Anwendungen: Als Teeaufguss (aus Filterbeuteln) bei Appetitlosigkeit und dyspepti-

schen Beschwerden (Störung der Nahrungsmittelverdauung im Magen und Darm, verbunden mit Völlegefühl und „Magendruck") sowie in Form von Trockenextrakten wie Tabletten, Dragees und Weichgelatinekapseln zur unterstützenden Therapie degenerativer Erkrankungen des Bewegungsapparates. Gegenanzeigen sind Magen- und Zwölffingerdarmgeschwüre aufgrund des hohen Bitterwertes von rund 10 000.

Wermutkraut

Volkstümliche Bezeichnungen: Bitterer Beifuß, Absinth, Magenkraut.

Lateinische Arzneibuchbezeichnung: Absinthii herba Ph. Eur.

Verwendeter Pflanzenteil: Die während der Blütezeit gesammelten oberirdischen Teile von *Artemisia absinthium* L. . Eine gute Arzneibuchware stammt allerdings nur von den blütenbesetzten Zweigspitzen.

Qualitätsprüfungen: Mind. 0,2 % ätherisches Öl; Prüfung auf einen überhöhten Stängelanteil, vor allem auf markige Stängelbestandteile. Als Verfälschungen sind Beifuß und andere nicht bitterschmeckende Artemisia-Arten anzutreffen. Erhöhter Stängelanteil, Beimengungen von Drogenverfälschungen und/oder feuchte Lagerung sind in der Hauptsache dafür verantwortlich, wenn der vom Arzneibuch geforderte Mindestbitterwert von 10 000 nicht erreicht wird.

Hauptinhaltsstoffe: 0,15–0,3 % Bitterstoffe, die sich im Unterschied zu den meisten Bitterstoffdrogen im ätherischen Öl befinden (genau gesagt: die Bitterstoffe befinden sich zusammen mit dem ätherischen Öl in den gleichen Lokalisationsorten, nämlich in den Drüsenhaaren). Die beiden Hauptbitterstoffe, das Absinthin und das isomere Anabsinthin sind in den Blättern zu etwa 0,3 % und in den Blüten zu 0,15 % enthalten. Das

Teil I

ätherische Öl kommt in Mengen von 0,3–1,3 % vor und ist sehr unterschiedlich zusammengesetzt. Es gibt verschiedene Chemotypen. Das ätherische Öl enthält u. a. Thujon (3-25 %), das bei Dauergebrauch größerer Mengen gesundheitsschädigende Nebenwirkungen verursachen kann.

Anwendung: Als Teeaufguss ist die Wermutzubereitung in erster Linie ein Bittermittel zur Anwendung bei Appetitlosigkeit, verminderter Magensäureproduktion und bei Blähungen und kann auch längere Zeit eingenommen werden. Die alkoholische Zubereitung ist ein Amarum-Aromatikum (= aromatisches Bittermittel) und wirkt zusätzlich bei gestörter Galleproduktion in der Leber und bei gestörter Gallenausscheidung aus der Gallenblase (Choleretikum). Alkoholische Zubereitungen dürfen nicht längere Zeit eingenommen werden, da der Thujongehalt hier wesentlich höher ist als im Teeaufguss.

Löwenzahnwurzeln mit Kraut

Volkstümliche Bezeichnungen: Ackerzichorie, Kuhblume, Pusteblume.

Lateinische Arzneibuchbezeichnung: Taraxaci radix DAC.

Verwendete Pflanzenteile: Der dickfleischige, milchsaftführende Wurzelstock samt den Nebenwurzeln, zusammen mit dem oberirdischen noch nicht blühenden Kraut.

Qualitätsprüfungen: Prüfung auf Verfälschungen mit Wegwarte und Rauhem Löwenzahn sowie auf stark verschmutzte und von Drogenschädlingen zerfressene Drogenbestandteile.

Hauptinhaltsstoffe: Bitterstoffe (Sesquiterpenlactone und ihre Glykoside), darunter das Taraxinsäureglucosid; Triterpen-Steroide darunter ß-Sitosterol, Taraxerol, Taraxol und ihre Glykoside; bis 40 % Inulin in der Wurzel.

Anwendung: Als Tee (manchmal auch als Kaltansatz) oder als Frischpflanzenpresssaft (§ 44, s. S. 8) bei Erkrankungen der Leber und Galle, insbesondere als Leber-Stärkungsmittel sowie als harntreibendes Mittel.

4.2.7 Nieren- und Blasenmittel

Harntreibende (= diuretisch bzw. aquaretisch wirksame) Mittel

Birkenblätter

Volkstümliche Bezeichnungen: Besenbaum, Frühlingsbaum, Maibaum.

Lateinische Arzneibuchbezeichnung: Betulae folium Ph. Eur.

Verwendeter Pflanzenteil: Die im Frühjahr abgestreiften Laubblätter von Hängebirken *Betula pendula* und / oder Moorbirken *Betula pubescens*.

Qualitätsprüfungen: Prüfung auf wertmindernde Zweigstückchen und Teile weiblicher Kätzchen, die beim Sammeln in die Droge gelangen und deren Anteil nicht mehr als 3 % betragen darf. Schließlich muss ein Mindestgehalt von 1,5 % Flavonoiden vorliegen.

Hauptinhaltsstoffe: 1,2–2,5 % Flavonoide, darunter das Hyperosid als Hauptflavonoid; Saponine und Gerbstoffe.

Anwendung: Als Teeaufguss oder auch als Teeabkochung sowie als Frischpflanzenpresssaft (nicht zu verwechseln mit dem „Birkensaft", der durch das Anbohren junger Birkenstämme gewonnen wird!) als harntreibendes Mittel zur volksmedizinisch genannten „Frühjahrs-Blutreinigungskur". Für die Indikationsgebiete Wassersucht und Gicht sind Birkenblätter-Zubereitungen nicht freiverkäuflich (siehe dazu Krankheitsliste Teil III, Kap. 1.7.3). Birkenblätter-Zubereitungen sind in erster Linie zur so genannten Durchspülungstherapie geeignet.

Samenfreie Gartenbohnenhülsen

Volkstümliche Bezeichnung: Bohnenschalen.

Lateinische Arzneibuchbezeichnung: Phaseoli fructus sine semine.

Verwendete Pflanzenteile: Verwendet werden die getrockneten von den Samen befreiten Hülsen von *Phaseolus vulgaris* L.

Qualitätsprüfungen: Fremde Bestandteile dürfen nicht mehr als 2 % betragen.

Hauptinhaltsstoffe: Bohnenschalen enthalten Flavonoide, Saponine, Trigonellin (ein Betain), Monoaminofettsäuren, Glucokinine und Phytoalexine (= postinfektionelle, niedermolekulare Abwehrstoffe höherer Pflanzen) z.B. Phaseolin.

Anwendungen: Laut Monographie der Kommission E eignen sich Bohnenschalen in Form einer Teeabkochung zur unterstützenden Behandlung „dysurischer Beschwerden" (harntreibende Wirkung). Von der volkstümlichen Anwendung als „Diabetiker-Tee" muss dringend abgeraten werden! Samenfreie Gartenbohnenhülsen besitzen keine (!) blutzuckersenkende Wirkung.

Schachtelhalmkraut

Volkstümliche Bezeichnungen: Zinnkraut, Pferdeschwanz, Scheuergras.

Lateinische Arzneibuchbezeichnung: Equiseti herba Ph. Eur.

Verwendeter Pflanzenteil: Die in den Sommermonaten gesammelten sterilen grünen Sprossstängel des Ackerschachtelhalms *Equisetum arvense* L.

Qualitätsprüfungen: Da der Ackerschachtelhalm häufig mit anderen, z.T. giftigen (Nikotin u. ähnliche Alkaloide) Schachtelhalmarten vergesellschaftet ist (z.B. mit Sumpf- oder Teichschachtelhalm), muss auf die Abwesenheit solcher Verfälschungen geachtet werden. Nur der sachkundige Sammler wird den Sumpfschachtelhalm von dem Ackerschachtelhalm unterscheiden können.

Hauptinhaltsstoffe: 5-8 % Kieselsäure, etwa 1/10 davon ist wasserlöslich; weitere Mineralstoffe neben Silicium, Aluminium und Mangan. Flavonoide (mind. 0,3 %). Spuren von Nicotin. **Anwendung:** Als Teeabkochung oder als Frischpflanzenpresssaft zur Ausschwemmung von Ödemen und als harntreibender Bestandteil in sog. „Blutreinigungsmitteln". Unter „**Blutreinigung**" im volksmedizinischen Sinne versteht man eine vermehrte Harnausscheidung (= diuretische Wirkung), eine gesteigerte bzw. zumindest geregelte Darmtätigkeit (= laxierende W.), eine Stoffwechselschlackenausscheidung durch die Haut (= diaphoretische W.) und schließlich eine vermehrte bzw. normalisierte enzymatische Verdauung (Magen, Leber, Galle, Bauchspeicheldrüse). Wegen des hohen Kieselsäuregehaltes werden Schachtelhalm-Zubereitungen noch bei brüchigen Fingernägeln und Haaren angewendet.

Wacholderbeeren

Volkstümliche Bezeichnungen: Krammetsbeeren, Kranawitten.

Lateinische Arzneibuchbezeichnungen: Juniperi fructus DAB und Oleum Juniperi DAB.

Verwendeter Pflanzenteil: Die reifen, blauen Beeren (botanisch: Beerenzapfen) und das daraus hergestellte ätherische Öl des gemeinen Wacholders Juniperus communis L.

Qualitätsprüfungen: Prüfung auf unreife grüne bzw. graue Beeren (max. 2%), auf arzneilich nicht nutzbare Wacholder-Arten z. B. auf Juniperus oxycedrus u. a. und auf Drogen mit einem Gehalt an ätherischem Öl unter 1 %.

Hauptinhaltsstoffe: 0,5–2,5 % ätherisches Öl mit 40–70 % Terpenen (z. B. α- und β-Pinen, Terpinen-4-ol; die Summe α- und β-Pinen sollte im ätherischen Öl maximal 50 % betragen) als Hauptbestandteile; etwa 30 % Invertzucker; Proanthocyanidine. Kondensierte Gerbstoffe vom Catechintyp; als monomere Gerbstoffvorstufen: Catechin, Epicatechin, Epigallocatechin u. a. **Anwendung:** Als ganze Beeren, von denen man laut Erfahrungsheilkunde (Seb. Kneipp) etwa 8 bis max. 20 Stück am Tage kaut (nicht über längere Zeit), oder als Wacholderextrakt, Wacholdermus und Wacholdersirup (alle drei Zubereitungen sind in der Anlage 1a zu § 45 AMG 76 enthalten) als harntreibendes Mittel, insbesondere zur sog. „Frühjahrskur". Reines ätherisches Wacholderöl, als Fertigarzneimittel abgefüllt in Gelatinekapseln, besitzt gegenüber den anderen Formen bzw. Zubereitungen (z. B. Wacholderextrakt, Beeren) die stärkste diuretische Wirkung und sollte wegen seiner möglichen Nieren reizenden Wirkung nicht länger als 4 Wochen eingenommen werden. Bei akuten Nierenerkrankungen und auch während der Schwangerschaft dürfen Wacholderprodukte nicht eingenommen werden.

Brennesselblätter

Volkstümliche Bezeichnungen: Donnernessel, Hanfnessel.

Lateinische Arzneibuchbezeichnung: Urticae folium Ph. Eur.

Verwendeter Pflanzenteil: Die oberirdischen Pflanzenteile der großen und kleinen Brennnessel oder Mischungen von beiden, die unmittelbar vor der Blüte geerntet werden. Im Handel befindet sich fast ausschließlich die große Brennnessel.

Qualitätsprüfungen: Es ist darauf zu achten, dass die Pflanzen nicht auf Flächen geerntet werden, die mit Klärschlamm berieselt worden sind oder in der Nähe von Industrieanlagen und stark befahrenen Straßen liegen. Untersuchungen von Handelsdrogen zeigen leider, dass rund 40 % der Drogen überhöhte Mengen an Schwermetallen aufweisen. Seit die Droge aber größtenteils aus dem Anbau stammt und vor allem, seit es kein verbleites Benzin mehr gibt, hat sich die Schwermetallbelastung der Droge dramatisch verbessert. Heute ist das Problem eher ein zu hoher Nitratgehalt aufgrund ungünstiger Verhältnisse bei Düngung und Erntezeitpunkt.

Hauptinhaltsstoffe: Hohe Aminosäuregehalte, Histamin, Acetylcholin, Serotonin; Ameisen-, Essig- und Buttersäure; Kaffeeoyläpfelsäure (entzündungshemmend), und ätherisches Öl mit Acetophenon und n-Methylheptenon; Mineralsalze, darunter vor allem Kaliumsalze und Kieselsäure; sehr viel Chlorophyll.

Anwendung: Als Teeaufguss oder als Frischpflanzenpresssaft, teils auch als Tabletten zur Anregung des gesamten Körperstoffwechsels, insbesondere zur vermehrten Harnausscheidung; ferner als **begleitende** Maßnahme bei Rheuma sowie bei Erkrankungen der Harnwege (z. B. Nieren- und Harngrieß).

Weitere harntreibende (diuretisch wirksame) Drogen:

Bruchkraut (Arzneibuchbez. = Herniariae herba DAC)
Goldrutenkraut (Arzneibuchbez. = Solidaginis herba Ph. Eur.)

Europäisches („echtes") Goldrutenkraut (Arzneibuchbez. = Solidaginis virgaureae herba Ph. Eur.)
Hauhechelwurzel (Arzneibuchbez. = Ononidis radix Ph. Eur.)
Indischer Nierentee (Arzneibuchbez. = Orthosophonis folium Ph. Eur.)

Liebstöckelwurzel (Arzneibuchbez. = Levistici radix Ph. Eur.)
Petersilienwurzel, -kraut, -früchte (Arzneibuchbez. = Petroselini radix, herba, fructus Erg. Bd. 6)

Desinfizierende Drogen (desinfizierend in den Harnwegen)

Bärentraubenblätter

Volkstümliche Bezeichnungen: Wilder Buchs, Steinbeere, Sandbeere.

Lateinische Arzneibuchbezeichnung: Uvae ursi folium Ph. Eur.

Verwendeter Pflanzenteil: Die im Mai bis Juli gesammelten Blätter der Bärentraube.

Qualitätsprüfungen: Prüfung auf Beimengungen mitgesammelter Preiselbeerblätter und auf bewusste Verfälschungen mit den Blättern des Buchsstrauches (max. 3 %). Der Stängelanteil darf nicht über 5 % liegen, und unsachgemäß getrocknete Blätter sind braun verfärbt. Sie dürfen zu max. 10 % vorhanden sein. Der vom Arzneibuch vorgeschriebene Mindestgehalt an desinfizierenden Inhaltsstoffen (darunter das Arbutin) muss 7,0 % betragen und wird häufig nicht erreicht (4-8 %). **Hauptinhaltsstoffe:** Phenolglykoside, darunter das Arbutin und Methylarbutin als wichtigste Verbindungen; 10–15 % (!) Gerbstoffe und 1–2 % Flavonoide.

Anwendung: Als Kaltansatz (etwa 2 Teelöffel auf 1 Tasse und 8–12 Stunden ziehen lassen) oder als Teeaufguss als Harndesinfiziens bei bakteriellen Entzündungen der ableitenden Harnwege. Wegen des hohen Gerbstoffgehaltes, der bei längerer Einnahme zu Magenreizungen führen kann, ist eine Teeabkochung nicht geeignet, da diese Zubereitung einen höheren Gerbstoffgehalt aufweist als ein Kaltansatz.

Weitere Harnweg desinfizierende Drogen:

Preiselbeerblätter (Arzneibuchbez. = Folia Vitis idaeae Erg. Bd. 6) = Phenolglykosiddroge
Heidekraut (Arzneibuchbez. = Herba Ericae Erg. Bd. 6) = Gerbstoff- und Phenolglykosiddroge
Birnenblätter (in keinem Arzneibuch aufgenommen) = Gerbstoff- und Phenolglykosiddroge

Drogen, die das Harnlassen beeinflussen (= miktionsbeeinflussende Drogen)

Kürbissamen

Volkstümliche Bezeichnungen: Babenkern, Herkulessamen.

Lateinische Arzneibuchbezeichnung: Cucurbitae semen DAB.

Verwendeter Pflanzenteil: Die reifen, dunkelgrünen, weichschaligen (im Handel als „schalenlos" bezeichneten) Samen speziell gezüchteter Arzneikürbisse, die sich botanisch vom Ölkürbis ableiten (Cucurbita pepo L.).

Qualitätsprüfungen: Von den meisten im Handel befindlichen sehr unterschiedlichen Kürbissamen gibt es keine medizinischen Wirksamkeitsprüfungen. Dies gilt in besonderem Maße für die hartschaligen Kürbiskerne bzw. für die geschälten, d.h. von der harten Samenschale befreiten, hellgrünen sog. „Spitzkerne". Diejenigen Kürbissamen, die in klinischen Studien auf Wirksamkeit geprüft worden sind, leiten sich von dem weichschaligen, dunkelgrünen steirischen Ölkürbis ab und werden auf den Gehalt an Sterinen und Tocopherolen (= Vitamin-E-Verbindungen) geprüft.

Hauptinhaltsstoffe: Phytosterine, darunter δ-7-Sterine; etwa 50 % fettes Öl, mit hohem Anteil an mehrfach ungesättigten Fettsäu-

Teil I

ren; etwa 32% Eiweiß und freie Aminosäuren, darunter vor allem das Cucurbitin; Farbstoffe (Carotinoide, Chlorophylle).

Anwendung: In Form der ganzen oder zerkleinerten Samen, auch als haltbar gemachte Granulate als Fertigarzneimittel im Verkehr, zur Kräftigung und Funktionsanregung der Blase, insbesondere bei Funktionsstörungen, die in Verbindung mit einem Prostata-Adenom I auftreten können (z.B. häufiges nächtliches Wasserlassen).
Weitere miktionsbeeinflussende Drogen:

Kleinblütiges Weidenröschen (lateinische Bezeichnung = Herba Epilobii)
Zwergpalmenfrüchte bzw. Sabalfrüchte (lateinische Bezeichnung = Sabalae serrulatae fructus Ph. Eur.)
Brennnesselwurzel (lateinische Bezeichnung = Urticae radix DAB)

4.2.8 Mittel zur Behandlung von Wunden und Prellungen

Johanniskrautöl

Volkstümliche Bezeichnungen: Rotöl, Wundöl.

Lateinische Arzneibuchbezeichnung: Hyperici oleum.

Verwendete Pflanzenteile: Zur Herstellung des Johanniskrautöles werden die Blüten sowie nur die obersten Sprossspitzen in frischem Zustand mit Pflanzenölen, vorwiegend mit Erdnuss- oder Olivenöl, mehrere Wochen lang mazeriert. Die Extraktion ist abgeschlossen, wenn das ölige Mazerationsmedium eine kräftige rote Farbe angenommen hat.

Qualitätsprüfungen: Das Johanniskrautöl muss eine kräftige rote oder rotbraune Farbe besitzen und darf nicht ranzig sein.

Hauptinhaltsstoffe: Hypericine (Naphthodianthrone), ätherisches Öl und Hyperforin (Phloroglucinderivat).

Anwendungen: Laut Monographie der Kommission E sind ölige Johanniskraut-Zubereitungen zur Behandlung und Nachbehandlung von scharfen und stumpfen Verletzungen, Myalgien und Verbrennungen 1. Grades geeignet. Rotöl wird auch bei Sonnenbrand eingesetzt, wobei man sich unmittelbar nach der Anwendung nicht dem Sonnenlicht aussetzen darf.
Die Indikation für traditionell angewendete Arzneimittel lautet: „Zur Unterstützung der Hautfunktion."

Ringelblumen

Volkstümliche Bezeichnungen: Calendula, Goldblume, Studentenblume.

Lateinische Arzneibuchbezeichnung: Calendulae flos Ph. Eur.

Verwendete Pflanzenteile: Die ganzen Blütenköpfchen mit dem grünen Hüllkelch (= Flores Calendulae cum Calycibus) oder die ausgezupften orangegelben Zungenblüten (sine Calycibus = ohne Kelch) der Ringelblume *Calendula officinalis* L.

Qualitätsprüfungen: Prüfung auf missfarbene, z.T. hellgelbe bis weißliche Einzelblüten.

Hauptinhaltsstoffe: Carotinoid-Farbstoffe, mind. 0,4% Flavonoide und Triterpen-Saponine.

Anwendung: Calendula-Salbe und verdünnte Tinktur (1 Essl. auf 1/4 l abgekochtes Wasser) wirken entzündungshemmend und dienen als Wundheilmittel bei Entzündungen der Haut und Schleimhäute sowie bei Riss-, Quetsch- und Brandwunden. **Achtung:** Im freiverkäuflichen Bereich sind bei diesen Produkten lediglich vorbeugende

Aussagen z. B. zur Verhütung von Wundsein (besonders bei Säuglingen und Bettlägerigen), erlaubt. Die o. g. Anwendungsgebiete dürfen aber genannt werden, wenn ein Drogen-Aufguss z. B. als Umschlag verwendet wird (§ 44). Eine Anwendung gegen Krebserkrankungen, wie sie in einigen Kräuterbüchern empfohlen wird, ist völlig überzogen und selbstverständlich verboten (Krankheitsliste!).

Arnikablüten

Volkstümliche Bezeichnungen: Bergwohlverleih, Bergwurzkraut, Bergdotterblume, Johannisblume, Fallkraut, Gamskraut.

Lateinische Arzneibuchbezeichnung: Arnica flos Ph. Eur.

Verwendete Pflanzenteile: Gemäß Ph. Eur. die getrockneten, köpfchenförmigen Blütenstände (= Röhrenblüten, Zungenblüten, Hüllkelchblätter, Blütenstandsboden) von *Arnika montana* L.; nach DAB 6 sind es nur die ausgezupften Röhren- und Zungenblüten, und eine solche Droge wird nach wie vor unter der Bezeichnung Arnicae flos sine receptaculis (oder sine calycibus) gehandelt.

Qualitätsprüfungen: Prüfungen auf Verfälschungen mit sog. „mexikanischer" Arnika, die keine Arnikaart ist (siehe dazu Weiteres unter „Drogenverfälschungen", Kap. 5). Im Blütenboden dürfen keine schwarzen Larven der Fliege *Trypteta arnicivora* (syn. *Tephritis arnicae*) vorkommen.

Hauptinhaltsstoffe: Mind. 0,4% (0,3- 1%) Sesquiterpenlactone vom Typ des Helenalins bzw. Dihydrohelenalins. Diese sind nicht nur für die entzündungshemmende Wirkung im Wesentlichen verantwortlich, sondern können auch (insbesondere bei zu konzentrierter Anwendung) Kontaktdermatitiden (Blasenbildung, Rötung der Haut) hervorrufen.; Carotinoide und Flavonoide. 0,2–0,5% ätherisches Öl;

Anmerkung: Beim Abfüllen der sehr leichten, staubenden Droge sollte unbedingt ein Mund- und Atemschutz getragen werden um die Entwicklung einer Allergie zu vermeiden.

Anwendung: Als Teeaufguss (1 gehäufter Esslöffel Arnikablüten wird mit 1 Tasse kochendem Wasser überbrüht) zu Umschlägen und Kompressen bei Schwellungen infolge von Verstauchungen und Quetschungen, bei Blutergüssen, Furunkeln, Insektenstichen, Muskelzerrungen und rheumatischen Beschwerden. Wirksamer als eine wässrige Zubereitung ist die Arnikatinktur (Anlage 1a, s. Tab. 3.2). Arnika Tinktur muss zwingend! (mind. 1:3) vor der Anwendung verdünnt werden! Andernfalls muss mit schweren toxischen Reaktionen der Haut gerechnet werden (starke Rötungen mit Blasenbildung)! In der Regel wird für die äußerliche Anwendung 1-2 Esslöffel Arnikatinktur mit 1 Tasse Wasser verdünnt oder 1 Teil Tinktur mit 2-4 Teilen essigweinsaurer Tonerde versetzt (= ebenfalls in der Anlage 1a enthalten). Die häufig beschriebene Arnika-Allergie ist längst nicht so häufig, wie berichtet wird. Meist handelt es sich um die falsche Anwendung der unverdünnten Tinktur (keine Allergie sondern toxische Reaktion) oder um Sammler, die keine Handschuhe tragen.
Sehr einfach in der Anwendung sind Arnika-Salben und -Gele. Bei diesen Fertigarzneimitteln besteht keine Gefahr dass die ordnungsgemäße Verdünnung vergessen wird. Ein solches Gel ist im Grunde die richtig verdünnte Tinktur, die verfestigt wurde, um die Anwendung zu erleichtern. Bei solchen Produkten muss allerdings sehr darauf geachtet werden, dass es sich um zugelassene Arzneimittel in monographiekonformer Dosierung handelt und nicht um „Kosmetika", die ebenfalls im Handel sind, deren Wirksamkeit jedoch nicht erforderlich und daher auch oft nicht vorhanden ist. Erkenntlich meist an der fehlenden Angabe zum Gehalt an Arnika-Wirkstoff.
Die innerliche Einnahme von Arnikazubereitungen, die stark verdünnt erfolgen muss

(z. B. 0,2 g Arnikablüten auf 200 ml Wasser als Teeaufguss), sollte heute nicht mehr empfohlen werden. Nur Arnikazubereitungen zur äußerlichen Anwendung sind freiverkäuflich.

Beinwellwurzeln und -blätter

Volkstümliche Bezeichnungen: Beinwurz, Wallwurz, Comfrey.

Lateinische Arzneibuchbezeichnungen: Symphyti radix DAC, Radix Consolidae (= alte Handelsbezeichnung).

Verwendete Pflanzenteile: Die im März und April oder im September und Oktober gegrabenen rübenförmigen Wurzeln des Beinwell sowie das Kraut, das entweder vor der Blüte oder während der Blüte geschnitten wird.

Qualitätsprüfungen: Zu prüfen ist auf schlecht getrocknete und dann meist verschimmelte Wurzelteile. Falsch aufbereitete Blätter sind dunkel verfärbt.

Hauptinhaltsstoffe: Etwa 20 % Schleim in den Wurzeln und etwa 7 % Schleim in den Blättern; bis 1 % Allantoin, eine entzündungshemmende Verbindung; etwa 5 % Gerbstoffe; unerwünschte Pyrrolizidin-Alkaloide, die sich je nach Erntezeitpunkt, Pflanzenstandort, Beinwellart bzw. Beinwell-Kultursorte in Mengen von nicht nachweisbar bis maximal 0,05 % bewegen. Die Tagesdosis Pyrrolizidin-Alkaloide ist von der Kommission E auf 100 µg beschränkt worden.

Anwendung: Äußerliche Anwendung des grob pulverisierten Wurzelpulvers, aufgeschlämmt in einem Beinwellblätteraufguss, oder in Form von apothekenpflichtigen Pasten und Salben als Fertigarzneimittel zu Umschlägen bei unblutigen, stumpfen Verletzungen, Verstauchungen, Verrenkungen, Zerrungen, Prellungen, Quetschungen, Blut-

und Reizergüssen sowie bei schlecht heilenden Wunden und lokalen Entzündungen (z. B. Nagelbettentzündungen). Die Indikation für freiverkäufliche Beinwellsalben darf allerdings **keine** Heilaussage beinhalten („zur Pflege der Beine"). Der Gehalt an Pyrrolizidin-Alkaloiden kann bei äußerlicher Anwendung vernachlässigt werden.

4.2.9 Mittel gegen Durchfallerkrankungen

Eichenrinde

Volkstümliche Bezeichnungen: Eichenrinde, Spiegelrinde, Glanzrinde.

Lateinische Arzneibuchbezeichnungen: Quercus cortex Ph. Eur. bzw. in anderen Arzneibüchern Cortex quercus.

Verwendete Pflanzenteile: Die Droge besteht aus der im Frühjahr gesammelten und getrockneten Rinde junger Zweige und Stockausschläge von der Stieleiche und/oder Stein- bzw. Wintereiche: *Quercus robur, Q. petrea, Q. pubescens.*

Qualitätsprüfungen: Minderwertig sind Rindenteile dicker als 3 cm älterer Zweige, die dann keinen „silbernen" Glanz aufweisen und bereits etwas Borke gebildet haben. Verfälschungen mit Eschenrinde können vorkommen.

Hauptinhaltsstoffe: mind. 3 % Tannine nach Ph. Eur. Die Gehaltsangaben für Gerbstoffe sind stark methodenabhängig und werden oft mit 8 bis 20 % angegeben. Gerbstoffe sowohl vom Typ der Catechin- als auch vom Typ der Gallussäuregerbstoffe.

Anwendungsgebiete: Laut Monographie der Kommission E werden Eichenrinden-Zubereitungen in Form von Spülungen, Umschlägen, Voll- und Teilbädern bei entzündlichen Hauterkrankungen angewendet. Eichenrinden-Auszüge haben sich ferner bei übermäßigem Fußschweiß, Frostbeulen und Ausschlägen bewährt. **Innerlich** empfiehlt die Kommission E Eichenrindenabkochung oder Eichenrindenpulver bei unspezifischen akuten Durchfallerkrankungen sowie als **Spülung** lokal bei leichten Entzündungen sowohl im Mund- und Rachenraum als auch im Genital- und Analbereich.

Frauenmantelkraut

Frauenmantelkraut ist mit der Änderungs-Verordnung vom 19.12.2003 neu in Anlage 1a aufgenommen worden und damit jetzt freiverkäuflich auch in Zubereitungen.

Volkstümliche Bezeichnungen: Alchemistenkraut, Frauenbißkraut, Ohmkraut, Perlkraut,

Lateinische Arzneibuchbezeichnungen: Alchemillae herba Ph. Eur.

Verwendete Pflanzenteile: Die getrockneten, blühenden oberirdischen Teile von *Alchemilla vulgaris* LINNÉ

Qualitätsprüfungen: Mindestgehalt: 6% Tannine ber. als Pyrogallol.

Hauptinhaltsstoffe: Gerbstoffe (6-8% Ellagitannine), Flavonoide 2%.

Anwendungsgebiete: Leichte unspezifische Durchfallerkrankungen. Mittlere Tagesdosis 5–10 g Droge; Zubereitungen entsprechend.

Art der Anwendung: Zerkleinerte Droge für Aufgüsse und Abkochungen sowie andere galenische Zubereitungen zum Einnehmen. Anwendungsgebiete: innerlich leichte unspezifische Durchfallerkrankungen (Kommission E).
Zur Unterstützung der Therapie akuter, unspezifische Durchfallerkrankungen und Magen-Darm-Störungen (Standardzulassung). Dosierung und Art der Anwendung: Innerlich: Gebräuchliche Einzeldosis 2 bis 4 g ge-

trocknete Droge als Infus (Standardzulassung) Tagesdosis 5 bis 10 g der getrockneten Droge (Kommission E). Art der Anwendung: Zerkleinerte Droge für Aufgüsse und Abkochungen sowie andere galenische Zubereitungen zum Einnehmen (Kommission E). Teebereitung: 3 bis 4 Teelöffel (2 bis 4 g) Frauenmantelkraut werden mit ca. 150 ml heißem Wasser übergossen und nach 10 Minuten durch ein Teesieb gegeben. Wenn nicht anders verordnet, wird bis zu 3 Tassen täglich frisch bereiteter Teeaufguß warm zwischen den Mahlzeiten getrunken (Standardzulassung). Dauer der Anwendung: Bei länger als 3 bis 4 Tage anhaltenden Durchfällen ist ein Arzt aufzusuchen.

Heidelbeeren

Volkstümliche Bezeichnungen: Blaubeeren, Bickbeeren, Schwarzbeeren.

Lateinische Arzneibuchbezeichnung: Myrtilli fructus Ph. Eur.

Verwendete Pflanzenteile: Die vollreifen, getrockneten Früchte.

Qualitätsprüfungen: Prüfung auf ähnlich aussehende Früchte (z. B. Rauschbeere) sowie auf Insektenfraß.

Hauptinhaltsstoffe: mind. 1% Tannine berechnet als an Hautpulver bindendes Pyrogallol nach Ph. Eur. Die Gehaltsangaben für Gerbstoffe sind stark methodenabhängig und werden oft mit bis 10% angegeben. Catechingerbstoffe, Anthocyane (davon kommt die blaue Farbe), Pektine usw.

Anwendungsgebiete: Laut Monographie der Kommission E eignen sich hochdosierte Dekokte (Abkochungen) bei unspezifischen, akuten Durchfallerkrankungen. Als Tagesdosis werden Auszüge aus 20 bis 60 g Heidelbeeren empfohlen, die über den Tag verteilt langsam schluckweise getrunken werden sollen. Sollten die Durchfälle länger als 3–4 Tage anhalten, so ist ein Arzt aufzusuchen! Getrocknete Heidelbeeren bewähren sich besonders in der Kinderheilkunde.

Bei den besprochenen Drogenbeispielen handelt es sich nicht nur um Drogen der Anlagen 1c, 1d und 1e zur Verordnung nach § 45 AMG 76 (siehe dazu Teil III, Kap. 1.7.2), sondern auch um Drogen, die eine große Bedeutung als Monodrogen besitzen und die darüber hinaus in sehr vielen freiverkäuflichen Fertigarzneimitteln vorkommen. Der Prüfungsteilnehmer sollte sich von diesen Drogen eine Drogensammlung anlegen und sie an ihrem Aussehen erkennen und unterscheiden (morphologisch identifizieren) können!

4.2.10 Bewährte Heilkräuter zur Selbstmedikation

In diesem Kapitel werden die betreffenden Heilkräuter (Arzneipflanzen bzw. Drogen) nur kurz angesprochen. Detaillierte Ausführungen dazu sind in den jeweiligen Drogenbeschreibungen nachzulesen (Kap. 4.2). Praxisorientierte ausführliche Informationen, zusammen mit Abbildungen der Arzneipflanzen, sind in dem „Kleinen Heilpflanzen-Lexikon" 4. Auflage von Heinz Schilcher erschienen im Walter Hädecke Verlag, ISBN 3-7750-0316-9 nachzulesen.

1. **Arzneipflanzen gegen Beschwerden im Magen- und Darmtrakt**
   a) Appetitfördernd und verdauungsanregend:
   Enzianwurzel,   Galgantwurzelstock, Kalmuswurzel, Salbeiblätter, Schafgarbenkraut,   Tausendgüldenkraut, Wermutkraut.
   b) Bei zu wenig Magensäure bzw. zu wenig Verdauungsenzymen:
   Bitterstoffdrogen wie unter a) aufgezählt oder Ätherischöldrogen wie Anis, Kümmel, Fenchel, Pomeranzenschalen u.a. bzw. am besten eine

Kombination aus Ätherischöldrogen zusammen mit Bitterstoffdrogen (= aromatisches Bittermittel).
   c) Bei zu viel Magensäure:
   Flohsamen und Flohsamenschalen, Kamillenblüten, Leinsamenschleim.
   d) Bei nervösem Magen:
   Kalmuswurzel, Kamillenblüten, Pfefferminzblätter,   Schafgarbenkraut, Melissenblätter.
   e) Bei Blähungen:
   Anis-, Kümmel-, Fenchel-, Korianderfrüchte, Kamillenblüten, Pfefferminzblätter, Schafgarbenkraut, Galgantwurzelstock
   f) Bei Durchfall:
   Blutwurz (Tormentillwurzel), Heidelbeeren, Frauenmantelkraut, Gänsefingerkraut, Grüntee und Schwarzer Tee, Flohsamen.
   g) Bei Verstopfung (**apothekenpflichtig**):
   Aloe, Sennesblätter, Sennesfrüchte, Faulbaumrinde, Rhabarberwurzel.
   h) Bei chronischer Darmträgheit (freiverkäuflich):
   Leinsamen, Flohsamen, Flohsamenschalen (als Fertigarzneimittel aber apothekenpflichtig!) Manna-Feigensirup, Tamarindenmus.
2. **Arzneipflanzen gegen Leber- und Gallenbeschwerden**
   a) Lebermittel:
   Mariendistelfrüchte nur als angereicherte Extrakte (u.a. Beschleunigung der   Zellregeneration),   Gelbwurz (Curcuma), Artischockenblätter und -wurzeln (u.a. Unterstützung der Entgiftungstätigkeit in der Leber).
   b) Gallemittel:
   Artischockenpresssaft,   Gelbwurz (Curcuma), Löwenzahnkraut, Schafgarbenkraut, Wermutkraut.
3. **Arzneipflanzen gegen Beschwerden im Urogenitaltrakt (= Nieren- und Blasenmittel)**
   a) Harntreibend:
   Birkenblätter, Goldrutenkraut, Brennnesselkraut, Indischer Nierentee (= Orthosiphonblätter), Bohnenschalen,

Wacholderbeeren, Petersilienfrüchte, kraut und -wurzeln.

b) Harndesinfizierend (antibakteriell): Bärentraubenblätter.

c) Zur Stärkung der Blasenfunktion, insbesondere bei der Reizblase und beim Prostata-Adenom im Stadium I und II: Weichschaliger Kürbissamen, Brennnesselwurzel, Sägepalmenfrüchte, Kleinblütiges und Schmalblättriges Weidenröschen (als Begleittherapie).

4. **Arzneipflanzen gegen Erkältungskrankheiten (= Bronchien- und Hustenmittel)**

a) Zur vorbeugenden Steigerung der unspezifischen Abwehr-Funktion: Sonnenhutwurzel (= Echinacea), Ginseng, Lindenblüten, Vitamin C, heißer Holundersaft

b) Gegen Reizhusten: Eibischwurzel, Huflattichblätter, Isländisches Moos, Malvenblätter und -blüten.

c) Auswurffördernd (= Erleichterung des Abhustens): Primelwurzel und -blüten, Süßholzwurzel, Wollblumen.

d) Desinfizierend (= keimhemmend) bei Husten: Anis, Fenchel, Eukalyptus(blätter)-Öl, Thymiankraut, Spitzwegerichkraut, Fichtennadelöl.

e) Desinfizierend und entzündungshemmend bei Halsschmerzen und Heiserkeit: Salbeiblätter, Baumflechte (in Dragees und Lutsch-Pastillen), Isländisches Moos (in Pastillen), Ätherische Öle auch in Bonbons (z. B. Eukalyptus-, Salbei- oder Thymianöl).

f) Gegen Fieber: Lindenblüten oder Holunderblüten als „Schwitztee".

g) Gegen andere, allgemeine Erkältungserscheinungen, wie Schnupfen und zur Unterstützung bei Husten: Warme Bäder mit ätherischen Ölen von Eukalyptus, Kampfer, Thymian, Fichte, Latschenkiefer.

5. **Arzneipflanzen gegen Herz- und Kreislaufbeschwerden**

a) Herzkräftigend und vor allem auch vorbeugend vor sog. „Altersherz": Weißdornblätter, -blüten und -früchte.

b) Kreislaufanregend: Rosmarinblätter und Rosmarinöl.

6. **Arzneipflanzen gegen Beschwerden des Gefäßsystems (= Venen- und Arterienmittel)**

a) Bei Funktionsstörungen der Venen: Buchweizenkraut, Mäusedornwurzelstock (Ruscus), Steinkleekraut, Rosskastaniensamen, Arnikablüten.

b) Bei Durchblutungsstörungen der Gehirnarterien: Auszug aus den Blättern von Ginkgo biloba, *Omega*-3-Fettsäuren (Fischöl, Leinöl).

c) Vorbeugend gegen frühzeitig auftretende allgemeine Arteriosklerose durch die Beeinflussung gewisser Risikofaktoren: Knoblauch, Mistelkraut, Buchweizenkraut bzw. isoliertes Rutin. Große Bedeutung haben hier die *Omega*-3-Fettsäuren, enthalten in Leinöl und vor allem in Fischöl.

7. **Arzneipflanzen gegen Beschwerden und zur Stärkung des Nervensystems (Beruhigungsmittel)**

a) Zur allgemeinen Dämpfung nervöser Erscheinungen: Baldrianwurzel, Hopfenzapfen, Melissenblätter, Passionsblumenkraut, Lavendel.

b) Bei depressiven Zuständen bzw. in deren Vorfeld: Johanniskraut.

c) Bei Stress: Ginsengwurzel, Eleutherokokkuswurzel, Baldrian, Lavendel (Bad), Melissenbad

d) Bei Einschlafstörungen: Baldrianwurzel, Hopfenzapfen, Passionsblumenkraut.

8. **Arzneipflanzen und Kombinationen zur allgemeinen Kräftigung (Tonika und Roboranzien):** Ginsengwurzel, Eleutherokokkuswurzel, Vitaminpräparate allein bzw. kombiniert mit Eisensalzen und anderen Spurenelementen, Lecithin-Vitaminkombinationen, Blütenpollen.

9. **Arzneipflanzen zur Wundbehandlung und bei unblutigen Verletzungen** Arnikablüten, Beinwellwurzel und -blätter, Ringelblumenblüten.

10. **Arzneipflanzen zur kurzfristigen Behandlung unspezifischer Durchfallerkrankungen** Eichenrinde, Heidelbeeren, Grüner und schwarzer Tee, Flohsamenschalen.

11. **Arzneipflanzen und Stoffe zur Behandlung rheumatischer Beschwerden**
Innerlich: Weidenrinde, Teufelskrallenwurzel, daneben: Birkenblätter, Brennnesselkraut.
Äußerlich: Arnikazubereitungen, Chilipfeffer, Campher, Fichtennadelöl, Eukalyptusöl, Menthol, Rosmarin- und Wacholderspiritus.

4.3 Pflanzenbestandteile und Zubereitungen aus Pflanzen

4.3.1 Ätherische Öle

(In den zurzeit gültigen Arzneibüchern als *aetheroleum* (ätherisches Öl (Einzahl) bezeichnet – in älteren Arzneibüchern z.B. DAB 6 als *oleum* z.B. Oleum Foeniculi bezeichnet)
Ätherische Öle kann man durch Wasserdampf-Destillation, durch Auspressen, durch Extraktion mit Lösungsmitteln oder Fett gewinnen. (Sie sind in Anlage 1a der Verordnung über apothekenpflichtige freiverkäufliche Arzneimittel enthalten.)

Angelikaöl, ätherisches ist mit der Änderungs-Verordnung vom 19.12.2003 von der Anlage 1a gestrichen und damit nicht mehr freiverkäuflich.
Aus der Engelwurz gewonnen; besitzt einen würzig-aromatischen Geruch und einen scharf-würzigen Geschmack.
Verwendung: äußerlich zu Einreibungen bei rheumatischen Beschwerden und Muskelschmerzen; innerlich als Aromatikum in Magenmitteln, viel verwendet in der Likörindustrie (Magenbitterliköre).

Anisöl, ätherisches –
Anisi aetheroleum Ph. Eur. und Anisi stellati aetheroleum Ph. Eur.

Aus den reifen Anisfrüchten gewonnen; typischer „Anisgeruch" (= Geruch nach Anethol), würziger Geschmack.
Verwendung: als schleimlösender Bestandteil in Hustenmitteln (z.B. in Hustenpastillen laut Anlage 2a, VO nach § 45 AMG 76) und als blähungstreibende Komponente in Magen- und Darmmitteln.
Häufig wird das billigere **Stern**anisöl (Anisi stellati aetheroleum) als **Anisöl** eingesetzt.

Bergamottöl, ätherisches

Aus den Fruchtschalen einer speziellen Zitrusart, der Bergamotte, gewonnen; gelbliches Öl mit angenehmem cumarinartigem Geruch.
Verwendung: äußerlich in Einreibungen und vor allem in Kölnisch Wasser enthalten.

Eukalyptusöl, ätherisches –
Eucalypti aetheroleum Ph. Eur.

Aus den frischen Blättern oder frischen Zweigspitzen verschiedener Eukalyptusarten gewonnen; farbloses oder schwach gelb gefärbtes Öl, mit aromatischem und campherartigem Geruch, brennendem und danach kühlendem Geschmack.
Verwendung: äußerlich unverdünnt zur Inhalation und als Bestandteil von Salben, Gelen und Bädern zur Anwendung bei Erkältungskrankheiten; innerlich als Zusatz von Heilmitteln gegen Husten und Heiserkeit zum Lutschen (z. B. Eucalyptusbonbons).

Fenchelöl, ätherisches – Foeniculi amari fructus aetheroleum Ph. Eur.

Aus den reifen Fenchelfrüchten gewonnen; farbloses bis schwach gelbliches Öl mit würzigem Geruch und zuerst süßem, dann bitterem campherartigem Geschmack.
Verwendung: Bestandteil des Fenchelhonigs (Anlage 1a), der vor allem bei Kindern als Hustenmittel verwendet wird; Zusatz zu Camphersalbe (Anlage 1a) zur äußerlichen Anwendung bei Erkältungskrankheiten und Zusatz zu medizinischen Bädern.

Fichtennadelöle, ätherische –
Piceae aetheroleum DAB

Aus den frischen Nadeln und Zweigspitzen verschiedener Picea-Arten gewonnen; gelblich gefärbtes Öl mit starkem aromatischem Geruch („Fichtennadelduft").
Verwendung: zur Inhalation und als Badezusatz bei Erkältungskrankheiten; als Bestandteil des Fichtennadelspiritus (Anlage 1a) und als Zusatz zur Camphersalbe (Anlage 1a) zu Einreibungen bei rheumatischen Beschwerden.

Kalmusöl, ätherisches –
Oleum calami DAB 6

Aus dem Rhizom (= Wurzelstock) des nordamerikanischen und in Europa kultivierten diploiden Kalmus gewonnen; gelblich gefärbtes Öl mit aromatischem Geruch und bitterem, brennendem Geschmack.

Verwendung: 1–4 Tropfen auf 1 Stück Zucker zur Anregung der Magenverdauung, als Zusatz in Magenmitteln; äußerlich unverdünnt oder als Zusatz in Bädern bei Durchblutungsstörungen der Unterarme und Unterschenkel.

Kamillenöl, ätherisches –
Matricariae aetheroleum Ph. Eur.

Durch Destillation aus chamazulenhaltigen Kamillenblüten gewonnen und ist intensiv blau gefärbt.
Verwendung: Bestandteil von entzündungshemmenden, wundheilungsfördernden Salben, Tropfen und Bädern.

Kiefernnadelöle, ätherische –
Pini silvestris aetheroleum Ph. Eur.

Ähnlich den Fichtennadelölen, gleiche Verwendung.

Korianderöl, ätherisches –
Coriandri aetheroleum Ph. Eur.

Aus den Korianderfrüchten hergestellt; meist farbloses Öl mit charakteristischem, würzigem, etwas eigenartig an Wanzen erinnerndem Geruch.
Verwendung: Bestandteil von festen (Tabletten, Dragees) und flüssigen (Tropfen, Destillate, Tonika) Magen- und Darmmitteln; Bestandteil von „Kräuterlikören".

Krauseminzöl, ätherisches

Aus den Blättern der Krauseminze gewonnen; farbloses Öl mit Geruch nach „Spearmint"-Kaugummi.
Verwendung: 5–10 Tropfen auf 1 Stück Zucker gegen Übelkeit und Erbrechen; zur Aromatisierung von Zahnpasten, Mundwässern und Kaugummis.

Japanisches Minzöl, ätherisches –
Menthae arvensis aetheroleum partim mentholum depletum Ph. Eur.

Aus den Blättern einer mentholreichen Kultur-Ackerminze durch Ausfrieren eines Teiles des Menthols bei ca. –10 °C hergestellt und Nebenprodukt der Mentholgewinnung. Menthol wird aus dem Öl teilweise auskristallisiert daher der Zusatz: „teilweise entmentholisiert" in der lat. Arzneibuchbezeichnung; farbloses Öl mit sehr erfrischendem Geruch und scharfem, kühlendem Geschmack.

Verwendung: zur Inhalation und zum direkten Einreiben (nur wenige Tropfen) bei Erkrankungen des Hals-, Nasen- und Rachenraumes; zum Betupfen der Stirn und der Schläfen bei Kopfschmerzen; innerlich verdünnt in einem Magen- oder Lebertee oder wenige Tropfen auf 1 Stück Zucker bei Verdauungsbeschwerden.

(Anmerkung: Das in der Werbung angepriesene „Allheilmittel" ist das „japanische" Minzöl nicht! Außerdem kommt das japanische Minzöl heute in der Regel nicht mehr aus Japan, sondern aus Brasilien, China und Nordamerika).

Lavendelöl, ätherisches –
Lavandulae aetheroleum Ph. Eur.

Aus den frischen Lavendelblüten gewonnen; farbloses bis schwach gelbliches Öl mit charakteristischem aromatischem Geruch und brennendem, schwach bitterem Geschmack.
Verwendung: als Zusatz zum Badewasser oder als Bestandteil von medizinischen Bädern zur sanften Beruhigung („Harmonisierung"); daneben zur Durchblutungsförderung und als Geruchsstoff in Seifen und „Kräuterduftkissen".
Macisöl, ätherisches ist mit der Änderungs-Verordnung vom 19.12.2003 von der Anlage 1a gestrichen und damit nicht mehr freiverkäuflich. Aus dem dunkelroten Arillus (= Samenmantel) der „Muskatnuss" gewonnenes, gelbliches Öl mit würzigem, aromatischem Geruch und scharfem Geschmack.
Verwendung: Bestandteil von Stomachika (= Magenmittel) und enthalten in Melissengeistern.

Muskatöl, ätherisches ist mit der Änderungs-Verordnung vom 19.12.2003 von der Anlage 1a gestrichen und damit nicht mehr freiverkäuflich.

Aus dem vom dunkelroten Samenmantel (= Arillus) befreiten Muskatsamen (= "Muskatnuss") gewonnen; gelbliches Öl mit sehr würzigem, aromatischem Geruch und brennendem Geschmack.
Verwendung: wie Macisöl und zum Würzen.
Achtung: In höheren Dosen kann es zu Vergiftungserscheinungen kommen!

Nelkenöl, ätherisches –
Caryophylli flos aetheroleum Ph. Eur.

Aus den ganzen oder zerkleinerten Blütenknospen und Blütenstielen der Gewürznelken (Baum!) gewonnen; farbloses, an der Luft sich bräunendes Öl mit würzigem Geruch und brennendem Geschmack.
Verwendung: zur örtlichen, schmerzlindernden und bakteriostatischen Anwendung bei Zahnschmerzen; als Bestandteil in Zahnpulvern und Zahnpasten; äußerlich zur Abwehr von Insekten, insbesondere von Mücken (Repellent).

Pfefferminzöl, ätherisches –
Menthae piperitae aetheroleum Ph. Eur.

Aus den frisch geernteten, blühenden Pfefferminz-Sprossen gewonnen; gelblichgrünliches Öl mit typischem Mentholgeruch und erfrischendem Geschmack (Kältegefühl).
Verwendung: innerlich tropfenweise entweder verdünnt oder auf 1 Stück Zucker bei Übelkeit, Erbrechen und schlechtem Mundgeruch; als Geschmackskorrigens in , Zahnpasten, Zahnpulvern, Mundwässern und Kaugummi, in Tonika.

Pomeranzenblütenöl, ätherisches –
Aurantii amari floris aetheroleum Ph. Eur.
Handelsbezeichnung: Neroli-Öl

Aus frischen Blüten der **Bitter**-Orangen gewonnen; gelbliches Öl mit feiner Duftnote.

Verwendung: Bestandteil in Beruhigungsmitteln.

Anmerkung: Von diesem sehr teuren Öl, das im Handel und in der Parfümindustrie als Neroli-Öl bezeichnet wird, ist das aus den Blättern der selben Pflanze gewonnenen ätherische Öl: Petitgrain-Öl zu unterscheiden. Beide werden hauptsächlich in der Parfümerie eingesetzt.

Pomeranzenschalenöl, ätherisches - Aurantii dulcis aetheroleum Ph. Eur.

Aus frischen und getrockneten Orangenschalen gewonnen; gelbliches Öl mit angenehmem aromatischem Geruch und leicht bitterem Geschmack.
Verwendung: Bestandteil von Magenmitteln, zur Aromatisierung (= Geschmacksverbesserung) schlecht schmeckender Arzneimittel.

Rosmarinöl, ätherisches - Rosmarini aetheroleum Ph. Eur.

Aus den Rosmarinblättern bzw. aus den beblätterten Stängeln gewonnen; meist farbloses Öl mit kräftigem, campherartigem Geruch und anfangs mildem, später leicht kratzendem Geschmack.
Verwendung: Bestandteil von Einreibungen (z.B. Rosmarinspiritus, Anlage 1a) gegen rheumatische Beschwerden, Bestandteil von Salben und medizinischen Badekonzentraten zur Durchblutungsförderung und Kreislaufanregung.

Salbeiöl, ätherisches – Salviae officinalis aetheroleum – DAC 86

Aus den getrockneten Blättern des „dalmatinischen" Salbeis gewonnen; farbloses bis gelbliches Öl mit herbem Geruch und aromatischem Geschmack. Salbeiöl ist sehr gut wirksam gegen Bakterien und Pilze.
Verwendung: verdünnt zum Gurgeln bei Mund-, Rachen- und Halsentzündungen; zum Inhalieren bei Entzündungen im Ra-

chenraum und bei Erkältungskrankheiten. Innere Anwendung: Dyspeptische Beschwerden, vermehrte Schweißsekretion

Teebaumöl, ätherisches – Teebaumöl DAC 86, 8. Ergänzung 1996

Aus den Blättern von *Melaleuca alternifolia* (= australischer Teebaum) durch Wasserdampfdestillation gewonnenes ätherisches Öl.
Verwendung: als (antibakterielles) Kosmetikum verwendet bei „unreiner" Haut Jugendlicher (als „Pickelstift") und zur Pflege der Haut älterer Menschen.
Anmerkung: Teebaumöl ist in Deutschland nicht als Arzneimittel zugelassen! Es stellt aufgrund seiner bakteriziden und fungiziden Wirkung ein gutes Antiseptikum dar. Insbesondere, wenn es sich um überlagertes oder falsch gelagertes Öl handelt, können Allergien auftreten.

Thymianöl, ätherisches – Thymi aetheroleum Ph. Eur.
Aus dem frischen oder getrockneten Thymiankraut gewonnen; farbloses Öl mit typischem „Pizza-Geruch" und leicht brennendem Geschmack.
Verwendung: Bestandteil vieler „Hustensäfte" (z.B. Thymiansirup); zur Inhalation bei chronischen Bronchitiden; zur Spülung verdünnt bei Entzündungen in der Mundhöhle.

Zimtöl, ätherisches – Cinnamomi zeylanicii corticis aetheroleum Ph. Eur.

(Daneben gibt es noch: Cinnamomi cassiae aetheroleum Ph. Eur. und Cinnamomi zeylanici folii aetheroleum Ph. Eur., die als weniger wertvoll gelten).
Aus der Zimtrinde gewonnen; hellgelbes Öl mit angenehmem Geruch nach Zimt und anfangs süß-aromatischem, dann brennend scharfem Geschmack. Das Öl hat eine sehr gute antibakterielle und fungistatische Wirkung.

Teil I

Verwendung: als Geschmackskorrigens in mehreren Tonika enthalten, insbesondere in aromatischen Bittermitteln (Amara-Aromatica); Bestandteil des Zimtsirups (Anlage 1a).

Zitronenöl, ätherisches – Limonis aetheroleum Ph. Eur.

Durch Auspressen der frischen Fruchtschalen der Zitrone gewonnen; hellgelbes bis schwach grüngelbes Öl mit kräftigem Zitronengeruch und mildem, später bitterem Geschmack; das Öl wird bei tieferen Lagertemperaturen trüb. Es handelt sich um ein sog. Agrumenöl (ausgepresstes Öl von Citrusfrüchten).

Verwendung: innerlich als Geschmackskorrigens; äußerlich als Duftkomponente in Badekonzentraten, Duschlotionen, Seifen, Feuchtigkeits- bzw. Reinigungstüchlein, Salben usw.

4.3.2 Sonstige Bestandteile und Zubereitungen aus Pflanzen

(Im Wesentlichen enthalten in Anlage 1a der Verordnung über apothekenpflichtige und freiverkäufliche Arzneimittel, siehe Teil III, Kap. 1.7.2)

Agar – Agar Ph. Eur.)

Getrocknete Schleimsubstanz von Rotalgen mit großem Quell- und Geliervermögen.
Verwendung: in Abführmitteln (Anlage 2b); zur Herstellung von Bakteriennährböden; als Dickungsmittel in der Süßwarenindustrie.

Aloetrockenextrakt, Eingestellter –
Aloe extractum siccum normatum Ph. Eur.

Stark bitterer mit heißem Wasser gewonnener Extrakt aus dem Zellsaft der Blätter vorwiegend südafrikanischer Aloe (*Aloe ferox* Miller) aber auch Mittelamerikanischer Aloe (*Aloe barbadensis* Miller). Gehalt: eingestellt auf 20 % Anthrachinone ber. als Aloin.

Verwendung: äußerlich als Zusatz in Fertigarzneimitteln (antiseptische Wirkung); innerlich unter einer Tagesdosis von 20 mg Aloe als Bittermittel in wässrig-alkoholischen Pflanzenauszügen (Fertigarzneimittel, z. B. Schwedenbitter). In (apothekenpflichtigen) Abführmitteln mit einer Tagesdosis von 10–30 mg Anthrachinonen.

Anmerkung: Als Kosmetikum wird der Zellsaft von *Aloe vera* = *Aloe barbadensis* (vereinzelt inzwischen auch *Aloe ferox*) verwendet. Dabei wird sorgfältig darauf geachtet und gilt als wichtigstes Qualitätsmerkmal, dass praktisch **keine** Anthrachinone im Produkt enthalten sind. Dies gelingt dadurch, dass die Blätter vor der Verarbeitung „filetiert" werden (die äußeren, anthrachinonhaltigen Zellschichten werden abgeschnitten vor der Weiterverarbeitung) oder (billiger) der Rohextrakt wird mit Aktivkohle behandelt und dadurch die Anthrachinone entfernt. „Aloe vera" Produkte enthalten keinen Aloe- Extrakt (der ist das Abführmittel!) sondern den anthrachinonfreien Zellsaft oder Konzentrate daraus und besitzen auch nicht die gleichen Wirkungen der Aloezubereitungen als Arzneimittel.

Arnikatinktur –
Arnicae tinctura Ph. Eur.

Alkoholischer Auszug aus Arnikablüten, hergestellt mit verdünntem Alkohol im Verhältnis 1:10. Gelbbraune bis goldgelbe Flüssigkeit mit würzigem Geruch nach Arnikablüten. Freiverkäuflich nur zum äußeren Gebrauch.

Verwendung: äußerlich **verdünnt** zu Umschlägen bei Verstauchungen, Blutergüssen, Muskel- und Gelenkschmerzen, Entzündungen der Schleimhäute. Arnika Tinktur muss zwingend ! (mind. 1:3 besser 1:4) vor der Anwendung verdünnt werden! Andernfalls muss mit schweren toxischen Reaktionen der Haut gerechnet werden (starke Rötungen mit Blasenbildung)!

Baldrianextrakt

– Valerianae extractum siccum DAB 2004. Durch Extraktion von Baldrianwurzeln gewonnen und auch in Mischungen mit Hopfenextrakt als Fertigarzneimittel (z. B. in Form von Baldrian-Hopfenbädern oder Dragees) freiverkäuflich. Der Zusatz von arzneilich nicht wirksamen Hilfsstoffen ist erlaubt.
Verwendung: als Beruhigungsmittel und bei Einschlafstörungen. Baldrian macht nicht müde, sondern schirmt vor äußeren Reizen und Stress ab.

Baldriantinktur –
Valerianae tinctura DAB 2004

Alkoholischer Auszug aus den Wurzeln des europäischen Baldrian (*Valeriana officinalis*), hergestellt durch Perkolation mit verdünntem Alkohol im Verhältnis 1:5. Braune, typisch nach Baldrian riechende und schmeckende Flüssigkeit.
Verwendung: innerlich bei Unruhezuständen und nervös bedingten Einschlafstörungen 1/2 bis 1 Teelöffel verdünnt mit Wasser, mehrmals täglich.

Baldrianwein

Auszug von Baldrianwurzeln oder Lösung von Baldrianextrakt, hergestellt mit Südwein (Likörwein). Freiverkäuflich nur als Fertigarzneimittel.
Verwendung: innerlich zur Beruhigung und bei leichten Einschlafstörungen.

Bromelain

Konzentrat proteolytisch wirkender (eiweißspaltender) Enzyme, gewonnen aus der Frucht und den Stängeln der Ananaspflanze.
Verwendung: in einer Reihe von Verdauungspräparaten, bei mangelnder Eiweißverdauung.

Campheröl –
Oleum camphoratum DAB 6

Lösung von Campher in Erdnussöl (oder einem anderen fetten Öl).
Verwendung: äußerlich als Einreibung bei rheumatischen Beschwerden.

Camphersalbe –
Unguentum camphoratum Erg. Bd. 6

Salbe mit Campher als Hauptwirkstoff, auch mit Zusatz von ätherischen Ölen, Menthol und Ethylglykolsäuremethylester als Fertigarzneimittel freiverkäuflich. Auch ab füllen
Verwendung: äußerlich als Einreibung bei Husten, Erkältungskrankheiten und rheumatischen Beschwerden. Vorsicht: nicht auf die Nasenschleimhaut von Kleinkindern unter 2 Jahren auftragen (Kollapsgefahr!).

Campherspiritus –
Spiritus camphoratus DAB 1997

Alkoholische Campherlösung. Klare, farblose Flüssigkeit mit starkem Geruch nach Campher.
Verwendung: äußerlich als Einreibung bei Muskel- und Gelenkschmerzen, Prellungen, Verstauchungen, Zerrungen; zur Förderung der Hautdurchblutung.

Chinawein, auch mit Eisen

Medizinischer Wein, hergestellt unter Verwendung von Extrakten der bitteren Chinarinde (chininhaltig); evtl. mit Zusatz von Eisencitrat.
Verwendung: innerlich als appetitanregendes und kräftigendes Mittel; auch bei Eisenmangelanämie. Freiverkäuflich nur als Fertigarzneimittel.

Eibischsirup
(Sirupus Althaeae)

Gelbliche, stark zuckerhaltige Flüssigkeit mit schleimigem Geschmack, bereitet aus Eibischwurzeln. Freiverkäuflich als Fertigarzneimittel.
Verwendung: innerlich löffelweise gegen Reizhusten und Bronchitis.

Enziantinktur –
Gentianae tinctura Ph. Eur.

Auszug aus Enzianwurzeln mit verdünntem Alkohol (1:5). Alkoholisch riechende braune Flüssigkeit mit stark bitterem Geschmack. Verwendung: innerlich 10 bis 30 Tropfen vor dem Essen gegen Appetitlosigkeit und dyspeptische Beschwerden („Essen liegt wie ein Stein im Magen").

Feigensirup, auch mit Manna

Stark zuckerhaltige Flüssigkeit, die unter Verwendung von Feigen und ggf. Manna (getrockneter Saft der Manna-Esche mit dem Zuckeralkohol Mannit als Hauptwirkstoff) hergestellt wird. Freiverkäuflich nur als Fertigarzneimittel.
Verwendung: innerlich als mildes Abführmittel für Kinder.

Fenchelhonig

Süß schmeckende, dickflüssige, gelbe Flüssigkeit mit Fenchelgeschmack. Hergestellt unter Verwendung von mindestens 50 % Honig (Zusatz von anderen Zuckern erlaubt). Freiverkäuflich nur als Fertigarzneimittel.
Verwendung: innerlich löffelweise als Hustenmittel, v.a. bei Kindern.

Fichtennadelspiritus

Klare Flüssigkeit mit typischem Geschmack nach Fichtennadelöl, welches in mindestens 70 %igem Alkohol gelöst ist.
Verwendung: äußerlich als Einreibung bei rheumatischen Beschwerden.

Franzbranntwein

Aromatisch weinbrandartig riechende Flüssigkeit, die durch Vermischen von Alkohol mit aromatischen Essenzen hergestellt wurde und Zusätze wie z.B. Fichtennadelöl, Menthol, Campher, Geruchsstoffe oder Farbstoffe enthalten kann. Franzbranntwein kann farblos, grün oder braun gefärbt sein

und ist mit einem Mindestgehalt von 45 % Alkohol freiverkäuflich.
Verwendung: äußerlich zu erfrischenden, durchblutungsfördernden Einreibungen gegen Wundliegen und rheumatische Beschwerden, auch bei Zerrungen und Prellungen.

Hefe (Medizinische Hefe)

Gelbliches Pulver aus toten und lebenden Zellen der „Bierhefe". Typischer Geruch und Geschmack. Freiverkäuflich nur als Fertigarzneimittel, meist als Tabletten. (In anderer Form meist als diätetische Lebensmittel im Handel.)
Verwendung: innerlich gegen unreine Haut und Furunkulose.

Heublumenkompressen

Blütenstände verschiedener Wiesengräser oder geschnittenes Heu; je nach Herkunft wechselnde Zusammensetzung. Üblicherweise in einem Gewebesäckchen (Heusack) verpackt.
Verwendung: zu schmerzstillenden heißen Packungen und Wickeln bei rheumatischen Beschwerden, Hexenschuss und Leibschmerzen.

Johanniskrautöl
(Oleum Hyperici Erg. Bd. 6)

Mazerat aus frischen Johanniskrautblüten mit Olivenöl oder anderen fetten Ölen oder Mischungen fetter Öle, freiverkäuflich nur als Fertigarzneimittel.
Verwendung: innerlich gegen Gallebeschwerden früher auch zur „Besserung des nervlichen Befindens", äußerlich gegen Entzündungen und zur Wundheilung. Zur Brustwarzenpflege stillender Mütter.

Kamillenfluidextrakt –
Matricariae extractum fluidum Ph. Eur.

Auszug von Kamillenblüten mit Alkohol (45 % V/V). Grünlichbraune Flüssigkeit mit

Geruch nach Kamille. Freiverkäuflich als Fertigarzneimittel.
Verwendung: innerlich als entzündungshemmendes krampflösendes Mittel bei Magen- und Darmerkrankungen; zu Inhalationen bei Erkältungskrankheiten, äußerlich zu Bädern und zur Wundheilung.

Kamillenextrakt, auch mit Salbengrundlage

Kamillensalbe. Freiverkäuflich als Fertigarzneimittel.
Verwendung: äußerlich als entzündungshemmendes und wundheilendes Mittel.

Karmelitergeist
(Spiritus aromaticus compositus Erg. Bd. 6)

Klare Flüssigkeit mit würzig-aromatischem Geruch. Enthält Citronellöl, ätherisches Muskatöl, Zimtöl, Nelkenöl und andere gelöst in verdünntem Alkohol.
Verwendung: innerlich gegen Magenbeschwerden und Verdauungsstörungen, Erkältungskrankheiten, äußerlich als durchblutungsfördernde Einreibung.

Knoblauch –
Allii sativi bulbi pulvis Ph. Eur.

Ist in Form verschiedener Zubereitungen (Kapseln, Dragees, Perlen, Tropfen) als Fertigarzneimittel freiverkäuflich. Der typische Knoblauchgeruch entsteht durch Ausscheidung der schwefelhaltigen Abbauprodukte des Hauptwirkstoffes Allicin über die Haut und Atemluft.
Verwendung: zur Vorbeugung von Arteriosklerose (hohe Dosierung notwendig! z.B. 4 Gramm frischer Knoblauch) und gegen Verdauungsstörungen (dyspeptische Beschwerden) sowie Darminfektionen bei Tieren.

Kondurangowein
(Vinum Condurango DAB 6)

Bitterschmeckender Südwein, hergestellt unter Verwendung von Kondurangorindenextrakt, Aromatischer Tinktur und Zucker.

Freiverkäuflich nur als Fertigarzneimittel.
Verwendung: innerlich bei Appetitlosigkeit und dyspeptischen Beschwerden („schwacher Magen").

Lärchenterpentin
(Terebinthina laricina Erg. Bd. 6)

Harzsaft der Europäischen Lärche (*Larix decidua*); gelblicher bis bräunlicher, klarer dick- bis zähflüssiger Balsam, mit eigentümlich würzigem Geruch und wenig bitterem Geschmack.
Verwendung: in der Humanmedizin in Abszess-Salben als Kombinationspartner z.B. in Ilon Abszess Salbe; in der Tiermedizin als Wundverschluss gelegentlich noch verwendet.

Lecithin

Natürlicher Emulgator, der überwiegend aus pflanzlichem (Sojabohne und anderen Samen) aber auch aus tierischem Material (Eigelb) gewonnen wird. Bestandteil der Nervensubstanz.
Verwendung: früher häufig als Kräftigungsmittel, insbesondere der Nerven. Heute auch häufig als Mittel zur Senkung erhöhter Blutfettwerte und als natürlicher Emulgator in Lebensmitteln und Nahrungsergänzungsmitteln.

Leinöl –
Lini oleum virginale Ph. Eur.

Aus Leinsamen ohne Anwendung von Wärme gepresstes fettes Öl; gelbes, eigenartig riechendes (riecht ranzig nach längerer Lagerung), in dünner Schicht leicht trocknendes Öl; frisches Leinöl ist geschmacksneutral, überlagertes Leinöl schmeckt bitter und riecht firnisartig. Leinöl kann durch Zusatz von Tocopherolen (Vitamin E) haltbarer gemacht werden.
Verwendung: wegen seines sehr hohen Gehaltes an mehrfach ungesättigten Fettsäuren als Adjuvans bei Hyperlipidämie und bei Arteriosklerose. Leinöl ist derzeit die wich-

tigste Quelle von essentiellen, **pflanzlichen** *Omega*-3-Fettsäuren, die sonst fast ausschließlich aus Fischöl gewonnen werden.

Lorbeeröl
(Oleum Lauri DAB 6)

Aus den Lorbeerfrüchten unter Anwendung von Wärme gepresstes oder durch Auskochen gewonnenes fettes Öl zusammen mit ätherischem Öl; salbenartige Masse mit grüner Farbe und würzigem Geruch.
Verwendung: äußerlich als Einreibung bei rheumatischen Beschwerden und zur Abwehr von Mücken; in der Tiermedizin bei „lahmenden" Tieren.

Mandelöl –
Amygdalae oleum virginale Ph. Eur. oder Amygdalae oleum raffinatum Ph. Eur.

Kaltgepresstes fettes Öl aus süßen und/oder bitteren Mandeln. Klare, hellgelbe Flüssigkeit mit schwach süßlichem Geschmack. Mandelöl ist in frischem Zustand nahezu geruchlos, wird aber leicht ranzig. (Nicht zu verwechseln mit dem ätherischen Bittermandelöl.)
Verwendung: In Hautpflege-Produkten gegen trockene Haut wie z. B.: Hautöle, Massageöle, Ölbäder, Hautmilch und in Salbengrundlagen.

Mannasirup
(Sirupus Mannae)

Stark zuckerhaltige Flüssigkeit, die unter Verwendung von Manna (getrockneter Saft der Manna-Esche mit dem Zuckeralkohol Mannit als Hauptwirkstoff) hergestellt wird.
Verwendung: innerlich als mildes Abführmittel für Kinder.

Melissengeist
(Spiritus Melissae comp. Erg. Bd. 6)

Aromatisch riechende, farblose Flüssigkeit mit oft hohem Alkoholgehalt (bis zu 79 % V/ V), hergestellt durch Destillation von Melis-

senblättern und anderen aromatischen Drogen mit Alkohol oder durch Lösen verschiedener ätherischer Öle in Alkohol. Freiverkäuflich als Fertigarzneimittel.
Verwendung: innerlich gegen Übelkeit, Magenbeschwerden und zur Nervenberuhigung; äußerlich zum Einreiben bei Kopf- und Nervenschmerzen, Migräne.

Melissenspiritus
(Spiritus Melissae)
Farblose, nach Melisse und Alkohol riechende Flüssigkeit, hergestellt durch Lösen von Melissenöl in Alkohol.
Verwendung: äußerlich zum Einreiben bei Nervenschmerzen.

Mentholstifte
(Migränestifte)
Enthalten als Wirkstoff Menthol, das aus dem ätherischen Öl von Minzarten oder synthetisch gewonnen wird. Erzeugt Kältegefühl auf der Haut.
Verwendung: zum Einreiben der Stirn bei Kopf- und Nervenschmerzen.

Minzöl, ätherisches –
Menthae arvensis aetheroleum partim mentholum depletum Ph. Eur.

Mentholreiches ätherisches Öl der japanischen „Pfefferminze" (Ackerminze).
Verwendung: innerlich tropfenweise zur unterstützenden Behandlung von Erkältungskrankheiten, Magen-, Darm- und Gallebeschwerden; äußerlich bei Katarrhen der Luftwege (nicht bei Säuglingen und Kleinkindern), bei Muskel- und Nervenschmerzen.
Auch zur Inhalation und zum direkten Einreiben (nur wenige Tropfen) bei Erkrankungen des Hals-, Nasen- und Rachenraumes; zum Betupfen der Stirn und der Schläfen bei Kopfschmerzen; innerlich verdünnt in einem Magen- oder Lebertee (z. B. in tassenfertigen Tees als mikroverkapseltes Öl) oder wenige Tropfen auf 1 Stück Zucker bei Verdauungsbeschwerden.

Myrrhentinktur –
Myrrhae tinctura Ph. Eur.

Gelbrote bis braune Flüssigkeit von charakteristischem Geruch und anhaltend bitterem Geschmack. Sie ist ein Auszug aus Myrrhe (= Harz) mit 90%igem Alkohol.
Verwendung: als desinfizierende Pinselung bei Entzündungen der Schleimhäute in Mund und Rachen.

Opodeldok, flüssiger
(Spiritus saponato-camphoratus DAB 6)

Klare, gelbe Flüssigkeit mit kräftigem Geruch nach Ammoniak, Campher und ätherischen Ölen.
Verwendung: äußerlich als hautreizende Einreibung bei rheumatischen Beschwerden.

Pepsinwein
(Vinum Pepsini DAB 6)

Hellbrauner Arzneiwein, hergestellt aus Südwein mit Zusatz von Salzsäure, Pomeranzentinktur und Pepsin (Verdauungsenzym des Magens). Freiverkäuflich nur als Fertigarzneimittel.
Verwendung: innerlich likörglasweise zur Appetitanregung und Unterstützung der Magenverdauung.

Pyrethrumextrakt

Extrakt aus Insektenblüten (*Pyrethrum*-Arten, Korbblütler).
Verwendung: als schnell wirkende Kontakt-Insektizide (Mittel gegen Ungeziefer) zur Anwendung bei Tieren (für Warmblütler wenig toxisch). Als Fertigarzneimittel in Form von Pudern, Flüssigkeiten, Sprays freiverkäuflich.

Ratanhiatinktur
(Ratanhiae tinctura DAB)

Rotbraune, fast geruchlose Flüssigkeit mit zusammenziehendem Geschmack nach Gerbstoffen. Sie wird hergestellt durch Perkolation von Ratanhiawurzeln mit verdünntem Alkohol im Verhältnis 1:5.
Verwendung: zu Pinselungen bei entzündetem Zahnfleisch, Zusatz zu Gurgelwässern.

Rizinusöl –
Ricini oleum virginale Ph. Eur., Ricini oleum hydrogenatum Ph. Eur.

Aus Rizinussamen durch Pressen ohne Wärmezufuhr erhaltenes fettes Öl; klare, dickflüssige, fast farblose oder schwach gelb gefärbte Flüssigkeit; fast geruchlos, milder, später kratzender Geschmack.
Verwendung: innerlich als Abführmittel (Anmerkung: Es muss absolut sicher sein, dass kaltgepresstes und dem Arzneibuch entsprechendes Rizinusöl abgegeben wird, andernfalls kann es zu Vergiftungen mit Koliken und blutigen Durchfällen kommen!); äußerlich zur Herstellung von Haarbrillantinen, Haarwässern usw.

Rosenhonig
(Mel rosatum Erg. Bd. 6)

Süß schmeckende und nach Rosenöl duftende Flüssigkeit auf der Basis von Honig.
Verwendung: Hustenmittel für Kinder.
Merke: der früher häufige Zusatz von Borax zur Behandlung von Mundsoor bei Säuglingen ist nicht mehr erlaubt (Borsäureverbindungen stehen in der Negativliste Anlage 4 zur VO nach § 46).

Rosmarinspiritus
(Spiritus Rosmarini Erg. Bd. 6)

Klare, farblose Flüssigkeit mit Geruch nach Alkohol und Rosmarinöl.
Verwendung: als Einreibung gegen Rheuma und Nervenschmerzen.

Spitzwegerichauszug und Spitzwegerichsirup

Auszug aus Spitzwegerichkraut bzw. -sirup, hergestellt mit Spitzwegerichauszügen. Freiverkäuflich nur als Fertigarzneimittel.
Verwendung: innerlich als Hustenmittel.

Teil I

Süßholzsaft
(Succus Liquiritiae DAB 6)

Eingedickter, wässriger zähflüssiger Extrakt aus der Süßholzwurzel; durch weitere Einengung erhält man Succus Liquiritiae depuratus und daraus wird durch Guss die Lakritze hergestellt; harte, glänzende, schwarze, in der Wärme etwas erweichende Stangen, die in scharfkantigen Stücken brechen und süß schmecken.
Verwendung: Lakritze (z. B. in Pastillenform) als Heilmittel gegen Husten und Heiserkeit (siehe Anlage 2a); als Geschmackskorrigens, besonders in Hustenmitteln.

Tolubalsam –
Balsamum tolutanum Ph. Eur.

Braungelbe Masse, die durch Einschnitte in die Rinde *Myroxylon balsamum* (L.) Harms *var. balsamum* (Schmetterlingsblütler) gewonnen wird (zähflüssiger Balsam tritt aus und erhärtet an der Luft), mit feinem Geruch, würzigem Geschmack.
Verwendung: in Hustenmitteln (s. Anlage 2a, Kap. 1.7.2, Teil III).

Tragant
Tragacantha Ph. Eur.

Gummiartiger Schleim, gewonnen durch Anritzen der Stämme von *Astragalus gummifer* Labill. und bestimmten anderen *Astragalus*-Arten aus West-Asien (Schmetterlingsblütler), mit hohem Quellvermögen.
Verwendung: innerlich als Abführmittel (s. Anlage 2b, Kap. 1.7.2, Teil III), Bindemittel, Haftmittel für Zahnprothesen.

Wacholderextrakt, -mus, -öl
s. Wacholderbeeren, Kap. 4.2.7

Wacholderspiritus

Klare Flüssigkeit, die durch Auflösen von ätherischem Wacholderöl in Alkohol hergestellt wird und kräftig nach Wacholder riecht.

Verwendung: äußerlich gegen rheumatische Beschwerden.

Weizenkeimöl –
Tritici aestivi oleum virginale Ph. Eur.

Fettes Öl der Keimlinge von Weizenkörnern. Es enthält 9 bis 14% Phospholipide (Lecithin), relativ viel Vitamin E (Tocopherole 0,15 bis 0,3%).
Verwendung: innerlich in Kapseln oder Perlen als Stärkungsmittel, insbesondere von Herz und Kreislauf. Freiverkäuflich nur als Fertigarzneimittel.

Weizenkleie

Beim Mahlen der Weizenkörner abgetrennte Teile des Speichergewebes sowie der Frucht- und Samenschale.
Verwendung: als Ballaststoff und damit auch als mildes Abführmittel (s. Anlage 2b, Kap. 1.7.2, Teil III).

Weiterführende Literatur

1. Sammeln und Trocknen von Arzneipflanzen

A. Poletti, H. Schilcher und A. Müller: Heilkräftige Pflanzen – erkennen, sammeln und anwenden, Walter Hädecke Verlag, Weil der Stadt, 3. Auflage 1997.
K. Ebert: Arznei- und Gewürzpflanzen – Ein Leitfaden für Anbau und Sammlung., Wissenschaftliche Verlagsgesellschaft mbH, Stuttgart 1982.

2. Arzneiliche Anwendung

M. Pahlow: Heilpflanzen, sanfte Behandlung von Alltagsbeschwerden. S. Hirzel Verlag, Stuttgart 2000.
H. Schilcher: Kleines Heilkräuter-Lexikon. 4. Aufl., W. Hädecke Verlag, Weil der Stadt 1999.
V. Schulz, R. Hänsel: Rationale Phytotherapie. 5. Aufl., Springer Verlag, Berlin 2004.

H. Schilcher, S. Kammerer: Praxisleitfaden Phytotherapie. 2. Aufl 2003 Urban & Fischer Verlag, München 2000.
R. F. Weiss: Lehrbuch der Phytotherapie. 10. Aufl., Hippokrates Verlag, Stuttgart 2003.

3. Pflanzeninhaltsstoffe

H. Wagner: Arzneidrogen und ihre Inhaltsstoffe. 6. Aufl., Wissenschaftliche Verlagsgesellschaft, Stuttgart 1999.
M. Wichtl (Hrsg.): Teedrogen. 4. Aufl., Wissenschaftliche Verlagsgesellschaft, Stuttgart 2002.

4.4 Chemische Stoffe und deren Verwendung

Bei der folgenden alphabetischen Auflistung handelt es sich im Wesentlichen um arzneiliche Stoffe, die in den Positivlisten 1a, 2a, b und c der Verordnung über apothekenpflichtige und freiverkäufliche Arzneimittel stehen (s. Teil III). Sie werden von den einzelnen Prüfungskommissionen mit recht unterschiedlicher Intensität abgefragt.

Ethanol (Alkohol, Spiritus, Weingeist, Ethylalkohol)

▶ Klare, farblose Flüssigkeit, feuergefährlich(!)
▶ Typischer Geruch nach Alkohol
▶ Mischbar in jedem Verhältnis

Mit Wasser = Ethanol-Wasser-Gemische

Mit Ether = Ether-Ethanol-Gemisch (sog. Hoffmannstropfen)

Mit ätherischen Ölen = Destillate, Tropfen etc.

Verwendung: zur Reinigung und Desinfektion der Haut, zur Herstellung von Tinkturen, Extrakten, Fluidextrakten und Destillaten. Hoffmannstropfen gegen Übelkeit und bei Ohnmacht.

Ethanolamin (= 2-Aminoethanol)

Basische, flüssige Komponente in Zubereitungen gegen Hühneraugen und Hornhaut (siehe Anlage 2c)

Ethylglykolsäurementhylester (= Menglytat)

Komponente in Zubereitungen gegen Husten und Heiserkeit (siehe Anlage 2a).

Aluminiumacetat-tartrat-Lösung (Essigweinsaure Tonerdelösung)

Farblose Flüssigkeit mit zusammenziehend metallischem Geschmack und schwachem Geruch nach Essigsäure. Kann auch durch Auflösen von Aluminiumacetat-tartrat-Tabletten hergestellt werden.
Verwendung: äußerlich verdünnt (1 Essl. auf 1 Glas Wasser) als Umschlag bei Verstauchungen, Prellungen, Zerrungen, Insektenstichen. Mild antiseptisch und adstringierend.

Alaun (Alumen, Kaliumalaun, Aluminiumkaliumsulfat)

▶ Farblose Kristalle oder weißes, kristallines Pulver.
▶ Süßlich adstringierender (= zusammenziehender) Geschmack.

Verwendung: äußerlich in Form von Stiften oder „Steinen" als anorganischer Gerbstoff auch zur Verminderung der Schweißsekretion der Haut und Ätzmittel, z. B. zur Blutstillung („Rasierstein").

Aluminiumhydroxid

▸ Weißes, in Wasser unlösliches Pulver.
▸ Geruch- und geschmacklos.

Verwendung: als Tabletten oder Suspension (Aufschwemmung in Flüssigkeit) gegen Magenübersäuerung (Fertigarzneimittel).

Aluminiumsilikate und Aluminium-magnesium-silikat-Komplexe

Verwendung: als Fertigarzneimittel (Tabletten) innerlich gegen Magenübersäuerung.

Ameisenspiritus

Farblose Flüssigkeit mit einem Gehalt an ca. 1,25 % Ameisensäure, gelöst in Alkohol. Typischer Geruch!
Verwendung: äußerlich als durchblutungsförderndes Mittel bei rheumatischen Beschwerden.

p-Aminobenzoesäureethylester (Anästhesin, Benzocain)

Lokalanästhetikum (= örtliches Schmerzmittel) gegen Hühneraugen und Hornhaut, keine Reizerscheinungen (siehe Anlage 2c).

Ammoniaklösung
(verdünnte Ammoniaklösung nach DAB) (Ammoniakflüssigkeit,   Salmiakgeist, Hirschhorngeist)

▸ Klare, farblose Flüssigkeit mit einem Gehalt von etwa 10 % Ammoniak (= NH_3).
▸ Stechender Geruch, wirkt auf die Schleimhäute stark ätzend.

Verwendung: zum Betupfen von Insektenstichen und zu Einreibungen, früher als Riechmittel bei Ohnmachten.
Vorsicht: 20 bis 30 ml können bei oraler (= innerlicher) Aufnahme tödlich wirken! Daher zur Abfüllung keine „Lebensmittelflaschen" verwenden!

Ammoniumchlorid (Salmiak, Sal ammoniacum, Ammonium chloratum)

▸ Weißes, kristallines Pulver, leicht löslich in Wasser.
▸ Typischer salziger Geschmack (Salmiakpastillen).

Verwendung: innerlich als schleimlösendes, auswurfförderndes Hustenmittel in Form von Fertigarzneimitteln zum Lutschen, z. B. Salmiakpastillen. (Anlage 2a).

Anethol

▸ Fester, in Wasser unlöslicher Hauptbestandteil von ätherischem Anis- und Fenchelöl.

Verwendung: wie Anisöl (s. Teil I, Kap. 4.3.1).

Ascorbinsäure
(Acidum ascorbicum, Vitamin C)

▸ Weißes, kristallines Pulver.
▸ Saurer Geschmack.

In vielen Früchten enthalten. Gewinnung meist mittels biochemischer Synthese.
Verwendung: innerlich zur Steigerung der körpereigenen Abwehr bei Infektionen; bei erhöhtem Vitamin-C-Bedarf (z. B. von Rauchern).

Borsäure und ihre Salze

Weißes Pulver mit schwach antiseptischer Wirkung.
Verwendung: zur Pufferung und/oder Isotonisierung in Benetzungs- oder Desinfektionslösungen für Kontaktlinsen.
Aus medizinischer Sicht ist die Verwendung von Borsäure zu anderen Zwecken heute abzulehnen (Vergiftungsgefahr bei Kindern).
Borsäure und ihre Salze sind in der Negativliste Anlage 4 aufgeführt!

Benzalkoniumchlorid (quartäres Ammoniumsalz)

Desinfektionsmittel in Zubereitungen gegen Hühneraugen und Hornhaut (Anlage 2c).

Benzylalkohol

▶ Farblose, ölige Flüssigkeit.
▶ Aromatischer Geruch.

Verwendung: antiseptisches Mittel in Zubereitungen zum Lutschen gegen Husten und Heiserkeit (Anlage 2a). In manchen Arzneimitteln als Konservierungsmittel.

Benzylbenzoat

▶ Farblose, ölige Flüssigkeit.
▶ Fast geruchlos.

Verwendung: Bestandteil von Zubereitungen gegen Hühneraugen und Hornhaut (Anlage 2c).

Bittersalz, (Magnesiumsulfat, Schwefelsaures Magnesium, Epsom-Salz, Seydlitz-Salz, Englisches Salz)

▶ Farblose Kristalle, leicht löslich in Wasser (verwendet werden muss Magnesiumsulfat mit 7 Mol Wasser = $MgSO_4 \cdot 7H_2O$ und es darf nicht verwechselt werden mit wasserfreiem Magnesiumsulfat, das in gleicher Dosierung, wie wasserhaltiges Bittersalz, schädlich wirken kann!).
▶ Bitter-salziger Geschmack.

Verwendung: bekanntestes salinisches Abführmittel, in einer Dosis von 5 bis 20 g gelöst in Wasser, morgens vor dem Frühstück; wird auch bei Tieren angewendet.

Brausemagnesia (Magnesium citricum effervescens)

▶ Weiße Pulvermischung.
▶ Löst sich in Wasser unter Entwicklung von Kohlendioxid.

Verwendung: in Wasser gelöst löffelweise als mildes Abführmittel.

Calciumcarbonat (Kohlensaures Calcium, Calcium carbonicum)

▶ Weißes Pulver, unlöslich in Wasser.
▶ Geschmacklos.

Verwendung: in Form von Tabletten gegen Magenübersäuerung, früher als „Schlämmkreide" zum Zähneputzen. In zahlreichen Calciumtabletten zum Knochenaufbau.

Calciumtartrat, Calciumlactat, Calciumphosphat

▶ Weißes Pulver.

Verwendung: als Fertigarzneimittel in Form von Tabletten oder Pulver innerlich zur Förderung des Knochen- und Zahnaufbaus in der Wachstumsperiode, Schwangerschaft und Stillzeit.

Cetylpyridiniumchlorid (quartäres Ammoniumsalz)

Verwendung: als Desinfektionsmittel in Zubereitungen zum Lutschen gegen Husten und Heiserkeit (siehe Anlage 2a).

Cineol (Eukalyptol)

▶ Hauptbestandteil des ätherischen Eukalyptusöls, unlöslich in Wasser, auch als synthetische Substanz im Verkehr.

Verwendung: innerlich in Lutschpräparaten als Expektorans (siehe Anlage 2a).

↳ auswurffördernd

Dihydroxybenzoesäure

Verwendung: in Mitteln gegen Hühneraugen und Hornhaut (siehe Anlage 2c).

Fangokompressen und Schlickpackungen

▶ Gebrauchsfertige Kompressen in verschiedenen Größen aus Fango (Schlamm vulkanischen Ursprungs und Schlick (Meeresschlamm).

Verwendung: äußerlich zur Wärmebehandlung bei Leber-, Galle- und Magenbeschwerden sowie bei Rheuma, Verstauchungen und Prellungen.

Fructose (Fruchtzucker, Lävulose)

▸ Weißes, kristallines Pulver, leicht wasserlöslich, süß.
▸ Auch als Fructose-Lösung bzw. Fructose-Sirup (enthält zwischen 70 und 80% Fructose) im Handel.

Verwendung: als Süßmittel für Diabetiker, da der Abbau nicht insulinabhängig ist. Trotzdem kann der Diabetiker nicht unbegrenzte Mengen an Fructose einnehmen. Als Nahrungsergänzung bei Lebererkrankungen, da Fructose in der Leber schneller abgebaut wird als Traubenzucker (Glukose).

Glaubersalz   (Natriumsulfat-Dekahydrat, Schwefelsaures Natrium)

▸ Farblose Kristalle, leicht wasserlöslich; an der Luft werden die Kristalle durch Verwitterung weiß.
▸ Salzig, bitterer Geschmack.

Verwendung: Als salinisches Abführmittel (ähnlich dem Bittersalz), in einer Dosis von 10–30 g für Erwachsene, gelöst in 1 Glas Wasser, morgens vor dem Frühstück. Glaubersalz wird sehr häufig als Abführmittel bei Tieren verwendet. Glaubersalz ist auch Bestandteil einiger Mineralwässer (z.B. in der Karlsbader Quelle).

Glycerin (Glycerol)

▸ Farblose, sirupartige Flüssigkeit.
▸ Süß schmeckend, mit schwachem eigenen Geruch.

Verwendung: äußerlich in Salben und Lotionen (bei höherer Konzentration entzieht es der Haut Wasser!). Als Klistier oder Zäpfchen in den Darm gebracht wirkt Glycerin mild abführend (Beachte: Beide genannten Darreichungsformen sind außerhalb der Apotheke verboten!)
Bemerkungen: Glycerin ist ein dreiwertiger

Alkohol und kein fettes Öl. Es löst sich in Wasser und zu gewissen Anteilen in Wasser-Alkohol-Mischungen; Glycerin ist aber unlöslich in Äther und fetten Ölen.

Hartparaffin (s. Paraffin)

Heilerde

Ist ein Pulver aus natürlich vorkommenden Mineralien mit großem Bindevermögen (Adsorptionsvermögen).   Freiverkäuflich auch in Kapseln.
Verwendung: innerlich gegen Magenübersäuerung und Gärungs- bzw. Fäulniserscheinungen im Darm.

Kältesprays

Auf der Basis von kälteerzeugenden Treibgasen (früher; wegen ihrer Umweltschädlichkeit heute verboten) auch mit Zusatz von ätherischen Ölen und Campher gegen Verstauchungen und Muskelschmerzen (ohne Zusätze sind Desinfektionssprays freiverkäuflich).

Kaliumcitrat (Zitronensaures Kalium, Kalium citricum)

▸ Farblose Kristalle oder kristallines Pulver.
▸ Leicht löslich in Wasser.

Verwendung: enthalten in Mineralsalzmischungen und Mineralsalztabletten zur vorbeugenden Anwendung gegen Kaliummangel (z.B. nach starkem Schwitzen oder bei der Einnahme von Elektrolyt-ausscheidenden Diuretika).

Kaliumnatriumtartrat (Weinsaures Kalium-Natrium, Seignettesalz)

▸ Farblose Kristalle, leicht löslich in Wasser.

Verwendung: als salinisches Abführmittel, in einer Dosierung von 10–30 g für Erwachsene, gelöst in 1 Glas Wasser.

Kohle (Medizinische Kohle, Aktivkohle)

▶ Schwarzes, feines, leichtes Pulver mit sehr großer Oberfläche.
▶ Kein Geruch oder Geschmack.
▶ Großes Bindevermögen für Giftstoffe aller Art.

Herstellung durch Verkohlen von pflanzlichem oder tierischem Material (Holzkohle, Knochenkohle); besteht im Wesentlichen aus Kohlenstoff.

Verwendung: als Pulver, Tabletten oder Granulat gegen Durchfall und zum Entgiften des Verdauungskanals.

Lanolin

Gelbliche Salbengrundlage aus Wollfett (salbenartige Masse, gewonnen bei der Aufbereitung von Schafwolle), flüssigem Paraffin und Wasser.
Verwendung: als Salbengrundlage.

Liniment, flüssiges

▶ Ammoniakflüssigkeit, gelöst in fettem Öl (Emulgator: medizinische Seife); milchig dickflüssig.
▶ Stechender Geruch.

Verwendung: äußerlich als Einreibung bei rheumatischen Beschwerden.

Magnesia, gebrannte (Magnesiumoxid, Magnesia usta)

▶ Sehr leichtes (1 Teelöffel wiegt nur ca. 0,4 g), weißes Pulver.
▶ Unlöslich in Wasser (schwimmt zunächst auf dem Wasser).

Verwendung: teelöffelweise als Mittel gegen Magenübersäuerung; die Verwendung ist wesentlich geeigneter als die von doppeltkohlensaurem Natron.

Magnesiumcarbonat, basisches

▶ Weißes, in Wasser fast unlösliches Pulver; auch als Tabletten (Fertigarzneimittel).

Verwendung: innerlich als Mittel gegen Magenübersäuerung.

Magnesiumperoxid bis 15%ig

▶ Weißes, leichtes Pulver; auch als Tabletten (Fertigarzneimittel).

Verwendung: innerlich als Mittel gegen Magenübersäuerung.

Magnesiumtrisilikat

▶ Weißes Pulver.
▶ Geruch- und geschmacklos.

Als Tabletten (Fertigarzneimittel) freiverkäuflich.

Verwendung: innerlich gegen Magenübersäuerung.

Menthol, natürliches (linksdrehendes, Levomenthol)

▶ Farblose Kristalle, fast unlöslich in Wasser.
▶ Typischer Pfefferminzgeruch.

Gewinnung aus der japanischen Pfefferminze (oder synthetisch).
Verwendung: innerlich in Hustenmitteln (Anlage 2a); äußerlich zur Schmerzlinderung, z.B. in Migränestiften (Anlage 1a), in Hühneraugenmitteln (Anlage 2c), in Erkältungssalben und -bädern, in juckreizstillenden Mitteln.

Milchzucker (Lactose, Laktobiose, Saccharum lactis)

▶ Weißes, kristallines Pulver, leicht wasserlöslich.
▶ Schwach süßer Geschmack.

Verwendung: als sehr mildes Abführmittel für Säuglinge, allerdings erst wirksam in einer Mindestdosis von 10 bis 20 g. Zur Verbesserung der Darmflora durch pH-Verschiebung (Milchzucker wird durch Mikroorganismen zu Milchsäure abgebaut); als Hilfsstoff in Tabletten, Dragees, Pulver u.a. galenischen Zubereitungen.

Milchsäure (Oxipropionsäure, Acidum lacticum = Gemisch aus rechts- und links drehender Milchsäure, sog. „Gärungsmilchsäure")

▸ Farblose, sirupartige Flüssigkeit, leicht löslich in Wasser.
▸ Geruchlos, schmeckt säuerlich und ist hygroskopisch.

Verwendung: äußerlich in Zubereitungen gegen Hühneraugen und Hornhaut (siehe Anlage 2c). Innerlich zur Konservierung und Stabilisierung von Molkegetränken und alkoholfreien Tonika. In „Reformhausprodukten" wird vornehmlich die rechtsdrehende l-(+)-Milchsäure verwendet, weil diese stoffwechselaktiver und die physiologische Form ist. Enthalten in Tabletten, Granulaten und flüssigen Arzneimitteln zur Regeneration einer beeinträchtigten (desolaten) Darmflora.

Mineralstoffe

Erforderlich für bestimmte Körperfunktionen (z.B. Stoffwechselvorgänge, Muskeltätigkeit usw.) oder notwendig als Bausteine des Körpers.

Natrium

Aufgaben: Regulierung des osmotischen Druckes der **extrazellulären** Flüssigkeit, Aktivierung von Enzymen.
Vorkommen: in Meeresprodukten (z.B. Algen), in vielen gesalzenen Nahrungsmitteln, vor allem Wurst und Käse.
Das Überangebot an Natriumchlorid (= Kochsalz) kann **ein** Verursachungsfaktor für zu hohen Blutdruck sein.
Der minimale Tagesbedarf für den Erwachsenen wird auf 550 mg Na geschätzt. Eine natriumarme Kost enthält 1,2 Gramm Natrium (= 3 Gramm Kochsalz) und eine normale Kost 6 Gramm Kochsalz (= 2,4 Gramm Na) am Tag.

Kalium

Aufgaben: Regulierung des osmotischen Druckes der **intrazellulären** Flüssigkeit, Aktivierung von Enzymen, wichtige Beteiligung an Muskelfunktionen und Nervenreizleitung.
Vorkommen: Feldspat, Granit, Glimmer, Steinsalz (sehr wenig), Landpflanzen, Zitrusfrüchte, Banane, Feige, Gemüse, Hefe, Soja u. a.
In Tieren überwiegt Natrium, in Pflanzen Kalium.
Der mittlere Tagesbedarf des Erwachsenen ist 2 bis 3 g Kalium.

Calcium

Aufgaben: Baustein des Skeletts und der Zähne, Aktivierung von Nerven und Muskeln, notwendig für die Blutgerinnung.
Vorkommen: Marmor, Kalkstein, Kreide, Milch und Milchprodukte, Nüsse, Sesamsamen, Eierschalen u. a.
Der mittlere Tagesbedarf des Erwachsenen ist 800 mg, bei Kindern liegt der Tagesbedarf zwischen 1 000 und 1 200 mg Calcium.

Eisen

Funktion: Baustein des Blutfarbstoffes (= Hämoglobin), demjenigen Bestandteil in den roten Blutkörperchen (= Erythrozyten), der für den Sauerstofftransport verantwortlich ist; ferner wichtiger Baustein in einigen Enzymen!
Mangel: Eisenmangelanämie (eine Art „Blutarmut") (siehe Krankheitsliste, Anlage 3 zur VO nach § 46 AMG 76, Teil III).
Vorkommen: Fleisch, Leber, Blutwurst, deutlich kleinere Mengen in Zuckermelasse, Petersilie, Kresse, Brennnessel, Sauerampfer, Vollkornbrot, Sojabohnen, Sesamsamen (Merke: Spinat ist mit ca. 10 mg/100 g Eisen kein eisenreiches Gemüse!)
Der mittlere Tagesbedarf für den Mann ist 10 mg, für die Frau 18 bis 20 mg und für Schwangere und Stillende 25 bis 30 mg Eisen.

Magnesium

Aufgaben: Aktivierung von Enzymen, die am Energiestoffwechsel beteiligt sind. Beteiligung bei der Muskelkontraktion und bei der Übertragung der Erregung von den Nerven auf die Muskeln.
Vorkommen: Magnesit, Dolomit, Bestandteil des Chlorophylls grüner Pflanzen, Getreide, Sojabohnen, Milchprodukte.
Die empfohlene tägliche Zufuhr an Magnesium beträgt für Erwachsene 300–400 mg.

Phosphor

Aufgaben: Skelettbaustein, Baustein von Zellen, zur Energiegewinnung und Energieverwertung in Form energiereicher Phosphate.
Vorkommen: Eigelb (im Lecithin), Käse, Sojabohnen, Weizenkeime, Nüsse, Hefe, Kakaopulver u.a.
Die empfohlene tägliche Zufuhr an Phosphor beträgt für Erwachsene 700 mg, für Heranwachsende 1250 mg.

Natriumhydrogencarbonat, Natriumbicarbonat, doppeltkohlensaures Natron

▷ Feinkristallines, weißes Pulver, löslich in Wasser.
▷ Geschmack salzig, laugenartig.

Verwendung: innerlich als Pulver (Bullrichsalz), Tabletten, Granulat, Kapseln als Fertigarzneimittel gegen Magenübersäuerung.
Vorsicht, da durch die Freisetzung von Kohlendioxid die Magenschleimhaut geschädigt werden kann, Blähungen auftreten und der Reiz zu stets neuer Säureproduktion besteht.

Natriummonohydrogenphosphat (Sekundäres Natriumphosphat, Natrium phosphoricum)

▷ Farblose Kristalle, leicht wasserlöslich.
▷ Schwach salziger Geschmack.

Verwendung: als mildes, salinisches Abführmittel, in einer Dosierung von 10–20 g für Erwachsene auf 1 Glas Wasser.

Papain (proteolytisches (= eiweißabbauendes) Enzym aus den Früchten des Melonenbaumes = Papaya-Früchte)

Verwendung: anstelle von Pepsin als „pflanzliches Magenverdauungsenzym" zur Unterstützung der Eiweißverdauung bei sog. „Magenschwäche".

Paraffin

Unter Paraffinen versteht man gereinigte, gesättigte Kohlenwasserstoffe.

Hartparaffin (= zu Blöcken und Tafeln verarbeitetes Paraffin)

Verwendung: in der Hauptsache als Salbengrundlage, ferner äußerlich verwendet zur Wärmebehandlung chronisch entzündlicher Erkrankungen der Muskeln, Gelenke und Nerven (auch mit Zusatz von Heilerden, Bademooren und anderen Peloiden).

Flüssiges Paraffin

▷ Im Gebrauch sind dick- und dünnflüssiges Paraffin.
▷ Farblose, ölige Flüssigkeit, geruch- und geschmacklos.

Verwendung: bis zu einem Gehalt von 10 % in nichtflüssigen Zubereitungen als Abführmittel (siehe Anlage 2b); ferner in Nasenölen, Lotionen und Salben. Paraffinöl ist ab einem Gehalt von 10 % apothekenpflichtig!

Sauerstoff für medizinische Zwecke

Reiner, verdichteter Sauerstoff in Stahlflaschen.
Verwendung: zur Sauerstoffbeatmung.

Saccharin (Benzoesäuresulfimid, Süßstoff)

Süßkraft beträgt etwa das 550fache des Rohrzuckers.

Verwendung: als Zuckerzusatz für Diabetiker; Saccharin ist in Normdosen unschädlich und wird im Harn unverändert ausgeschieden.

Sionon®
(siehe Sorbit)

Salicylsäure (Salizylsäure, Acidum salicylicum)

▸ Weiße, nadelförmige Kristalle, geruchlos
▸ Süßlich-saurer, kratzender Geschmack
▸ Schwer löslich in Wasser, leicht löslich in Weingeist u. Ether.

Verwendung: äußerlich als Antiseptikum und bis 40 % in Mitteln gegen Hühneraugen und Hornhaut (siehe Anlage 2c).
Merke: Zur innerlichen Anwendung, z.B. zum Konservieren von Marmelade, ist Salicylsäure **nicht** freiverkäuflich!

Salicylsäureabkömmlinge und deren Salze

Nur zum **äußeren** Gebrauch außerhalb der Apotheke zugelassen (siehe Anlage 4).

Salicylsäureester

Außerhalb der Apotheke nur mehr in Mund und Rachendesinfektionsmitteln zugelassen. Zum inneren Gebrauch, z.B. als **Kopfschmerzmittel** (z.B. Acidum acetylosalicylicum = Aspirin®) **nicht** mehr freiverkäuflich (siehe Anlage 4).

Salicyltalg

▸ Weiße, feste Salbe in Stangenform, bestehend aus Salicylsäure und Hammeltalg.

Verwendung: äußerlich gegen Wundlaufen und Fußschweiß.

Schwefel, gereinigter

▸ Feines, gelbes Pulver
▸ Geruch- und geschmacklos.

Verwendung: äußerlich bei Hauterkrankungen (z.B. Schwefelseife), die innerliche Anwendung als Abführmittel ist obsolet und sollte auch nicht mehr empfohlen werden.

Stangenschwefel
Gereinigter Rohschwefel, der in dicken Stäben und Bändern in den Handel kommt.
Verwendung: zum „Schwefeln" (= desinfizieren) von Wein-, Bier- und Obstfässern.

Silbernitratlösung 1%ig

▸ Wässrige Lösung in Ampullen.

Verwendung: zur Verhütung von Augentripper bei Neugeborenen durch Einträufeln in die Augen (Ampullen befinden sich in der üblichen Wochenbettpackung). Nicht freiverkäuflich!

Siliciumdioxid (Kieselsäure)

▸ Feines, weißes Pulver mit großer spezifischer Oberfläche
▸ Geruch- und geschmacklos.

Verwendung: innerlich und äußerlich als Fertigarzneimittel mit aufsaugender Wirkung.

Sorbit (Sorbitol, d-Sorbit, 6wertiger Alkohol)

▸ Farblose Kristallnadeln, leicht wasserlöslich
▸ Süßer Geschmack.

Verwendung: als Süßungsmittel für Diabetiker (z.B. Handelsprodukt Sionon®), weil für die Verstoffwechselung kein Insulin benötigt wird. Als Hilfsstoff in Lotionen und Salben enthalten.
Vorkommen: Sorbit ist im Pflanzenreich weit verbreitet, z.B. enthalten die Früchte der Vogelbeeren bis zu 10 % Sorbit.

Spurenelemente
Sind Stoffe, die im Körper nur in geringen Konzentrationen vorkommen und vom Körper auch nur in geringen Mengen benötigt

werden. Sie erfüllen aber wichtige spezifische biochemische Funktionen und sind für die Gesundheit des Menschen unentbehrlich.
Die wichtigsten Spurenelemente sind Kupfer, Zink, Kobalt, Fluor, Jod, Selen und Silicium.

Kupfer

Funktion: Wichtig für die Aktivierung von Enzymen, ist u. a. an der Blutbildung mitbeteiligt.
Mangel: Bestimmte Formen der Anämie, Herabsetzung von Abwehrmechanismen.

Zink

Funktion: Bestandteil von Enzymen (z. B. im Insulin enthalten), Funktion des Immunsystems.
Mangel: Wachstumsstörungen, verzögerte Wundheilung (daher Anwendung von Zinksalbe), Haarausfall. Daneben hat Zink noch weitere Wirkungen wie: lokal antiviral, antibakteriell.

Kobalt

Funktion: Bestandteil des Vitamin B_{12}, an der Bildung der roten Blutkörperchen mitbeteiligt.
Mangel: Bestimmte Formen der Blutarmut.

Fluor

Funktion: Wichtig zur Verhütung von Karies und notwendig für den Aufbau des Zahnschmelzes.
Mangel: Karies.

Jod

Funktion: Bestandteil der Schilddrüsenhormone.
Mangel: Kropf
Überschuss an Jod: Schilddrüsenüberfunktion.

Selen

Funktion: Bestandteil von Enzymen, entgiftet Schwermetalle, wirkt als Antioxidans. Wichtig für die Funktion des Immunsystems.
Mangel: Mangelsymptome beim Menschen noch nicht bekannt. Bei Schafen verursacht Selenmangel die „weiße Muskelkrankheit".

Silicium

Funktion: Beteiligt am Wachstum von Haaren und Nägeln, notwendig zur Bindegewebsfestigung, aktiviert die sog. „Fresszellen" des Immunsystems.

Mangel: Haarausfall, sprödes und brüchiges Haar, Brechen der Fingernägel, Erschlaffung des Stützgewebes.

Mangan, Molybdän, Vanadium, Nickel und Chrom sind weitere Spurenelemente, von denen im Moment sichere Mangelerscheinungen erst bei Pflanzen bekannt sind.

Talk (Talcum (= natürliches Magnesiumpolysilikat))

▸ Weißes, fettig anzufühlendes Pulver, unlöslich in Wasser.

Verwendung: Bestandteil von Hautpudern (Nicht als Wundpuder zu verwenden!).

Tamponadestreifen (= Gewebestreifen)
Imprägniert mit weißem Vaselin.
Verwendung: zum Ausstopfen von Wund- und Körperhöhlen.

Tannin-Eiweiß-Tabletten

▸ Hellbraune bis braune Tabletten. Freiverkäuflich als Fertigarzneimittel.

Verwendung: Durchfallmittel, besonders bei Sommer- und Reisediarrhoen.

Thymol

▸ Farblose Kristalle
▸ Geruch nach Thymian.

Hauptbestandteil des ätherischen Thymianöls, wirkt 20-mal stärker keimhemmend als Phenol.
Verwendung: innerlich in Hustenmitteln (s. Anlage 2a), äußerlich zu Mundwässern, Zahnpasten (antiseptisch wirksam).

Ton, weißer (Kaolin, Bolus alba (= natürlicher, gereinigter Ton))

▸ Weißlichgraues Pulver, das sich fettig anfühlt.

Verwendung: innerlich wie Kohle bei Darmerkrankungen, insbesondere bei Durchfällen in einer Dosierung von 50–150 g, angerührt in Wasser; äußerlich als warme Packungen bei rheumatischen Beschwerden und als Streupulver.

Vaselin

Aus den Rückständen der Erdöldestillation gewonnenes, gereinigtes Produkt; fester Anteil ab 270 °C, der nach dem Abtrennen von Schmieröl verbleibt.

Weißes Vaselin (= gebleichtes Vaselin)

Weiße, höchstens grünlich durchscheinende, salbenartige Masse (= Mineralfett*), geruchsneutral.

Gelbes Vaselin (= ungebleichtes Mineralfett)

Gelbe, durchscheinende, salbenartige Masse, geruchsneutral.

Verwendung: weißes und gelbes Vaselin als Hautschutzsalbe (besitzen keine penetrierende, d. h. in die Haut eindringende Wirkung), als Salbengrundlage.

Vaselinöl

Aus den Rückständen der Erdöldestillation gewonnenes flüssiges Mineralfett.
Verwendung: als Hautmittel.

Es handelt sich um eine Substanz, die wie ein Fett verwendet (zum „Einfetten") wird und ähnliche physikalische Eigenschaften hat. Es handelt sich aber keineswegs um Fett, sondern um chemisch anders aufgebaute Substanzen. Sie sind sehr oxidantionsbeständig und weitgehend inert (d. h. gehen keine chem. Reaktionen ein). Fette sind dagegen Ester von Glycerin (= 3-facher Alkohol) mit Fettsäuren.

Vitamine

Sind Stoffe, die für den tierischen und menschlichen Organismus unentbehrlich (= essenziell) sind und die der Körper neben Eiweiß, Fetten, Kohlenhydraten, Mineralstoffen und Spurenelementen für den Aufbau und den „Betriebsstoffwechsel" benötigt, wenn auch meist nur in sehr kleinen Mengen (= sog. „Biokatalysatoren").
Die Vitamine teilt man ein in:

1. **Fettlösliche Vitamine,** deren Hauptvertreter in freiverkäuflichen Arzneimitteln die Vitamine A, D und E sind. Sie werden vom Körper gut gespeichert. Eine Überdosierung oder eine Langzeiteinnahme mit Mengen, die über dem üblichen Tagesbedarf liegen, können bei den Vitaminen A und D zu schweren Gesundheitsstörungen führen (siehe Anlage 4 zur VO nach § 46). Vitamin E-Tagesdosierungen über 300 mg sollten nicht empfohlen werden.

2. **Wasserlösliche Vitamine,** deren wichtigste Vertreter in freiverkäuflichen Arzneimitteln die Vitamine B$_1$, B$_2$, Nicotinsäure-

amid, Panthothensäure, B_6, Folsäure, B_{12} und C sind. Die Überdosierung wasserlöslicher Vitamine ist im Allgemeinen unbedenklich, weil sie nicht gespeichert und relativ schnell aus dem Körper ausgeschieden werden. Lediglich Vitamin B_{12} wird recht gut in der Leber gespeichert.

1. Fettlösliche Vitamine

Vitamin A (Retinol)

Funktion: wichtig für den Ablauf des Sehvorganges, ferner für Haut- und Schleimhautfunktionen und für das Wachstum bes. auch der Haut.

Mangel: Nacht- und Farbblindheit, Blendeempfindlichkeit, Haut- und Schleimhautverhornung, Hautschuppen, Ausfallen der Haare.

Tagesbedarf: 2 000–5 000 I.E. (0,6–1,5 mg) für Erwachsene; bei Magersucht, Infektionen, Schleimhauterkrankungen, Verdauungsstörungen und während der Schwangerschaft und Stillzeit liegt ein erhöhter Bedarf vor.

Überdosierung: Da Überdosierungen zu Gesundheitsstörungen führen, ist in freiverkäuflichen Arzneimitteln eine Höchsttagesdosierung von nur 5 000 I.E. Vitamin A gestattet (siehe Anlage 4), die für Tiere erlaubte Tagesdosis ist 3 000 I.E.

Vorkommen: in der Leber von Dorsch und Heilbutt (liefern den Lebertran), ferner in Butter, Milch, Eigelb und als Vorstufe, dem sog. Provitamin A (= β-Carotin) in Karotten, Pfirsich, Aprikosen, Palmöl, Kressen, Spinat u. a.

Vitamin D (D_3 = Cholecalciferol und D_2 = Ergocalciferol)

Funktion: Fördert die Aufnahme von Calcium und Phosphat aus dem Darm und ist somit wichtig für den Aufbau von Knochen und Zähnen.

Mangel: Rachitis (Störung des Knochenaufbaues, Knochenerweichung), Wachstums-

störungen. Zu den Vitamin-D-Mangelerscheinungen kann es auch mangels Sonnenlicht kommen, Weil die unwirksame Vorstufe Vitamin D_2 erst durch Licht in der Haut zu Vitamin D_3 wird

Tagesbedarf für Säuglinge, Kleinkinder und Schwangere ist der Tagesbedarf 400 I.E. Vitamin D_3 oder D_2 (= 10 Mikrogramm). Ein erhöhter Bedarf liegt bei schlecht heilenden Knochenbrüchen, in der Schwangerschaft und Stillzeit vor.

Überdosierung: Eine Überdosierung führt zur „Entkalkung" der Knochen, und daher ist in freiverkäuflichen Arzneimitteln die maximale Tagesdosis auf 400 I.E. für den Menschen und 250 I.E. für Tiere festgelegt (siehe Anlage 4).

Vorkommen: In Fischleberölen, Eigelb, Butter, tierischen Fetten allgemein, und als Vorstufe (als Ergosterin) in der Hefe, woraus durch UV-Bestrahlung Vitamin D_2 gebildet wird (Vitamin D_2 ist vornehmlich in Reformhausprodukten enthalten).

Vitamin E, Tocopherole

Funktion: Schutzfunktion (als Antioxidans) an den Biomembranen der Zellen, Mitwirkung beim Fettstoffwechsel, Verbesserung der Leistungsfähigkeit der Muskelzellen.

Mangel: Beim Menschen ist ein solcher noch nicht exakt erkannt, da der vielseitige Wirkungsmechanismus des Vitamin E noch ungenügend erforscht ist. Bei Ratten kommt es zu Störungen in der Fortpflanzung, daher auch die Bezeichnung „Fertilitäts-Vitamin".

Tagesbedarf: Beim Erwachsenen 15–30 I.E. (= 15–30 mg Tocopherolacetat); erhöhter Bedarf liegt bei Leistungssportlern, Schwangeren und Stillenden, bei fettreicher Ernährung, in Stress-Situationen und bei erhöhter Belastung durch Umweltgifte (z. B. Smog) vor.

Überdosierungen: Vitamin E Tagesdosen bis zu 300 mg sollen unschädlich sein. In den USA sind tägliche Dosen zwischen 100 und

400 mg (= I.E.) üblich. Es zeichnet sich ab, dass eine höhere tägliche Zufuhr als es zu der Vermeidung von Mangelerscheinungen notwendig ist, positive gesundheitliche Auswirkungen hat.

2. Wasserlösliche Vitamine

Vitamin B₁ (Thiamin, Aneurin)

Funktion: Wichtig für den Kohlenhydratstoffwechsel.

Mangel: Nervenentzündungen, Verdauungsstörungen, Müdigkeit, Unlust, Appetitlosigkeit, Kopfschmerzen, Kurzatmigkeit bei geringsten Anstrengungen.

Tagesbedarf: Für Erwachsene ist der mittlere Tagesbedarf 1,5 mg; erhöhter Bedarf liegt vor während der Schwangerschaft und Stillzeit, bei Nervenentzündungen, Zuckerkrankheit, Leberleiden, bei Fieber, Magen- und Darmerkrankungen, bei geistigen und körperlichen Hochleistungen. Die Gefahr der Überdosierung besteht nicht.

Vorkommen: Hefe, Weizenkeime, ungeschälter Reis, Vollkornbrot, Haferflocken, Erbsen, Walnüsse, Soja, Schweineleber u. a.

Vitamin B₂ (Riboflavin, Lactoflavin)

Funktion: Wichtig für Oxidationsvorgänge in den Geweben.

Mangel: Reiner Vitamin B₂-Mangel ist selten und ist zu erkennen an Mundwinkeleinrissen, Mundschleimhautentzündungen, rissiger Zunge, rissiger Haut.

Tagesbedarf: Für Erwachsene ist der mittlere Tagesbedarf 1,8 bis 2 mg; ein erhöhter Bedarf liegt während der Schwangerschaft und Stillzeit vor, sowie bei Leistungssportlern und Schwerarbeitenden. Eine Überdosierungsgefahr besteht nicht.

Vorkommen: Hefe, Getreidekeime, Blattgemüse, Erbsen, Bohnen, Rindsleber, Milch, Molke, Käse.

Nicotinsäureamid (Niacinamid)

Funktion: Wichtig für den Zuckerabbau und Kohlenhydratstoffwechsel ganz allgemein.

Mangel: Allgemeine Schwäche, nässende und pigmentierte Veränderungen der dem Sonnenlicht ausgesetzten Haut, Verdauungs- und schließlich nervliche Störungen = Symptome der sog. „Pellagra"-Erkrankung, die bei einseitiger Ernährung mit Mais auftritt. Entzündungen der Schleimhaut des Mundes, krankhaft abnorme Empfindlichkeit (Kribbeln, Taubsein).

Tagesbedarf: Für Erwachsene ist der mittlere Tagesbedarf 15 mg; ein erhöhter Bedarf liegt während der Schwangerschaft und Stillzeit vor, sowie bei körperlicher Schwerstarbeit, nervlicher und seelischer Überlastung, Nervenschmerzen und beim Alkoholismus. Überdosierungsreaktionen sind nicht bekannt.

Pantothensäure

Funktion: Bestandteil des Coenzym A, das für viele Stoffwechselfunktionen, u. a. für den Abbau von Fetten und Kohlenhydraten unentbehrlich ist.

Mangelerscheinungen: Da Pantothensäure in den Nahrungsmitteln sehr verbreitet ist, sind Mangelerscheinungen bei Menschen kaum bekannt. Bei Versuchstieren kommt es zu Wachstumsstillstand und Depigmentierung der Haare. Mangelerscheinungen beim Menschen sind Muskelschwäche und Infektionsanfälligkeit.

Tagesbedarf: Für Erwachsene ist der mittlere Tagesbedarf 8 mg; ein erhöhter Bedarf liegt während der Schwangerschaft und Stillzeit vor, sowie bei Nervenstörungen und Schleimhautentzündungen. Überdosierungsreaktionen sind nicht bekannt.

Vorkommen: Hefe, Leber, Erdnüsse, Champignons, Eigelb u. a.

Vitamin B$_6$ (Pyridoxin, Adermin)

Funktion: Bestandteil mehrerer Enzyme, die im Eiweißstoffwechsel eine große Rolle spielen.

Mangelerscheinungen: Störungen des Nervensystemes, Nervenentzündungen, depressive Stimmungslage, Haut- und Schleimhautveränderungen, Kinetosen (= Reisekrankheit).

Tagesbedarf: Für Erwachsene ist der mittlere Tagesbedarf 2 mg; ein erhöhter Bedarf liegt bei Infektionen, Vergiftungen, Stress, auf Reisen, bei Alkoholismus und während der Schwangerschaft und Stillzeit vor. Überdosierungsreaktionen sind nicht bekannt.

Folsäure (Pteroylglutaminsäure)

Funktion: Wichtig für die Synthese der roten Blutkörperchen bzw. wichtig für die gesamte Blutbildung (d.h. für das gesamte hämatopoetische System).

Mangelerscheinungen: Bestimmte Blutkrankheiten (hyperchrome Anämie) mit Appetitlosigkeit, Mattigkeit, Schwindelgefühl, Leistungsminderung und Beschwerden im Gastrointestinaltrakt.

Tagesbedarf: Für Erwachsene ist der mittlere Tagesbedarf 0,4 mg; ein erhöhter Bedarf liegt während der Schwangerschaft und Stillzeit vor, sowie nach Gebrauch von Sulfonamiden und Antibiotika, ferner bei Absorptionsstörungen während einer schweren Gastritis oder bei Sprue. Bei nicht eindeutig diagnostizierten Bluterkrankungen ist es falsch, Folsäure über längere Zeit in Polyvitaminpräparaten zu nehmen, da die Diagnose einer perniziösen Anämie erschwert und u.U. die perniziöse Anämie begünstigt werden kann. Folsäure kann den Vitamin B$_{12}$-Spiegel im Blut u.U. senken.

Vorkommen: Hefe, Eigelb, Leber, Blattgemüse (z.B. Spinat), Weizenkeime.

Vitamin B$_{12}$ (Cyanocobalamin)

Funktion: Wichtig für die Blutbildung (= Erythropoese) und für die Nukleinsäuresynthese der Zellkernsubstanz.

Mangelerscheinungen: Perniziöse Anämie (= hyperchrome Anämie) mit ähnlichem klinischem Bild wie beim Folsäurenmangel, beginnend mit Appetitlosigkeit, Zungenbrennen usw.

Tagesbedarf: Für Erwachsene ist der mittlere Tagesbedarf 0,004 mg; ein erhöhter Bedarf liegt während der Schwangerschaft und Stillzeit, bei Blutarmut und zurückgebliebenem Wachstum vor.

Bei Perniziosa-Kranken wird oral zugeführtes Vitamin B$_{12}$ im Stuhl wieder ausgeschieden. B$_{12}$ muss in diesem Falle injiziert oder zusammen mit Magenschleimhautextrakten oral gegeben werden.
Eine Therapie mit Vitamin B$_{12}$ sollte man dem Arzt überlassen.

Vorkommen: Leber, Niere, Fleisch, Milch, Hefe, Eigelb.

Vitamin C (Ascorbinsäure)

Funktion: Wichtig für eine Reihe von Stoffwechselvorgängen (Reduktions-Oxydations-Prozesse); besonders viel Ascorbinsäure findet man in innersekretorischen Organen wie dem Hypophysenvorderlappen und den Nebennieren.

Mangelerscheinungen: Herabsetzung der Resistenz gegen Infektionskrankheiten und der Leistungsfähigkeit, Zahnfleischbluten (Skorbut), schlechte Wundheilung, mangelhafte Dentinbildung der Zähne.

Tagesbedarf: Für Erwachsene ist der mittlere Tagesbedarf 50 mg; die DGE Empfehlung für die tägliche Zufuhr beträgt 100 mg; ein erhöhter Bedarf liegt während der Schwangerschaft und der Stillzeit, bei Infektionen, in der Genesungszeit, bei körperlichen Hochleistungen und bei Rauchern vor.

Teil I

Vitamin C wird relativ rasch über die Niere ausgeschieden. Eine mehrfache tägliche Zufuhr ist daher sinnvoll. Nach Absetzen einer längeren Zufuhr von hohen Vitamin-C-Dosen kann infolge einer erworbenen erhöhten Abbaugeschwindigkeit vorübergehend trotz normaler Aufnahme ein Ascorbinsäuremangel auftreten.

Vorkommen: In frischen Früchten, vor allem in Kiwi-, Sanddorn- und Hagebuttenfrüchten, Orangen, Zitronen. Den bisher höchsten Vitamin-C-Gehalt besitzt die Acerolakirsche und Jaboticafrüchte), ferner in Kartoffeln, Salaten und Gemüse.

Watte, imprägniert mit Eisen-(III)chlorid
Verwendung: zur Stillung von Nasenbluten.

Weinsäure

▸ Farblose, durchscheinende Kristalle oder weißes kristallines Pulver.
▸ Saurer Geschmack.

Verwendung: innerlich als leichtes Abführmittel, zum Ansäuern von Pflanzenpresssäften, um diese haltbarer zu machen, zum Ansäuern von Säuglingsmilch, zur Herstellung von Brauselimonaden zusammen mit Natriumbicarbonat.

Zinkoxid

▸ Weißes Pulver.

Verwendung: äußerlich als trocknende, antiseptische Puderzubereitung. In Form anderer Zubereitungen, z.B. Lotion oder Salbe, auch mit Zusatz von Lebertran freiverkäuflich (gute Heilwirkung).

4.5 Darreichungsformen

Im Folgenden wird nur eine knappe Übersicht gegeben. Eine ausführlichere Erklärung und Einzelheiten zu den Darreichungsformen, die außerhalb der Apotheke eine Bedeutung besitzen, finden Sie im Teil II dieses Buches, Kap. 2.

nen werden, z.B. Eukalyptusöl, Fichtennadelöle, Pomeranzenblütenöl, Pfefferminzöl etc. (siehe Positivliste 1a zu VO nach § 45 AMG 76).
Ätherische Öle werden natürlich auch aus getrockneten Arzneipflanzen gewonnen.

4.5.1 Darreichungsformen aus frischen Arzneipflanzen

1. Frischpflanzen-Presssäfte, die laut § 44 AMG 76 ohne Lösungsmittel mit Ausnahme von Wasser hergestellt werden müssen. Diese Säfte dürfen keine Konservierungsmittel und keinen Alkohol enthalten, wenn sie freiverkäufliche Arzneimittel sind.
2. Destillate aus Frischpflanzen, z.B. Meerrettich-Destillat.
3. Ätherische Öle aus Frischpflanzen, die durch Wasserdampfdestillation gewon-

4.5.2 Darreichungsformen aus getrockneten Arzneipflanzen

1. Kräutermedizinaltees
   a) Ganzdroge z.B. Leinsamen, Fenchel, Anis
   b) Grobschnitt z.B. Kürbisamen, Kräuterteemischungen
   c) Feinschnitt z.B. Pfefferminze, Kamillenblüten in Aufgussbeuteln
   Bei den Zubereitungen unterscheidet man zwischen einem **Teeaufguss** (= Infus), z.B. bei Drogen mit ätherischem

Öl, einer **Teeabkochung** (= Dekokt), z. B. bei Wurzel-, Rinden- und Holzdrogen, und einem **Kaltansatz** (= Kaltmazerat), z. B. bei Eibischwurzeln, Mistelkraut und Bärentraubenblättern. Kaltansätze können nach der Extraktion kurz erhitzt werden, um evtl. massenhaft vermehrte Bakterien und Hefen abzutöten.

2. Pulverisierte Drogen oder Drogentrockenextrakte (= siccum Extr.) können zu **Tabletten** verarbeitet werden.
3. Pulverisierte Drogen oder Drogentrockenextrakte können zu **Dragees** verarbeitet werden.
4. Pulverisierte Drogen oder Drogentrockenextrakte können in **Hartgelatinekapseln** (aber auch unter besonderen Bedingungen in Weichgelatinekapseln) abgefüllt werden.
5. Zähflüssige oder ölige Drogenextrakte (= spissum Extr.) können in **Weichgelatinekapseln** abgefüllt werden (z. B. Rotölkapseln bei Johanniskrautöl).
6. Zähflüssige Drogenextrakte oder flüssige Auszüge (z. B. Tinkturen) können in **Emulsionen, Lösungen** und in **Sirupe** eingearbeitet werden.
7. Zähflüssige Extrakte und ätherische Öle können in **medizinische Bäder (Badekonzentrate)** eingearbeitet werden.
8. Zähflüssige Extrakte und ätherische Öle können in **Bonbons** und in **Pastillen** eingearbeitet werden.
9. Zähflüssige Extrakte, flüssige Auszüge, ätherische Öle und verschiedene einzelne Drogeninhaltsstoffe können zu **Salben, Pasten** und **Gelen** verarbeitet werden.
10. Drogen können mit verschiedenen Lösungsmitteln extrahiert werden, wobei direkt das Fertigarzneimittel entstehen kann, z. B. mit Wein ergibt einen **Medizinischen (Arznei-)Wein** oder mit einen Alkohol-Wassergemisch ergibt die **sog. Tinktur.**
11. Drogen können mit Wasser extrahiert, vorsichtig konzentriert und zusammen mit Trägersubstanzen (z. B. Stärkehydrolysate) zur Trockne versprüht werden

(lösliche Teeaufgusspulver, sog. Instanttees).

4.5.3 Darreichungsformen, aus chemisch definierten Stoffen

Tabletten, Filmtabletten, Dragees, Lösungen, Emulsionen, Kapseln, Bonbons, Pastillen, Pulver, Salben, Gele, Sirupe.

4.5.4 Darreichungsformen und ihre Herstellung

Badezubereitungen, medizinische

Medizinische Badezubereitungen können z. B. als Emulsionen, Badeöle, Badesalz, Sprudeltabletten in den Verkehr gebracht werden. In medizinischen Bädern finden z. B. Extrakte aus Eukalyptus, Lavendel, Kamille, Rosmarin, Melisse, Baldrian, Fichtennadeln oder deren ätherische Öle eine häufige Verwendung.

Bonbons, Pastillen

Bonbons werden aus einer Zuckermasse geformt und enthalten, sofern sie einem arzneilichen Zweck dienen sollen, entsprechende arzneiliche Zusätze. Bonbons sind für Diabetiker ungeeignet, es sei denn, dass „Diabetiker-Bonbons" mit Zuckerersatzstoffen eingenommen werden. Pastillen sind Zubereitungen zum Lutschen, deren Form meist von der normalen Tablettenform abweicht (Plätzchen, Täfelchen, Zeltchen, Rauten usw.). Bekannt sind Hustenpastillen, Salmiakpastillen.
Für Mittel gegen Husten oder Heiserkeit ist laut Anlage 2a der Verordnung nach § 45 nur die Darreichungsform zum Lutschen gestattet. Hier kommen Bonbons, Pastillen oder Lutschtabletten in Frage.

Teil I

Destillate als Fertigarzneimittel

Destillate werden aus Ätherischöldrogen durch Destillation zusammen mit verdünntem Alkohol gewonnen. Die Ätherische-Öl-Drogen werden dabei in der sog. Destillationsblase (Glaskolben, Behälter aus Stahl) mit einem Wasser-Alkoholgemisch zusammen erhitzt. Der Dampf, bestehend aus den ätherischen Ölen und dem Alkohol-Wasserdampf wird an einem Kühler abgekühlt und tropft als flüssige Mischung ab. Damit die ätherischen Öle klar gelöst bleiben, muss die Alkoholkonzentration recht hoch sein (meist über 40 %). Ist der Alkoholgehalt zu niedrig, wird das Destillat trübe. Auf die gleiche Weise kann man auch Destillate gewinnen, die neben Ätherischölpflanzen noch bestimmte Zusätze (Menthol, Balsame, Harze usw.) enthalten oder aus Mischungen von ätherischen Ölen hergestellt werden.

Ein Destillat als Fertigarzneimittel enthält die flüchtigen Bestandteile (ätherische Öle) von Ätherischölpflanzen, gelöst in verdünntem Alkohol (meist über 40 Vol.-%). Destillate müssen immer unter Zusatz einer Flüssigkeit (Alkohol, Wasser) hergestellt werden. **Trockendestillate** sind nicht freiverkäuflich.

Dragees

Dragees sind überzogene Tabletten. Sie bestehen aus dem Drageekern, der die Wirkstoffe und Hilfsstoffe enthält und aus einem Überzug aus Zucker, der zusätzlich mit einer gefärbten Lackschicht abgedeckt sein kann. Je nach Lack sind sie entweder magensaft- oder dünndarmlöslich.

Emulsionen

Emulsionen sind milchänliche Arzneizubereitungen, bei denen Fette oder Öle in einer wässrigen Flüssigkeit sehr fein verteilt sind (Öl-in-Wasser-Emulsionen). Die bekannteste Emulsion ist die Milch. Es gibt aber auch umgekehrt Wasser-in-Öl-Emulsionen; die bekannteste ist die Butter. Auch Cremes sind Öl-in-Wasser-Emulsionen. Zu einer Emulsion gehört immer ein Emulgator, der u. a. das Brechen der Emulsion (das Auftrennen in wässrige und ölige Anteile) verhindert.

Extrakte   Extracta Ph.Eur.

Extrakte sind flüssige (Flüssigextrakte und Tinkturen), halbfeste (Dick-Extrakte) oder feste (Trocken-Extrakte) Zubereitungen, die von pflanzlichen oder tierischen Drogen gewonnen werden. Es können verschiedenen Extrakt-Typen unterschieden werden: Standardisierte (=normierte) Extrakte sind eingestellt auf eine akzeptable Toleranz um einen festgelegten Gehaltswert von Inhaltsstoffen mit bekannter therapeutischer Wirksamkeit. Einstellen auf einen definierten Gehalt wird erreicht durch Mischen verschiedener Extrakt-Chargen oder durch Zumischen inerter Hilfsstoffe.

Quantifizierte Extrakte werden eingestellt auf einen definierten Gehaltsbereich von (wirksamkeitsmitbestimmenden) Inhaltsstoffen durch Mischen von unterschiedlichen Extrakt-Chargen.

Andere Extrakte sind durch ihren Herstellungsprozess definiert (Art der Droge, Extraktionsmittel, Extraktionsbedingungen) und ihre Spezifikationen.

Extrakte werden hergestellt durch geeignete Methoden unter Verwendung von Ethanol oder anderen geeigneten Extraktionsmitteln. Die Extraktion mit einem bestimmten Extraktionsmittel führt zu einem typischen Verhältnis von charakteristischen Inhaltsstoffen im Nativ-Extrakt. Während der Herstellung von quantifizierten und standardisierten (=normierten) Extrakten können Reinigungsschritte angewendet werden, die zu einer Erhöhung des Gehaltes solcher Verbindungen führen. Solche Extrakte werden als „raffinierte" Extrakte bezeichnet.

Droge – Extrakt – Verhältnis

Eine wichtige Kennzahl aller Extrakte ist ihr Droge zu Extrakt Verhältnis (DEV). Es gibt an, wie viele Gewichtsteile Droge für die Herstellung eines Teiles Extrakt verwendet wurde.

Üblicherweise bezieht sich diese Zahl immer auf den nativen Extrakt (wenn nicht anders angegeben). Diese Zahl oder besser: Spanne muss auf den Arzneimittelpackungen angegeben sein, wenn Extrakte eingesetzt wurden.

Beispiel einer Deklaration: 225 mg Baldrian-Trockenextrakt (DEV: 3-6:1) Auszugsmittel: Ethanol 70 % (V/V). Das bedeutet, dass für die Herstellung von 1 Gramm nativem Trockenextrakt zwischen 3 und 6 Gramm Baldrianwurzel eingesetzt wurden. Dass diese Angaben immer Spannen und keine festen Werte sind, liegt daran, dass die prozentuale Menge der extrahierbaren Stoffe einer Droge von Charge zu Charge unterschiedlich sind.

Fluid-Extrakte

Fluid-Extrakte sind flüssige Extrakte, bei denen im Allgemeinen 1 Teil Extrakt einem Teil Droge entspricht. Als Auszugsmittel sind nur Wasser oder Ethanol mit bestimmter Konzentration erlaubt. Sie können auch durch Auflösen entsprechender Trocken- oder Dick-Extrakte hergestellt werden. Bedingung ist dabei, dass bei deren Herstellung das gleiche Lösungsmittel verwendet wurde.

Tinkturen

Tinkturen sind flüssige Zubereitungen, die üblicherweise aus 1 Teil Droge und 5 oder bei manchen Drogen 10 Teilen Extraktionsmittel (immer Ethanol einer bestimmten Konzentration) hergestellt werden. Tinkturen dürfen auch durch Auflösen von Trockenextrakten in Alkohol entsprechender Kon-

zentration hergestellt werden. Voraussetzung ist, dass der Trockenextrakt mit einem Alkohol der selben Konzentration hergestellt wurde. Dadurch ist es leicht möglich auch kleine Mengen Tinkturen ohne großen Aufwand herzustellen.

Das Ausziehen einer Droge kann auf verschiedene Weise geschehen:

1. Durch **Perkolation**: in einer geeigneten Apparatur wird durch die Droge ständig Lösungsmittel durchgeleitet. Auf diese Weise werden die in der Flüssigkeit löslichen Inhaltsstoffe ausgezogen. Die erhaltene Flüssigkeit wird bis zur gewünschten Konzentration wieder eingedampft. Der durch Perkolation gewonnene Drogenauszug heißt **Perkolat**. Durch dieses Verfahren kann eine erschöpfende Extraktion erzielt werden (Erschöpfendes Extraktionsverfahren).

2. Durch **Mazeration**: in einem Gefäß wird die Droge mit der vorgeschriebenen Flüssigkeit übergossen, 10 Tage lang unter täglichem Schütteln stehengelassen und anschließend abgepresst. Der auf diese Weise erhaltene Drogenauszug heißt **Mazerat**. Durch dieses Verfahren ist keine erschöpfende Extraktion möglich. Am Ende des Prozesses stehen die extrahierte Droge und der Auszug in Gleichgewicht (Gleichgewichts-Extraktion). Bekannte Beispiele der Anlage 1a sind Arnikatinktur, Baldriantinktur, Enziantinktur, Myrrhentinktur.

Dick- und Trockenextrakte

Ein zähflüssiger Extrakt (Dick-Extrakt, Spissum-Extrakt) wird hergestellt, indem man einen flüssigen Drogenauszug (z. B. eine alkoholische Tinktur oder einen Tee) bis zur Zähflüssigkeit eindampft. Verwendung z. B. in Salben, Pasten, Bädern. Wird die gesamte Auszugsflüssigkeit verdampft, erhält man einen trockenen Rückstand, den so genannten Trockenextrakt.

Der Trocknungsverlust oder Wassergehalt ist typischerweise bei Trockenextrakten kleiner 5 %. Bei Dick-Extrakten größer. Häufig muss, um ein frei fließendes trockenes Pulver zu erhalten noch 2-50 % eines Hilfsstoffes zugesetzt werden. Solche Hilfsstoffe können Maltodextrin, Siliciumdioxid und getrockneter Glukosesirup sein. Trockenextrakte werden für die Herstellung von Pflanzendragees, -tabletten und -kapseln verwendet. Eine solche Extrakt-Zubereitung besteht aus einem so genannten nativen Extrakt-Anteil und den Hilfsstoffen. Auf den Arzneimitteln darf immer nur die Menge des nativen Extrakt-Anteils deklariert werden, nicht die Menge der im Extrakt vorhandenen Hilfsstoffe. Beispiel: Ein Baldrian-Trockenextrakt besteht zu 90 % aus nativem Extrakt und zu 10 % aus Hilfsstoffen. Ein Dragee mit diesem Extrakt enthält 250 mg des Trockenextraktes. Auf der Packung steht dann: 225 mg Baldrian-Trockenextrakt.

Instanttees Das sind sofort (= instant) lösliche Teeaufgusspulver.

Ein **Instanttee** wird folgendermaßen hergestellt: Von den zu verwendenden Pflanzen wird zunächst ein wässriger Auszug (Tee) bereitet, dieser etwas eingedickt und dann zusammen mit Trägersubstanzen mittels Vakuumband- oder Sprühtrocknungsverfahren schonend getrocknet. Es gibt auch noch die ältere Bandtrocknung, die allerdings weniger schonend ist.

Die beim Eindampfen verloren gegangenen ätherischen Öle werden zum Teil in Pulverform (mikroverkapselt) wieder zugesetzt. Ein Instanttee ist in heißem oder kaltem Wasser sofort löslich.

Eine gute Qualität zeigt sich beispielsweise daran, dass ein Instanttee ausreichend viel Pflanzenextrakt enthält (20–50 g auf 100 g) und ggf. die verloren gegangenen ätherischen Öle wieder zugesetzt sind. Es gibt leider Instanttees, die bestenfalls als „aromatisiertes Zuckerwasser" bezeichnet werden können (Extrakt-Anteil 5 %). Für Husten-Instanttees dürfen z. B. Eibischwurzeln, Fenchelfrüchte, Huflattichblätter und -blüten,

Isländisches Moos, Spitzwegerichkraut, Eukalyptusblätter, Anisfrüchte, Primelwurzel (= Schlüsselblumenwurzel) verwendet werden (Anlagen 1d + 1e).

Drogen, die für freiverkäufliche Magen-Darm-Instanttees verwendet werden können, sind z. B. Fenchelfrüchte, Kamillenblüten, Pfefferminzblätter, Schafgarbenkraut, Tausendgüldenkraut, Angelikawurzel, Anisfrüchte, Enzianwurzel, Gänsefingerkraut, Kalmuswurzelstock, Kümmelfrüchte (Anlagen 1d + 1e).

Drogen, die für freiverkäufliche harntreibende Instanttees in Frage kommen, sind z. B. Birkenblätter, Orthosiphonblätter, Schachtelhalmkraut, Brennnesselkraut, Goldrutenkraut, Hauhechelwurzel, Liebstöckelwurzel (Anlagen 1d + 1e).

Drogen, die für freiverkäufliche Beruhigungs-Instanttees eingesetzt werden dürfen, sind z. B. Baldrianwurzel, Hopfenzapfen, Melissenblätter, Fenchelfrüchte (Anlagen 1d + 1e).

Frischpflanzenpresssäfte

Frischpflanzenpresssäfte werden durch Auspressen frischer Pflanzen hergestellt. Es darf kein anderes Lösungsmittel als Wasser verwendet werden. Als Heilmittel sind nur Press-Säfte aus **einer** Pflanzenart freiverkäuflich (keine Mischungen; daher Kombi-Packungen für Kuren). Sie müssen mit dem verkehrsüblichen deutschen Namen gekennzeichnet sein. Alkohol- oder Konservierungsmittel-Zusätze sind nicht erlaubt bzw. würden zur Apothekenpflicht führen.

Ganzdroge, Grobschnitt, Feinschnitt

Eine **Ganzdroge** besteht aus den unzerkleinerten Drogenteilen (z. B. Leinsamen), bei **Grobschnitt** wird die Droge nur grob zerkleinert (z. B. Quadratschnitt 5 mm × 5 mm), beim **Feinschnitt** liegt die Schnittgröße zwischen 0,3 mm und 2 mm. Die Art der Zerkleinerung kann einen großen Einfluss auf die Qualität der Droge haben. So geht z. B. bei ätherischen Öl-Drogen bei jedem Zerkleinerungsvorgang sehr viel Wirkstoff verloren, da die Zellen, in denen das ätherische Öl in den Pflanzen abgelagert ist, zerstört werden. Ein Feinschnitt von ätherischen Öl-Drogen (Filterbeutel) enthält wesentlich weniger ätherisches Öl als die Ganzdroge oder ein Grobschnitt und ist auch weniger lange lagerfähig. Auf der anderen Seite ist die Extraktionsgeschwindigkeit und die absolute Menge an Inhaltsstoffen, die bei der Teebereitung aus der Droge in das Teegetränk übergehen stark abhängig vom Zerkleinerungsgrad: Je feiner, desto schneller und damit mehr geht in den Teeaufguß über. Das kann bedeuten, dass der Tee aus einem Filterbeutel stärker als aus einem offenen Tee wirkt, der aus Grobschnitt besteht.Drogen mit nicht flüchtigen Inhaltsstoffen sind dagegen in der Regel weniger empfindlich bei der Verarbeitung und Lagerung.

Gelatinekapseln

Gelatinekapseln eignen sich zur Aufnahme schlecht schmeckender oder riechender Arzneistoffe (z. B. Weichgelatinekapseln für Knoblauchöl). Sowohl Weich- als auch Hart-Gelatinekapseln lösen sich normalerweise im Magensaft schnell auf. Es sei denn, sie sind gehärtet und dadurch im Magensaft unlöslich. Sie werden dann erst im Darm aufgelöst und sind damit für Arzneimittel geeignet, die durch Magensaft zerstört werden. In Weichgelatinekapseln werden ölige Lösungen oder ölige Suspensionen, in Hartgelatinekapseln dagegen Pulver bzw. Granulate abgefüllt. Wasserhaltige Füllungen würden die Gelatinekapseln auflösen.

Medizinalweine

Medizinalweine sind Arzneizubereitungen, die durch Lösen oder Mischen von Arzneistoffen mit Wein (in der Regel verwendet man Südwein mit einen Alkoholgehalt von rund 16 Vol.-%) hergestellt werden, z. B. Pepsinwein. Auch ein mit Wein hergestellter Drogenauszug wird als Medizinalwein bezeichnet.

Öle, ätherische

Ätherische Öle sind lipophile, mit Wasserdampf flüchtige, mit Wasser aber nicht mischbare Stoffgemische aus Pflanzen, die fast immer einen starken, oft aromatischen Geruch haben. Nach ihrer chemischen Struktur gehören ihre Bestandteile häufig zu den Terpenen oder den Phenylpropanen. Man kann sie durch Wasserdampfdestillation, durch Auspressen (Orangenschalenöl), durch Extraktion mit Lösungsmittel oder Fett (Rosenöl) gewinnen.

Sie enthalten kein Glycerin. Ätherische Öle sind als Energieträger ernährungsphysiologisch unbedeutend (wohl aber für Geruch und Geschmack wesentlich), werden in kleinen Mengen verwendet und haben häufig arzneiliche oder pharmakologische Wirkungen. Sie sind der Ursprung und wesentlicher Bestandteil der Parfümerie.

Öle, fette

Fette Öle sind Gemische von Estern von langkettigen Fettsäuren mit Glycerin.

Sie sind nicht mit Wasserdampf flüchtig aber ebenfalls lipophil und nicht mit Wasser mischbar. Sie sind oft fast geruchlos. Fette Öle werden in der Regel durch Auspressen von ölreichen Samen und Früchten gewonnen. Fette Öle besitzen in erster Linie diätetische Bedeutung indem sie wertvolle Energieträger sind und daneben weitere physiologische Funktionen haben.

Der Unterschied zwischen **fettem** und **ätherischem Öl** ist deutlich zu sehen, wenn man ein Filterpapier damit betropft: Ein fettes Öl hinterlässt einen Fettfleck. Ein ätherisches Öl ist flüchtig, und der Fleck verschwindet nach einiger Zeit.

Teil I

Puder

Puder bestehen aus feinstverteilten Arzneistoffen in feinkörnigen Grundstoffen. Letztere sind z. B. Talkum, Stärke, Zinkoxid, Kieselsäure und weißer Ton. Man kennt im Wesentlichen Kinderpuder, Fußpuder, juckreizstillende Puder, Puder zur Verhütung von Wundsein.

Halbfeste Arzneiformen: Salben, Kühlsalben, Pasten, Cremes, Gele

Salben sind streichbare Zubereitungen zum Auftragen auf oder zum Einreiben in die Haut. Die Arzneistoffe sind entweder feste oder flüssige Substanzen (fest: Campher, Menthol, Salicylsäure, flüssig: ätherische Öle, Tinkturen), die sehr fein in bestimmten Salbengrundlagen verteilt werden, oder sich darin lösen. Als Salbengrundlagen dienen: Vaseline, Lanolin, pflanzliche (Kakaobutter) oder tierische Fette (Schweineschmalz, Pferdefett), Wachse, Polyethylenglykole, fette Öle usw. Salben können entweder einphasige fette Zubereitungen sein oder Emulsionen. Wenn sie Emulsionen sind, so meist als Wasser-in-Öl-Emulsionen oder Öl-in-Wasser-Emulsionen mit einem hohen Fettanteil. Bei einem niedrigen Fettanteil werden sie meist als Cremes bezeichnet.

Kühlsalbe besitzt auf der Haut eine kühlende Wirkung, die dadurch zustandekommt, dass das enthaltene Wasser leicht verdunstet. Es handelt sich um eine Öl-in-Wasser-Emulsion, bei der sich das Wasser in der äußeren Phase befindet und die Emulsion beim Einreiben bricht. Das setzt eine absichtlich wenig stabile Emulsion voraus. Beispiel: Kühlsalbe des Arzneibuches.

Pasten sind Salben, in die ein hoher Anteil fester Stoffe (z. B. Zinkoxid, Schwefel, Beinwellwurzelpulver) eingearbeitet ist.

Cremes sind wasserhaltige Salben, die leicht in die Haut einziehen und aufgrund ihres geringen Fettanteiles nicht fetten.

Gele sind (oft transparente) Zubereitungen zum Auftragen auf die Haut. Sie bestehen aus einem vernetzten meist hochmolekula-

ren Grundgerüst, in das eine Flüssigkeit so eingelagert ist, dass sie nicht mehr frei fließen kann. Sie besitzen oft kühlende Eigenschaften und hinterlassen beim Eintrocknen einen dünnen Schutzfilm.

Sirupe

Sirupe sind konzentrierte Zuckerlösungen, die Arzneistoffe oder Pflanzenauszüge enthalten (z. B. Eibisch-, Feigen-, Spitzwegerich-, Hustensirupe).

Tabletten

Eine **Tablette** besteht aus einem **Wirkstoffanteil** und einem Anteil an **Hilfsstoffen**. Der Wirkstoffanteil kann aus gepulverten Drogen, Mineralsalzen, chemischen Stoffen usw. bestehen. Als Hilfsstoffe werden Stärke, Milchzucker, Talkum, Agar, Magnesiumstearat und andere Stoffe verwendet. Die Hilfsstoffe haben zum einen die Aufgabe, die Tablette zusammenzuhalten und sorgen zum anderen dafür, dass sie im Verdauungstrakt wieder zerfällt (Füllmittel, Bindemittel, Sprengmittel).

Tinkturen siehe unter Extrakte

Tonika

Unter Tonika versteht man (in der Regel flüssige) Kräftigungs- oder Stärkungsmittel, die die körperliche oder geistige Leistungsfähigkeit verbessern sollen. Sie enthalten in unterschiedlichen Kombinationen Vitamine, Mineralstoffe, Lecithin, Pflanzenauszüge (z. B. aus Ginseng, Weißdorn usw.). Tonika sind Arzneimittel, aber als solche nur mit **vorbeugenden** Aussagen (stützend, kräftigend, pflegend, Wohlbefinden erhaltend bzw. fördernd) freiverkäuflich.

Beispiele für apothekenpflichtige Darreichungsformen: Grundsätzlich apothekenpflichtig sind **Injektionen, Infusionen, Zäpfchen** (rektal), **Implantate,** Darreichungsformen zur Anwendung in der Brust von Tieren (Euter), im Uterus, **Aerosole** mit Teilchengrößen unter 5 µm.

Infusionen und Injektionen (Spritzen) sind Zubereitungsformen, die in die Blutbahn oder in das Gewebe mittels einer Kanüle verabreicht werden. Bei Infusionen werden größere Flüssigkeitsmengen verabreicht. Beide Darreichungsformen sind nicht freiverkäuflich.

Aerosole sind Darreichungsformen, bei denen der Wirkstoff fein versprüht und eingeatmet wird. Sind die versprühten Teilchen kleiner als 5 µm (Mikrometer), ist das Aerosol apothekenpflichtig (z. B. Asthmasprays).

Teil I

5

WISSENSGEBIET 3 – ERKENNUNG VERWECHSELTER, VERFÄLSCHTER ODER VERDORBENER ARZNEIMITTEL

Verwechselte Arzneimittel

Bei Fertigarzneimitteln kommt es gelegentlich vor, dass beim Konfektionieren die Etiketten, Gebrauchsinformation oder die Faltschachteln verwechselt werden. In einem solchen Falle ist der Pharmazeutische Unternehmer für die Verwechslung verantwortlich (siehe dazu § 4 (18), Teil III, Anhang 1). Bei der Entdeckung einer solchen Verwechslung ist unverzüglich der Pharmazeutische Unternehmer und die Aufsichtsbehörde zu verständigen.

Die Verantwortung liegt dagegen beim Einzelhändler, wenn er verwechselte **Tinkturen** oder **Drogen** aus Großgebinden in eine zur Abgabe an den Verbraucher bestimmte Packung abfüllt. Es ist in jedem Falle vor der Abfüllung eine **Identitätsprüfung** durchzuführen! In aller Regel erfolgt eine solche Prüfung organoleptisch (d.h. nach Aussehen, Geruch, Geschmack, Farbe). Der Prüfungsteilnehmer sollte daher die in der Anlage 1a der VO zu § 45 aufgeführten Drogen, **Tinkturen, Pulver** und **Salze** (siehe dazu Teil III, Kap. 1.7.2) von Verwechslungen unterscheiden können.

Folgende **flüssige Arzneimittel** der Anlage 1a kommen in der Praxis als lose Gebinde vor: Hoffmannstropfen, Arnikatinktur, Baldriantinktur, Etherische Baldriantinktur, Enziantinktur, Franzbranntwein, Myrrhentinktur, Ratanhiatinktur, Seifenspiritus und Wacholderspiritus.

Drogen werden in erster Linie mit ähnlich aussehenden Drogen verwechselt, wie z.B. dalmatinischer Salbei und griechischer Salbei, Huflattich- und Eibischblätter mit Pestwurzblättern, Melissen- und Krauseminzeblätter, Bärentrauben- und Preiselbeerblätter, Odermennig- und Gänsefingerkraut, Faulbaumrinde und Cascararinde (= amerikanische Faulbaumrinde), Pomeranzen- und Zitronenschalen, Thymian und Quendel, Holunder-, Schlehdorn- und Spierblüten, geschälte und ungeschälte Süßholzwurzeln u.a.

In den letzten Jahren wurden in einigen wenigen Fällen auch sehr bedenkliche Verwechslungen festgestellt, so z.B. von Klettenwurzeln (Radix Bardanae) mit den Wurzeln der Tollkirsche (Radix Belladonnae) oder von Teufelskrallenwurzeln mit einer nicht näher definierten giftigen Alkaloiddroge.

Wenn der Einzelhändler keine gute Drogenkenntnis besitzt, sollte er sich zumindest um einen sehr zuverlässigen Drogenlieferanten kümmern. **Allerdings muss darauf hingewiesen werden, dass die Vorlage eines Analysenzertifikates den Einzelhändler juristisch nicht von der eigenen Identitätsprüfung entbindet!**

Verfälschte Arzneimittel

Bei den Drogen gibt es Drogenverfälschungen, die häufiger auf dem Drogenmarkt zu beobachten sind und die zum Teil bewusst und zum Teil unbewusst (mangelnde Kenntnis der Sammler) vorkommen. Gängige Drogenverfälschungen nennt die Aufstellung der folgenden Seite.

Weitere Drogenverfälschungen werden in den einzelnen Drogenmonographien genannt. Wer nicht über gute Drogenkenntnisse verfügt, sollte sich jeweils vom Drogenlieferanten bestätigen lassen, dass es sich um die offizielle Arzneibuchdroge handelt.

Der Prüfungsteilnehmer muss auf jeden Fall wissen, dass es Drogenverfälschungen gibt, und wie man sich davor schützen kann!

Verdorbene Arzneimittel

Verdorbene Arzneimittel sind in aller Regel durch eine einfache Sinnesprüfung festzustellen. Im Einzelnen kann es sich um folgende Verderberscheinungen handeln:

Einzeldrogen und Kräuterteemischungen: Befall mit Ungeziefer bzw. das Vorhandensein der einzelnen Entwicklungsstadien der Drogenschädlinge (Gespinste, Maden, Motten, Käfer); ferner Schimmelbefall.

Merke: Bei einer Lagerung von Kräutertees und Drogen neben Lebensmitteln wie Südfrüchten und Getreideprodukten, kann u.U. der Befall mit Ungeziefer erst im Einzelhandelsgeschäft erfolgen (= sog. Sekundärkontamination außerhalb des Verantwortungsbereiches des Pharmazeutischen Herstellers), und ebenso kann sich die Schimmelbildung erst bei zu feuchter Lagerung im Einzelhandelsgeschäft entwickeln!

Pulverpräparate: Verfestigung, Verklumpen infolge undichter oder ungeeigneter Verpackung, insbesondere bei feuchter Lagerung.

Tabletten: Fleckenhafte Verfärbung (insbesondere bei überlagerten Tabletten); Bruch bzw. Risse infolge ungenügender Festigkeit; Zerfallen oder Verklebung bei zu feuchter oder auch zu warmer Lagerung.

Dragees: Gerissene Drageedecke bei längerer Lagerung oder bedingt durch Herstellungsmängel; Verfärbung bzw. punkt- oder fleckenhafte Veränderung der Drageehülle bei längerer oder zu feuchter Lagerung oder entstanden durch „Durchbluten" von Inhaltsstoffen des Drageekernes (z.B. gelbe Verfärbung einer weißen Drageedecke, wenn der Drageekern gelb gefärbten Curcumaextrakt enthält); Platzen der Drageedecke in zwei Hälften, sog. Deckeln bei Drages, deren Kern aus Drogenextrakten besteht, wobei diese zu feucht dragiert wurden; Ablösen der Drageedecken durch Herstellungsmängel oder unsachgemäße Lagerung.

Weichgelatinekapseln: Formveränderung und Zusammenkleben bei zu hoher Lagerungstemperatur; Undichtigkeiten an der Verschweißnaht durch Herstellungsmängel: Härtung und Überlagerung.

Pflanzenpresssäfte: Schimmel im Flaschenhals, Ausflocken, übermäßige Trübung, Gärungserscheinungen durch Herstellungsmängel (z.B. undichte Flaschen) oder falsche Lagerung (z.B. in Regalen, die dem Sonnenlicht ausgesetzt sind) bzw. Überlagerung.

Liquida (Tonika, Elixiere, Emulsionen etc.): Gärungserscheinungen, vor allem bei alkoholfreien Liquida mit undichten Verschlüssen oder ungenügender Entkeimung bei der Herstellung; übermäßiger Bodensatz zur Trübung der gesamten Flüssigkeit durch

Tab. 5.1: Gängige Drogenverfälschungen

Drogen	Verfälscht mit
Arnikablüten	Mexikanischer Arnika *(Heterotheca inuloides)*
Huflattichblätter	Blättern der Pestwurz
Dalmatinischer Salbei	Dreilappigem Salbei (griechischem)
Lindenblüten (Winter- und Sommerlinde)	Blüten der Silberlinde
Primelwurzel	Wurzeln der Schwalbenwurz
Weißdornfrüchte	Früchten des Rotdorns und der Eberesche
Schachtelhalmkraut	Sumpfschachtelhalm
Safran	Färberdistelblüten, Ringelblumenblüten

Herstellungsmängel (z. B. ungenügende Filtration), aber auch bei falscher Lagerung und bei Überlagerung; Phasentrennung bei Emulsionen und Klumpenbildung bei Suspensionen infolge unzureichender Lagerstabilität; Auskristallisation bzw. Ausfällung von Wirkstoffen und Hilfsstoffen (z. B. Zuckerkristallisation in Sirup).

Salben und Gele: Phasentrennung, d. h. Entmischung und Verflüssigung infolge zu warmer Lagerung: mikrobielle Zersetzung bedingt durch Herstellungsfehler; Ranzigwerden infolge zu warmer Lagerung und/oder unzureichenden Oxidationsschutzes; Austritt von Salbe, bedingt durch Verpackungsfehler z. B. undichte Tuben.

Wie die einzelnen Beispiele zeigen, müssen Herstellungs- und Verpackungsmängel nicht die einzige Ursache für verdorbene Arzneimittel sein. Qualitätsmängel können häufiger als angenommen bei **unsachgemäßer** oder **sehr langer Lagerung** auftreten, wobei nicht immer äußerlich erkennbare Veränderungen sichtbar werden müssen. **Daher ist auch gemäß § 8 AMG 76 (= Verbote zum Schutz vor Täuschung) streng auf die vom Hersteller angegebenen Verfalldaten zu achten!*** Ferner muss der Einzelhändler sorgfältig die vom Hersteller angegebenen **Lagerhinweise** beachten (siehe dazu Kap. 6). Der Einzelhändler sollte über ein übersichtliches und schnell abfragbares Kontrollsystem verfügen.

Das besprochene „3. Wissensgebiet" der Prüfungsanforderungen unterliegt dem § 8 AMG (= Verbote zum Schutz vor Täuschung).

---

* Ein sehr nützliches Nachschlagewerk, in dem die Chargenschlüssel und die Kennzeichnung der Verfalldaten vieler Arzneimittelhersteller nachgesehen werden können, ist das Loseblattwerk von Schwendinger/Schaaf/Marschall, „Haltbarkeits- und Herstellungsdaten deutscher Arzneimittel", erschienen im Deutschen Apotheker Verlag, Stuttgart.

6

WISSENSGEBIET 4 – ORDNUNGSGEMÄSSE LAGERUNG, LAGERTEMPERATUR, VERFALLDATUM

Lagerung von Arzneimitteln

Als Erstes hat der Einzelhändler streng darauf zu achten, dass Arzneimittel **deutlich getrennt** von anderen Waren (z. B. Lebensmittel, Diätetika, Kindernährmittel, Kosmetika, Futtermittel, Pflanzenschutzmittel, Schädlingsbekämpfungsmittel usw.) gelagert werden. Für die Überwachung des Einzelhandelsgeschäftes sind zwei verschiedene Behörden zuständig: für die **Arzneimittel** in der Regel (mit Ausnahme der Stadtstaaten) das Regierungspräsidium und für die **übrigen Waren** der Wirtschaftskontrolldienst. Zweitens hat der Einzelhändler bei Fertigarzneimitteln auf die vom Hersteller angegebenen Lagerhinweise zu achten (siehe dazu auch Teil III, Kap. 1.3.5), und er muss wissen, dass bestimmte Arzneimittel **kühl und/oder trocken** aufbewahrt werden müssen.

Bei vielen Fertigarzneimitteln fehlen Lagerhinweise; diese Arzneimittel sind dann bei **üblicher Raumtemperatur**, zwischen 15° und 25 °C (d. h. nicht im Schaufenster oder in der Nähe eines Heizkörpers usw.) lagerungsfähig. Ansonsten gibt es gemäß einer Empfehlung des Bundesministers für Jugend, Familie und Gesundheit die folgenden 3 Lagerhinweise:

1. **„Nicht über 25 °C lagern!"** (Raumtemperatur), z. B. Kräuterteemischungen mit Drogen, die ätherisches Öl enthalten (häufig Husten-, Leber- und Galle-, Magentees usw.), Ätherische-Öl-Drogen offen oder abgepackt, flüssige Vitamin-Präparate, bestimmte Tonika, Weichgelatinekapseln, Salben und Gele –

2. **„Nicht über 20 °C lagern!"** (Kellertemperatur), z. B. Kräutertee-Feinschnitte mit Ätherische-Öl-Drogen (z. B. Pfefferminzfeinschnitt im Filterbeutel), Pflanzenpresssäfte, bestimmte Tonika (vor allem alkoholfreie bzw. alkoholarme Fertigarzneimittel), Drogen mit fetten Öl (z. B. Leinsamen), Kühlsalben, Leinöl, Lebertran u. a. –

3. **„Nicht über 8 °C lagern!"** (Kühlschrank), in der Regel nur für Arzneimittel und Zubereitungsformen, die **apothekenpflichtig** sind (z. B. Impfstoffe).

Bei der **Lagerung von Drogen** ist nicht nur auf die **Temperatur** zu achten, sondern gleichzeitig auch auf die **relative Feuchtigkeit**, um insbesondere nachträgliche Schimmelbildung auszuschließen. Abgesehen von der besonders sorgfältigen Lagerung **ätherischer Öldrogen**, sollten Drogen ganz allgemein nicht wesentlich über 25 °C und bei einer relativen Luftfeuchtigkeit um 40 %–50 % gelagert werden. In der Regel liegt die relative Luftfeuchtigkeit in den Räumen über 50 %. Für die Drogenlagerung ist auf alle Fälle ein Raum, in dem täglich mehrmals Tee bzw. Kaffee gekocht wird, **nicht** geeignet!

Ungeeignet für Einzeldrogen und/oder Fertigarzneimittel, die Drogen enthalten, sind Standorte in den Verkaufsräumen, die dem direkten Sonnenlicht ausgesetzt sind oder die sich in der Nähe von Schaufenstern oder Heizkörpern befinden.

Klarsichtpackungen (Cellophanbeutel) sind für Drogen nicht geeignet, wobei die Verwendung grüner Klarsichtpackungen bei bestimmten Arzneidrogen (z. B. bei Pfefferminz- oder Melissenblättern) als Verstoß gegen § 8 AMG 76 (= irreführende Aufmachung) angesehen werden kann.

Beachtung des Verfalldatums

Das Arzneimittelgesetz regelt in § 10 Abs. 7 (siehe auch Teil III, Kap. 1.3.5) das Verfalldatum wie folgt:
Das Verfalldatum ist mit Monat und Jahr anzugeben.

Beachtet der Einzelhändler ein Verfalldatum nicht, hält er verfallene Arzneimittel vorrätig oder gibt sie ab, begeht er eine

Ordnungswidrigkeit. Verfallene Arzneimittel müssen nicht nur aus den Verkaufsregalen sofort entfernt werden, sie dürfen auch nicht mehr in irgendeinem Geschäftsraum gelagert werden!
Zur Überwachung der Verfalldaten im Einzelhandelsgeschäft gibt es verschiedene Kontrollsysteme (z. B. Listen, Kärtchen, wöchentliche Durchsicht, farbige Kennzeichnung, PC-Codierung u. a. m.), und der Prüfungsteilnehmer sollte wissen, wie er **konkret** die Überwachung der Verfalldaten durchführen will.

Folgende Arzneimittel sind häufig zu kontrollieren: Flüssige Vitaminpräparate, weil sie in der Regel nach rund 1 Jahr nicht mehr den deklarierten Vitamingehalt aufweisen; Leinöl, das nach 6 Monaten ranzig wird; Leinsamen, Kürbissamen sowie andere fettreiche Samen und Früchte sind aufgrund oxidativer und enzymatischer Veränderungen des fetten Öles bei unsachgemäßer Lagerung weniger als 1 Jahr, bei kühler und trockener Lagerung bis zu 2 Jahren haltbar; Kräuterteemischungen mit hohem Anteil an Ätherisch-Öl-Drogen, insbesondere Feinschnitte (= Filterbeutel), da sich die Wirkstoffe hier sehr schnell verflüchtigen.

WISSENSGEBIET 5 – ORDNUNGSGEMÄSSES ABFÜLLEN, ABPACKEN UND ABGABE

Abfüllen, Umfüllen, Abpacken, Kennzeichnen

Von besonderer Bedeutung ist zu wissen, dass das AMG gemäß § 4 Abs. 14 unter „abfüllen, umfüllen, abpacken, kennzeichnen" (d. h. beschriften bzw. etikettieren) eine Arzneimittel-**Herstellung** versteht. Das **Abfüllen** von Lindenblüten aus einem größeren Gebinde in kleinere Tüten, die zur Abgabe an den Verbraucher bestimmt sind, ist im Sinne des AMG also bereits ein **Herstellen** von Arzneimitteln. Die Herstellung von Arzneimitteln ganz allgemein bedarf einer **Herstellungserlaubnis**, die in den §§ 13 bis 20 AMG geregelt und von den Regierungspräsidien bzw. Bezirksregierungen erteilt wird. Von diesen Paragraphen ist in aller Regel nur der § 13, Abs. 2 Ziffer 5 für den Einzelhändler von Bedeutung (= Ausnahme-Regelung). Das Gesetz sieht nämlich für den Einzelhändler, der die Sachkenntnis nach § 50 besitzt, eine Sonderregelung (d. h. eine „Herstellung" ohne Herstellungserlaubnis) vor, wenn er Arzneimittel in **unveränderter Form** lediglich **umfüllt, abpackt und kennzeichnet.**

Das besonders Wichtige an dieser Ausnahmeregelung ist also das Umfüllen usw. in **unveränderter Form!** Das **Zerkleinern** von Drogen, z. B. das Schroten von Leinsamen, der zur Beseitigung der Darmträgheit angeboten wird, ist dem sachkundigen Einzelhändler **nicht gestattet**. Ebenso wenig ist ihm das **Mischen** verschiedener Drogen (z. B. zur Herstellung eines Hustentees) gestattet! Die Sonderregelung im § 13 Abs. 2, Ziffer 5 besagt ferner, dass das Umfüllen usw. nur zur Abgabe **„unmittelbar an den Verbraucher",** also nicht an Zwischenhändler, gestattet ist.

Für das **Abfüllen im Voraus** (d. h. für das „Herstellen von Fertigarzneimitteln") gibt es durch den § 36 (= Standardzulassung) eine **Erleichterung**, d. h. eine Genehmigung ohne Zulassungsformalitäten. Im Artikel 3 § 1 Abs. 3 (= Überleitungsvorschriften zum Arzneimittelgesetz) gab es eine **Besitzstandsklausel.** Letztere besagte, dass Personen Arzneimittel im Voraus abfüllen durften (z. B. Schafgarbenkraut aus größeren Gebinden), wenn sie diese Tätigkeit am 1. Januar 1978, also beim In-Kraft-Treten des AMG 76 seit mindestens drei Jahren befugt ausgeübt und diese „Herstellungstätigkeit" bis zum 30. Juni 1978 der zuständigen Landesbehörde (d. h. den Regierungspräsidien bzw. der zuständigen Senatsstelle) angezeigt hatten. Diese **„Besitzstandsregelung"** war somit an Personen und nicht an ein Geschäft gebunden! Mit anderen Worten ausgedrückt: Wenn z. B. der Geschäftsinhaber seit 1974 oder schon länger befugterweise Schafgarbenkraut aus Großgebinden im Voraus abgefüllt hat, dann durfte er dies auch noch weiterhin tun, **sofern er bis zum 30. Juni 1978 Schafgarbenkraut als Fertigarzneimittel dem BGA und seine Tätigkeit des Abfüllens bis zum 30. Juni 1978 seiner Landesbehörde** angezeigt hat. Die Zulassung ist am 1. Januar 1990 erloschen. Die Möglichkeit des Im-Voraus-Abfüllens wird in § 36 AMG 76 geregelt. Dabei dürfen allerdings nur solche Arzneimittel im Voraus abgefüllt werden, die durch Rechtsverordnung von der Pflicht der Zulassung freigestellt werden, also eine sog. **Standard-Zulassung** besitzen. Beim Abfüllen dieser Arzneimittel hat man sich streng an die jeweilige Vorschrift der betreffenden Standardmonographie zu halten. In diesen Monographien sind nicht nur die Bezeichnung des Fertigarzneimittels, die Kennzeichnung, die Anwendungsgebiete usw. festgelegt, sondern auch die **Behältnisse**, in die das betreffende Fertigarzneimittel abgefüllt werden **muss**. So z. B. ist in den Monographien für die Abfüllung von Drogen vorgeschrieben: „geklebte Blockbodenbeutel bzw. Seitenfaltbeutel aus einseitig glattem, gebleichtem Na-

tronkraftpapier 50 g/m², gefüttert mit gebleichtem Pergamyn 40 g/m²". Zur Abfüllung von Drogen, die eine Standard-Zulassung besitzen, können also nicht beliebig ir-
gendwelche Tüten verwendet werden!*
Für den Einzelhandel sind folgende erlas-
sene Standardzulassungen (Stand 2000) von
Interesse*:

Angelikawurzel
Anis
Arnikablüten
Arnikatinktur
Bärentraubenblätter
Baldriantinktur
Baldrianwurzel
Basilikumkraut
Beruhigungstees I bis VIII
Birkenblätter
Blasen- und Nierentees I bis VII
Brennnesselkraut
Brombeerblätter
Brusttee
Campherspiritus
Eibischblätter
Eibischwurzel
Eichenrinde
Enzianwurzel
Erdrauchkraut
Erkältungstees I bis V
Ethanol 70 % (Weingeist)
Eukalyptusblätter
Eukalyptusöl
Färberginsterkraut
Fenchel
Flohsamen
Franzbranntwein
Franzbranntwein mit ätherischem Öl
Frauenmantelkraut
Gänsefingerkraut
Gallentees I und II
Gartenbohnenhülsen, samenfreie
Goldrutenkraut
Hamamelisblätter
Hamamelisrinde

Hauhechelwurzel
Heidelbeeren
Hirtentäschelkraut
Holunderblüten
Hopfenzapfen
Huflattichblätter (mit einem vorgeschriebe-
nem Höchstgehalt an Pyrolizidinalkaloiden)
Hustentee
Husten- und Bronchialtees I und II
Indische Flohsamen
Isländisches Moos
Johanniskraut
Kamillenblüten
Kamille, Römische
Kiefernadelöl
Korianderfrüchte
Kümmel
Kürbissamen
Lactose (Milchzucker)
Lavendelblüten
Leinsamen
Liebstöckelwurzel
Lindenblüten
Löwenzahn
Mädesüßblüten
Magentees I bis VI
Magen- und Darmtees I bis XII
Magnesiumsulfat (Bittersalz)
Malvenblätter
Mariendistelfrüchte
Melissenblätter
Myrrhentinktur
Natriumsulfat (Glaubersalz)
Orthosiphonblätter
Passionsblumenkraut
Pfefferminzblätter
Pfefferminzöl
Pomeranzenschalen
Queckenwurzelstock
Ratanhiatinktur
Riesengoldrutenkraut
Ringelblumenblüten
Rizinusöl, raffiniertes
Rosmarinblätter
Ruhrkrautblüten
Salbeiblätter
Schachtelhalmkraut
Schafgarbenkraut
Schlüsselblumenblüten

* Nähere Informationen und **laufende Aktualisie-
rung** sind enthalten in: „Braun, Standardzulassungen für Fertigarzneimittel, Text und Kommentar", Deutscher Apotheker Verlag, Stuttgart.

Schwarze Johannisbeerblätter
Spitzwegerichkraut
Stiefmütterchenkraut
Süßholzwurzel
Taubnesselkraut, weißes
Tausendgüldenkraut
Thymian
Tormentillwurzelstock
Wacholderbeeren
Wasserstoffperoxid-Lösung 3 %
Weißdornblätter mit Blüten
Wermutkraut
Zimtrinde

Was muss im Einzelnen beim Abfüllen, Umfüllen und Abpacken beachtet werden?

1. Der sachkundige Einzelhändler hat als erstes auf die **persönliche Hygiene** zu achten (z. B. Kopfschutz bei langen Haaren, saubere Arbeitskleidung, gründliche Reinigung der Hände usw.) und darf das Abfüllen usw. nicht während eines krankhaften Zustandes ausüben (z. B. während einer Erkältungskrankheit oder bei Schnupfen).
2. Die hygienische Sorgfalt gilt gleichermaßen auch **für den Arbeitsplatz.** Dieser muss ausreichend **groß** und **sauber** sowie mit einer **geeichten Waage ausgestattet sein.**
3. Die Arbeitsgeräte (z. B. Löffel, Schaufel, Trichter) müssen sauber sein und staubgeschützt aufbewahrt werden.
4. Wegen der Gefahr der sog. „**Cross-Contamination**" (= Verunreinigung mit anderen Stoffen z. B. mit Drogenstaub) dürfen nicht mehrere Arzneimittel gleichzeitig abgefüllt werden. So können z. B. bei der gleichzeitigen Abfüllung von Pfefferminze neben Kamillenblüten Bestandteile der Kamillenblüten (Pollen, Blütenstaub) in die Pfefferminzblätter gelangen und eine Kamillenpollenallergie auslösen. Auch Drogenschädlinge können auf diese Weise übertragen werden.
5. Ebensowenig darf während einer Abfüllung **geraucht** oder **gegessen** werden (z. B. Frühstückspause am Arbeitsplatz).

Bei dem Ab- und Umfüllen von Weingeist und insbesondere von Hoffmannstropfen (= Ether-Ethanol-Gemisch) ist sehr sorgfältig zu achten, dass sich **kein offenes Feuer** im Raum befindet. Feuergefährliche Stoffe sind mit einem Flammensymbol zu kennzeichnen.

6. Beim Abwiegen ist die Tara (z. B. Gewicht der Tüten) zu beachten, und bei der Ab- und Umfüllung von Fertigarzneimitteln ist das Gewicht, das Volumen und die Stückzahl zu kontrollieren.
7. Die zur Abgabe an den Verbraucher bestimmten **Packungen** müssen für den vorgesehenen Verwendungszweck geeignet sein. Z. B. zur Abgabe von **Leinsamen sind Papierbeutel aus nichtdurchfettendem Papiermaterial** oder für Drogen sind Beutel aus **aromadichtem** Material (= beschichtetes Material, wie in den Standardzulassungen gemäß § 36 AMG 76 vom BGA vorgeschrieben) zu verwenden. **Tinkturen** (z. B. Arnika- oder Baldriantinktur) und insbesondere Wasserstoffperoxidlösung sind in **Flaschen aus braunem Glas** abzufüllen. Die Abgabe von **ätzenden Flüssigkeiten** (z. B. Salmiakgeist) und **äußerlich anzuwendenden** Arzneimitteln (z. B. Campherspiritus, Campherliniment, Seifenspiritus, Wacholderspiritus) ist nie in „Lebensmittelflaschen" abzufüllen und abzugeben! Ätzende Flüssigkeiten sind mit einem Gefahrstoffsymbol zu kennzeichnen.
8. Bei der **Kennzeichnung** (Beschriftung) gelten die Kennzeichnungsvorschriften der §§ 10 und 11 AMG 76 (siehe dazu auch Teil III, Kap. 1.3.5), lediglich für **Fertigarzneimittel**, also wenn im **Voraus** einige Tüten Arzneidrogen abgefüllt werden. Wird eine Droge oder eine Tinktur erst auf Verlangen eines Kunden abgefüllt, so muss der Einzelhändler gemäß § 9 AMG 76 neben der Bezeichung des Arzneimittels (z. B. Kamillenblüten) lediglich seinen Namen oder den Namen seines Geschäftes angeben. Aus Gründen der Arzneimittelsicherheit ist es jedoch zweckmäßig, Arzneimittel generell nach

Teil I

§§ 10 und 11 AMG 76 zu kennzeichnen (zu empfehlen sind vorgedruckte Etiketten, die fertig bezogen werden können.).

Mindestangaben beim Abfüllen auf Verlangen eines Kunden:

KAMILLENBLÜTEN
Datum: 1.4.2000   Menge: 50,0 g
                         Preis: ____ €
Kräuterhaus „Kräuter-Max"
05798 Behördhausen,
Gesundheitsstraße 9

Text gemäß der Standardzulassung (beim Abfüllen im Voraus):

Kamillenblüten
Tee
zur Bereitung von Teeaufgüssen
und Dampfbädern
Zul.-Nr. 7999.99.99

Anwendungsgebiete
Magen-Darm-Beschwerden; Reizung der Mund- und Rachenschleimhaut sowie der oberen Atemwege.

Art der Anwendung und Dosierungsanleitung
Ein Esslöffel voll Kamillenblüten wird mit heißem Wasser (ca. 150 ml) übergossen und nach 5 bis 10 Minuten durch ein Teesieb filtriert. Zur Bereitung eines Dampfbades werden 1 bis 2 Esslöffel von Kamillenblüten mit heißem Wasser übergossen.

Soweit nicht anders verordnet, wird bei Erkrankungen im Magen-Darm-Bereich 3- bis 4-mal täglich eine Tasse frisch bereiteter Teeaufguss warm zwischen den Mahlzeiten getrunken. Bei Entzündungen der Schleimhaut im Mund- und Rachenbereich wird mit dem frisch bereiteten Teeaufguss mehrmals täglich gespült oder gegurgelt. Bei Entzündungen der oberen Atemwege werden die Dämpfe des frisch bereiteten Teeaufgusses eingeatmet.

Hinweis
Der Teeaufguss darf nicht im Bereich des Auges angewendet werden.
Nach Ablauf des Verfalldatums nicht mehr anwenden.
Arzneimittel unzugänglich für Kinder, vor Licht und Feuchtigkeit geschützt aufbewahren.

Zu verwenden bis: Monat/Jahr (maximal 2 Jahre)

Datum: Menge: 50,0 g
Ch.-B 289*   Preis: ____ €
Kräuterhaus „Kräuter-Max"
05798 Behördhausen,
Gesundheitsstraße 9

Folgende Angaben sollte ein Arzneimittel bzw. **muss ein Fertigarzneimittel aufweisen,** siehe dazu obiges Beispiel: (§§ 10 und 11 AMG 76)
1. Name oder Firma und Anschrift des Einzelhändlers bzw. der Name oder die Firma und die Anschrift des pharmazeutischen Unternehmers.
2. Die Bezeichnung des Arzneimittels, gefolgt von der Angabe der Stärke und der Darreichungsform, und soweit zutreffend, dem Hinweis, dass es zur Anwendung für Säuglinge, Kinder oder Erwachsene bestimmt ist, es sei denn, dass diese Angaben bereits in der Bezeichnung enthalten sind," (bei Pflanzen, Destillaten und Presssäften mit ihren verkehrsüblichen deutschen Namen).
3. Zulassungsnummer (Abkürzung = „Zul.-Nr.").

---

* Eine Charge ist die jeweils in einem einheitlichen Herstellungsgang erzeugte Menge eines Arzneimittels. Wenn z.B. aus einem 5 kg Großgebinde zunächst nur 50 Tüten zu je 50 g abgefüllt werden, dann ist dies die 1. Charge und die später abgefüllten restlichen 50 Tüten sind die 2. Charge.

4. Chargenbezeichnung (Abkürzung = „Ch.-B."), falls das Arzneimittel in Chargen in den Verkehr gebracht wird. Wird ein Arzneimittel nicht in Chargen in Verkehr gebracht, so kann/muss das Herstellungsdatum (= Datum der Abfüllung) vermerkt werden. In der Praxis bietet sich für das Einzelhandelsgeschäft an, die auf den Großgebinden angegebenen Chargen-Nummern **zusätzlich** mit zu übernehmen.
5. Darreichungsform (z.B. als Kamillentee)
6. der Inhalt nach Gewicht (z.B. 50 g Kamillentee), Rauminhalt (z.B. 50 ml Baldriantinktur) oder Stückzahl (z.B. 50 Kohle-Tabletten).
7. Art der Anwendung (z.B. als Kamillentee – siehe dazu oben).
8. **Wirkstoffe** nach Art und Menge (z.B. Kamillenblüten).
9. Verfalldatum mit Monat und Jahr.
10. Hinweise, wie **Warnhinweise** (z.B. „nicht im Bereich des Auges verwenden" oder Alkoholwarnhinweise) oder **Lagerhinweise** für die Fachkreise (z.B. „nicht über 20 °C und vor Licht geschützt lagern"); der Hinweis „unzugänglich für Kinder aufbewahren.".
11. Arzneimittel, die nur in Apotheken an Verbraucher abgegeben werden dürfen, müssen den Hinweis „Apothekenpflichtig" tragen.
12. Anwendungsgebiete.
13. Gegenanzeigen, Nebenwirkungen und Wechselwirkungen mit anderen Mitteln (sofern bekannt).
14. Verwendungszweck bei nicht verschreibungspflichtigen Arzneimitteln."

15. Hinweise wie: nach Ablauf des Verfalldatums nicht mehr anwenden.
16. Aufbewahrungshinweise und Angaben der Haltbarkeit nach Öffnung des Behältnisses (soweit erforderlich).

Wird ein Arzneimittel mit äußerer Umhüllung und Packungsbeilage in den Verkehr gebracht, sind die Punkte 12 bis 15 für die **Packungsbeilage** vorgesehen (Gebrauchsinformation).

Abgabe von Arzneimitteln

Der sachkundige Einzelhändler hat darauf zu achten, dass er keine verwechselten, verfälschten, verdorbenen oder verfallenen bzw. überlagerten Arzneimittel abgibt. Er hat Sorge dafür zu tragen, dass ätzende und äußerlich anzuwendende Arzneimittel nicht in „Genussmittelflaschen" (Bier-, Limoflaschen usw.) abgegeben werden, sondern in den dafür vorgesehenen Gefäßen und ggf. nach der **Gefahrstoffverordnung** mit den entsprechenden Symbolen und Hinweisen gekennzeichnet. Wer ätzende Lösungen etc. abfüllt, sollte ein Handbuch über die Gefahrstoffverordnung vorrätig haben, z.B. H. Hörath, Gefährliche Stoffe und Zubereitungen. 6. Aufl., Wiss. Verlagsgesellschaft, Stuttgart 2001. Er hat ferner darauf zu achten, dass Fertigarzneimittel und Arzneimittel ordnungsgemäß gekennzeichnet sind und keine irreführenden Bezeichnungen führen (siehe dazu § 8 AMG 76, Teil III, Kap. 1.3.3).

Teil I

Der sachkundige Einzelhändler muss wissen, dass auch mit freiverkäuflichen Arzneimitteln **Arzneimittelmissbrauch** betrieben werden kann und dass bei **unsachgemäßem Umgang**, insbesondere bei **nicht bestimmungsgemäßer Einnahme bzw. Verabreichung**, gesundheitliche Gefahren für Mensch und Tier auftreten können.

Arzneimittelmissbrauch

Der **Abführmittelmissbrauch** (= Laxanzienabusus) mit sog. „natürlichen" aber anthrachinonhaltigen Abführmitteln, wie Aloe, Sennesblätter, Faulbaumrinde und Rhabarberwurzeln war stark verbreitet. Es muss darauf hingewiesen werden, dass auch bei einer Daueranwendung von Naturprodukten wie Anthranoiddrogen schwer wiegende Gesundheitsschädigungen auftreten können. Aus diesem Grund wurden Anthranoiddrogen der Apothekenpflicht unterstellt. Auch wenn diese Abführmittel apothekenpflichtig sind, so sollte der Prüfling in der Lage sein, eine kompetente Auskunft zu Anthranoid-Drogen geben zu können. Von **Alkoholsüchtigen** werden hochprozentige alkoholische Arzneimittel, wie z.B. Melissengeister, die bis zu 79 % Alkohol enthalten, aber auch weinhaltige Zubereitungen (Tonika, Medizinalweine), die in der Regel 16–18 % Alkohol enthalten, missbräuchlich verwendet, d.h. diese Arzneimittel werden von Süchtigen nur wegen ihres Alkoholgehaltes eingenommen.

Bei chronischer **Magenübersäuerung** wird durch die ständige überdosierte Einnahme von Natriumhydrogencarbonat (= Natron, Bullrichsalz), das Grundleiden eher verschlimmert. Fertigarzneimittel, die gegen Magenübersäuerung empfohlen werden, sind daher auf ihre Zusammensetzung zu überprüfen.

Gefahren beim unsachgemäßen Umgang mit Arzneimitteln:

Der sachkundige Einzelhändler sollte sich nicht nur mit der Zusammensetzung und dem Anwendungsgebiet, sondern auch mit der Gebrauchsanweisung und den möglichen Wechselwirkungen jedes Präparates seines Arzneimittelsortimentes vertraut machen.

Beispiele:

Beim Verkauf eines **Frischpflanzenpresssaftes** oder eines **alkoholfreien Tonikums**, die beide in der Regel durch Pasteurisation haltbar gemacht worden sind und die häufig auch keine Konservierungsmittel enthalten, sollte darauf aufmerksam gemacht werden, dass bei derartigen Arzneimitteln sehr streng auf die vorgegebenen Einnahme- und Aufbewahrungsvorschriften geachtet werden muss. Diese lauten in dem speziellen Falle etwa wie folgt: „Nicht aus der Flasche trinken" (Grund ist die dadurch erfolgende intensive Beeimpfung des Flascheninhaltes mit Bakterien des Mundes und des Speichels. Nirgends im Menschen – außer im Darm – ist die Keimzahl höher als Im Mund!) oder „Nach dem Öffnen Flasche sofort wieder verschließen (Bakterien aus der Luft könnten in die Flasche gelangen und sich dort massenhaft vermehren)". „Angebrochene Flasche im Kühlschrank aufbewahren". Haltbarkeit auch dann nur 4–8 Tage. Die Haltbarkeit nach Anbruch ist stark abhängig von der Anzahl der in das Produkt gelangten Bakterien, Hefen und Pilze, von der Temperatur sowie vom pH-Wert des Produktes. Bei +1 °C ist die Haltbarkeit deutlich besser als bei +8 °C.

Bei **alkoholhaltigen Arzneimitteln** sollten Leberkranke, Diabetiker, Nierenkranke und Schwangere auf den Alkoholgehalt hingewiesen werden (muss in Vol.-% auf der Packung angegeben sein). Autofahrern ist der

Rat zu geben, das betreffende Arzneimittel erst nach Beendigung ihrer Fahrt einzunehmen. Dabei sollte aber auf die absolute Alkoholmenge entsprechend der Dosierung geachtet werden! Nicht jedes mg Ethanol stellt eine Gefahr dar. Es ist ein Unterschied, ob durch einen Melissengeist oder Arzneiwein pro Tag 20 Gramm und mehr oder durch alkoholhaltige Tropfen weniger als 1 Gramm Ethanol geschluckt werden. Schließlich sollte man wissen, dass eine Reihe von Arzneimitteln **Wechselwirkungen mit Alkohol** eingehen, die u. a. zur Fahruntüchtigkeit führen können (Schmerzmittel, manche Beruhigungsmittel, manche Schnupfenmittel u. a.). Zuletzt ist noch darauf zu achten, dass an Kinder und Jugendliche keine alkoholhaltigen Arzneimittel, die zu Missbrauch geeignet sind (Melissengeist, Tonika, Medizinalweine), abgegeben werden dürfen. Bei **Säuglingen** sind bis zum 8. Lebensmonat alkoholhaltige Arzneimittel kontraindiziert, da der Säugling bis etwa zum 8. Monat noch keine Alkoholdehydrogenase besitzt, die für den Abbau des Alkohols notwendig ist.

Diabetiker, sofern bekannt, sind auf den **Zuckergehalt** in Hustensäften, Lutschtabletten, einigen Instant-Tees und Tonika aufmerksam zu machen. Ab und zu werden Arzneimittel, die als „für Diabetiker geeignet" gekennzeichnet sind, weil sie einen Zuckeraustauschstoff enthalten, als Arzneimittel gegen die Zuckerkrankheit angesehen. Hier ist es zwingend notwendig, Aufklärung zu betreiben!

Nierenkranke sollen ohne Erlaubnis ihres Arztes keine Wacholderpräparate einnehmen und dann nur in Dosierungen nicht über 100 mg ätherisches Wacholderöl pro Tag.

Das **Absetzen eines vom Arzt** verordneten Arzneimittels zugunsten eines freiverkäufli-

chen Arzneimittels kann mit schlimmen Folgen einhergehen. Es muss daher dringend davor gewarnt werden, z. B.

- ▸ Bohnenschalen- oder Heidelbeerblättertee anstelle von Diabetikertabletten,
- ▸ Mistel anstelle eines blutdrucksenkenden Mittels,
- ▸ Weißdorn anstelle eines verordneten Herzmittels,
- ▸ Bärentraubenblätter anstelle eines Antibiotikums,
- ▸ Brennnesselkraut anstelle eines verordneten Eisenpräparates usw. einzunehmen.

Von der **gleichzeitigen Einnahme** freiverkäuflicher Arzneimittel zusammen mit verordneten Arzneimitteln gegen die selbe Krankheit ohne Information des behandelnden Arztes ist abzuraten, da zwischen den Arzneimitteln **Wechselwirkungen** (= Interaktionen) auftreten können, wobei die Wirkung des verordneten Arzneimittels verringert bzw. gehemmt oder auch gesteigert werden kann. Verbraucher, die stark wirksame und lebenserhaltende Arzneimittel vom Arzt verordnet bekommen, müssen ganz besonders auch auf Wechselwirkungen mit Lebensmitteln achten. Hier ist Grapefruitsaft, Rotwein und Tee in letzter Zeit aufgefallen. Mittel gegen Magenübersäuerung (Antazida) können die Resorption anderer Arzneimittel stark beeinträchtigen, ebenso manche Abführmittel.

Die **Nichtbeachtung der Krankheitsliste** oder irreführende Aussagen aufgrund unwissenschaftlicher bzw. unseriöser Kräuterbücher ist ebenfalls ein unsachgemäßer Umgang mit freiverkäuflichen Arzneimitteln.

Teil I

WISSENSGEBIET 7 – ARZNEIMITTELGESETZ UND HEILMITTELWERBEGESETZ

Gesetz über den Verkehr mit Arzneimitteln (Arzneimittelgesetz)

Folgende Paragraphen des AMG 76 sind für Arzneimittel außerhalb der Apotheke (sog. freiverkäufliche Arzneimittel) von Bedeutung. Der Prüfungsteilnehmer muss den Inhalt – nicht den wörtlichen Gesetzestext – dieser gesetzlichen Bestimmungen wissen und anwenden können:

§ 2 (= Arzneimittelbegriff)
§ 3 (= Stoffbegriff)
§ 4 (= Sonstige Begriffsbestimmungen, darunter Fertigarzneimittel)
(Näheres darüber ist im Kap. 3, 1. Wissensgebiet und im Teil III nachzulesen.)

Im § 4 ist auch der Begriff des **Herstellens** verankert (Näheres darüber ist im Kap. 7, 5. Wissensgebiet nachzulesen.
Im § 4 ist ferner der Begriff der **Charge** definiert: „Eine Charge ist die jeweils in einem einheitlichen Herstellungsgang erzeugte Menge eines Arzneimittels" (Näheres darüber ist im Kap. 7, 5. Wissensgebiet nachzulesen).
Im § 4 ist schließlich auch noch der **Pharmazeutische Unternehmer** wie folgt definiert: Der pharmazeutische Unternehmer ist bei zulassungs- oder regierungspflichtigen Arzneimittel der Inhaber der Zulassung oder Registrierung. Pharmazeutischer Unternehmer ist auch, wer Arzneimittel unter seinem Namen in den Verkehr bringt, außer in den Fällen des § 9 Abs. 1 Satz 2. Der Einzelhändler ist immer dann „Pharmazeutischer Unternehmer", wenn er z.B. Drogen, Baldriantinktur, Glaubersalz usw. aus größeren Gebinden abfüllt und diese unter seinem Namen in den Verkehr bringt. Der Pharmazeutische Unternehmer, d.h. der Einzelhändler bzw. der Inhaber der betreffenden „Arzneimittelabgabestelle", ist nicht nur für eine **einwandfreie Qualität** und für die **ordnungsgemäße Kennzeichnung** des von ihm „hergestellten" und in den Verkehr gebrachten Arzneimittels voll verantwortlich, sondern er muss gemäß der folgenden Paragraphen handeln:

§ 84 (= Gefährdungshaftung) eine Haftpflichtversicherung abschließen, aber nur für Fertigarzneimittel (siehe dazu auch Teil III, Kap. 1.17).

§ 8 (= Verbote zum Schutz vor Täuschung), Näheres dazu ist im Kap. 5, 3. Wissensgebiet und im Teil III, Kap. 1.3.3 nachzulesen.

§ 10 (= Kennzeichnung der **Fertigarzneimittel**), Näheres dazu ist im Kap. 7, 5. Wissensgebiet und im Teil III, Kap. 1.3.5. nachzulesen.

§ 11 (= Packungsbeilage), Näheres dazu ist im Teil III, Kap. 1.3.6 nachzulesen.

§ 13 **Abs. 2, Ziffer 5** (Herstellungserlaubnis; Sonderregelung für den Einzelhändler, der die Sachkenntnis nach § 50 AMG 76 besitzt), Näheres dazu ist im Kap. 7, 5. Wissensgebiet und im Teil III, Kap. 1.4.1 nachzulesen.

§ 36 (= Ermächtigung für Standardzulassungen), Näheres dazu ist im Kapitel 7, 5. Wissensgebiet und Teil III, Kap. 1.5.4 nachzulesen.

§ 44 (= Ausnahme von der Apothekenpflicht), Näheres dazu ist im Kapitel 3, 1. Wissensgebiet und im Teil III, Kap. 1.8 nachzulesen.

§ 45 (= Ermächtigung zu weiteren Ausnahmen von der Apothekenpflicht), Näheres dazu ist im Kapitel 3, 1. Wissensgebiet Seite 5, im Teil III Kap. 1.7 nachzulesen.

§ 46 (= Ermächtigung zur Ausweitung der Apothekenpflicht), Näheres dazu ist im Kapitel 3, Wissensgebiet 1 und im Teil III, Kap. 17.3 nachzulesen.

§ 50 (= Einzelhandel mit freiverkäuflichen Arzneimitteln; erforderliche Sachkenntnis), Näheres dazu ist im Teil I, Kap. 3 und im Teil III, Kap. 1.7.8 nachzulesen.

§ 51   (= Abgabe im Reisegewerbe), Näheres dazu ist im Teil III, Kap. 1.7.9 nachzulesen.

§ 52   (= Verbot der Selbstbedienung), Näheres dazu ist im Teil III, Kap. 1.7.10 nachzulesen.

§ 55   (= Arzneibuch), Näheres dazu ist im Kapitel 4, 2. Wissensgebiet und im Teil III, Kap. 1.10 nachzulesen.

§ 64   (= Durchführung der Überwachung), Näheres dazu ist im Teil III, Kap. 1.12 nachzulesen.

§ 65   (= Probenahme bei Überwachung), Näheres dazu ist im Teil III, Kap. 1.12 nachzulesen.

§ 67   (= Allgemeine Anzeigepflicht): eine Geschäftseröffnung ist nicht nur der zuständigen Gewerbeaufsicht usw. zu melden, sondern sie ist auch der pharmazeutischen Landesüberwachungsbehörde (z.B. dem Regierungspräsidium) anzuzeigen. Näheres dazu ist im Teil III, Kap. 1.8 nachzulesen.

§ 69   (= Maßnahmen der zuständigen Behörde; Rückruf von Arzneimitteln). Neben den Maßnahmen der zuständigen Gesundheitsbehörden (siehe dazu Gesetzestext im Teil III, Kap. 1.13) gibt es noch das Rückrufsystem der Landesapothekerkammern und das „refo-Arzneimittel-Sicherheitssystem" vom Bundesverband Deutscher Reformhäuser.

§§ 95, 96 und 97 (= Straf- und Bußgeldvorschriften), Näheres dazu ist im Teil III, Kap. 1.18 nachzulesen.

§ 105   (= Zulassung von Fertigarzneimitteln, die sich am Tage der Verkündigung dieses Gesetzes im Verkehr befanden), Näheres dazu ist im Kapitel 7, 5. Wissensgebiet, Kap. 7 und im Teil III, Kap. 1.5.7 nachzulesen.

§ 109a (= Verlängerung der Zulassung für traditionelle Arzneimittel), bis 15. März 2005 wurden im Bundesanzeiger 19 Listen (Aufstellungen) für traditionell angewendete Arzneimittel

mit deren genauen Anwendungsgebieten veröffentlicht.

Merke: Die Frist für die Möglichkeit der Anzeige von Fertigarzneimitteln an das BGA bzw. an das Bundesinstitut für Arzneimittel und Medizinprodukte (BfArM) ist längst abgelaufen; der Termin war der 30. Juni 1978. Wichtig für Geschäftsneueröffnungen! Die dem früheren BGA rechtzeitig angezeigten Fertigarzneimittel (z.B. im Voraus abgefüllte Drogen) galten für 12 Jahre als zugelassen. Die Zulassung ist am 1. Januar 1990 erloschen, wenn bis zu diesem Zeitpunkt kein Antrag auf Verlängerung der Zulassung beim BGA gestellt worden ist (= sog. Nachzulassung). Die Nachfolgebehörde für das BGA ist das Bundesinstitut für Arzneimittel und Medizinprodukte, abgekürzt BfArM, in Bonn. 2006 soll das derzeitige BfArM in die „Deutsche Arzneimittel- und Medizinprodukteagentur" (DAMA) überführt werden.

Gesetz über die Werbung auf dem Gebiet des Heilwesens (Heilmittelwerbegesetz)

§ 1   (= Anwendung des Gesetzes), Näheres dazu ist im Teil III, Kap. 2.3 nachzulesen.

§ 3   (= unzulässige irreführende Werbung), z.B. wenn Arzneimitteln Wirkungen beigelegt werden, die sie nicht haben oder wenn von „reinen Naturprodukten" gesprochen wird, obwohl diese synthetische Bestandteile enthalten oder wenn fälschlicherweise behauptet wird, dass ein Erfolg mit Sicherheit zu erwarten ist und/oder keinerlei Nebenwirkungen auftreten. Der Gesetzestext ist im Teil III, Anhang 4 nachzulesen.

Teil I

TISUNIL-GOLD	= Bezeichnung des Arzneimittels
von Knif GmbH, 70391 Frauenberg	= Name oder Firma mit Sitz des Pharmaz. Unternehmens
Hausmittel gegen Darmträgheit und bei Entzündungen im Magen und Darm	= Anwendungsgebiete
Nicht anwenden bei Darmverschluss	= Gegenanzeigen

§ 4 (= Mindestinformation einer Werbung) siehe auch Teil III, Kap. 2.5.

1. Werbung außerhalb der Fachkreise (z. B. Plakate, Zeitungsanzeigen, Werbeprospekte für Verbraucher) sog. Publikumswerbung muss – deutlich abgesetzt vom übrigen Werbetext – die unten aufgeführten Mindestangaben enthalten.

Wenn **Nebenwirkungen** bekannt sind oder **Warnhinweise** (z. B. Alkoholwarnhinweise) vorgeschrieben werden, dann **müssen** (!) diese ebenfalls in der „Mindestinformation" z. B. in einer Zeitungsanzeige oder auf dem Plakat genannt werden.

Nach einer **Fernsehwerbung** ist folgender Text einzublenden und zu sprechen: „Zu Risiken und Nebenwirkungen lesen Sie die Packungsbeilage und fragen Sie Ihren Arzt oder Apotheker". Falls keine Risiken und Nebenwirkungen bekannt sind, kann der Satz entfallen.

2. Werbung innerhalb der Fachkreise (z. B. Informationsschrift zur Einführung eines Arzneimittels im Einzelhandelsgeschäft): In diesem Falle kommt zu den oben beschriebenen „Pflichtmindestangaben" noch hinzu: die **Zusammensetzung des Arzneimittels nach Art und Menge der wirksamen Bestandteile.**

3. Erinnerungswerbung. In diesem Falle darf **nur mit der Bezeichnung** des Arzneimittels und zusätzlich mit dem **Namen der Firma** bzw. mit dem Warenzeichen des Pharmazeutischen Unternehmens geworben werden. Beispiel: Tisunil-Gold von Knif/

Frauenberg. Zusätzliche Preisangabe ist erlaubt. Die Pflichtangaben müssen deutlich abgesetzt und abgegrenzt von den übrigen Werbeaussagen angebracht werden. Dies ist z. B. durch räumliche Trennung, graphische Gestaltung, andere Schrifttypen usw. erreichbar.

4. Unzulässige Werbung

§ 6 (= unzulässige Werbung) mit **Gutachten** oder **Zeugnissen** von nicht wissenschaftlich oder fachlich berufenen Personen oder die Bezugnahme auf **wissenschaftliche Veröffentlichungen,** ohne dabei die genaue Literaturfundstelle zu nennen. Werbung mit Gutachten, Zeugnissen, Wiss. Veröffentlichungen ist nur innerhalb der Fachkreise erlaubt (= vollständiger Gesetzestext ist im Teil III, Anhang 4 nachzulesen).

§ 10 (= Verbot der Publikumswerbung für Schlafmittel). Bei den freiverkäuflichen Beruhigungsmitteln, wie Baldrian-, Hopfen-, Johanniskraut- und Passionsblumenkrautpräparaten darf in der Werbung das Wort „Schlaflosigkeit" nicht benutzt werden. Der Gesetzestext ist im Teil III, Anhang 4 nachzulesen.

§ 11 (= Verbotsliste für Werbung **außerhalb** der Fachkreise), z. B. ist verboten zu werben mit Gutachten, Zeugnissen und wissenschaftlichen Veröffentlichungen – mit der Wiedergabe von Krankengeschichten – mit der bildlichen Darstellung von Personen im weißen Berufskittel u. ä. – mit der bildlichen Darstellung eines veränderten Krankheitszustandes – mit fremd- oder fachsprachlichen Bezeichnungen – mit Aussagen, die Angstgefühle hervorrufen usw. Die früher erlaubte **Abgabe** von **Arzneimittelproben** ist ebenfalls untersagt.

§ 12 (= **Krankheitsliste**). In einer Anlage zu § 12 (siehe Text der Anlage im Teil III, Anhang 4) sind Krankheiten und Leiden beim Menschen und Krankheiten und Leiden beim Tier aufgeführt, für die keine Publikumswerbung betrieben werden darf (auch nicht **vorbeugender** Natur!). Diese Krankheitsliste stimmt in vielen Punkten mit der Krankheitsliste Anlage 3 zur VO nach § 46 AMG 76 überein. Für freiverkäufliche Arzneimittel gilt: die Anwendungsgebiete müssen mit denen der Packungsbeilage übereinstimmen.

Diese Krankheitsliste wurde stark gekürzt und enthält jetzt nur noch folgende Krankheiten:

Krebs, Schwangerschaftskomplikationen, Suchtkrankheiten außer Nikotinsucht und die nach dem Infektionsschutzgesetz meldepflichtigen Krankheiten.

§ 15 (= Ordnungswidrigkeiten). Verstöße gegen das HWG können mit Geldbußen bis zu 25 000 € geahndet werden. Werbematerial, das gegen das HWG verstößt, kann eingezogen werden. Der Gesetzestext ist im Teil III, Anhang 4 nachzulesen.

Teil I

Teil II

Arzneimittelkunde (Fertigarzneimittel)

Herbert Niklas

1 EINLEITUNG

Der Teil II gibt eine kurze Übersicht über einen Teil jener Arzneimittel, die im Einzelhandel außerhalb der Apotheken in Drogerien, Reformhäusern, Supermärkten, Zoohandlungen und im Lebensmitteleinzelhandel in den Verkehr gebracht werden. Nach allgemeinen Erläuterungen und einer Übersicht der Darreichungsformen und Zubereitungen folgt die Besprechung der Arzneimittel für die wichtigsten Anwendungsgebiete. Am Anfang eines jeden Kapitels steht eine Erläuterung zum Verständnis der Wirkungen dieser Arzneimittel. Daran anschließend folgt die Nennung der jeweils wichtigsten wirksamen Bestandteile. Am Ende werden einige Fertigarzneimittel vorgestellt; diese Auflistung stellt keinerlei Wertung oder Empfehlung dar.

Es würde den Rahmen sprengen, wollten alle vorkommenden wirksamen Bestandteile jeweils erläutert und bei den Fertigarzneimitteln angeführt werden. Es werden daher in diesem Teil wichtige Wirkstoffe in den Kapiteln kurz besprochen, auch wenn sie in den angeführten Präparaten nicht genannt sind. Die Kenntnis der vollständigen Zusammensetzung freiverkäuflicher Arzneimittel ist im Einzelhandel außerhalb der Apotheke nicht notwendig; doch sollen die wichtigsten wirksamen Bestandteile und mögliche Gegenanzeigen (Kontraindikationen) und Nebenwirkungen bekannt sein. Da Arzneimittel Waren besonderer Art sind, muss sich der Einzelhändler über die wichtigsten Eigenschaften seiner Arzneimittel informieren, damit er den Kunden Hinweise geben kann.

Durch die Bestimmungen des Arzneimittelgesetzes (insbesondere der so genannten Nachzulassung) sind die Zusammensetzungen auch der freiverkäuflichen Arzneimittel derzeit einer wissenschaftlichen Prüfung zu unterziehen. Dies hat zur Folge, dass die Unternehmer die wirksamen Bestandteile an den aktuellen Kenntnisstand anzupassen haben. Demnach ist es möglich, dass hier Änderungen eintreten, die bei Redaktionsschluss natürlich nicht bekannt waren.

Bitte vergewissern Sie sich daher immer anhand der Ihnen im Geschäft vorliegenden Arzneimittel, ob sich etwas geändert hat. Die wirksamen Bestandteile sind auf der Packung angegeben. Der aufmerksame Betrachter des Sortiments wird bemerken, dass einige Produkte heutzutage als Nahrungsergänzungsmittel vermarktet werden, die früher, wenn auch vielleicht mit anderer Bezeichnung oder geringfügig geänderter Zusammensetzung, als Arzneimittel im Handel waren. Man wird daher im Zutatenverzeichnis dieser Lebensmittel Stoffe finden, die man allgemein zur Ernährung nicht bewusst zu sich nimmt. Wenn dann noch der Text auf der Packung von den Herstellern so geschickt und trickreich formuliert wird, dass eine arzneiliche Zweckbestimmung nicht mehr eindeutig zu erkennen ist, dann ist das Mittel, meist aus rechtlichen Gründen, dem Lebensmittelrecht unterworfen. Sie werden daher in solchen Lebensmitteln Inhaltsstoffe finden, die bei Arzneimitteln in diesem Teil II des Buches kurz besprochen werden.

Freiverkäufliche Arzneimittel dienen in erster Linie der Selbstbehandlung bei einfachen Befindlichkeitsstörungen. Der Gesetzgeber hat bewusst stärker wirksame Mittel der Apothekenpflicht unterstellt und nur solche Arzneimittel für den Einzelhandel außerhalb der Apotheken freigegeben, die überwiegend aus dem Erfahrungsschatz der Volksmedizin kommen. Dennoch sind freiverkäufliche Arzneimittel nicht immer frei von Nebenwirkungen. Über die bedeutsamsten gibt der Teil II dieses Buches jeweils Auskunft.

Es muss darauf hingewiesen werden, dass bei andauernden Störungen des Wohlbefindens aus allseits bekannten Gründen ärztlicher Rat einzuholen ist. Denn es versteht sich von selbst, dass eine genaue Kenntnis der Arzneimittel ein wissenschaftliches Studium voraussetzt. Dennoch kann durch kritisches und verantwortungsbewusstes Denken und Handeln auch im Verkehr mit Arzneimitteln außerhalb der Apotheken ein Beitrag zur Arzneimittelsicherheit geleistet werden.

In Fertigarzneimitteln liegen die arzneilich wirksamen Stoffe in der Regel in Form von Zubereitungen vor. Das bedeutet – wenn man von Teemischungen absieht –, dass neben einem oder mehreren Wirkstoffen auch Hilfsstoffe enthalten sind, die selbst keine arzneiliche Wirkung entfalten. Solche Hilfsstoffe sind bei festen Darreichungsformen, wie Tabletten oder Dragees, Stoffe, die die abgeteilte Form auf das gewünschte Gewicht bringen und wesentlich dazu beitragen, dass die Wirkstoffe im Körper freigesetzt werden können. Ähnliches gilt auch für flüssige Formen; hier ist das Lösungsmittel der Träger der Wirkstoffe. Bei anderen Darreichungsformen, beispielsweise Salben, gilt Gleiches.

Man erwartet von Arzneimitteln, dass sie wirken. Sie können jedoch nur dann eine Wirkung entfalten, wenn der Wirkstoff am so genannten Erfolgsorgan – also da, wo die Wirkung erwartet wird – auch ankommt. Das bedeutet, dass der Wirkstoff auf einem Weg, in der Regel ist das der Blutweg, transportiert werden muss. Voraussetzung hierfür ist, dass das Arzneimittel im Körper den Wirkstoff freigibt und dieser dann ins Blut geht oder lokal die Wirksamkeit entfaltet.

Das Zuführen eines Arzneimittels nennt man die Applikation. Dies kann auf verschiedenen Wegen geschehen: Man kann das Arzneimittel auf Schleimhäute aufbringen, wie etwa den Nasenspray auf die Schleimhäute der Nase. Hier wirkt der Arzneistoff lokal, d. h. dort, wo er aufgesprüht wird, nämlich auf den Schleimhäuten – unter Umgehung des Blutweges. Nimmt man dagegen Kapseln gegen Schnupfen ein, so gelangen die Wirkstoffe in den Magen und Darm, werden dort ins Blut abgegeben und gelangen über den Blutweg an die Nasenschleimhäute, aber natürlich auch überall sonst hin im Körper und können somit an bestimmten Organen unerwünschte Begleitwirkungen auslösen, z. B. Herzjagen.

Den Vorgang des Übergangs eines Arzneistoffs in den Körper nennt man Resorption.

Verfolgen wir den Weg einer Tablette, welche oral appliziert, also durch den Mund eingenommen wurde. Durch Schlucken gelangt sie nach dem Passieren der Speiseröhre in den Magen. Dort trifft sie auf saure Flüssigkeit – den Magensaft. Hier oder im sich am Magen anschließenden Zwölf-Finger-Darm löst sie sich auf, und der Wirkstoff tritt in Kontakt mit der Magen- bzw. Darmschleimhaut. Durch komplizierte Vorgänge gelangt der Arzneistoff ins Blut, passiert die Leber (über den Pfortaderkreislauf), „geht ins Blut" und verteilt sich dann im Körper und trifft auch an das „Erfolgsorgan", also jene Stelle, an der eine Wirkung ausgelöst werden soll. Nun resorbiert der Körper nicht immer alles an Arzneistoff. Meist wird nur ein Teil aufgenommen; dies hängt von der Resorptionsquote ab. Diese wird z. B. beeinflusst vom Füllungszustand des Magens (vor oder nach dem Essen), von der Menge an Magensäure und von der Zerfallsgeschwindigkeit der Arzneiform. All diese Einflüsse auf die Resorption können ausgeschaltet werden, wenn man das Arzneimittel direkt ins Blut, z. B. intravenös, injiziert. Hier ist die Resorptionsquote 100 %. Solche Arzneimittel sind Apotheken vorbehalten.

Ist ein Arzneistoff resorbiert worden, beginnt dessen chemische Umwandlung im Körper. Dies nennt man Biotransformation. Diese geschieht fast ausnahmslos in der Leber. Das Pharmakon wird also chemisch verändert, meist zu wenig wirksamen oder unwirksamen Stoffen. Der nächste Schritt ist dann die Ausscheidung des Arzneistoffs bzw. dessen Umwandlungsprodukte. Meist geschieht dies über die Nieren. Grob vereinfacht kann man feststellen, dass die Leber das Arzneimittel wasserlöslich macht, damit es über die Nieren ausgeschieden werden kann. In diesem Zusammenhang ist auf Folgendes hinzuweisen (siehe Abb. 2.1): Um eine Wirkung zu entfalten, muss ein Arzneimittel einen bestimmten Blutspiegel erreichen (therapeutischer Bereich), das heißt, in

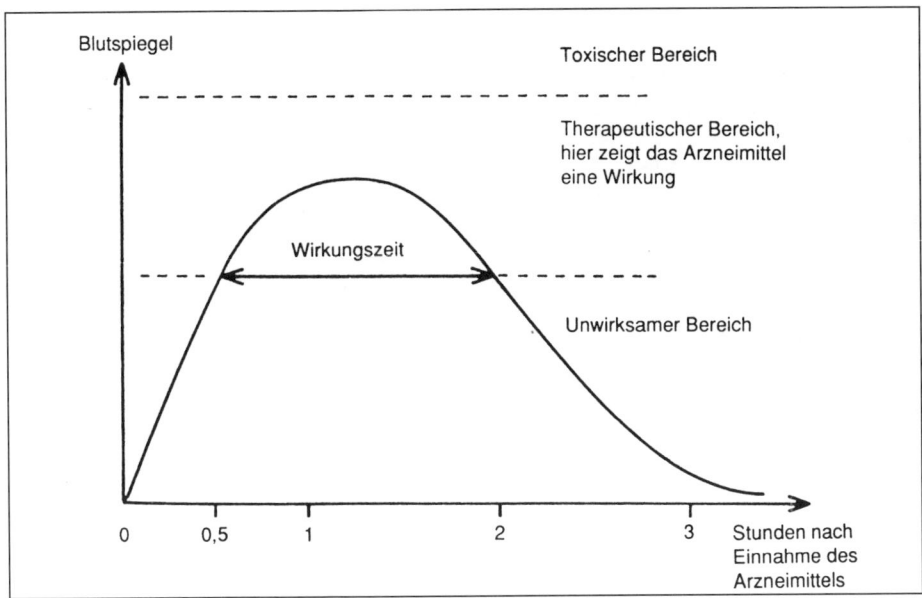

Abb. 2.1: Die Abhängigkeit der Wirkung der Arzneimittel von der Konzentration im Blut

ausreichend hoher Konzentration im Blut verteilt sein. Ein zu geringer Blutspiegel bewirkt, dass das Arzneimittel keine Wirkung zeigt; erst bei ausreichend hohem Blutspiegel wird ein wahrnehmbarer therapeutischer Effekt zu sehen sein. Erhöht man die Konzentration noch weiter, so werden bei vielen Arzneistoffen unerwünschte Wirkungen auftreten (toxischer Bereich).

Die Vorgänge der Umwandlung (= Biotransformation) und der Ausscheidung fasst man unter dem Begriff Elimination zusammen.

Ein arzneilich wirksamer Stoff im Sinne § 3 AMG 1976, also auch eine chemische Verbindung oder geschnittene Pflanzenteile, liegt in der Form eines Arzneimittels meist be- oder verarbeitet vor (Ausnahmen sind z. B. Glaubersalz, Teedrogen). Zur Anwendung werden die Stoffe in eine Arzneiform (Darreichungsform) gebracht, die für die Anwendung geeignet ist. Eine häufig verwendete Arzneiform ist die **Tablette.** Zu ihrer Herstellung werden die gepulverten Tablettierhilfsmittel vermischt, evtl. nochmals granuliert und dann zu der bekannten Tablettenform gepresst. Die Tablettierhilfsmittel

sind nötig, um der Tablette das nötige Gewicht und ihr einen ausreichenden Schutz vor Beschädigung bei mechanischer Einwirkung zu geben. Tabletten müssen aber auch so beschaffen sein, dass sie bei Kontakt mit den Verdauungssäften zerfallen, um so die Wirkstoffe freizugeben und diese resorptionsfähig zu machen. Tablettierhilfsstoffe sind zum Beispiel

▹ Füllmittel, wie Stärke oder Milchzucker, um Tablettenmasse zu bilden.
▹ Bindemittel, wie Aerosil, Stärkekleister, um den Zusammenhalt der Tabletten zu gewährleisten.
▹ Gleitmittel, wie Talkum oder Magnesiumstearat, um ein Kleben an dem Stempel der Tablettenpresse zu verhindern.
▹ Sprengmittel, wie Agar-Agar oder vernetzte Carboxymethylcellulose , um ein Auseinanderfallen (Sprengen) der Tablette bei Kontakt mit den Verdauungssäften zu bewirken bzw. Zitronensäure und Natriumhydrogencarbonat bei Brausetabletten, um in Wasser rasch zu zerfallen.

Tabletten werden heute mit modernen Maschinen gepresst, indem auf eine gefüllte Matritze ein Stempel drückt und so die pulverisierten Bestandteile zur gewünschten Form presst. Tabletten sind dann nicht verkehrsfähig, wenn sie zerbröselt oder fleckig sind oder einen untypischen Geruch haben. Bei Brausetabletten ist darauf zu achten, dass sie luftdicht verpackt sind. Daher sind sie meist in einem fest verschlossenen Röhrchen. Meist ist im Stopfen ein Trockenmittel (ungiftig) versteckt, um die Luftfeuchtigkeit zu vermeiden, weil die Brausetabletten sonst schon durch die Luftfeuchte anfangen, sich langsam aufzulösen.

Tabletten, deren Inhaltsstoffe luft- oder feuchtigkeitsempfindlich sind, oder solche, die schlecht schmecken, werden häufig zum **Dragee** verarbeitet. Man überzieht hierbei den meist abgerundeten Tablettenpressling (Drageekern) mit einer oder mehreren festen Schichten von Zucker, Carbonaten, Talk und anderen Stoffen und erhält somit eine Ummantelung der Tablette. Man kann auch noch eine gefärbte Lackschicht auftragen. Dann nennt man sie Lacktabletten oder auch Filmtabletten. Verwendete Farbstoffe müssen arzneimittelrechtlich zugelassen sein. Zur Herstellung bedient man sich eines Dragierkessels. Dragees dürfen keine Risse aufweisen oder ungleichmäßig gefärbt sein. Beides kann passieren, wenn sie – auch kurzzeitig – zu feucht aufbewahrt wurden.

Tropfen sind Arzneilösungen, die tropfenweise aus Tropfflaschen dosiert werden und meist mit Wasser oder auf Zucker eingenommen werden. Die Konzentration resp. die Tropfengröße wird so gewählt, dass eine genaue Dosierung möglich ist.

Elixiere sind Auszüge von Drogen oder deren Mischungen mit ethanolhaltigen Flüssigkeiten (z. B. Südwein) oder Lösungen von Drogenextrakten in solchen Flüssigkeiten. Meist werden Elixieren Aromastoffe, Zucker, Salze usw. beigefügt, um die Haltbarkeit und den Geschmack zu verbessern.

Eine **Emulsion** ist definiert als eine homogene Verteilung kleinster Tröpfchen einer Flüssigkeit in einer anderen, mit ihr normalerweise nicht mischbaren Flüssigkeit. Eine allseits bekannte Emulsion ist die Milch. Hier ist das „Butterfett" in feinsten Tropfen in der wässrigen Phase feinst verteilt, d. h. emulgiert. Es gibt somit zwei Phasen, meist eine wässrige Phase und eine Fettphase. Damit die beiden Phasen sich nicht trennen, werden meist Emulgatoren zugesetzt, die eine Verbindung zwischen den Wasser- und den Fetteilchen bewirken. Emulsionen, bei denen sich die Phase z. B. wegen Überlagerung getrennt haben, sind nicht verkehrsfähig.

Presssäfte werden gewonnen durch Auspressen frisch geernteter und gewaschener Pflanzen oder Pflanzenteile (Frischpflanzenpresssäfte). Um die Freiverkäuflichkeit zu erhalten, darf kein anderes Lösungsmittel außer Wasser verwendet werden (siehe § 44 Abs. 2 AMG). Die Säfte enthalten die Pflanzeninhaltsstoffe in natürlicher Mischung und werden ohne Konservierungsstoffe hergestellt. Daher sind sie von Natur aus trübe und bilden nach einiger Zeit einen Bodensatz, der vor der Einnahme des Presssaftes aufgeschüttelt werden muss. Presssäfte sind überlagert und nicht verkehrsfähig, wenn sich der Bodensatz nicht mehr in feiner Form verteilen lässt. Nach Anbruch müssen diese Säfte im Kühlschrank aufbewahrt und alsbald verbraucht werden.

Destillate gewinnt man durch Erhitzen von Drogen mit einem Lösungsmittel (meist Alkohol-Wasser-Gemisch) und anschließender Kondensation des Dampfes. Die flüchtigen Drogenbestandteile (z. B. ätherische Öle) können so aus dem Drogengut herausgeholt werden. Ein besonders schonendes Verfahren ist die Vakuumdestillation, die bei einigen freiverkäuflichen Destillaten angewandt wird. Destillate enthalten mehr oder weniger Alkohol; dies ist bei der Einnahme von Destillaten, beispielsweise beim Melissengeist, zu beachten, da der Alkohol das Reaktionsvermögen herabsetzt und zudem bei einigen Erkrankungen, wie Leberschaden, Epilepsie, kontraindiziert ist. Destillate sind klar.

Sirupe sind zuckerhaltige Lösungen, denen Pflanzenauszüge oder andere Stoffe zugesetzt werden. Durch den hohen Zuckergehalt sind Sirupe für Zuckerkranke kontraindiziert. Der Zuckergehalt dient auch der Konservierung.

Tinkturen sind Auszüge aus Drogen mit einem geeigneten Auszugsmittel; in der Regel ist das Alkohol (meist 70% V/V). Auch die Mazeration, die Perkolation sowie das Lösen oder Verdünnen von Extrakten führen zu einer Tinktur.

Zäpfchen (lat. Suppositorien) sind im Verkehr außerhalb der Apotheken nicht zugelassen. Sogar ohne Sachkenntnis dürfen jedoch Vaginal-Ovula in den Verkehr gebracht werden, die zur Verhütung der Schwangerschaft bestimmt sind. Sie bestehen aus einer Grundmasse, die bei Körpertemperatur schmilzt und den darin enthaltenen Arzneistoff freigibt. Ovula sind daher nicht über Zimmertemperatur zu lagern. Einmal geschmolzene und wieder erkaltete Ovula nicht mehr verwenden.

Die freiverkäuflichen Arzneimittel dienen alle der Selbstbehandlung bei leichten Gesundheitsstörungen oder zur Vorbeugung. In aller Regel werden diese Arzneimittel nicht vom Arzt empfohlen oder verschrieben. Obwohl es sich überwiegend um nicht stark wirksame Arzneimittel und um Mittel der Volksmedizin handelt, sind es eben doch Arzneimittel und keine Lebensmittel, die der Ernährung oder dem Genuss dienen. Arzneimittel sollen unkontrolliert nicht über einen längeren Zeitraum eingenommen werden. Es muss an dieser Stelle vor der falschen Folgerung gewarnt werden, dass „natürliche" Mittel, z.B. Teedrogen, keine Nebenwirkungen haben können. Die Medizin kennt genügend starke Gifte und auch Vergiftungen durch pflanzliche Stoffe. Selbst die als harmlos angesehenen Arzneitees sind dann nicht mehr als harmlos anzusehen, wenn sie falsch angewendet oder zu lange eingenommen werden. Daher muss bei einer Reihe von Arzneimitteln bei andauernder Einnahme der Kunde auf den Sachverhalt hingewiesen werden. Ergibt sich der geringste Verdacht, dass ernsthafte Gesundheitsstörungen mit freiverkäuflichen Arzneimitteln behandelt werden sollen, muss zu einem Arztbesuch geraten werden.

Teil II

3 APPETITFÖRDERNDE UND VERDAUUNGSANREGENDE MITTEL

Mit diesen Arzneimitteln soll eine Steigerung des Appetits und eine Anregung der Magensaft- und der übrigen Verdauungssaftproduktion erreicht werden. Hier kommen vorwiegend pflanzliche Wirkstoffe zum Einsatz.

Diese ätherisches Öl enthaltenden Drogen werden auch wegen ihres beruhigenden und krampflösenden Effektes im Verdauungsbereich geschätzt (dies nennt man carminative Wirkung). Schmerzhafte Blähungen können dadurch vermieden werden.

Bittermittel

Bittermittel nennt man Arzneimittel, die Bitterstoffe enthalten. Bitterstoffe sind bitter schmeckende Pflanzeninhaltsstoffe; die entsprechenden Drogen werden Bitterstoffdrogen genannt. Verwendet werden Extrakte, Tinkturen oder Drogenabkochungen. Man gibt sie etwa 15 Minuten vor dem Essen. Durch die bittere Geschmacksempfindung der Zunge wird reflektorisch die Speichel- und Magensaftsekretion angeregt. Sind die Bitterstoffe dann im Magen, wird Pepsin und Salzsäure vermehrt produziert und somit die Verdauungssaftproduktion gesteigert.
Verwendet werden vor allem folgende bitter schmeckende Drogen oder Zubereitungen aus diesen Drogen:
Enzianwurzel, Wermut, Tausendgüldenkraut. Auch Chinarinde, Kondurangorinde und die aromatisch schmeckenden Pomeranzenschalen werden verwendet.
Durch den Bitterstoffgehalt soll reflektorisch über die Zungennerven der Appetit angeregt werden. Die Reizung der Geschmacks- und Geruchsnerven soll zusammen mit einer Sekretionssteigerung der Verdauungssäfte die Lust am Essen steigern.

Ätherische Öle mit aromatischem Geschmack

Auch diese regen den Appetit und die Sekretion von Verdauungssäften an.
Verwendung finden Anis, Kümmel, Fenchel, Pomeranzenschale, Pfefferminze, Kamille.

Enzympräparate

Verdauungsenzyme werden häufig eingenommen, um eine mangelhafte Sekretion im Magen-Darm-Trakt auszugleichen. Man muss sich jedoch bewusst sein, dass die zugeführte Menge an Enzymen meist ungenügend ist. Ein krankhafter Verdauungsenzymmangel bedarf intensiver ärztlicher Betreuung und kann mit freiverkäuflichen Arzneimitteln nicht behandelt werden.

Pepsin

Pepsin ist ein Eiweiß verdauendes Enzym aus der Magenschleimhaut und braucht für seine Wirksamkeit ausreichend Salzsäure, die ebenso im Magen produziert wird. Üblich ist bei Arzneimitteln eine Lösung von Pepsin in Wein: der Pepsinwein. Die durch ein Likörglas Pepsinwein zugeführte Menge Pepsin kann einen Pepsinmangel aber nicht ausgleichen. Eher wird hier der Alkohol wirken, der die Säuresekretion des Magens anregt. Alternativ können Aperitifs verwendet werden, die meist noch besser schmecken. Aperitifs sind keine Arzneimittel.
Alkoholhaltige Getränke und alkoholhaltige Arzneimittel dürfen bei Magenschleimhautentzündung (Gastritis) und Magengeschwür nicht gegeben werden.

Bromelain

Bromelain ist ein Enzym, welches aus der Ananas gewonnen wird. Es hilft Eiweiß zu verdauen. In der Wirksamkeit ist Bromelain nicht ganz so wirksam wie Pepsin. Viele so genannte Schlankheitskapseln – die überwiegend keine Verkehrsgenehmigung als Arzneimittel besitzen! – enthalten dieses Enzym.

Vitamine

Unterstellt man einen allgemeinen Vitaminmangel (der medizinisch gesehen so wohl in unseren Breitengraden nicht vorkommt) bei Abgeschlagenheit und schlechtem Appetit, so hofft man, mit einer Zuführung von Vitaminen das Allgemeinempfinden zu bessern, was sich dann auch in gesteigertem Appetit äußern kann.

Präparatebeispiele

Carmol Tropfen	Anisöl, Citronellöl, Destillat aus Melissenblättern, Lavendelöl, Levomenthol, Muskatöl ätherisch, Nelkenöl, Salbeiöl, Spiköl, Thymianöl, Zimtöl (Alkoholgehalt 65 %)
Dr. Demuth Pepsinwein	Pepsin (Alkoholgehalt 12,5 %)
Dr. Poehlmann Pepsinwein	Pepsin (Alkoholgehalt 16 %)
Tetesept Magentropfen	Auszug aus Dillfrüchten, Wermutkraut, Benediktenkraut, Kümmel, Pfefferminzblätter

Teil II

Der Husten ist ein Schutzreflex des Organismus und wird durch Reizung der Schleimhäute der Atemwege ausgelöst. Er hat die Aufgabe, Fremdkörper (z. B. Staubteilchen) aus dem Bronchialraum zu entfernen. Die Atemwege sind mit einer Schleimhaut ausgekleidet, an der Staub gebunden wird. Die Schleimhäute reinigen sich normalerweise selbst, da der Schleim durch kleine Flimmerhaare im Atemtrakt kontinuierlich nach oben befördert und verschluckt wird. Zigarettenrauch hemmt diese natürliche Reinigung.

Bei trockenem Reizhusten ist die Hustenreizschwelle durch einen meist vorausgegangenen Entzündungsvorgang stark erniedrigt: Es genügt schon der kleinste Reiz, um den Hustenvorgang auszulösen. Hier werden schleimstoffhaltige Drogen als Arzneimittel eingesetzt, die reizmildernd wirken und die Schleimhaut der oberen Luftwege mit einer Schutzschicht überziehen und so schleimhautberuhigend und hustenreizmildernd wirken sollen. Pflanzenschleime werden nicht oder nur wenig resorbiert; sie wirken örtlich bzw. indirekt auf den Nervus vagus (siehe Teil I, Kap. 4.1.3).

Bei Husten, der mit starker Schleimabsonderung einhergeht und deswegen sehr lästig sein kann, werden Auswurf fördernde Arzneimittel verwendet. Man nennt sie Expektoranzien. Sie verflüssigen das zähe Sekret und erleichtern so das notwendige Abhusten des Schleims und auch den Abtransport restlichen Schleims durch die Flimmerhaare. Für die Verflüssigung des Sekrets muss auf genügend Flüssigkeitszufuhr geachtet (etwa 3 l pro Tag) und zu trockene Atemluft vermieden werden. In hartnäckigen Fällen empfiehlt sich eine Dampfinhalation mit lösenden und Krampf mildernden Kamillendämpfen bzw. mit Fenchel-, Anis- oderEukalyptusöl. Die Wirkung der Expektoranzien beruht zum Teil auf einer Reizung von Nerven in der Magenschleimhaut, wodurch die Bronchialdrüsen reflektorisch vermehrt dünnflüssigeres Sekret bilden. Dies ist insbesondere durch Ammoniumchlorid (auch Salmiak genannt) möglich, welches deswegen Verwendung findet.

Saponindrogen führen zu einer Verringerung der Oberflächenspannung des Sekrets. Dadurch wird der Schleim dünnflüssiger und kann leichter abgehustet werden (siehe Teil I, Kap. 4.1.7).

Auch ätherische Öle wirken Auswurf fördernd (expektorierend) durch Verflüssigung des Schleims und ihre milde desinfizierende Wirkung. Im Handel sind Tees aus geschnittenen Drogen und Instant-Tees. Bei den letztgenannten handelt es sich meist um Sprühtrockenextrakte von Arzneidrogen. Die ätherischen Öle gehen bei dieser Herstellungstechnik teilweise verloren; sie dürfen dem Erzeugnis, wenn nötig, nachträglich wieder zugesetzt werden.

Die aus Drogen durch Destillation gewonnenen ätherischen Öle sind üblicherweise Bestandteile von Hustentropfen, Hustensäften, Inhalationsmitteln, Einreibungen und Badeölen. Solche ätherischen Öle sind flüchtig, daher die Fläschchen immer gut verschließen.

Sprühtrockenextrakte und Destillate sind als Heilmittel aufgrund der Rechtsverordnung freiverkäuflich.

Bei Einreibungen ätherisches Öl enthaltender Zubereitungen auf Brust und Rücken will man eine milde, länger dauernde Inhalation über die Lunge erreichen, da die Öle aus der Zubereitung in die Atemluft übergehen. Gleiches gilt für Badeöle.

Zur Anwendung kommen auch Menthol und Campher. Diese beiden chakteristisch riechenden Stoffe rufen an den Schleimhäuten ein Kältegefühl hervor und sollen die Sekretbildung einschränken.

Mit den chemischen Stoffen Dequaliniumchlorid und insbesondere Cetylpyridiniumchlorid, die beide sehr gebräuchlich sind, erreicht man in Lutschbonbons eine gewisse Desinfektion der Mund- und Rachenschleimhaut, und verhindert so eine weitere Ausbreitung und Vermehrung von Erregern.

Diese Stoffe wirken auf Bakterieneiweiß ein und verhindern die Bakterienvermehrung. Außerdem setzen sie die Oberflächenspannung des Rachenschleims herab, so dass zäher Schleim leichter abgehustet bzw. ausgeworfen werden kann.

Die im Handel befindlichen Hustenbonbons sind überwiegend keine Arzneimittel. Man macht sich hier die Eigenschaft zunutze, dass Bonbons schon alleine wegen des Lutschens zu gesteigerter Speichelsekretion führen und so Hustenreiz lindern können. Meist sind Hustenbonbons zuckerhaltig, was bei Diabetikern berücksichtigt werden muss. Was in Hustenbonbons, wenn sie dem Lebensmittelrecht unterliegen und keine Arzneimittel sind, enthalten ist, ist aus dem aufgedruckten Zutatenverzeichnis zu entnehmen.

Verwendet werden:
Als Hustenreiz mildernde Mittel vor allem **schleimstoffhaltige Drogen** wie: Eibischwurzel, Isländisches Moos, Spitzwegerich, Huflattichblätter, Wollblumen.

Als Auswurf fördernde Mittel vor allem saponinhaltige Drogen wie: Primelwurzel, Wollblumen.

Ätherisches Öl enthaltende Pflanzen wie: Anis, Fenchel, Thymian, Eukalyptus, Pfefferminze, Kamille.

Ätherische Öle wie: Anisöl, Eukalyptusöl und die aus Drogen gewinnbaren Stoffe Menthol und Campher.

Zucker oder Honig findet man in vielen Hustensäften. Neben der Geschmacksverbesserung wird damit reflektorisch über die Mundschleimhaut eine Sekretverflüssigung erreicht.

Honighaltige Arzneimittel (z.B. Fenchelhonig) wendet man vor allem bei Kindern an, da er süß schmeckt.

Merke: Zwischen trockenem Reizhusten und Husten durch Verschleimung unterscheiden. Bei länger andauerndem Husten muss der Arzt befragt werden. Der Zuckergehalt in Hustensirupen ist bei Diabetikern zu beachten.

Teil II

Präparatebeispiele

Olbas Tropfen	Destillat aus: Pfefferminzöl, Kajeputöl, Eukalyptusöl, Wacholderöl, Wintergrünöl
Tetesept Hustensaft	Fluidextrakt aus Spitzwegerichkraut
Tetesept Hals-activ Lutschtabletten	Bartflechtenextrakt
Franziskus Brust- und Hustentee tassenfertig	nativer Extrakt aus Thymiankraut und Primelwurzel
Franziskus Husten- und Bronchialtee	Spitzwegerichkraut, Süßholzwurzel, bitterer Fenchel, Thymian
Salus Fenchelhonig	Fenchelöl, Honig
Salus Alpenkraft Hustensirup	Latschenkiefernöl, Fenchelöl, Anisöl, Eucalyptusöl, Auszüge aus verschiedenen Drogen, wie Thymian, Sonnentaukraut u. a.
Salus Hustentropfen N	Destillat aus Thymian, Anis, bitterer Fenchel, Campher
Deutscher Brusttee	Eibischwurzel, Süßholwurzel, Primelwurzel
Broncholind Hustensaft	Spitzwegerich-Fluidextrakt
Broncholind Hustentee Teeaufgusspulver	Trockenextrakt aus Anis und Thymian
Broncholind Lindenblüten Erkältungsdrink	Trockenextrakt aus Lindenblüten (lösliches Teeaufgusspulver)
Vitalikum Eukalyptus Erkältungsbalsam S	Eukalyptusöl, Kiefernnadelöl, Campher
Florabio naturreiner Heilpflanzensaft Huflattich	Presssaft aus Huflattich
St. Benedikt Kräuter-Bronchial-Tropfen	Destillat aus Eucalyptusblättern, Pfefferminzblättern, Salbeiblättern, Anisfrüchten, Fenchelfrüchten
St. Benedikt Erkältungsbalsam PA	Campher, Menthol, Eucalyptusöl, ger. Terpentinöl, Latschenkiefernöl, Kiefernnadelöl
Optisana Fenchelhonig S	Fenchelöl
Salus Atemwege-Funktionstee Kräutertee Nr. 4	Bitterer Fenchel, Malvenblüten, Schlüsselblumenblüten, Thymian, Wollblumen, Isländisch Moos

5 LEBER- UND GALLEMITTEL

Die Leber ist das wichtigste Stoffwechselorgan des Körpers. Nahezu alle wichtigen chemischen Reaktionen im Organismus laufen in der Leber ab, einschließlich des Abbaus („Entgiftung") von Arzneimitteln und der Verstoffwechslung der Lebensmittel. Die Leber lässt sich in ihrer Funktion im Sinne einer Verbesserung nicht beeinflussen. Viel wichtiger ist es, die Leber „zu schonen", indem man auf schwer verdauliche Speisen und insbesondere alkoholische Getränke verzichtet.

Die Galle, die zur Verdauung von Fetten wichtig ist, wird in der Leber gebildet. Sie gelangt von dort zunächst in die Gallenblase, wo sie gespeichert und eingedickt wird, und dann über die Gallengänge in den Zwölffingerdarm. Die Entleerung der Gallenblase wird durch komplizierte Mechanismen gesteuert. Störungen der Gallebildung oder Gallesekretion zeigen sich unter anderem in Verdauungsbeschwerden. Die täglich in den Darm abgegebene Menge an Gallevolumen beträgt ca. 60 ml.

Man unterscheidet

▸ Mittel, welche die Galleproduktion durch die Leber fördern (Choleretika),
▸ Mittel, welche einen vermehrten Abfluss bereits vorgebildeter Galle aus der Gallenblase verursachen (Cholekinetika).

Da organische Krankheiten der Leber bei den in Frage kommenden Arzneimitteln außerhalb der Apotheken als Anwendungsgebiet bei freiverkäuflichen Arzneimitteln verboten sind, stehen Indikationen mit vorbeugender Aussage oder Funktionsbeeinflussung im Vordergrund.

Es wird eine Vielzahl an Drogen in so genannten Leber-Galle-Tees eingesetzt.

Eine strenge Differenzierung in Choleretika und Cholekinetika ist bei pflanzlichen Arzneimitteln nicht möglich.

Patienten mit Gallenstörungen müssen bestimmte Nahrungsmittel meiden, so etwa Eigelb oder fette Fleischbrühe, da es sonst zu äußerst schmerzhaften Verkrampfungen im Gallensystem kommen kann (Gallenkolik).

Verwendet werden unter anderem:

Javanische Gelbwurz

Sie wird auch Curcuma xanthorrhiza genannt und soll bei Erkrankungen der Gallenwege hilfreich sein. Die Droge enthält etwas ätherisches Öl, welches für die galletreibende Wirkung verantwortlich ist

Bitterstoffdrogen (Teil I, Kap. 4.1.2)

Löwenzahn

In der Volksheilkunde (dort wird sie auch Kuhblume genannt) gilt die Droge als „Blutreinigungsmittel" und als wirksam bei Gallenbeschwerden. Gallesekretion und Gallefluss sollen, insbesondere durch die Ganzpflanze (einschließlich Wurzel), angeregt werden. Auch bei Appetitlosigkeit und Völlegefühl wird sie eingesetzt. Löwenzahn ist eine klassische Droge in so genannten „Blutreinigungsmitteln".

Mariendistel

Man verwendet sowohl die Früchte als auch das Kraut. Die Früchte enthalten bis zu 3 % Silymarin. Diese Substanz soll bei Lebererkrankungen unterstützend wirken. Mariendistelfrüchte werden zur unterstützenden Behandlung bei Lebererkrankungen verwendet. Für das Kraut gibt es derzeit keinen wissenschaftlichen Beweis einer therapeutischen Anwendung bei Störungen von Leber oder Galle.

Artischocke

Verwendet werden die Laubblätter der Pflanze. Als Hauptwirkung soll ein Gallensaft anregender Effekt im Vordergrund stehen.

Ätherisches Öl enthaltende Drogen (siehe Teil I, Kap. 4.1.1)

Hier nimmt man vor allem Pfefferminzblätter, Anis, Fenchel, Kümmel.

Präparatebeispiele

Kneipp Galle- und Leber-Tee	Pfefferminzblätter, Löwenzahn, Javanische Gelbwurz, Schafgarbenkraut
Schoenenberger Frischpflanzenpressaft Artischocke	Artischocken-Presssaft
Tetesept Mariendistel Kapseln	Trockenextrakt aus Mariendistelfrüchten
Sanhelios Leberschutz Dragees	Trockenextrakt aus Mariendistelfrüchten (entsprechend 29 mg Silymarin)
Salus Gallexier Kräuterbitter	Auszug aus Artischockenblättern, Enzianwurzel, Curcumawurzel, Ingwerwurzel
Salus Gallexier Kräuter Dragees	Trockenextrakt aus Javan. Gelbwurz, Artischockenblätter, Mariendistelfrüchte, Löwenzahnganzpflanze, Kamillenblüten, Pfefferminzblätter
Hepagold Artischocke-Kräutertabletten	Artischockenlblätter-Pulver, Trockenextrakt aus Artischockenblätter
Bad Heilbrunner Blutreinigungs- Unterstützungstee	Hauhechelwurzel, Orthosiphonblätter, Birkenblätter, Riesengoldrutenkraut
Abtei Galle-Dragee mit Artischocke	Trockenextrakt aus Artischockenblattern
Bakanasan Galle-Dragee mit Artischocke	Trockenextrakt aus Artischockenblättern
Bakanasan Leberschutz-Dragees	Trockenextrakt aus Mariendistelfrüchten
Wurzelsepp Heilpflanzensaft Artischocke	Artischockenblütenknospen-Presssaft

Die Nieren zählen neben Darmkanal, Lungen und Schweißdrüsen zu den wichtigsten Ausscheidungsorganen. Das Ausscheidungsprodukt ist der Harn. Durch die Nieren werden lebenswichtige Vorgänge gesteuert:

1. Ausscheidung der Stoffwechselprodukte, vornehmlich Abbauprodukte des Eiweißstoffwechsels
2. Aufrechterhaltung des Säure-Basen-Gleichgewichts des Körpers durch Ausscheidung saurer bzw. alkalischer Substanzen
3. Regulation des Wasser- und Salzhaushalts des Körpers
4. Entgiftung des Organismus durch Ausscheidung von entweder im Körper selbst gebildeten oder ihm zugeführten Substanzen (z.B. Arzneimittel, aber auch Lebensmittel). Hier leistet die Leber wichtige Vorarbeit, indem sie Stoffe wasserlöslich macht, damit die Nieren sie aus dem Blut heraus filtrieren und ausscheiden können.

Während eines Tages passieren rund 1500 l Blut die Nieren. In dieser Zeit werden im Normalfall etwa 1,5 l Harn gebildet und in die Harnblase abgeleitet. Harn ist normalerweise steril.
Die Harnblase ist ein muskulöses Hohlorgan und kann bis zu einen Liter aufnehmen. In ihr wird der von den Nieren kommende Harn bis zum Harnlassen gespeichert. Normalerweise merkt man den Drang zur Blasenentleerung bereits bei einer Ansammlung von 150–300 ml Urin.
Wenn man sich „die Blase erkältet" handelt es sich meist um eine bakterielle Infektion und Reizung mit Entzündung der so genannten ableitenden Harnwege. Damit meint man die Harnröhre und die Blase. Zumeist sind die Schmerzen, besonders beim Wasserlassen, beträchtlich, und ein Arztbesuch ist unumgänglich.
Freiverkäufliche Blasen- und Nierenmittel sollen in erster Linie nicht Krankheitserre-

ger bekämpfen, sondern die Nierentätigkeit anregen, vermehrt Harn produzieren oder den Harn etwas desinfizieren.
Es kommen hier außerhalb der Apotheken überwiegend pflanzliche Arzneistoffe zur Teebereitung zum Einsatz.
Der wesentliche Effekt von Blasen- und Nierentees beruht hauptsächlich auf der Ausscheidung der durch diese Tees zugeführten Flüssigkeit. Will man die Nieren „spülen", – wovor bei einigen Erkrankungen ohne ärztliche Empfehlung abgeraten wird –, muss man viel Flüssigkeit zuführen. Dafür eignen sich diese Blasen- und Nierentees. An Drogeninhaltsstoffen in den verwendeten Drogen, die eine Wasser treibende Wirkung besitzen, sind vor allem Kaliumsalze, Saponine, Flavonoide und ätherisches Öl zu erwähnen. In diesem Zusammenhang ist wichtig zu wissen, dass durch die Nieren nur die im Überfluss zugeführte Flüssigkeitsmenge abgesondert wird. Krankhafte Wasseransammlungen, z.B. Ödeme, werden nicht oder nur unwesentlich beeinflusst.
An dieser Stelle ist zu bemerken, dass Personen mit „Wasser in den Beinen", also Ödemen im Bereich des Fußes, besonders an den Knöcheln, nicht ohne ärztlichen Rat Wasser treibende Tees trinken dürfen. Meist handelt es sich bei diesen Ödemen um ein Symptom bei Herzmuskelschwäche, die unbedingt vom Arzt behandelt werden muss.
Wassertreibende Tees werden angewendet, wenn durch eine gesteigerte Flüssigkeitszufuhr Krankheitserreger aus den ableitenden Harnwegen ausgeschwemmt werden sollen. Nieren- und Blasentees können hier durch milde Desinfektion unterstützend auf den Heilungsprozess wirken. Durch die Spülwirkung sind diese Tees auch nützlich während einer vom Arzt eingeleiteten Behandlung einer Harnwegsinfektion – ärztliches Einverständnis vorausgesetzt. Harnwegsinfektionen sind Infektionen, die nicht durch Bakterien des Blutes hervorgerufen werden, sondern von außen in den Harntrakt verschleppt wurden.

Frauen sind wegen der gegenüber Männern kürzeren Harnröhre besonders in höherem Alter anfälliger gegen Harnwegsinfektionen. Verwendet werden mit vorwiegend wassertreibender Wirkung:

Wacholderbeeren: Wegen der vorhandenen Reizwirkung des ätherischen Öles dürfen Zubereitungen als Wacholderbeeren nicht über einen längeren Zeitraum eingenommen werden. Bei Schwangeren und Nierenleidenden dürfen Wacholderbeeren und deren Zubereitungen in größeren Mengen nicht gegeben werden.

Harntreibende Heilpflanzen sind vor allem Birkenblätter, Goldrutenkraut, Hauhechelwurzel und die Orthosiphonblätter. Letztere sind in der Volksmedizin als „Indischer Nierentee" bekannt.

Als den Harnfluss steigernde Droge hat sich besonders Kürbis bewährt. Man verwendet Kürbissamen (im Volksmund auch Kürbiskerne genannt) oder das ausgepresste fette Öl. Besondere Inhaltsstoffe der Kürbissamen, die so genannten Sterole, helfen bei Reizblase und verbessern darüber hinaus bei Männern die Beschwerden beim Harnlassen, wenn diese auf eine beginnende gutartige Vergrößerung der Vorsteherdrüse (Prostata) zurückzuführen sind oder das Problem eine zu große Restharnmenge (das ist die Harnmenge, die immer in der Blase verbleibt) ist. Die Vergrößerung der Prostata wird mit Kürbissamen aber nicht beeinflusst. Eine Anwendung über eine längere Zeit wird empfohlen. Man kann die Kürbiskerne gemahlen oder zerkaut mit Flüssigkeit einnehmen.

Präparatebeispiele

Vollmers präparierter Grüner Hafertee N	Haferkraut, Brennnesselkraut, Alpenfrauenmantelkraut
Schaebens Entwässerungs Dragees	Birkenblätter-Pulver, Trockenextrakt aus Birkenblättern
Kneipp Entwässerung Brennnessel Dragees	Brennesselkrautpulver, Trockenextrakt aus Brennnesselkraut
Salucur Kapseln	Kürbissamen, Kürbissamenöl, Trockenextrakt aus Sägepalmenfrüchten
Aktiv Punkt Brennnessel	Brennesselkrautpulver
Abtei Prosta Sabal-Kürbis Kapseln	Kürbissamenpulver, Kürbissamenöl, Sägepalmenfrüchte
Bakanasan Curbita Kürbiskernöl-Kapseln	Kürbiskernöl
St. Benedikt Kürbiskerne	Kürbissamen
Granufink Kürbiskerne	Kürbiskerne
Salus Blasen- und Nierentee VI	Birkenblätter, Hauhechelwurzel, Orthosiphonblätter, Goldrutenkraut

Merke: Die Blasen- und Nierenfunktion lässt sich mit den Wirkstoffen freiverkäuflicher Arzneimittel kaum beeinflussen. Wichtiger ist die erhöhte Zufuhr von Flüssigkeit, also die „Spülwirkung". Bei Blasen- oder Nierenbeschwerden auf warme Kleidung achten!

Als Harnweg desinfizierende Droge wird verwendet:

Bärentraubenblätter: Die Wirkung beruht vor allem auf dem Gehalt an Arbutin. Arbutin selbst wirkt nicht antibakteriell; es wirkt vielmehr erst durch das sich bei schwach alkalischem Harn daraus bildende Hydrochinon. Der Harn kann alkalisiert werden mit etwas Natron (Natriumhydrogencarbonat, Natriumbicarbonat), das man zum Tee einnimmt.

Unter Eisenmangelanämie versteht man einen Mangel an Eisen im Hämoglobin (das ist der rote Blutfarbstoff) des Blutes bzw. in den roten Blutkörperchen.

Arzneimittel, die gegen Eisenmangel und zu dessen Verhütung im Handel sind, sind aufgrund der Anlage zur Rechtsverordnung zum Verkehr außerhalb der Apotheken zugelassen.

Eisen ist ein wichtiger Bestandteil des roten Blutfarbstoffes (Hämoglobin) und einer Reihe von Enzymen im Körper.

Die wichtigste Aufgabe des Eisens im Körper ist der Transport und die Speicherung von Sauerstoff am Farbstoff der roten Blutkörperchen (diesen Farbstoff bezeichnet man als Hämoglobin). Steht dem Körper zu wenig Eisen zur Verfügung, leidet die Sauerstoffversorgung des Organismus darunter, was sich z.B. in Blässe und Antriebsarmut äußern kann.

Der volkstümliche Begriff „Blutarmut", der das Gleiche meint, ist falsch, da darunter kein Mangel an Blut verstanden wird.

Symptome eines Eisenmangels können Zungenbrennen, Risse an den Mundwinkeln, trockene blasse Haut, vor allem aber Müdigkeit und Leistungensschwäche sein.

Der erwachsene Mensch braucht täglich etwa 1 mg Eisen, Frauen im gebärfähigen Alter etwa das Doppelte. Während der Menstruation verlieren Frauen durch den Blutverlust durchschnittlich etwa 30 mg Eisen.

Aus einer ausgewogenen Nahrung werden pro Tag 1 bis 2 mg Eisen vom Körper resorbiert und verwertet. Eisen aus pflanzlicher Nahrung wird jedoch schlechter aufgenommen als tierisches Eisen (z.B. in Fleisch, Wurst). Somit ist eine normale Ernährung – nach mitteleuropäischen Maßstäben – gerade noch ausreichend. Da der Körper Eisen speichern kann, können Verluste weitgehend ausgeglichen werden.

Während der Menstruation, der Schwangerschaft und auch nach fieberhaften Infekten steigt der Eisenbedarf an. Hier kann die Gabe eines eisenhaltigen Arzneimittels sinnvoll sein.

Resorbierbar ist nur zweiwertiges Eisen (Eisen-II-Salze). Wird dreiwertiges Eisen (Eisen-III-Salze) gegeben, kann es zwar im Körper zu zweiwertigem umgewandelt werden, die Effizienz der Therapie ist jedoch generell schlechter.

Zusätze von Kobalt, Kupfer, Mangan und anderen Spurenelementen sollen die Eisenwirkung verstärken.

Sehr häufig sind Eisensalze in Tonika enthalten.

Präparatebeispiele

Taxofit Eisen + Vitamin C Kapseln	Eisen-II-Sulfat, Vitamin C
Abtei Eisen-Melasse Kapseln	Eisen-II-gluconat, Melassepulver
Floradix Kräuterblut Eisen-Folsäure-Dragées	Thiaminchloridhydrochlorid, Folsäure, Riboflavin, Nicotinamid, Eisen(II)-gluconat
Floradix Kräuterblut mit Eisen	Eisen(II)-gluconat, Vitamine B_1, B_2, B_6, B_{12}
Floradix Kräuterblut Eisen-Folsäure Dragees	Eisen(II)-gluconat, Nicotinamid, Riboflavin, Thiamin, Folsäure

Verwendet werden:

Eisen-II-sulfat, Natrium-Eisen-III-citrat, Eisen-II-gluconat

An Nebenwirkungen werden bei Eisenpräparaten vor allem Magen-Darm-Störungen beobachtet. Bei höherer Dosierung kann sich der Stuhl dunkel färben.

Mittel gegen Übersäuerung des Magens dürfen nicht zusammen mit eisenhaltigen Präparaten eingenommen werden, da dadurch die Eisenresorption gehemmt wird.

Teil II

Die Produktion von Magensaft kann willentlich nicht gesteuert werden, sie geschieht bei Bedarf über spezielle Regelkreise des Organismus. Bildet die Magenschleimhaut über längere Zeit zu viel oder zur falschen Zeit Säure, besteht die Gefahr der Bildung einer Magenschleimhautentzündung oder gar eines Magengeschwürs. Dies ist krankhaft und muss vermieden werden. Die Säure, die im Magen produziert wird, ist Salzsäure.

Zu viel Magensäure äußert sich in Sodbrennen und saurem Aufstoßen, wobei der saure Magensaft etwas die Speiseröhre hinauf kommt, die auf Dauer hierdurch schwer geschädigt werden kann. Die Therapie besteht darin, die Magensäure im Magen durch Arzneimittel zu binden oder chemisch zu neutralisieren. Solche Mittel nennt man Antazida.

Therapeutisch sind Hydroxide und Silikate den Carbonaten vorzuziehen. Während die Erstgenannten die Säure binden und eine Schutzschicht auf der Magenschleimhaut ausbilden, reagieren Carbonate – insbesondere Natron – unter Gasentwicklung (es entsteht Kohlendioxid-Gas im Magen). Diese Gasentwicklung durch das Arzneimittel ist im Magen unerwünscht, da sich der Magen aufblähen kann, wenn das Gas nicht in die Speiseröhre oder den Zwölffingerdarm, der sich dem Magen anschließt, entweichen kann, was Magenschließmuskeln verhindern können. Hydroxide und Silicate (auch so genannte Silicatkomplexe) dagegen binden Säure ohne Gasentwicklung.

Antazida hemmen aber auch die Resorption von Eisensalzen und Tetracyclinen (antibiotisch wirksame Substanzen). Sie dürfen daher gleichzeitig mit diesen Arzneimitteln nicht gegeben werden.

Säure bindende Arzneimittel sollen nicht längerfristig eingenommen werden. Dauern die Beschwerden an, ist ein Arzt um Rat zu fragen, denn das Gefühl der Übersäuerung des Magens, insbesondere zur falschen Zeit, kann u.a. auch Symptom eines Magengeschwürs sein oder es kann sich um eine „Verkeimung" des Magens mit einem sehr magenspezifischem Keim handeln, was mit verschreibungspflichtigen Arzneimitteln behandelt wird.

Auch bei Fertigarzneimitteln pflanzlicher Herkunft findet man manchmal die Indikation „Sodbrennen". Hier beruht die Wirkung nicht auf einer chemischen Reaktion im Sinne einer Neutralisierung, sondern auf der allgemein „beruhigenden" und carminativen (blähungstreibenden)Wirkung der enthaltenen ätherischen Öle, insbesondere aus Anis, Fenchel und Kümmel. Auch der Süßholzwurzel (der eingedickte Saft ist als Lakritze bekannt) kommt durch den in ihr enthaltenen Inhaltsstoff Glycyrrhizin hier Bedeutung zu.

Der Presssaft aus frischen Kartoffelknollen soll die Magensäure unspezifisch binden (im Volksmund: aufsaugen) und eine überreaktive Säureproduktion vermeiden. Er ist daher vor den Mahlzeiten einzunehmen.

Auch Leinsamenschleim bewirkt einen beruhigenden Effekt auf der Magenschleimhaut.

Die verwendeten Inhaltsstoffe sind aufgrund einer Anlage der Rechtsverordnung in Heilmitteln erlaubt.

Verwendet werden:

Aluminiumhydroxid

Aluminiumhydroxid wirkt sanft aber sicher. Bei der Reaktion mit der Magensäure entstehen keine Gase.

Natriumhydrogencarbonat (= Natriumcarbonat, = Natron)

Die Substanz reagiert sehr schnell mit der Salzsäure des Magens unter Entwicklung von Kohlendioxid (CO_2). Dieses entstehende Gas kann störend wirken und Blähungen verursachen. Wird zu viel eingenommen, kann es wegen der zu starken Neutralisation zu einer erneuten Säureproduktion kommen, da der Magen den durch das Natron entstandenen starken Säuremangel wieder versucht durch Säureproduktion auszugleichen (reaktive Säureproduktion).

Zu beachten ist weiterhin, dass Natriumionen resorbiert werden, was insbesondere bei Bluthochdruckkranken auch in Arzneimitteln vermieden werden sollte.

Zur Therapie ist Natron daher nicht die allererste Wahl.

Calciumcarbonat

Die Kohlendioxidentwicklung ist geringer als bei Natron, die reaktive Säureproduktion ist zu vernachlässigen.

Leinsamenschleim

Dieser eignet sich auch zur längeren Anwendung.

Magnesiumtrisilikat

Der Wirkungseintritt ist langsamer als bei den oben genannten Verbindungen. Silikate bauen neben der Neutralisation der Säure einen Schutzfilm im Magen auf, eine reaktive Säurestimulation wird nicht ausgelöst. Die Substanz ist ohne Geschmack, wirkt sicher und ist gut verträglich.

Heilerde

Dieser Wirkstoff wird in der volkstümlichen Anwendung als Mittel zur Adsorption bei infektiösen Darmerkrankungen verwendet. Auch als Mittel zur Säurebindung kann es eingesetzt werden. Allerdings ist eine durchgreifende Wirkung kaum zu erwarten. Materiell handelt es sich um Lehm bzw. pulverisierte Moorerde.

Merke: Säure bindende Arzneimittel nicht länger dauernd einnehmen. Bei gleichzeitig bestehender Nierenerkrankung ist vorher der Arzt zu befragen. Einige Antibiotika dürfen mit diesen Mitteln nicht gleichzeitig eingenommen werden, daher Gebrauchsinformation beachten.

Teil II

Präparatebeispiele

Bullrich Salz und Tabletten	Natriumhydrogencarbonat
Kaiser Natron Salz und Tabletten	Natriumhydrogencarbonat
Linusit Gold	gelber Leinsamen, aufgebrochen
Schoenenberger Pflanzensaft Kartoffel	Presssaft aus Kartoffeln
Franziskus Magentabletten	Aluminiumhydroxid-Gel
Gastrimint Magentabletten	Magnesiumtrisilikat
Zirkulin Magenpastillen	Calciumcarbonat
Abopharma Magentabletten	Magnesiumtrisilikat
Das Gesunde Plus Magentabletten	Magnesiumtrisilikat
Luvos Heilerde Kapseln	Heilerde
Sod-Frei N Kautabletten	Magnesiumtrisilikat

Indikationen, die auf Linderung oder Verhütung organischer Krankheiten des Herzens und der Gefäße hinzielen, sind bei freiverkäuflichen Arzneimitteln verboten. Erlaubt sind dagegen Anwendungsgebiete, die auf die Herzfunktion ausgerichtet sind: z. B. „kräftigend für das Herz", „bei nervösem Herz", „pflegend fürs Altersherz" und so weiter. Man muss sich darüber im Klaren sein, dass jene Arzneimittel keine durchgreifende Wirkung am Herzen haben und haben können. Sehr wohl kennt aber die sog. Volksmedizin Drogen, die unspezifische Beschwerden am Herzen lindern und beseitigen können.

Letztlich ist es entscheidend, ob der Patient sich mit diesen Mitteln besser fühlt.

Bedeutung haben pflanzliche herzwirksame Drogen in freiverkäuflichen Fertigarzneimitteln – allen voran Weißdorn – bei der Vorbeugung von Beklemmungsgefühl und ähnlichen auf eine nachlassende Herzleistung hindeutenden Erscheinungen. Auch das leichtere Treppensteigen mit weniger Herzbeschwerden ist eine typische Weißdornwirkung. Eine ärztlich festgestellte nachlassende Herzleistung (Herzinsuffizienz), unter der sehr viele ältere Leute leiden, muss jedoch vom Arzt behandelt werden.

Es kommen vorwiegend Drogen oder pflanzliche Inhaltsstoffe zum Einsatz. Gelegentlich sind auch Vitamine zugesetzt; sie sollten hauptsächlich das Wohlbefinden verbessern helfen und haben keinen direkten Einfluss auf die Herztätigkeit.

Verwendet werden (Näheres dazu siehe Teil I, Kap. 4.2.4):

Weißdornblätter, -blüten und -früchte

Weißdorn und seinen Inhaltsstoffen wird eine spezifische Herzwirkung zugeschrieben. Er wirkt bei nachlassender Herzleistung, wenn stark wirksame Arzneimittel (z. B. Digitalis) noch nicht angebracht sind. Weiterhin soll Weißdorn Beklemmungsgefühl in der Herzgegend mildern. Die Wirksamkeit ist wissenschaftlich bei einigen leichten Herzbeschwerden erwiesen.

Hopfen und Baldrian

Durch die allgemein beruhigende Wirkung soll auch ein ausgleichender Effekt auf das Herz- und Kreislaufsystem erzielt werden.

Rosmarin

Dem ätherischen Öl der Rosmarinblätter sagt man eine den Kreislauf und die Herzleistung anregende Wirkung nach.

Melisse

Melisse besitzt bei nervösen Herzbeschwerden eine schwach beruhigende Wirkung.

Merke: Die Behandlung von Erkrankungen des Herzens gehört in die Hand des Arztes, anhaltende Störungen des Kreislaufsystems ebenso. Freiverkäufliche Arzneimittel können allenfalls bei ganz leichten Funktionseinschränkungen des Herzens lindernd wirken.

Präparatebeispiele

Bad Heilbrunner Herz- und Kreislauftee N	Weißdornblätter mit -blüten
Klosterfrau Aktiv Kapseln	Knoblauch-Ölmazerat, Vitamine A, E
Klosterfrau Melissengeist	äther. Öle im Destillat aus Melissenblättern, Alantwurzel, Angelikawurzel, Ingwerwurzel, Gewürznelken u.v.a. (Alkoholgehalt 79 %)
Catlenburger Klostertrunk	Weißdornfruchtwein (Alkoholgehalt 12,5 %)
Salus Herz-Schutz Kapseln	Vitamin E, Komplex aus Weißdornblättern, blüten, -beeren
Dr. Dünner Weißdorn-Kräutertabletten	Weißdornblätter mit –blüten-Pulver
St. Benedikt Melissengeist E	Alantwurzelstocköl, Angelikaöl, Anisöl, Eucalyptusöl, Galgantöl, Melissenöl, Pfefferminzöl und andere (Alkoholgehalt 80 %)
Salusan N	Extrakt aus Weißdornfrüchten, Baldrianwurzeln, Mistelkraut, Weißdornblätter mit Blüten, Passionsblumenkraut, Melissenblätter, Hopfenzapfen, Hopfendrüsen
Doppelherz Vital Tonikum Herz-Kreislauf	Extrakt aus Weißdornblättern mit -blüten, Weißdornfrüchten, Rosmarinblättern, Baldrianwurzeln, Vitamin B_1
Biovital Classic	Vitamine B_1, B_2, B_6, B_{12}, C, Nicotinamid, Extrakt aus Weißdornfrüchten, Weißdornblättern mit –blüten und Herzgespannkraut (Alkoholgehalt 15,5 %)
Salus Herz- und Kreislauf-Tee Kräutertee Nr. 6	Mistelkraut, Weißdornfrüchte, Weißdornblätter mit -blüten
Schaebens Melissengeist N	Ätherische Öle im Destillat aus Nelkenöl, Pfefferminzöl, Wacholderöl, Zimtöl, Melissenöl, Kardamomenöl u. a.

Teil II

Die im Einzelhandel außerhalb der Apotheke verfügbaren Arzneimittel, die unter dem Begriff „Beruhigungsmittel" zusammengefasst werden, sind keine chemisch definierten Substanzen, sondern Drogen mit milder, beruhigender Wirkung. Mit diesen Arzneimitteln lässt sich nicht Schlaf erzwingen, vielmehr soll eine allgemeine Dämpfung nervöser Erscheinungen erzielt werden, was sich positiv bei Aufregungen (z. B. vor Prüfungen) oder so genannten vegetativen Störungen (erhöhte Reflexerregbarkeit, „nervöser Magen") auswirkt.

Wie jeder weiß, ist eine Beeinflussung der psychischen Stimmungslage vor allem durch äußere Einflüsse bedingt. Reizüberflutung (z. B. Fernsehen bis zum Schlafengehen), Lärm, Alltagsstress, lassen sich mit eigenem Willen nicht immer vermeiden. Der Griff zum Arzneimittel kann eine Änderung des eigenen Verhaltens zu Gegebenheiten der Umwelt nicht ersetzen. Dies ist jedoch öfters leichter gesagt als getan. Auf jeden Fall sollte aber versucht werden, daran zu arbeiten und besonders abends auf aufregende Situationen zu verzichten oder diese mindestens zu vermeiden.

Menschen mit „schwachem Nervenkostüm", die unbedingt zur Beruhigung oder zum besseren Einschlafen ein Arzneimittel kaufen wollen, sind mit pflanzlichen Mitteln gut bedient. Diesen fehlt die Gefahr der Bildung einer Abhängigkeit oder der schweren Nebenwirkungen – bestimmungsgemäße Anwendung vorausgesetzt.

Verwendet werden:

Baldrianwurzel

Die Baldrianwurzel hat eine lange Tradition als beruhigende und den Schlaf fördernde Droge. Auch allgemeine Unruhezustände und nervöse Erschöpfungszustände können gut damit behandelt werden. Üblicherweise bereitet man einen Teeaufguss. Einfacher zu nehmen sind aber Baldriantropfen.

Baldriantropfen (alkoholhaltiges Perkolat aus der Baldrianwurzel) ist ein klassisches Mittel bei nervöser Erschöpfung, Aufgeregtheit und verminderter Schlafbereitschaft. Im Handel sind Baldriantropfen als standardzugelassene Fertigarzneimittel; sie dürfen bei Bedarf mit Sachkenntnis aufgrund § 13 Abs. 2 AMG umgefüllt, abgefüllt und gekennzeichnet werden. Dosierung: 20 bis 50 Tropfen nach Bedarf.

Baldrianwein ist ein Auszug aus der Baldrianwurzel mit Medizinalwein. Die Anwendungsgebiete gleichen denen von Baldriantropfen. An der beruhigenden Wirkung dürfte zum Teil auch der Alkoholanteil dieser Zubereitung beteiligt sein.

Hopfen

Verwendet werden Hopfenzapfen und Hopfendrüsen. Neben dem Baldrian wird besonders dem Hopfen eine beruhigende Wirkung auf das vegetative (vom Willen nicht beeinflussbare) Nervensystem zugeschrieben, desgleichen eine beruhigende Wirkung bei Schlafstörungen.

Melissenblätter

Das nur in sehr geringen Mengen enthaltene ätherische Öl soll beruhigend wirken. Auch eine krampflösende Eigenschaft scheint vorhanden zu sein.

Johanniskraut

Präparate mit Johanniskrautzubereitungen sind keine echten Beruhigungsmittel, sondern dienen dazu, mit Belastungen des Alltags besser fertig zu werden. Johanniskrautpräparate werden angepriesen, auf das Nervensystem beruhigend einzuwirken und gegen Stress abzuschirmen. Hellhäutige Perso-

nen können gelegentlich mit Überempfindlichkeit gegen Sonnenstrahlen reagieren.

Daher ist nach Einnahme derartiger Präparate empfohlen, Sonnenbäder zu vermeiden.

Präparatebeispiele

Solaguttae Baldrian-Hopfen Dragees	Trockenextrakt aus Baldrianwurzeln und Hopfenzapfen
Zirkulin Baldrian Dragees extra stark	Trockenextrakt aus Baldrianwurzeln und Hopfenzapfen
Baldrianpur	Baldrianwurzelrockenextrakt
Tetesept Johanniskraut Kapseln 500 mg	Johanniskrautpulver
Kneipp Johanniskraut Dragees N	Johanniskraut
Nervenruh Gute Nacht Einschlaf-Dragees	Trockenextrakt aus Baldrianwurzeln und Hopfenzapfen
Regivital Kapseln	Trockenextrakt aus Baldrianwurzeln
Abtei Johanniskraut Rotöl Kapseln	Johanniskrautöl, Sojalecithin
Gutnacht Kräutertonikum S	Baldrianwurzelauszug
Tetesept Balance Dragees für Nerven und Magen	Melissenblätterpulver
Bad Heilbrunner Johanniskraut Rotöl mit Baldrian	Johanniskrautöl, Baldrianöl
Bakanasan Rotöl-Kapseln	Johanniskraut-Ölmazerat
St. Benedikt Johanniskraut Kapseln SN	Johanniskraut-Trockenextrakt
St. Benedikt Baldrian + Hopfen Dragees	Trockenextrakt aus Baldrianwurzeln und Hopfenzapfen

Teil II

Der Fachausdruck für Abführmittel heißt Laxanzien. Sie werden bei Verstopfung angewendet und fördern und beschleunigen die Stuhlentleerung.

Unter einer Verstopfung versteht man die verzögerte Entleerung von trockenem oder hartem Stuhl. Die vielfach geäußerte Meinung, man müsse jeden Tag Stuhlgang haben, ist falsch. Es ist ganz normal, einige Tage nicht „zu müssen"; dies macht eine Anwendung von Arzneimitteln noch nicht nötig.

Der Kot selbst ist das Endprodukt dessen, was wir durch die Ernährung zu uns genommen haben und besteht unter anderem aus abgestoßenen Darmzellen, Produkten der Verdauungsorgane und nicht aufgenommenen Resten unserer Nahrung. Er bildet sich im Enddarm und wird schließlich geformt, indem Flüssigkeit und Salze entzogen werden, und ausgestoßen. Wichtig ist, dass die Füllung des Mastdarms den Stuhldrang auslöst.

Die Ernährung hat für dieses Geschehen eine entscheidende Bedeutung. Isst man ballaststoffarm, also solche Nahrung, die nahezu vollständig vom Darm aufgenommen wurde, bleibt nichts übrig, und der Enddarm kann sich auch nicht füllen. Die Folge ist, dass der Stuhldrang ausbleibt. Schlackenreiche Kost hingegen bewirkt eine Dehnung der Darmwand durch viel Inhalt und führt zum Ausstoß des Kots. Die richtige Ernährung, zusammen mit ausreichender Bewegung und genügend Flüssigkeitszufuhr ist daher sehr wichtig.

Eine ballaststoffreiche (schlackenreiche) Kost ist gewährleistet bei Speisen, die alle Bestandteile der Getreidekörner enthalten, wie faserreiche Gemüsesorten oder rohe oder gekochte Früchte. Abführend wirkende Lebensmittel sind z. B. Pflaumen, Datteln, Feigen und Rhabarber. Schließlich muss darauf hingewiesen werden, dass bei Verstopfung eine ausreichende Flüssigkeitszufuhr sehr wichtig ist. Um die Nachtruhe nicht zu stören, werden einige Gläser Wasser (auch Mineralwasser oder verdünnte Fruchtsäfte) vormittags empfohlen.

Laxanzien beschleunigen die Stuhlentleerung. Hier muss darauf hingewiesen werden, dass Abführmittel mit der Verdauung nichts zu tun haben, denn wenn der Kot im Mastdarm eingedickt wird, ist der Verdauungsvorgang längst abgeschlossen. Die Anpreisung von Laxanzien „zur Blutreinigung" oder gar zur Gewichtsreduktion ist falsch und irreführend.

Wir unterscheiden bei den freiverkäuflichen Laxanzien mehrere Wirkungsprinzipien:

▷ Gleitmittel,
▷ Füll- und Quellmittel,
▷ antiabsorptive und hydragog wirkende Mittel.

Gleitmittel

Gleitmittel wirken nicht durch Volumenzunahme im Enddarm, sondern durch Verringerung des mechanischen Widerstandes beim Weitertransport des Darminhalts (Schmiereffekt). Wirksame Präparate sind, außer Leinsamen mit etwas Gleitwirkung, apothekenpflichtig.

Füll- und Quellmittel

Diese zählen zu den milden Abführmitteln. Die Ballaststoffe in diesen Arzneimitteln quellen unter Aufnahme von Wasser und vergrößern so das Volumen des Darminhaltes. Der Wirkungseintritt ist jedoch relativ spät und kann Tage dauern. Die Mittel werden praktisch kaum resorbiert und führen in der Regel zu keinen unerwünschten Nebenwirkungen. Zu achten ist allerdings darauf, dass diese Mittel immer mit einer ausreichenden Menge Flüssigkeit eingenommen werden müssen, da es sonst durch eine Verkleisterung zum Darmverschluss kommen kann.

Leinsamen

Leinsamen ist nahezu geruchlos. Er wirkt auch als Gleitmittel. Zerkleinerter Leinsamen riecht typisch und hat einen öligen, schleimigen Geschmack. Er quillt mit Wasser auf fast das Dreifache seines Volumens auf.
Dosierung: 1–2 Teelöffel mit einer halben Tasse Wasser 2–4 Stunden quellen lassen und entweder nur den Schleim, oder aber den Schleim mit den ganzen Samen einnehmen. Dies macht man am besten morgens und abends. Leinsamen ist sehr kalorienreich.

Weizenkleie

Weizenkleie gewinnt man beim Abtrennen von Frucht- und Samenschalen bei der Mehlgewinnung. Sie wird wegen der enthaltenen Ballaststoffe verwendet und kommt auch als diätetisches Lebensmittel in den Verkehr. Die Quellkraft entsteht erst bei ausreichender gleichzeitiger Flüssigkeitszufuhr, auf die unbedingt zu achten ist.

Flohsamen

Flohsamen sind Samen eines hauptsächlich im Mittelmeergebiet vorkommenden Wegerichgewächses. Meist ist heute jedoch indischer Flohsamen im Handel. Sein in der Samenschale enthaltener Schleim wird nicht verdaut. Mit Flüssigkeit eingenommen wird nach 6–12 Stunden weichgeformter Stuhl ausgeschieden. Die Einnahme von 5–10 g Flohsamen ist auch länger unbedenklich, wenn ausreichend Flüssigkeit zugeführt wird.

Antiabsorptiv und hydragog wirkende Stoffe

Hierunter werden Stoffe verstanden, die die Resorption von Natriumionen und Wasser hemmen (antiabsorptive Wirkung). Gleichzeitig fördern sie den Einstrom von Wasser von der Darmwand in den Darminhalt (hydragoge Wirkung). Diese Mittel wirken stimulierend auf die Darmträgheit.

Rizinusöl

Die Wirkung beruht auf dem Wirkstoff Ricinolsäure, der im Dünndarm aus dem Rizinusöl freigesetzt wird. Die Wirkung ist sehr zuverlässig. Der schlechte Geschmack verhindert eine Verbreitung, deshalb sind Weichgelatinekapseln im Handel. Rizinusöl wirkt hauptsächlich auf den Dünndarm.
Dosierung: 10–30 g (1–2 Esslöffel), Wirkungseintritt: etwa 2–4 Stunden.

Salinische Abführmittel

Salinisch bedeutet, dass es sich um Salze handelt. Hier sind Glaubersalz (Natriumsulfat) und Bittersalz (Magnesiumsulfat) zu nennen. Diese Salze sind schwer resorbierbar, d. h. sie passieren daher den gesamten Darm mit dem Darminhalt und gehen nicht „ins Blut". Als Folge wird durch diese Salze im Enddarm Wasser zurückbehalten, so dass das Darmvolumen zunimmt und es zum Stuhldrang kommt. Bei länger dauerndem Gebrauch von Glaubersalz werden größere Mengen von Natriumionen resorbiert, was bei zu hohem Blutdruck vermieden werden sollte. Bei eingeschränkter Nierenfunktion ist bei beiden Salzen vor der Anwendung ärztlicher Rat einzuholen.
Salinische Abführmittel sollen als hypotone wässrige Lösung (Lösung mit geringerem osmotischen Druck als das Blutserum), also in viel Wasser gelöst, eingenommen werden. Bei Patienten mit Thrombosegefahr (z. B. schwere Krampfaderleiden) ist vorher der Arzt zu befragen.

Teil II

Andere Wirkstoffe

Milchzucker

Milchzucker (= Lactose) erhöht durch Zurückhalten von Wasser im Darminnern das Volumen und wirkt so abführend. Es ist ein mildes Mittel und kann, entsprechend dosiert, auch Säuglingen gegeben werden. Entsprechende Präparate sind als diätetische Lebensmittel im Handel.

Bei der Beratung des Kunden sollten daher Gleit- und Füllmittel im Vordergrund stehen.

Bei Verstopfung im Säuglingsalter empfiehlt es sich auf jeden Fall, den Kinderarzt zu befragen: dieser wird gegebenenfalls Milchzucker empfehlen. Bei kleinen Kindern und Kindern bis 12 Jahren empfiehlt sich die Einnahme von Leinsamen; bei anhaltenden Störungen ist ärztlicher Rat einzuholen.

Manna

Manna ist der durch Einschnitte in die Rinde von mindestens achtjährigen Manna-Eschen gewonnene, an der Luft getrocknete Saft. Als mildes Abführmittel ist Manna in Form des Sirups besonders bei Kindern angezeigt.

> **Merke:** Abführmittel sind meist entbehrlich. Nicht selten werden sie unbegründet, unbewusst und sogar missbräuchlich angewendet. Durch ballaststoffreiche Kost, genügend Flüssigkeit, viel Bewegung und vernünftige Lebensweise kann einer Verstopfung vorgebeugt und begegnet werden. Abführmittel nie über längeren Zeitraum einnehmen. Alle Laxanzien sind bei Darmverschluss (Ileus) kontraindiziert.

Präparatebeispiele

Natriumsulfat-Dekahydrat	Glaubersalz
Ramend Abführ-Kapseln	Rizinusöl
Schoenenberger Manna-Feigen-Sirup	Manna, wasserlösliche Bestandteile aus Feigen
Schweizer Abführkapseln	Rizinusöl
Zirkulin Abführ Früchtewürfel	Manna
Ramend Abführkapseln Rizinol	Rizinusöl
Abtei Schweizer Abführ-Kapseln	Rizinusöl
Florabio Manna-Feigen-Sirup	Sirup aus Manna und Feigen
NatuPur	Indischer Flohsamen
Linusit Gold	Leinsamen, aufgebrochen
Frugeletten	Manna

Abführmittel mit Aloe, Faulbaumrinde, Rhabarberwurzel, Cascararinde, Sennesblättern, Sennesschoten und Zubereitungen daraus unterliegen der Apothekenpflicht.

Unter dem Begriff „Stoffwechsel" versteht man die gesamten Vorgänge des Abbaues, der Umwandlung und Verwertung von Substraten wie Nahrung, Sauerstoff und andere mehr. Die Stoffwechsel fördernden Arzneimittel, die außerhalb der Apotheken verkauft werden, sollen Funktionen der Organe stärken, die für die Verstoffwechselung von Substraten besonders bedeutsam sind. Man will den Körper „entschlacken" und dadurch zum körperlichen Wohlbefinden beitragen. In den eigentlichen Stoffwechsel im biochemischen Sinne können freiverkäufliche Arzneimittel jedoch funktionsbeeinflussend nicht eingreifen.

Man findet in Stoffwechsel- und Entschlackungsmitteln all jene Drogen oder Drogenzubereitungen, denen eine anregende Wirkung auf Magen, Leber, Galle, Nieren, Darm und Verdauung zugesprochen wird.

Im Zusammenhang mit Entschlackung wird oftmals die Ausschwemmung „giftiger Stoffwechselrückstände" genannt, was fälschlicherweise mit Rheuma in Verbindung gebracht wird. Rheuma ist jedoch nach derzeitigem Wissen keine Stoffwechselerkrankung, sondern eine Erkrankung des Bindegewebes mit dem Leitsymptom Gelenkschmerz. Die Ursachen des Rheumas sind vielfältig und teilweise unbekannt.

Ob Wasser treibenden Drogen bei der ihnen häufig zugeschriebenen Vorbeugung gegen Rheuma eine Bedeutung zukommt, ist wissenschaftlich nicht gesichert.

Verwendet werden vor allem Wasser treibende Drogen wie Brennnesselblätter, Brennnesselkraut, Birkenblätter, Schachtelhalm und Zinnkraut.

Teil II

Präparatebeispiele

Bad Heilbrunner Entschlackungstee N	Birkenblätter, Schachtelhalmkraut, Pfefferminzblätter, Gartenbohnenhülsen
Bakanasan Brennnessel Rheume-Entwässerungs-Kapseln	Brennesselkraut-Pulver
Florabio naturreiner Presssaft Zinnkraut	Presssaft aus Zinnkraut
Vollmers präparierter Grüner Hafertee N	Haferkraut, Brennnesselkraut, Alpenfrauenmantelkraut

Vitamine sind Stoffe, die im Stoffwechsel des Menschen eine Schlüsselrolle einnehmen. Sie sind lebensnotwendige Bestandteile der Nahrung, die in relativ kleinen Mengen darin enthalten sind. Der menschliche Organismus kann sie nicht oder einige wenige nur unter bestimmten Bedingungen (z. B. UV-Licht bei Vitamin D) selbst bilden. Vitamine müssen daher als solche oder in Form von Vorstufen, den sog. Provitaminen, zugeführt werden.

Eine ausgewogene Nahrung enthält in der Regel ausreichende Mengen aller Vitamine. Beim gesunden Erwachsenen, insbesondere in Europa, tritt ein Vitaminmangel daher selten auf. Dies beruht teilweise darauf, dass der Körper manche Vitamine in gewissem Umfang speichern und sie bei Bedarf wieder abgeben kann. Zusätzliche Vitamingaben sind folglich nur erforderlich bei

a) einseitiger oder nicht ausreichender Ernährung,
b) erhöhtem Vitaminbedarf, z. B. während Schwangerschaft und Stillzeit,
c) bei verminderter Resorption der Vitamine.

Die Bezeichnung der Vitamine ist historisch bedingt. Sie werden mit Buchstaben bezeichnet, bei einigen werden noch Ziffern hinzugefügt (z. B. B_{12}, sprich B zwölf).

Heute werden die Vitamine meist eingeteilt in wasserlösliche und fettlösliche. Während wasserlösliche Vitamine (z. B. Vitamin C) auch bei Überdosierung keine nachteiligen Folgen haben, da sie der Körper mit dem Urin leicht ausscheiden kann, können fettlösliche Vitamine (insbesondere A und D) bei Überdosierungen Gesundheitsschäden hervorrufen. Das hat aber auch zur Konsequenz, dass die wasserlöslichen Vitamine vom Körper nicht gespeichert werden können, wie dies bei den im Körperfett speicherbaren fettlöslichen Vitaminen der Fall ist.

Da eine ausreichende Fettresorption von genügend Galle abhängig ist, können fettlösliche Vitamine bei ungenügender Gallebildung oder -sekretion zu wenig resorbiert werden.

Die Verabreichung besonders der Vitamine A und D in hoher Dosierung ist daher problematisch. Während Multivitaminpräparate, die mehrere, meist wasserlösliche Vitamine enthalten, in der Regel unschädlich sind, sind bei Präparaten mit fettlöslichen Vitaminen die in der Gebrauchsinformation genannten maximalen Einzel- und Tagesgaben einzuhalten. Die Dosierung von Vitamin A und D in freiverkäuflichen Fertigarzneimitteln ist daher vom Gesetzgeber wie folgt begrenzt worden:

Vitamin A: Tagesdosis höchstens 6 000 I.E.
Vitamin D: Tagesdosis höchstens 400 I.E.
(I.E. = Internationale Einheiten)

Es muss an dieser Stelle nochmals erwähnt werden, dass die Verabreichung von Vitaminen durch Arzneimittel im Regelfall nicht erforderlich ist, da in westlichen Ländern eine ausgewogene Ernährung den Vitaminbedarf ausreichend deckt. Vielen industriell hergestellten Hauptnahrungsmitteln werden heute bereits Vitamine hinzugefügt. Mangelzustände treten nur selten auf und sollten vom Arzt behandelt werden.

Dennoch erfreuen sich besonders Multivitaminpräparate großer Beliebtheit, da ihnen eine allgemein stärkende und tonisierende Wirkung zugesprochen wird.

Eine Übersicht über den mittleren Tagesbedarf an Vitaminen und deren Vorkommen in Lebensmitteln gibt Tabelle 13.1. Hier sind auch die wissenschaftlichen Namen der Vitamine zu finden, wie sie gelegentlich auf Arzneimitteln angegeben werden. Es sind hier nur beispielhaft Lebensmittel aufgeführt, in denen die angegebenen Vitamine besonders reichlich enthalten sind. In anderen Lebensmitteln kommen sie teilweise in geringerer Menge vor.

Tab. 13. 1: Tagesbedarf und Vorkommen der Vitamine

Buchstaben-bezeichnung	Name (internationale Bezeichnung)	Ungefährer mittlerer Tagesbedarf eines Erwachsenen	Vorkommen in Lebensmitteln
Fettlösliche Vitamine			
A	Retinol	5 000 I.E.	Gelbes Gemüse, Früchte
D_2	Ergocalciferol	400 I.E.	Hefe
D_3	Cholecalciferol	400 I.E.	Fischleber
E	Tocopherol	30 mg	Milch, Eier, Blattgemüse
K	Für den Einzelhandel außerhalb der Apotheken keine Bedeutung		
Wasserlösliche Vitamine			
B_1	Thiamin, Aneurin	1–2 mg	Leber, unbehandelte Getreidekörner, Hefe
B_2	Lactoflavin Riboflavin	2 mg	Milch, Leber, Hefe
B_6	Pyridoxin	2–3 mg	Hefe, Weizen, Mais, Leber
B_{12}	Cyanocobalamin	0,005 mg bzw. nur Spuren	Eier, Milch, Fleisch, Leber
C	Ascorbinsäure	75 mg	Zitrusfrüchte, Kartoffeln, grünes Blattgemüse, Paprika
H	Biotin	0,15–0,3 mg	Eigelb, Leber, Tomaten
	Nicotinsäureamid	15 mg	Hefe, mageres Fleisch
	Nicotinamid		Leber, Hülsenfrüchte
	Niacinamid		

I.E. = Internationale Einheiten

Teil II

Aus Tabelle 13.2 kann entnommen werden, dass Vitaminen eine vielfältige Bedeutung im Organismus zukommt, d.h. sie wirken an vielen Stellen des Stoffwechsels entscheidend mit.

Neben Arzneimitteln, die Vitamine enthalten, sind auch vitaminisierte Lebensmittel und mit Vitaminen angereicherte diätetische Lebensmittel im Verkehr. Diese müssen den Anforderungen des Lebensmittel- und Bedarfsgegenständegesetzes genügen und unterliegen nicht den Vorschriften des Arzneimittelgesetzes.

> **Merke:** Auch Vitamine können Nebenwirkungen haben. Die Zuführung von Vitaminen durch Arzneimittel ist bei ausgewogener Ernährung nicht immer begründet. Auf Dosierung ist zu achten!

Verwendet werden:

Vitamin A

A-Vitamine sind wichtig für den Eiweißstoffwechsel der Haut und der Schleimhäute sowie für die Bildung des Sehpurpurs. Damit meint man den Farbstoff des Sehpurpurs im Auge, welcher für das Sehen in der Dämmerung notwendig ist. Mangelerscheinungen sind bei ausgewogener Ernährung sehr selten, aber möglich: Nachtblindheit, gesteigerte Blendempfindlichkeit u.a.m. Diese Erkrankungen bedürfen einer Therapie von etwa 50 000 I.E. Vitamin A pro Tag über 2 Wochen und gehören in die Hand des Arztes. Besondere Vorsicht ist bei Schwangeren geboten, es sind Missbildungen der Kinder bei beträchtlicher Überdosierung von Vitamin A während der Schwangerschaft vorgekommen. Die in freiverkäuflichen Arzneimitteln enthaltene Dosis Vitamin A wird aber in aller Regel völlig problemlos vertragen. Das Hauptanwendungsgebiet ist die Vorbeugung vor Nachtblindheit.

Tab. 13.2: Bedeutung und Mangelerscheinungen der Vitamine

Vitamin	Bedeutung des Vitamins im Körper vor allem für (siehe auch Teil I, S. 60 1f.)	Wichtige Mangelerscheinungen
A	Wachstum, Haut- und Schleimhautfunktionen, Sexualfunktion, Sehvorgang u.a. biochemische Vorgänge	Nachtblindheit
D_3	Aufbau der Knochensubstanz	Rachitis (engl. Krankheit), Störungen im Stoffwechsel der Knochen und Zähne
E	Biochemische Vorgänge im Stoffwechsel	Leistungsabfall
B_1	Biochemische Vorgänge im Stoffwechsel	Verminderte geistige und körperliche Leistungsfähigkeit
B_2	Biochemische Vorgänge im Stoffwechsel	Keine bekannt
B_6	Biochemische Vorgänge im Stoffwechsel	Hauterkrankungen, nervöse Störungen
B_{12}	Entwicklung und Funktionsfähigkeit der roten Blutkörperchen	Perniziöse Anämie (Reifungsstörungen der roten Blutkörperchen)
C	Stärkung der Abwehrkräfte, biochemische Vorgänge im Stoffwechsel	Skorbut, Mundschleimhautentzündung, Zahnausfall
H	Biochemische Vorgänge im Stoffwechsel	Keine bekannt
Niacinamid	biochemische Vorgänge im Stoffwechsel	Pellagra (Hautkrankheit)

Vitamin B₁

Dieses Vitamin ist, wie alle anderen auch, für diverse biochemische Stoffwechselvorgänge von Bedeutung. Reine Formen des Vitamin-B₁-Mangels sind selten.

Vitamin B₂

Bei Mangelerscheinungen treten Risse an den Mundwinkeln und Schäden an Haut und Schleimhäuten auf. Die Bedeutung bei der Therapie von Nervenstörungen ist umstritten. Vitamin-B₂-Mangel tritt nur bei allgemeiner Unterernährung auf.

Vitamin B₆

Mangelerscheinungen sind nicht immer eindeutig erkennbar: Nervenstörungen, Störungen der Gehirnleistung, Hautschäden. In der Schwangerschaft ist der Vitamin-B₆-Bedarf etwa verdoppelt. Bei Schwangerschaftserbrechen und Reisekrankheit wird Vitamin B₆ vom Arzt verordnet.

Vitamin B₁₂

Zur Resorption von Vitamin B₁₂ ist ein im Magen gebildeter Eiweißkörper notwendig. Fehlt dieser, so kommt es zu einem Vitamin-B₁₂-Mangel, der zu einer perniziösen Anämie führen kann; dies ist eine schwere Störung im Bereich der Blutbildung. Vitamin B₁₂ ist nötig für den Sauerstofftransport im Blut.

Vitamin D

Vitamin D entsteht aus Vorstufen in der menschlichen Haut durch Sonnenbestrahlung. Vitamin D ist für die Resorption von Calcium und Phosphat aus dem Darm notwendig. Calcium und Phosphat werden für die Bildung der Knochensubstanz benötigt.

Allgemein bekannt ist die Erkrankung Rachitis, bei der aufgrund des Fehlens von ausreichend Vitamin D der Knochenaufbau gestört ist. Rachitisprophylaxe gehört in die Hand des Arztes. Bei der Dosierung von 400 I.E. pro Tag können Überdosierungen praktisch nicht vorkommen, auch reicht dies für eine wirksame Rachitisprophylaxe aus.

Vitamin E

Mangelerscheinungen sind bisher kaum bekannt geworden. Pflanzenöle, besonders Weizenkeimöl, enthalten viel Vitamin E. Die Bedeutung des Vitamin E als „Sexualvitamin" ist wissenschaftlich nicht belegt.
Die Anwendung von Vitamin E bei verschiedenen Symptomen des Leistungsabfalls oder von Alterserscheinungen wird zwar gelegentlich propagiert, ist aber wissenschaftlich nicht gesichert.

Carotin

Carotin ist das Provitamin der A-Vitamine.

Vitamin C

Die chemische Bezeichnung ist Ascorbinsäure. Vitamin C ist an vielen Stellen des zellulären Stoffwechsels von Bedeutung.
Bei Fehlen von Frischgemüse kann vorsorglich bis etwa 50 mg Vitamin C pro Tag gegeben werden. Während der Schwangerschaft sollten etwa 100 mg Vitamin C pro Tag zugeführt werden, das aber auch durch eine ausgewogene Ernährung (Gemüse, Paprika, Tomaten, Zitrusfrüchte, Kartoffeln, Milch) gewährleistet werden kann.
Erwachsene benötigen etwa 70 mg Vitamin C pro Tag. Werden Vitamin-C-haltige Arzneimittel gegeben, muss man wissen, dass der Teil, den der Körper nicht braucht, im Urin wieder ausgeschieden wird. Eine Dosierung von 1 g oder mehr täglich zur Verhütung von Erkältungen oder zur Förderung

Teil II

der Infektabwehr wird wissenschaftlich unterschiedlich bewertet, ist aber ohne nachteilige Folgen.

Lebertran

Lebertran enthält viel Vitamin A und D. Er ist das Öl aus den Lebern verschiedener Dorscharten.

Merke: Vitaminmangelerscheinungen bedürfen ärztlicher Therapie. Vorbeugende Gaben von Vitaminen sind bei ausgewogener Ernährung nicht unbedingt nötig (Ausnahme: Rachitisprophylaxe durch den Arzt). Auf Dosierung ist zu achten. Vitaminhaltige Fertigarzneimittel haben in der Regel ein Verfalldatum. Viele Vitaminpräparate sind – ohne arzneiliche Zweckbestimmung – als Nahrungsergänzungsmittel im Verkehr und sind demzufolge keine Arzneimittel. Bei richtigen Anwendungsgebieten, z. B. Vorbeugung oder Heilung von Krankheiten, auf der Packung handelt es sich um Arzneimittel. Einfache Unterscheidung: „mindestens haltbar bis:" steht auf Lebensmitteln, „verwendbar bis:" steht auf Arzneimitteln. Das ist gesetzlich so geregelt.

Präparatebeispiele

Sanhelios Augen-Vit S	Vitamin-A-palmitat
Salus Multivitamin Energetikum N (alkoholfrei)	Vitamine A, B_1, B_2, B_6, C, D_3, E
Abtei Vitamin B Komplex forte	Vitamine B_1, B_2, B_6, B_{12}, Nicotinamid, Calciumpantothenat, Folsäure
Vita Buerlecithin Dragees	Vitamine B_1, B_2, B_6 E, Calciumpantothenat
Biovit Vitamin B-Komplex	Vitamine B_1, B_2, B_6, Nicotinamid, Calciumpantothenat
Salus Multi-Vitamin-Energetikum N	Vitamine A, B_1, B_2, B_6, C, D_3, E
Vita Vitamin E forte	Vitamin E
Tetesept Classic Vitamin E 600	Tocopherolacetat

Tonika sollen die Leistungsfähigkeit des Menschen erhöhen und zu dessen Wohlbefinden beitragen. Roboranzien dienen in erster Linie der Rekonvaleszenz, also um nach überstandener Krankheit „wieder auf die Beine zu kommen".

Bei den Fertigarzneimitteln, die in großer Fülle auf dem Markt sind, handelt es sich ausnahmslos um Kombinationspräparate mit immer wiederkehrenden Inhaltsstoffen. Solche sind Vitamine, Aminosäuren, Leberextrakt, Salze, Traubenzucker (Glucose), Spurenelemente, Lecithin, Phosphate, Gelee royale, Drogenextrakte und andere mehr.

Aus naturwissenschaftlicher Sicht ist der Wirkungsnachweis des einzelnen „Wirk"-Stoffs und auch der Mischung der Vielzahl der Stoffe in der angegebenen Dosierung nicht einfach. Die Zusammensetzung der im Handel befindlichen Fertigarzneimittel ist in vielen Fällen rational schwer begründbar. Mit einer vernünftigen Ernährung werden all jene Vitamine, Aminosäuren, Zucker, Spurenelemente, Lecithin und Phosphate in ausreichender Menge aufgenommen und verwertet. Eine Verabreichung von Bruchteilen eines Gramms dieser Stoffe mit „dreimal täglich ein Likörglas" ist vom wissenschaftlichen Standpunkt aus nicht unumstritten. Bei den Pflanzenextrakten, deren Tagesdosis oft Bruchteile von Milligramm beträgt, ist eine Wirkung wissenschaftlich ebenso nur schwer nachweisbar. Es werden hier vor allem Drogen verwendet, die Herz und Kreislauf anregen sollen. Bei Überbelastung und Stress müssen einige Vitamine vermehrt zugeführt werden. Normalerweise reicht hier eine vernünftige Ernährung aus. Echter Vitaminmangel als Indikation gehört in die Hand des Arztes und muss mit entsprechenden Vitaminen gezielt behandelt werden.

Es darf hier bemerkt werden, dass alle im Handel befindlichen Präparate dieser Anwendungsgebiete „traditionell angewendet" sind und ihre Anwendung bei den angegebenen Indikationen aus der Vergangenheit überliefert ist.

Gegen die Einnahme solcher Mittel ist jedoch nichts einzuwenden, wenn subjektiv ein Erfolg festgestellt wird. Man darf jedoch nicht übersehen, dass sehr viele Fertigarzneimittel dieser Gruppe Alkohol enthalten. In der angegebenen Dosierung kann der leicht stimmungsaufhellenden Wirkung des Alkohols unter Umständen Bedeutung zukommen. Alkoholhaltige Arzneimittel sind unter anderem kontraindiziert bei Epilepsie, Lebererkrankungen, Arteriosklerose (daher besondere Vorsicht bei Älteren). Vorsicht ist auch in der Schwangerschaft geboten. Alkohol schränkt das Reaktionsvermögen ein, dies ist bei der Teilnahme am Straßenverkehr und am Arbeitsplatz zu berücksichtigen.

Einige als aufbauend gekennzeichnete Arzneimittel sind als so genannte Geriatrika im Handel. Es sind dies Arzneimittel, die ein altersbedingtes Nachlassen der Vitalität und Spannkraft verhüten sollen. Das Altern ist ein naturgegebener Vorgang und kann durch Arzneimittel bekanntermaßen nicht aufgehalten werden. Mit Geriatrika wird versucht, die Leistungsfähigkeit des alternden Organismus durch Zufuhr von Vitaminen und allgemein roborisierend wirkenden Stoffen zu steigern und somit die Vitalität zu heben.

An pflanzlichen Inhaltsstoffen nimmt die Ginsengwurzel und deren Zubereitungen eine führende Rolle ein. Die Ergebnisse der wissenschaftlichen Untersuchungen zur Wirkung der Ginsengwurzel sind teilweise widersprüchlich. Im asiatischen Raum ist die tonisierende Wirkung unbestritten.

Da sich pflanzliche Wirkstoffe häufig besser in Alkohol als in Wasser lösen, enthalten Tonika in unterschiedlichen Mengen Alkohol. Dieser ist aufgrund der Alkohol-Warnhinweis-Verordnung deklarationspflichtig.

Aus der Vielzahl der angebotenen Wirkstoffe seien die häufigsten herausgegriffen:

Vitamine (siehe Kap. 13). Man verspricht sich von einer Zufuhr von Vitaminen eine

Unterstützung des allgemeinen Stoffwechsels und eine Steigerung der Leistungsfähigkeit.

Weißdorn und seine Zubereitungen aus Blüten, Blättern und Früchten werden als herzstärkendes Mittel verwendet. In der Tat kann er bei leichten Formen der Herzschwäche helfen. In den Stärkungsmitteln ist die Dosierung nicht gezielt auf eine Wirkung auf das Herz gewählt, sondern soll in niedrigerer Dosierung nur Kreislauf stabilisierend wirken.

Eisensalze (siehe Kap. 7). Eisen ist bekanntlich für die Versorgung des Körpers mit Sauerstoff notwendig, da die roten Blutkörperchen zum Transport des Sauerstoffs im Blut unbedingt Eisen benötigen. Daher sind in Stärkungsmitteln gerne etwas Eisensalze, weil man sich damit eine bessere Sauerstoffversorgung des Körpers erwartet.

Ginsengwurzel

Ginsengwurzel soll bei Erschöpfungszuständen hilfreich sein. In Ostasien wird Ginseng als Allheilmittel angesehen. Ob der Droge tatsächlich Bedeutung zukommt, ist umstritten. Eine allgemein kräftigende Wirkung wird ihr aber nachgesagt, s. auch Teil I,

---

Präparatebeispiele

Aktiv Kapseln	Knoblauch-Ölmazerat, Vitamin A, E
Tai Ginseng flüssig	Trockenextrakt aus Weißdornblätter mit Blüten, Nicotinamid, Vitamin B_6, Dexpanthenol (Alkoholgehalt 20 %)
Voltax Gehirn-Nerventonikum flüssig	Phospholipide, Muira-puama-Holz-Extrakt, Adenosin, Vitamin E, B_1, B_2, Nicotinamid (Alkoholgehalt 15 %)
Voltax Kapseln	Phospholipide aus Sojabohnen, Trockenextrakt aus Potenzholz, Adenosin, α-Tocopherolacetat, Thiaminhydrochlorid, Nicotinamid
Doppelherz Energie Tonikum	Trockenextrakt aus Melissenblätter, Rosmarinblätter, Baldrianwurzel, Weißdornfrüchte (Alkoholgehalt 17 %)
Vita Buerlecithin Dragees	Vitamine B_1, B_2, B_6, E, Calciumpantothenat
Doppelherz aktiv Ginseng Kapseln	Ginsengwurzelextrakt
Aktiva Ginseng Gold N Tonikum	Auszug aus Ginsengwurzel (Alkoholgehalt 16 %)
Salus Royal	
Vitalikum Ginseng Gold N Tonikum	Auszug aus Ginsengwurzel (Alkoholgehalt 16 %)
St. Benedikt Ginseng Tonikum plus	Ginseng-Fluidextrakt
Voltax	Potenzholzextrakt, Tocofersolan (ähnelt Vitamin E), Vitamin B_1, B_2, Nicotinamid, Adenosin, entölte Phospholipide aus Sojabohnen

4.2.5. Eine echte Ginsengwurzel ist nahezu so teuer wie Gold.

Phospholipide

Bei dieser Substanz handelt es sich eigentlich um Bausteine, wie sie an Nervenzellen von Gehirn und Nerven natürlicherweise vorkommen. Verwandt ist die Substanz auch mit Lecithin. Phospholipide kommen praktisch überall im Körper vor. Früher hat man diese Substanz in Kräftigungsmitteln verwendet, eine echte pharmakologische Wirkung dürfte aber eher unwahrscheinlich sein. Allenfalls werden den Phospholipiden eine leichte Blutfett senkende Wirkung nachgesagt.

Teil II

Unter Arteriosklerose – auch Atherosklerose oder im Volksmund Arterienverkalkung genannt – versteht man krankhafte Veränderungen der Arterien: Ablagerungen verhärten die Gefäßwände, diese verlieren dadurch an Elastizität und verengen sich. Die Folge sind Durchblutungsstörungen. Die Sauerstoffversorgung durch diese Gefäße kann sich dramatisch verschlechtern oder sie wird gar unterbrochen. Dieses Krankheitsbild mit seinen verschiedenen Folgen (z. B. Schlaganfall, Herzinfarkt) ist die häufigste Todesursache in den Industriestaaten. Die Entstehung dieser Erkrankung ist noch nicht vollständig bekannt. Der Blutfettspiegel – hier insbesondere die so genannten Triglyceride und das Cholesterin – spielt sicher eine wesentliche Rolle. Man kennt einige Risikofaktoren, die eine Arterioklerose begünstigen: zu hohe Blutfettwerte, hoher Alkoholkonsum, Rauchen, Bluthochdruck und die Zuckerkrankheit (Diabetes). Einmal gebildete Ablagerungen in den Gefäßen lassen sich medikamentös nicht wieder auflösen, daher ist die Vorbeugung sehr wichtig. Die wichtigsten Maßnahmen sind Diät, Reduktion des Gewichts und mehr Bewegung (Sport). Bei vom Arzt diagnostizierten zu hohen Blutfettwerten und zu hohem Cholesterinspiegel müssen die ärztlichen Maßnahmen befolgt werden. Wer aber mit pflanzlichen Mitteln einer Arteriosklerose vorbeugen will, kann dies insbesondere mit Knoblauchpräparaten tun. Der Gesetzgeber hat diese Arzneimittel zur Vorbeugung gegen Arteriosklerose für den Verkehr außerhalb der Apotheken freigegeben. Eine Wirkung ist allerdings nur bei längerer Einnahme zu erwarten.

Verwendet werden:

Knoblauch

Mit Knoblauch sollen die Einlagerungen in den Arterien vermieden und das Zusammenbacken von Blutbestandteilen an diesen Einlagerungen verhindert werden. Verwendet wird getrockneter Knoblauch (pulverisiert) oder – eventuell noch besser – ein Auszug des Knoblauchs mit Öl – das so genannte Ölmazerat. Dieses ist dann in der Darreichungsform Weichgelatinekapsel. Dem Knoblauch werden auch Blutdruck regulierende und Blutfett senkende Eigenschaften nachgesagt.

Um eine Geruchsbelästigung zu vermeiden, sollten Knoblauch enthaltende Präparate den Wirkstoff erst im Dünndarm freigeben, jedoch können vom Körper auch aus Knoblauchbestandteilen gebildete Geruchsstoffe, die ins Blut aufgenommen wurden, über die Lunge abgeatmet werden. Auch über die Haut können geringe Mengen der Geruchsstoffe ausgeschieden werden. Die als wirksam angesehene Dosierung liegt bei 4 g fri-

---

Präparatebeispiele

Franziskus Knoblauch Kapsel	Knoblauch-Ölmazerat
Solaguttae Knoblauch mit Mistel und Weißdorn	Auszug aus Knoblauchzwiebel, Mistelkraut und Weißdornblättern
Doppelherz Knoblauch Kapseln mit Mistel und Weißdorn	Auszug aus Knoblauchzwiebeln, Mistelkraut, Weißdornfrüchten
Methusan plus Dragees	Knoblauchzwiebel, Weißdornblätter, Trockenextrakt aus Mistelkraut, Rutosid

schen Knoblauchzwiebeln. Arzneiliche Zubereitungen sollten entsprechend dosiert werden. Falls Arzneimittel auf Knoblauchwirkstoffe eingestellt sind, was zu befürworten ist, werden 4–10 mg Alliin bzw. 2–5 mg Allicin empfohlen.

Mistel, Weißdorn

Diese Drogen werden der milden Unterstützung der Herzleistung und der Blutdruck regulierenden Wirkung wegen gerne Knoblauchpräparaten beigegeben.

Teil II

Beim Menschen ist das sexuelle Verhalten weitgehend durch soziale und psychische Faktoren geprägt. Die sexuelle Lust ist ein sehr komplexes Phänomen, bei dem viele Teile des Nervensystems, die für Denken, Fühlen und Handeln zuständig sind, zusammenwirken müssen. Die Arzneimittel, die außerhalb der Apotheke meist in Spezialgeschäften angeboten werden, sollen meist die sexuelle „Leistungsfähigkeit" steigern und die Libido (Lust, Begierde) erhöhen. Ob dies durch jene Arzneimittel erreicht werden kann, sei dahingestellt. Die Impotenz selbst – die ärztlicher Behandlung bedarf – ist jedenfalls damit nicht zu beeinflussen. Eher sprechen auf diese einschlägigen Arzneimittel schwer erregbare, psychisch ansonsten nicht gehemmte Personen an. Zu vergessen ist allerdings nicht der Placebo-Effekt dieser Präparate, denn eine wissenschaftlich nachgewiesene Wirkung steht aus

Eine weitere Gruppe dieser Arzneimittel bilden jene, die am Penis aufgetragen werden. Es handelt sich um Salben, Sprays oder ähnliche Zubereitungen. Als wirksame Bestandteile werden örtlich betäubende Stoffe verwendet. Man will damit erreichen, dass die Empfindsamkeit am Ort des Geschehens beim Mann herabgesetzt wird und durch diese Wirkung der Samenerguss erst später erfolgt. Man sollte aber auch wissen, dass die Schleimhaut der Frau dann ebenfalls von der Salbe kleinere Mengen abbekommt.

Verwendet werden:

Damianablätter

Sie enthalten etwas ätherisches Öl und Bitterstoffe. Damiana wurde früher verwendet zur Steigerung der sexuellen Potenz und zur allgemeinen Kräftigung und Anregung. Die Wirksamkeit konnte wissenschaftlich jedoch nicht gesichert werden.

Potenzholz

Hierbei handelt es sich um ein Holz, das in der Fachsprache auch als Muira puama bezeichnet wird. Es wird zur Vorbeugung und Behandlung von Sexualstörungen und zur Steigerung des Geschlechtstriebs empfohlen, auch eine allgemein anregende Wirkung soll es haben. Eine Wirksamkeit ist jedoch wissenschaftlich nicht nachgewiesen.

Homöopathische Bestandteile

Hier finden wir Cantharis in einer homöopathischer Verdünnung, die aus spanischen Fliegen hergestellt wird. Man schreibt diesem Wirkstoff eine vermehrte Durchblutung im Genitalbereich und eine allgemeine Luststeigerung zu. Ein klassischer Wirkstoff ist auch Yohimbin in homöopathischer Verdünnung, die man aus der Yohimberinde herstellt. Dieser Wurzel sagt man seit Jahrzehnten eine Lust steigernde Wirkung und gesteigerte Erregbarkeit zu – allerdings scheint dies wissenschaftlich nicht zuverlässig nachweisbar zu sein. Damit nicht eine Apothekenpflicht entsteht, sind diese Stoffe als Verdünnungen ab D4 enthalten. D steht für Verdünnung [lateinisch Dilution], und z. B. steht D4 für eine viermalige Verdünnung der Ausgangstinktur jeweils 1:10, demnach ist in einer D4 ein Zehntausendstel der Ausgangstinktur enthalten.

Lokal wirkende Anästhetika

Dies sind örtlich betäubend wirkende Mittel für den Mann. Hier wird vor allem Lidocain, verwendet. Es wirkt an der Schleimhautoberfläche des Penis und wird aber in nur unbedeutenden Mengen ins Blut aufgenommen, wirkt also nur lokal. Es ist möglich, dass diese Senkung der Empfindsamkeit beim Mann, möglicherweise auch bei der Frau, nicht besonders beliebt ist.

Das Zentralnervensystem erregende Stoffe

Das allseits bekannte Coffein kennen wir vom Kaffee oder Tee. Es regt an, besonders wenn man müde ist. Der Coffeingehalt ist in freiverkäuflichen Arzneimitteln in der Regel gering, eine Tasse Kaffee oder eine Cola enthalten meist mehr davon. Coffeinhaltige Getränke oder Präparate sollten spät abends nicht mehr eingenommen werden, da sonst das Einschlafen erschwert wird. Zentral stimulierende Arzneimittel sollten nicht mit Alkohol kombiniert werden, da sich die erregenden Wirkungen beider Stoffe mehr als addieren können!

Präparatebeispiele

Potenzholz-Bomben Kapseln	Trockenextrakt aus Potenzholz und Damianafrüchten, Coffein
Original Inverma Spanische Fliege Lösung	Fluidextrakt aus Muira puama und Damianablättern, Cantharis D6
Original Inverma Yohimbinum D4 Verdünnung	Yohimbinum D4

Präparatebeispiele für den Mann

Stud 100 Sprühlösung	Lidocain
Penis Marathon Spezialspray	Lidocain

Teil II

Mund- und Rachendesinfektionsmittel sollen Halsschmerzen lindern oder von Halsschmerzen befreien. Die Ursache von Halsschmerzen (so genanntes Halsweh) ist meist ein akuter Katarrh oder ein banaler Infekt. Lästig und schmerzhaft ist dabei die Entzündung des Rachens. Die hier verwendeten Arzneimittel sind zum Lutschen oder nach dem Auflösen in Wasser zum Gurgeln im Handel. Lutschtabletten enthalten meist schwach antibakteriell wirkende Stoffe oder ätherische Öle, die in Mund und Rachen mild desinfizierend wirken. Mit dem Speichel werden die Inhaltsstoffe gelöst und verteilen sich in der Mundhöhle und im Rachen. Schon das Lutschen selbst ist nützlich, da dadurch die Speichelsekretion angeregt wird, was besonders bei trockenem Hals als angenehm empfunden wird.

Gurgellösungen werden mit lauwarmem Wasser zubereitet. Man gurgelt mit nach hinten gebeugtem Kopf, damit die Lösung auch den hinteren Teil der Mundhöhle benetzen kann. Durch das Schlucken des Speichels kommen die Wirkstoffe auch in tiefere Bereiche. Gerne verwendet man hier auch Salzlösungen, die den zähen Schleim lösen und als erfrischend empfunden werden. Solche Mittel sind – da nichts resorbiert wird – auch als Medizinprodukte (daher mit CE-Zeichen in der Kennzeichnung) im Handel. Alle eingesetzten Wirkstoffe setzen mehr oder weniger auch die Oberflächenspannung des Speichel- und Rachensekrets herab. Mund- und Rachendesinfektionsmittel sind Arzneimittel.

Im Handel sind auch eine große Anzahl „Hustenbonbons" oder „Halsbonbons". Sie sind nicht immer Arzneimittel und unterliegen dann den Vorschriften des Lebensmittel- und Bedarfsgegenständegesetzes. Meist enthalten sie geringe Mengen Pflanzenextrakte, Menthol und ätherische Öle. Auch kleinere Mengen Vitamin C können enthalten sein, um durch den fruchtig-sauren Geschmack die Speichelsekretion zu stimulieren.

Verwendet werden:

Cetylpyridiniumchlorid: Es wirkt bakterizid (bakterientötend) und setzt die Oberflächenspannung herab.

Ätherische Öle: Am häufigsten werden Pfefferminzöl und Eukalyptusöl (mentholhaltig!) eingesetzt. Ätherische Öle besitzen eine milde desinfizierende Wirkung.

Süßholzsaft: Eingedickter Süßholzsaft ist auch unter dem Namen Lakritze bekannt. Er wirkt entzündungswidrig und verflüssigt zähen Schleim. Zugegeben, Lakritze ist meist nicht als Arzneimittel im Verkehr.

Propolis: Dies ist das Kittharz der Honigbiene, mit dem sie Ritzen in den Waben verkittet. Propolis wirkt antimikrobiell und heilungsfördernd. Allerdings sind, wenn auch selten, allergische Reaktionen gegen Propolis bekannt.

Salze: Hohe Salzkonzentrationen im Speichel führen zu einer Verflüssigung zähen Schleims und zu einer Vermehrung des Auswurfs.

Salze werden bei Katarrhen der oberen Atemwege empfohlen, hier insbesondere in Form einer zerstäubten Lösung (Inhalat). Hier kommen die Wirkstoffe, meist Salze, über fein verteilte Tröpfchen in der Atemluft auf die Schleimhäute der oberen Atemwege und können dort unmittelbar wirken. Aber auch in der Wärme (z.B. mit heißem Wasser) flüchtige ätherische Öle können gut warm inhaliert werden und entfalten so ihre beruhigende und heilende Wirkung.

Merke: Bei länger dauernden, nicht besser werdenden Halsschmerzen ist unbedingt der Arzt zu befragen. Sind im Rachen Eiterflecken zu finden oder Eiter zu schmecken, muss unbedingt und schnell ein Arzt aufgesucht werden.

Präparatebeispiele

Emser Pastillen	natürliches Emser Salz
Bad Heilbrunner Halsschmerz Tabletten	Cetylpyridiniumchlorid
Bad Heilbrunner Kräuter Bronchial Tropfen	Destillat aus Eucalyptusblättern, Pfefferminzblättern, Salbeiblättern, Anisfrüchten, Fenchelfrüchten
Aagard Propolentum Halspastillen	Propolispulver

Teil II

Während Sport- und Massagemittel zum Einreiben als kosmetische Mittel einzustufen sind, wenn sie nicht überwiegend als Heilmittel in Erscheinung treten, sind Einreibemittel zur Durchblutungssteigerung – mit den entsprechenden Indikationen Rheuma, Arthrose, Hexenschuss, Muskelschmerz, Muskelkater usw. – rechtlich Arzneimittel.

Man will mit diesen Präparaten durch das Einmassieren in die Haut- und besonders die Muskeldurchblutung fördern und schmerzhafte Muskelverkrampfungen lösen. Je nach Zusammensetzung erzielt man auf den entsprechenden Gebieten der Körperoberfläche, die man eingerieben hat, dann eine geringe bis stärkere Wärmeempfindung, die durchaus als angenehm empfunden werden kann.

Falls es sich um flüssige Zubereitungen handelt, ist das Lösungsmittel meist Alkohol. Reiner Alkohol würde die Haut entfetten und eignet sich daher zum Massieren nicht. Daher sind immer die wirksamen Bestandteile im Alkohol gelöst.

Das bekannteste Einreibemittel ist der Franzbranntwein. Man stellte ihn früher zuhause aus etwa 50%igem Alkohol und einer Essenz selbst her. Heute sind eine Reihe von standardzugelassenen Fertigarzneimitteln im Handel, die mit der Bezeichnung „Franzbranntwein" auch mit Kochsalz, Menthol, Campher, Geruchs- und Farbstoffen hergestellt sind, jedoch mindestens 45% Ethanol enthalten müssen (siehe Teil III, Anhang 3). Dies ist Voraussetzung für die Freiverkäuflichkeit.

Der Gesetzgeber hat in der Rechtsverordnung zugelassen, dass auch Fichtennadelöl und Kiefernnadelöl in diesen freiverkäuflichen Arzneimitteln enthalten sein dürfen.

Die dem Alkohol in Einreibemitteln zugesetzten und gelösten Stoffe – insbesondere Menthol und Campher – fördern die Durchblutung in den Bezirken, auf die man das Mittel äußerlich aufträgt. Dabei ist es unerheblich, dass man zunächst ein kühlendes Gefühl empfindet. Dies rührt von der Verdunstung des Alkohols her und von den Reizungen der Kälterezeptoren („Kältefühler" in der Haut) durch Menthol und Campher. Auch ätherische Öle wirken auf diese Weise. An Ölen werden hier vor allem Latschenkiefernöl und Fichtennadelöl verwendet.

In Franzbranntwein ist Ethanol (mindestens 45%) als Lösemittel enthalten, es darf ungenießbarer Alkohol (z.B. Isopropanol oder 2-Propanol) nicht enthalten sein. Man darf vorsichtshalber jedoch solche Erzeugnisse nicht einnehmen, bei denen, wie aus der Kennzeichnung ersichtlich ist, bei der Art der Anwendung eine Einnahme nicht vorgesehen ist. Ist jedoch eine Einnahme auf Zucker – des scharfen Geschmacks wegen – vorgesehen, so wirken diese Mittel meist belebend und erfrischend und führen durch den Gehalt an ätherischen Ölen zu einer Erleichterung bei der Atmung, insbesondere bei Erkältung.

Gleiche Eigenschaften haben auch jene Fertigarzneimittel, die nicht als „Franzbranntwein", sondern mit anderer Bezeichnung im Handel sind und auch als Einreibemittel verwendet werden können (Melissengeist, Karmelitergeist u.a.).

Ein altes Hausmittel ist die Arnikatinktur; das ist ein alkoholischer Auszug aus Arnikablüten. Man nimmt sie bei Prellungen und Verstauchungen äußerlich zu Umschlägen. Doch Vorsicht: Arnikatinktur muss dazu immer nach Vorschrift auf der Packung verdünnt werden. Gelegentlich kommen Allergien gegen Arnikatinktur vor, was sich in heftiger Hautrötung und Schmerz äußert. Arnikatinktur ist nur zur äußerlichen Anwendung freiverkäuflich!

Anstelle von Einreibemittel kann man auch ein Pflaster auf die schmerzenden Stellen aufkleben. Hier sind die Wirkstoffe im Klebematerial enthalten und werden an die Haut abgegeben. Solche „Rheumapflaster" wirken nur dort, wo sie aufgeklebt sind.

Verwendet werden:

Ätherische Öle

Zum Einreiben werden Fichtennadelöle, Latschenkiefernöle und andere aromatisch riechende ätherischen Öle verwendet. Sie sollen die Haut- und Muskeldurchblutung fördern, lokal etwas wärmen und so Muskelkater oder anderweitig hervorgerufenen Schmerz lindern. Zum Einnehmen oder zum Einreiben oder Auftupfen ist das Pfefferminzöl weit verbreitet. Japanisches Heilpflanzenöl stammt von der japanischen Pfefferminze und wird aus dem blühenden Kraut durch ein besonderes Destillationsverfahren gewonnen. Es ist anders zusammengesetzt, als das „normale" Pfefferminzöl.

Campher, Menthol

Diese beiden Wirkstoffe haben, wenn sie in Mitteln zum Einnehmen enthalten sind, einen charakteristischen Geruch und einen bitteren Geschmack. Der bei äußerlicher Anwendung anfangs empfundenen Kälte folgt meist ein unterschiedlich wahrnehmbares Wärmegefühl. Dies führt subjektiv zu einer Erleichterung der Beschwerden.

Merke:
Merke: Wegen des Alkoholgehaltes dürfen Einreibemittel nicht bei offenen Wunden oder geschädigten Hautpartien angewendet werden. Vorsicht, nichts in die Augen bringen!

Teil II

Präparatebeispiele

Klosterfrau Franzbranntwein	Ethanol, Menthol, Campher
Tiger Balm Medizinisches Pflaster	Campher, Menthol, Minzöl, Eucalyptusöl
Carmol Franzbranntwein fluid	Campher, Ethanol
Kneipp Arnika Salbe S	Öliger Auszug aus Arnikablüten, Benzylalkohol
Knufinke Franzbranntwein Gel	Campher, Latschenkiefernöl
Tiger Balm rot N	Menthol, Campher, Pfefferminzöl, Cajeputöl
Baiersdorf Rheumaplast	Cayennepfefferdickextrakt
Alpa Franzbranntwein	Menthol
Abopharm Durchblutungsbad	Rosmarinöl
St. Benedikt Franzbranntwein	Campher
Optisana Rheuma Salbe triplex	D-Campher, Eucalytusöl
Optisana Medizinische Arnika Salbe	Arnikatinktur

Ein Heilwasser ist ein Wasser, in dem Salze gelöst sind. Materiell ist es mit dem Mineralwasser vergleichbar. Heilwässer stammen aus natürlichen Quellen oder werden künstlich erschlossen. Wird einem Wasser eine arzneiliche Zweckbestimmung gegeben, unterliegt es dem Arzneimittelgesetz und man nennt es Heilwasser. Ein Heilwasser kann an einem frei auslaufenden Brunnen angeboten werden, wie es in so genannten Trinktempeln in Kur- und Heilbädern der Fall ist, oder aber es wird in (meist grüne) Flaschen abgefüllt und ist im Handel erhältlich. Dann stellt es ein Fertigarzneimittel dar und ist an der Kennzeichnung (z. B. den Indikationsangaben, der Zulassungsnummer) leicht von den Mineralwässern zu unterscheiden. Mineralwässer sind Lebensmittel und unterliegen den lebensmittelrechtlichen Vorschriften.

Heilwässer enthalten mehr als 1 g gelöste Salze pro Kilogramm. Diesen Salzen in ihrer jeweiligen Konzentration, gelöst im Wasser, werden die arzneilichen Wirkungen zugeschrieben. Meist enthalten Heilwässer auch Kohlendioxid, das in Wasser gelöst als Kohlensäure bezeichnet wird.

Wenn Heilwässer einen Salzgehalt haben, der in etwa dem von Mineralwasser (Lebensmittel) entspricht, kann man sie durchaus wie ein Lebensmittel, z. B. zum Trinken oder Verdünnen von Fruchtsäften verwenden. Es gibt aber auch Heilwässer, die einen höheren Salzgehalt haben oder einige Ionen in höherer Konzentration enthalten; dann schmecken sie meist nicht besonders gut. Dann sollte man sie nur gemäß den Einnahmeempfehlungen der Kennzeichnung zu sich nehmen.

Die gelösten Salze liegen in Form von Kationen (positiv geladenen Teilchen) und Anionen (negativ geladenen Teilchen) vor. Ist beispielsweise Kochsalz (Natriumchlorid = NaCl) gelöst, kann in der wässrigen Lösung (Na^+) und Chlorid (Cl^-) nachgewiesen werden. In diesem Sinne muss die Angabe der Zusammensetzung bei Heilwässern verstanden werden.

Bei der gelegentlich angegebenen Bezeichnung stellt man Kationen vor Anionen und ordnet nach absteigender Konzentration, z. B. Natrium-Calcium-Chlorid-Hydrogencarbonat-Säuerling. Dieses Wasser enthält also vor allem Natrium, Calcium, Chlorid, Hydrogencarbonat und Kohlensäure.

Folgende Ionen kommen in bedeutsamen Konzentrationen – je nach Quelle – vor:

Kationen	Anionen
Na^+ (Natrium)	Cl^- (Chlorid)
Ca^{2+} (Calcium)	SO_4^{2-} (Sulfat)
K^+ (Kalium)	HCO_3^{2-} (Hydrogencarbonat)
Mg^{2+} (Magnesium)	J^- (Jodid)
$Fe^{2+,3+}$ (Eisen)	PO_4^{3-} (Phosphat)

Säuerlinge enthalten mehr als 1 g gelöstes Kohlendioxid (Kohlensäure), stille Wässer sind kohlensäurefrei.

Bei Heilwässern sind teilweise Indikationen erlaubt, die ansonsten Arzneimittel apothekenpflichtig machen (siehe Teil III, Kap. 1.7.4): Stoffwechselkrankheiten und Krankheiten der inneren Sekretion, organische Krankheiten der Leber, der Bauchspeicheldrüse und der Harn- und Geschlechtsorgane. Erlaubt sind somit Indikationen wie Gicht, Diabetes (Zuckerkrankheit), Lebererkrankungen usw.

Die vielfältigen Indikationen bei Heilwässern ergeben sich aus der besonderen Kombination von Anionen und Kationen des jeweiligen Erzeugnisses. Die Tabelle 19.1 gibt Auskunft über die den betreffenden Ionen zugeschriebenen Wirkungen, Tabelle 19.2 nennt die wichtigsten Heilanzeigen einiger Heilwässer.

Säuerlinge werden u. a. empfohlen bei Blasen- und Nierenerkrankungen und bei Störungen der Magenfunktion.

Wässer mit hohem Natriumgehalt sind bei Bluthochdruck nicht angezeigt, da sie Wasser im Körper binden. Auch bei Ödemen (Wasseransammlung im Gewebe) und Nierenfunktionsstörungen sollen natriumreiche Wässer nicht eingenommen werden.

Merke: Heilwässer sind Arzneimittel und keine Lebensmittel. Sie wirken unterstützend bei einer Therapie.

Tab. 19.1: Wirkungen der Ionen in Heilwässern

Na^+ (Natrium)	Führt bei Zufuhr großer Mengen zu Wasseransammlung im Gewebe. Natrium ist praktisch in allen Lebensmitteln enthalten.
K^+ (Kalium)	Keine besondere Wirkung
Ca^{2+} (Calcium)	Wirkt entzündungswidrig, besonders in den Harnwegen und in hoher Konzentration Wasser treibend
Mg^{2+} (Magnesium)	Soll bei Diabetes unterstützend wirken
$Fe^{2+, 3+}$ (Eisen)	Wird bei Eisenmangelzuständen empfohlen, jedoch ist der Gehalt für eine Therapie zu niedrig
Cl^- (Chlorid)	Wirkt Säure stimulierend auf den Magen
SO_4^{2-} (Sulfat)	Fördert den Gallenfluss, leicht abführend
HCO_3^{2-} (Hydrogencarbonat)	Bindet Säure im leeren Magen (daher nüchtern nehmen!)
J^- (Jodid)	Durch die schleimverflüssigende Wirkung soll es bei asthmatischen Zuständen unterstützend wirken. Vorsicht bei Schilddrüsenerkrankungen
PO_4^{3-} (Phosphat)	Keine besondere Wirkung

Teil II

Tab. 19.2: Heilanzeige einiger Heilwässer

	Magen	Darm	Galle	Harnwege	Stoffwechsel-erkrankungen	Sonstige
Säuerlinge						
Hydrogencarbonat-Säuerlinge:						
Staatlich Fachinger	+	+		+	Diabetes	Sodbrennen
Teinacher Hirschquelle	+			+		
Überkinger Adelheidquelle	+	+		+	Diabetes	
Chlorid-Hydrogencarbonat-Säuerlinge:						
Emser Kränchen						Atmungsorgane
Kaiser-Friedrich-Quelle	+	+	+		Gicht	
Staatlich Selters	+	+	+		+	Atmungsorgane
Friedrich Christian Heilquelle	+	+	+	+		
Rhenser Heilquelle Kaiser Ruprecht	+	+	+	+		
Stille Wässer						
Chlorid-Hydrogencarbonat-Wässer:						
Tölzer Adelheidquelle						Jodmangel
Sulfat-Wässer:						
Rietenauer-Heiligenthalquelle	+	+	+	+		

Während hormonhaltige Arzneimittel („Pille") nur in der Apotheke nach Vorlage eines Rezeptes abgegeben werden dürfen, sind hormonfreie empfängnisverhütende Arzneimittel zum Verkehr außerhalb der Apotheke zugelassen. Sie dürfen aufgrund § 50 AMG auch ohne Sachkenntnis und in Automaten in den Verkehr gebracht werden. Im Handel sind Vaginalzäpfchen (Ovula), Gele und Schäume. Sie wirken spermizid, d.h., sie machen den Samen befruchtungsunfähig und führen auf mechanischem Wege durch Bildung von Schaum zu einer Barriere vor dem Muttermund.

Ovula

Ovula sind Scheidenzäpfchen. Sie werden mindestens 10 Minuten vor dem Geschlechtsverkehr fingertief in die Scheide eingeführt. Sie schmelzen durch die Körperwärme und wirken erst nach der Wartezeit von 10 Minuten empfängnisverhütend, da erst dann der Wirkstoff in der Scheide optimal verteilt ist. Ausreichender Schutz ist nur innerhalb einer Stunde nach dem Einführen gewährleistet; gegebenenfalls ist ein neues Ovulum einzuführen. Vor Wiederholung des Verkehrs – gleich in welchem Zeitabstand – ist stets ein neues Ovulum einzuführen. Auch hier sind wieder 10 Minuten zu warten.
Verwendet wird:

Nonoxinol 9

Es besitzt eine hohe Oberflächenaktivität und wirkt Samen abtötend. Die Eigenbewegung der Samenfäden wird gehemmt. Eine Übertragung von Geschlechtskrankheiten wird durch diese Substanz aber nicht verhindert; ein gleichzeitiger Gebrauch von Kondomen ist möglich.
Hormonfreie empfängnisverhütende Mittel bieten nicht den sicheren Schutz wie etwa die „Pille". Über die Sicherheit der spermizid wirkenden Verhütungsmittel gibt die Tabelle 20.1 Auskunft. Die Zuverlässigkeit empfängnisverhütender Mittel wird mit dem Pearl-Index ausgedrückt. Dies ist die Zahl der zu erwartenden Schwangerschaften („Versagerrate") bei hochgerechneter Anwendung auf 100 empfängnisfähige Frauenjahre.

Tab. 20.1: Versagerrate bei Empfängnisverhütungsmitteln

Mittel	Versagerrate pro 100 Frauenjahre (Pearl-Index)
„Pille" (nur in Apotheken)	0,2
Sterilisation der Frau	0,3
Spirale	0,5–5,0
Spermizide Vaginalovula	22,5–37
Spermizide Gele	20
Spermizide Schäume	12
Kondom	3–28

Theoretisch ist bei diesen Spermiziden also etwa alle 5 Jahre mit einer Schwangerschaft zu rechnen. Unerwähnt soll jedoch nicht bleiben, dass über die Zuverlässigkeit dieser Mittel teilweise widersprüchliche Angaben vorliegen. Die Kombination Kondom und Spermizid erhöht jedoch die Sicherheit.
An dieser Stelle soll erwähnt werden, dass nur das Kondom einen Schutz vor der Übertragung von Geschlechtskrankheiten und HIV (AIDS) bieten kann. Kondome sind Medizinprodukte und keine Arzneimittel.

Merke: Spermizid wirkende Empfängnisverhütungsmittel bieten keinen absoluten Schutz vor Schwangerschaft. Auf richtige Anwendung achten und die Gebrauchsinformation beachten. Diese Mittel schützen nicht vor der Übertragung von Geschlechtskrankheiten.

Teil II

Präparatebeispiele

Patentex oval N, Ovula	Nonoxinol 9
Patentex Gel	Nonoxinol 9

Die Hornhaut ist die oberste Schicht der Haut. Sie ist unterschiedlich dick: unter der Achsel ist sie dünn und an der Ferse ist sie dicker. Sie ist nicht von Blutgefäßen durchdrungen und hat keine Nervenendigungen. Deshalb kann man die Hornhaut auch mit einer Hornhauttreibe „abhobeln", ohne dass es blutet oder schmerzt. Ein Hühnerauge ist eine örtlich begrenzte, meist schmerzhafte Verdickung der Hornhautschicht mit einem zentralen, bis in tiefere Hautschichten reichenden Sporn. Ein Hühnerauge ist an sich völlig harmlos, kann aber, wenn es schmerzt, sehr lästig sein. Bei der Behandlung von Hühneraugen und zu dicker Hornhaut werden Arzneimittel eingesetzt, die schmerzlos diese Hornhaut zerstören und so zum Ablösen der oberen Schicht der Haut führen. Diese Mittel nennt man Keratolytika. Sie wirken lokal, d.h. nur da, wo sie aufgetragen werden.

Die wirksamen Bestandteile, die in freiverkäuflichen Keratolytika enthalten sein dürfen, sind in einer Anlage der Rechtsverordnung begrenzt (siehe Teil III, Kap. 1.7.2).

Hühneraugen sind Vermehrungen von Hornzellen der Haut mit Beteiligung tieferer Hautschichten. An den Füßen entstehen sie häufig durch Druck zu enger Schuhe. Je nach Lage können sie sehr schmerzhaft sein.

Zur Lösung von zu dicker Hornhaut oder von Hühneraugen nimmt man Lösungen oder Pflaster, die auf die entsprechenden Stellen aufgebracht werden. Hier muss darauf geachtet werden, dass benachbarte gesunde Haut nicht mitbehandelt wird, da sonst Reizungen entstehen. Bei Lösungen sollte daher die nicht zu behandelnde Haut mit Vaseline abgedeckt werden.

Hühneraugenpflaster gibt es im Handel zum Selbstausschneiden oder als Pflaster mit vorgefertigtem „Wirkkern", der auch von einem Filzring umgeben sein kann, um den Druck zu mildern.

In der Regel ist eine mindestens dreitägige Behandlung notwendig, um die Hornhaut abzulösen bzw. das Hühnerauge zu entfernen. Dies geht leichter nach einem heißen Fußbad.

Warzen sind etwas anderes als Hühneraugen: Es sind durch ein Virus hervorgerufene Neubildungen der Haut. Arzneimittel gegen Warzen sind apothekenpflichtig!

Träger von keratolytisch wirksamen Substanzen in Tinkturen ist meist Kollodium. Dies ist eine chemisch bearbeitete Zellulose, in Ether-Alkohol gelöst. Nach dem Auftragen auf die Haut verdunstet das Lösungsmittel und bildet ein elastisches Häutchen.

Tinkturen bewirken meist eine „Vertrocknung" des Hühnerauges oder der Hornhaut, Pflaster wirken eher quellend, so dass sich die Hornschicht leichter ablöst.

Verwendet werden:

Säuren, denaturieren das Eiweiß der Hornhaut und fällen und erweichen es.Das meist verwendete Mittel ist die **Salicylsäure.** Salicylsäure ist das meist verwendete keratolytisch wirkende Mittel in Hühneraugenmitteln. Gelegentlich kommt auch Milchsäure vor. Salicylsäure findet sich in den Wirkkernen der Hühneraugenpflaster, in den Hühneraugentinkturen und in den so genannten Schälsalben, die großflächige dicke Hornhäute erweichen sollen.

Merke: Hornhaut lösende und Hornhaut erweichende Mittel nicht auf gesunde Haut aufbringen, eventuell mit Vaseline die Umgebung schützen. Tinkturen immer gut verschließen, da sie leicht eintrocknen. Vorsicht: Kollodium – eine häufig verwendetes Lösungmittel bei Hühneraugentinkturen – ist brennbar. Auf richtiges und nicht zu enges Schuhwerk achten, damit die Druckstellen nicht zu Hühneraugen werden.

Teil II

Präparatebeispiele

Efasit Hühneraugen-Tinktur N	Salicylsäure, Milchsäure
Scholl Hühneraugentinktur	Salicylsäure
Scholl Hühneraugenpflaster	Salicylsäure
Efasit Hühneraugenpflaster N	Salicylsäure
Hansaplast Hornhautpflasters	Salicylsäure

Im Handel mit freiverkäuflichen Arzneimitteln beschränkt sich das Angebot freiverkäuflicher Arzneimittel zur Wundbehandlung auf Salben zur Behandlung von oberflächlichen Wunden der Haut. Wunden heilen in der Regel bei gesunden Menschen von selbst, arzneiliche Unterstützung ist meist nicht erforderlich und auch nicht möglich. Anders ist das bei offenen schwierigen Wunden, wie z. B. Unterschenkelgeschwüren, die aber zur Behandlung fachkundiges Personal erfordern; die Arzneimittel oder Medizinprodukte hierfür sind apothekenpflichtig. Bei kleineren Schürf- oder Schnittwunden spricht aber nichts dagegen, wenn man eine Wundsalbe auf die Wunde aufträgt und diese dann mit einem Verbandmittel abdeckt. Man verspricht sich mit einer solchen Behandlung eine Beschleunigung der Wundheilung. Seit Jahrzehnten schon schreibt man dem Lebertran bzw. den darin enthaltenen Vitaminen A und D eine wundheilende Wirkung zu. Man verspricht sich insbesondere einen Heilungsverlauf mit weniger Wundspannung und geringerer Narbenbildung.

Bei den Darreichungsformen bei Wundheilsalben kommen vor allem Salben und Pasten vor.

Salben sind streichfähige halbfeste Zubereitungen. Im engeren Sinne versteht man darunter Zubereitungen ohne wässrige Phase.

Die Grundlage der Salben sind meist fetthaltig; das muss aber nicht so sein.

Cremes sind Salben, die neben einer Fettphase auch eine wässrige Phase haben.

Pasten sind hoch konzentrierte Suspensionssalben. Pulverförmige Substanzen sind in größerer Menge in der Salbengrundlage enthalten.

Verwendet werden:

Zinkoxid

Hierbei handelt es sich um einen bewährten Stoff, der trocknend wirkt und Sekret aufsaugen hilft. Zinkoxid ist reinweiß und wirkt schwach adstringierend. Selten ist eine Allergie auf Zinkoxid.

Lebertran

Lebertran wird aus dem fetten Öl des Heilbutts oder Dorsches gewonnen. Er enthält Vitamin A und Vitamin D. In Salben wirkt er granulationsfördernd, das heißt, es wird leichter neues (Haut)-Gewebe gebildet und so die Wundheilung beschleunigt. Lebertran riecht nicht gut; vielleicht ist dies der Grund, warum Lebertran enthaltende Salben im Handel immer seltener werden.

Teil II

Präparatebeispiele	
Abtei Wundheil Zinksalbe	Zinkoxid
Optisana Medizinische Zinksalbe	Zinkoxid

Der Oberbegriff Rheuma bezeichnet eine Erkrankung des so genannten rheumatischen Formenkreises. Darunter versteht man Erkrankungen mit unterschiedlichster Ursache am Stütz- oder Bindegewebe der Knochen und Gelenke. Aus der großen Anzahl der verschiedenen Rheumaerkrankungen kommen bei freiverkäuflichen Arzneimitteln nur die Anwendungsgebiete der so genannten entzündlich rheumatischen Erkrankungen vor. Darunter versteht man Zustände, die durch Einschränkungen der Gelenkfunktionen mehr oder weniger behindern und für den Patienten schmerzhaft und sehr belastend sein können. Meist ist eine Entzündung eines oder mehrerer Gelenke die Ursache, oder es sind Erkrankungen des Bindegewebes, die einzeln auftreten oder mit der Gelenkentzündung einherge-

hen. Rheumatische Erkrankungen, bei denen schon Arthrosen (degenerative Gelenkerkrankungen) im Vordergrund stehen, die an kleinen, mittleren oder großen Gelenken auftreten oder die Wirbelsäule betreffen, können in aller Regel mit freiverkäuflichen Arzneimitteln nicht zufrieden stellend behandelt werden. Arzneimittel, die hier zu besprechen sind, können bei echten rheumatischen Erkrankungen allenfalls unterstützend wirken und sollten mit dem behandelnden Arzt diskutiert werden. Besonders äußerlich anzuwendende Rheumamittel, wie Salben oder Bäder, wirken in erster Linie durchblutungsfördernd und haben mit einer antirheumatischen Wirkung nicht unbedingt etwas zu tun. Sie haben jedoch ihre Berechtigung bei den Patienten, denen sie Linderung bringen.

Präparatebeispiele

Vitalikum Rheuma-Salbe	Campher, Eucalyptusöl, Menthol, Latschenkiefernöl
Vitalikum Rheuma Aktiv-Bad	Methylsalicylat
Kneipp Rheumabad spezial	Wacholderholzöl, Wintergrünöl
Bakanasan Teufelskralle-Kapseln N	Trockenextrakt aus Teufelskrallenwurzel
St. Benedikt Teufelskralle Kapseln	Trockenextrakt aus Teufelskrallenwurzel
Franziskus Rheumasalbe intensiv	Campher, gereinigte Terpentinöl, Eucalyptusöl, Menthol, Latschenkiefernöl
Brackal Rheumasalbe N	Campher
Pagosid Teufelskralle Tablette	Trockenextrakt aus Teufelskrallewurzeln
Brackal Teufelskralle Kapseln N	Trockenextrakt aus Teufelskrallewurzel
Rheumaplast Pflaster	Dickextrakt aus Cayennepfeffer
Rheumamed AC Wärmepflaster	Dickextrakt aus Cayennepfeffer, Arnikablütenfluidextrakt
Tiger Balm Medizinisches Pflaster	Campher, Menthol, Eucalyptusöl
Salus Rheuma-Tee N Kräutertee Nr. 12	Birkenblätter, Schachtelhalmkraut, Brennnesselkraut, Wacholderbeeren

Verwendet werden:

Innerlich:

Teufelskralle. Diese auch Harpagophytum genannte Wurzeldroge stammt vorwiegend aus Afrika und ist wegen seiner entzündungshemmenden Wirkung insbesondere bei der unterstützenden Therapie degenerativer Erkrankungen des Bewegungsapparates geschätzt.

Äußerlich:

Hier werden ätherische Öle eingesetzt, welche die Durchblutung fördern sollen und einen lokal angenehmen Effekt bewirken, dort, wo sie aufgetragen werden. Methylsalicylat ist eine synthetische Substanz, die äußerlich die Hautdurchblutung je nach Konzentration in der Zubereitung heftig steigern kann. Dies muss man aber mögen; manche schätzen dies, für manche ist es lästig. Rot wird die Haut aber auf jeden Fall.

Teil II

Unter **Desinfizierung** wird die Abtötung oder Inaktivierung von Krankheitserregern (Mikroorganismen) verstanden, so dass ein Gegenstand nicht mehr infizieren kann. Es gibt aber auch Mikroorganismen, die nicht krank machen können.

Davon zu unterscheiden ist die **Sterilisation**. Sie bedeutet die Abtötung sämtlicher lebender Mikroorganismen. Desinfektion sterilisiert also nicht!

Erreger von Infektionskrankheiten sind hauptsächlich Protozoen (winzige, einzellige Organismen), Pilze, Bakterien, bakterienähnliche Organismen sowie Viren. Diese unterscheiden sich in Gestalt, Lebensweise und Vermehrungsmechanismus jeweils voneinander. Sie sind so klein, dass sie vom menschlichen Auge nicht ohne technische Hilfe gesehen werden können.

Folgende Größenordnungen kommen hier vor:

$1\ \mu m =$ Mikrometer = ein tausendstel Millimeter;

$1\ nm =$ Nanometer = ein tausendstel Mikrometer

Protozoen und Pilze: 100–10 μm

Bakterien: 5–0,2 μm

bakterienähnliche Mikroorganismen: 500–200 nm

Viren: 250–20 nm (sie sind somit auch im Lichtmikroskop nicht zu sehen!)

Einzelne Bakteriengattungen bilden so genannte Sporen.

Bakteriensporen sind Dauerformen und mit einer festen Hülle umgeben. Das übrige Bakterium kann absterben, die Spore kann sehr lange überlebensfähig bleiben. Sporen vertragen Kälte, Austrocknung und Hitze. Wenn eine Spore in günstiges Milieu kommt, wächst sie wieder zu einem Bakterium aus. Die Abtötung von Sporen ist schwieriger als von Bakterien.

Die freiverkäuflichen Desinfektionsmittel sollen an Oberflächen (z. B. an Gegenstän-

den oder auf der Haut) krank machende Mikroorganismen inaktivieren oder entfernen, so dass von dem desinfizierenden Material keine Infektion mehr ausgehen kann.

Wir unterscheiden Mittel zur Feindesinfektion und zur Grobdesinfektion.

Unter Feindesinfektion versteht man Mittel zur Desinfektion der Hände oder anderer Körperteile. Grobdesinfektionsmittel dienen zur Desinfektion von Wäsche, Gegenständen, Räumen, Toiletten (= Flächendesinfektion) oder Ausscheidungen (Harn, Stuhl)

Zuordnung der häufig anzutreffenden Inhaltsstoffe in freiverkäuflichen Desinfektionsmittel

1. Hände- und Hautdesinfektion: Alkohole, Aldehyde, quartäre Verbindungen,
2. Desinfektion von Gegenständen: Phenole, Chlorverbindungen,
3. Wäschedesinfektion: Phenole,
4. Flächen- und Raumdesinfektion: Phenole.

Zum Erreichen eines breiten Wirkungsspektrums werden oftmals Kombinationen der verschiedenen Wirkstoffe eingesetzt.

Die Desinfektionslösungen sind aus den Fertigpräparaten gelegentlich erst herzustellen. Man halte sich hierbei an die Empfehlungen der Hersteller, da die desinfizierende Wirkung unter anderem auch vom Milieu und dem pH-Wert am Wirkort abhängig ist

Desinfektionsmittel dürfen ohne Sachkenntnis im Sinne des § 50 AMG 1976 in den Verkehr gebracht werden.

Desinfektionsmittel – insbesondere wenn sie nicht zur Hautdesinfektion bestimmt sind – können auch als Medizinprodukte in den Verkehr gebracht werden. Sie erkennen diese Produkte am CE-Zeichen.

Verwendet werden in Präparaten der Drogeriemärkte:

Alkohole

Hier werden vor allem Ethanol, Isopropanol (= 2-Propanol), n-Propanol, Benzylalkohol u. a. verwendet. Das Wirkungsoptimum liegt bei Ethanol bei 70–80 %, für die Propanole bei 60–70 %. Absolute Alkohole (100 % und damit wasserfrei) sind nahezu wirkungslos. **Alkohol tötet keine Sporen!** Zur Hautdesinfektion muss eine Einwirkungszeit von mindestens 30 Sekunden eingehalten werden. Wenn der Alkohol das desinfizierende Mittel ist, sollte man ihn auf der Haut antrocknen lassen. Vorher sollten die Hautpartien mit Wasser und Seife gewaschen und dann getrocknet werden. Vorsicht: Alkohole sind leicht brennbar.

Aldehyde

In dieser Gruppe werden in freiverkäuflichen Mitteln nur Substanzen verwendet, die nicht sehr agressiv sind, wie Glutaraldehyd.

Detergenzien

Detergenzien sind waschaktive Substanzen, die die Oberflächenspannung herabsetzen. Im Handel sind so genannte Invertseifen. Sie sind unwirksam gegen Sporen und Viren. Meist werden sie mit anderen Mitteln kombiniert.
Man nützt vor allem die starke Benetzungsfähigkeit durch den sich auf der Oberfläche bildenden Films aus. Ein Vertreter dieser Gruppe sind die Alkylsulfonate.

Benzalkoniumchlorid und andere quartäre Ammoniumsalze

Diese Mittel setzen die Oberflächenspannung von Schmutz (und Bakterien) herab und wirken desinfizierend. Sie wirken nur sehr begrenzt gegen Pilze und Sporen, gelten ansonsten als gut wirksam. Beim Schütteln der einschlägigen Präparate entsteht zumeist Schaum.

Jod

Jod ist ein wirksames Mittel zur Hautdesinfektion, färbt jedoch. Jodtinktur DAB enthält 2,5 % Jod und 2,5 % Jodid in 60 % Alkohol. Jodtinktur wirkt schnell und zuverlässig, darf aber, damit der Körper über die Wundoberfläche nicht zu viel Jod aufnimmt, nur bei kleinen Flächen verwendet werden. Jod hat eine gute keimtötende Wirkung auf Bakterien, inaktiviert aber auch Viren.
Manche Menschen reagieren auf Jodlösung („Jodtinktur") allergisch. Dann darf man Jodtinktur nicht verwenden.

Merke: Bei der Auswahl und Zubereitung des Desinfektionsmittels auf die Angaben des Herstellers achten. Nur desinfizieren, wenn es notwendig ist. Einwirkungszeit beachten.

Teil II

Präparatebeispiele

Jod	Jodtinktur DAB
Impresan Hygiene Tücher	Ethanol, Dimethyldidecylammoniumchlorid
Sagrotan Konzentrat desinfizierend	2-Propanol, Benzalkoniumchlorid
Sagrotan Tücher	Ethanol

Einige Arzneimittel, die zur Anwendung bei Tieren bestimmt sind, sind freiverkäuflich. Ohne Sachkenntnis dürfen aufgrund § 60 AMG Arzneimittel verkauft werden, wenn sie ausschließlich zur Anwendung bei Zierfischen, Zier- oder Singvögeln, Brieftauben, Terrarientieren, Kleinnagern, Frettchen oder nicht der Lebensmittelgewinnung dienenden Kaninchen bestimmt sind. Solche Arzneimittel sollen hier nicht besprochen werden.

Sind Arzneimittel jedoch z. B. für Hunde oder Katzen bestimmt, ist die Sachkenntnis erforderlich.

Es sollen hier nur Arzneimittel besprochen werden, die für Hunde und Katzen bestimmt sind.

Ungeziefer-Halsbänder

Diese Halsbänder sind Gegenstände i.S. des § 2 Abs. 2 Nr. 1 AMG 1976. Sie enthalten auf dem Halsband aufgebrachte Wirkstoffe (hier: Ungeziefer-Bekämpfungsmittel) gegen Läuse, Flöhe und Zecken.

Bevor die wirksamen Bestandteile besprochen werden, sollen kurz Flöhe und Zecken als solche vorgestellt werden.

Flöhe

Flöhe sind etwa 2–3 mm große Parasiten, die sich vom Blut eines anderen Tieres ernähren. Sie können täglich bis zum Zwanzigfachen ihres Eigengewichtes Blut saugen. Während des Saugens wird unverdautes Blut („Flohkot") ausgeschieden, der vom Tier herabfallen kann.

Flohweibchen legen im Laufe des Lebens etwa 400 Eier, die in die Lagerstätten oder das Fell des Tieres abgelegt werden, von wo sie auch auf Teppiche usw. fallen können. Nach 4 bis 12 Tagen schlüpfen aus den Eiern die Larven, die sich auch von „Flohkot" ernähren können. Anschließend verpuppen

sie sich in einem Kokon. In dieser Puppe entwickelt sich ein neuer Floh, der aus dem Kokon schlüpft. Neben Tieren, bei denen sie Blut saugen können, können sie auch Menschen befallen. Das Saugen der Parasiten ist schmerzlos, der Flohstich verursacht jedoch Juckreiz.

Zecken

Sie sind im Volksmund auch als „Holzbock" bekannt. Hungrig sind sie etwa 3 mm, mit Blut voll gesaugt bis 10 mm groß. Dann fallen sie vom Tier ab und können mehrere tausend Eier legen. Daraus entschlüpfen Larven, die sich ein Tier als Wirt suchen und sich in etwa einer Woche voll Blut saugen. Aus der Larve entwickelt sich die Nymphe, die ebenfalls Blut saugt. Die voll gesogene Nymphe fällt vom Tier und entwickelt sich zur Zecke. Dieser Zyklus dauert etwa zwei Jahre.

Zecken halten sich im Freien auf Grashalmen und niedrigem Gebüsch auf und können so relativ leicht auf Mensch und Tier übergehen.

Die Ungeziefer-Halsbänder werden den Haustieren nur lose umgebunden, da sonst Hautreizungen auftreten können. Wenn die Tiere solche Halsbänder tragen, geht aufgrund der Bewegung etwas Wirkstoff vom Halsband ab und verteilt sich im Fell. Daher müssen nach dem Berühren der Tiere die Hände sorgfältig gewaschen werden. Kleine Kinder und Säuglinge müssen vor so antiparasitär behandelten Tieren fern gehalten werden, da die Wirkstoffe auch für den Menschen giftig sind.

Im Handel sind auch Puder und Sprays gegen Flöhe, Läuse und Zecken. Puder streut man gemäß den Anwendungshinweisen ins Fell und reibt gegen den Strich ein. Bei Sprays ist ein Einreiben nicht notwendig. Gegen Flöhe und Läuse sind auch Shampoos im Handel.

Auf Schleimhäute der Tiere (Maul, Auge) dürfen diese Mittel nicht aufgebracht werden. Bei Parasitenbefall ist immer auch auf ausreichende Hygiene und Reinigung der Schlafplätze der Tiere zu achten. Flöhe, Läuse oder Zecken kann jedes Tier mit nach Hause bringen. Will man die Behandlung selbst durchführen, sollte man sich in einem Zoogeschäft, besser noch vom Tierarzt, beraten lassen; auf jeden Fall ist die Gebrauchsinformation der Arzneimittel sorgfältig zu lesen und die Hinweise darin zu beachten.

Die Wirkstoffe in den einschlägigen Tierarzneimitteln sind Insektizide. Diese Substanzen sind für Mensch und Tier, wenn man die Anwendungshinweise beachtet, weitgehend unschädlich.

Verwendet werden:

Carbamate

Bewährt hat sich der Wirkstoff Propoxur, der gegen beißende und saugende Schädlinge eingesetzt wird.

Organische Phosphorsäureester

wie Tetrachlorvinvos und Dimpylat. Diese Stoffe sind Kontaktinsektizide, das bedeutet, dass die Giftwirkung bei den Schädlingen erst nach Kontakt mit dem Mittel eintritt. Sie wirken auf für die Schädlinge lebenswichtige Nervenübertragungen und Enzyme, was hauptsächlich durch Atemlähmung zum Tod von Flöhen, Läusen und Zecken führt. Üblicherweise sind solche Wirkstoffe wasserempfindlich, denn bei Feuchtigkeit werden sie in ungiftige Phosphate abgebaut und somit wirkungslos.

Pyrethrum-Präparate

wie Pyrethrum und Tetrametrin. Die Pyrethrine sind die Inhaltsstoffe von Pyrethrum, einem Extrakt aus Blüten verschiedener *Chrysanthemen-Arten*. Sie wirken als Fraß- und Kontaktgifte bei den Schädlingen. Die Giftigkeit für Mensch und Tier ist gering, allerdings kann es bei Personen, die zu Allergien neigen, nach wiederholtem Kontakt mit diesen Mitteln zu Hauterkrankungen und Asthmaanfällen kommen. Tetrametrin ist ebenfalls ein Insektizid und chemisch mit den Pyrethrinen verwandt. Die Wirkung dieser Stoffe kann durch Synergisten erhöht werden. Darunter versteht man Stoffe, die selbst keine insektizide Wirkung haben, aber die Wirkung anderer Insektizide erhöhen. Der bekannteste Synergist ist hier Piperonylbutoxid.

Merke: Ungeziefer-Halsbänder sind Arzneimittel und enthalten hochwirksame Wirkstoffe, die besonders für kleine Kinder gefährlich sein können. Hautkontakt ist daher zu vermeiden. Nach Berührung der Tiere müssen die Hände sorgfältig gewaschen werden.

Teil II

Präparatebeispiele

Beaphar Zecken-Flohband	Tetrachlorvinphos
Beaphar Ungezieferband gegen Flöhe und Zecken	Dimpylat
Bolfo Flohschutzband gegen Flöhe und Zecken	(2-Isopropylphenyl)(methylcarbamat)
Bolfo Flohschutz Shampoo	Propoxur
Bolfo Puder gegen Flöhe	(2-Isopropoxyphenyl)(methylcarbamat)
Bolfo Flohschutzspray gegen Flöhe und Zecken	(2-Isopropoxyphenyl)(methylcarbamat)
Beaphar Darmfrei Kapseln	Rübölextrakt aus Knoblauchzwiebeln
Vitakraft Antiparasit-Halsband	Dimpylat
Corum Ungezieferspray für Hunde	Naturpyrethrum, Piperonylbutoxid

Die Venen sind die Blutgefäße mit zum Herzen führender Strömungsrichtung des Blutes. Sie transportieren das sauerstoffarme Blut. Venen transportieren dieses „venöse" Blut und gehören – im Gegensatz zu den Arterien – zum Niederdrucksystem; es herrscht also ein weitaus geringerer Blutdruck als in den Arterien für das sauerstoffreiche Blut. Aufgrund einer Bindegewebsschwäche kann es zu Erkrankungen der Venen kommen: man klagt dann über „schwere Beine". Ursache hierfür ist meist eine Erweiterung der Beinvenen, die man dann, wenn sie oberflächlich sind, als „Krampfadern" bezeichnet. In den Beinvenen sind beim Gesunden ausreichend viele und vor allem funktionierende Klappen, die venöses Blut in Richtung Herz durchlassen und ein Zurücksacken verhindern. Kommt es nun zu einer Störung in diesem Klappensystem, gibt es einen Rückstau von venösem Blut. Die Folgen können Wasseransammlungen im Gewebe, Entzündungen, Spannungsgefühl, Schmerzen und noch schlimmer Geschwüre sein.

Nicht medikamentöse Maßnahmen bei Venenschwäche ist das Training, vor allem Radfahren, Schwimmen und Gymnastik. In heftigeren Fällen nützt auch Wickeln der Beine, Stützstrümpfe oder kalte Wassergüsse.

Mit Arzneimitteln versucht man, die Venen zu stärken und eine Wasseransammlung im Gewebe zu verhindern. Eine Wirksamkeit ist aber allenfalls bei leichten Beschwerden zu erwarten. Wer Krampfadern hat, soll sie von einem Arzt beurteilen lassen.

Verwendet werden:

Rosskastaniensamen

Sie werden seit langer Zeit in der Volksmedizin zur Behandlung von Durchblutungsstörungen und bei Venenschwäche eingesetzt. Auch „schwere Beine" können gebessert werden – körperliche Aktivität ist aber erforderlich.

Rutosid

Dies ist ein Stoff, der in zahlreichen Pflanzen, so z.B. in Buchweizen und Weinraute, vorkommt. In isolierter Form wird er zur unterstützenden Behandlung von Venenschwäche eingesetzt.

Mäusedorn

Diese zur Familie des Spargels gehörende Pflanze enthält etwas Saponine. Man spricht dem Wurzelstock des Mäusedorns eine Venen tonisierende und abschwellende Wirkung zu und setzt sie unterstützend bei Venenschwäche ein.

Teil II

Präparatebeispiele

St. Benedikt Venen Kapseln	Rutosid
Optisana Venen Gel	Rosskastaniensamen-Extrakt
Hübner Venenkraft Dragees N	Rosskastaniensamen-Trockenextrakt, Rutosid, Vitamin B1
Bakanasan Venen Ruscus Kapseln	Mäusedornwurzelstock-Trockenextrakt
Salus Venen-Tee N	Steinkleekraut
Fagorutin Buchweizen Tabletten	Buchweizenkraut, Troxerutin
Bakanasan Ruscus Kapseln N	Trockenextrakt aus Mäusedornwurzelstock

Das „normale" Schaumbad oder Reinigungsbad ist ein kosmetisches Erzeugnis und unterliegt dem Lebensmittelrecht. Es gibt aber auch Zubereitungen zur Herstellung von Bädern, die mit arzneilichen Anwendungsgebieten in den Verkehr gebracht werden. Diese sind dann, wegen der Zweckbestimmung, Krankheiten zu heilen oder zu lindern, Arzneimittel. Solche Bäder sind aufgrund § 44 Abs. 2 AMG freiverkäuflich. Bäder können andere vorbeugende Maßnahmen durchaus unterstützen oder bei Krankheiten mithelfen, wieder gesund zu werden. Hauptsächlich gibt es zwei Angriffsorte: die Haut oder aber die Lunge. Eine Resorption von Wirkstoffen über die intakte Haut ist eher unwahrscheinlich. Eher geschieht dies über die Lunge. Hierbei werden die Inhaltsstoffe des Bades, die flüchtig sind, d. h. riechen, mit der Atemluft aufgenommen und gelangen so, wenn auch in geringen Mengen, sofort ins Blut und entfalten im Körper ihre Wirkung. Nicht zu übersehen ist für die Wirksamkeit auch das mehr oder weniger angenehme Empfinden eines warmen Bades, besondern wenn man sich hinterher ausgiebig ausruht.

Verwendet werden:

Ätherische Öle

wie Eukalyptusblätteröl, Fichtennadelöl, Latschenkieferöl, mit anregender Wirkung und angenehmem Effekt bei banalen Infektionen. Rosmarinöl wirkt eher beruhigend.

Durchblutungsfördernde Stoffe

wie Salicylate, die, wenn sie Kontakt mit der Haut haben, die Durchblutung fördern, weiterhin Campher und Menthol, die anfänglich eher ein schwaches Wärmegefühl hervorrufen, aber in der Atemluft „befreiend" wirken können.

Präparatebeispiele

Abopharm Rheumabad PA	Fichtennadelöl, gereinigtes Terpentinöl
Kneipp Rheumabad spezial	Wacholderholzöl, Wintergrünöl
St. Benedikt Nerven- und Beruhigungsbad PA	Baldrianöl, Citronellöl
Optisana Medizinischer Badezusatz Rheuma	Fichtennadelöl

In den vorangegangenen Kapiteln des Teils II konnte sowohl bei den Arzneimittelgruppen, noch mehr aber bei den Präparatebeispielen nur eine beschränkte Auswahl des doch sehr großen Marktes der freiverkäuflichen Arzneimittel berücksichtigt werden. So wird man in mehr spezialisierten Geschäften (z. B. Reformhäusern) in der Regel ein anderes und auch größeres Arzneimittelsortiment vorfinden als etwa in der Drogerieabteilung einer Lebensmittelkette. Auch bestehen teilweise Vertriebsbindungen, d. h. ein Arzneimittel ist z. B. nur im Reformhaus zu haben.

In diesem Kapitel sollen nun noch einige Arzneimittel und Anwendungsgebiete kurz besprochen werden, die bisher nicht erwähnt wurden.

Die Auswahl der Präparatebeispiele ist, wie gehabt, willkürlich und nur beispielhaft. Oft sind diese Arzneimittel standardzugelassen.

Fieberhafte Erkältungskrankheiten

Unter Fieber versteht man eine Erhöhung der Körpertemperatur, bei der der Körper die „Solltemperatur" erhöht. Der Körper erhöht daher seine Temperatur, beim Erwachsenen meist mit Schüttelfrost. Besonders in der kalten Jahreszeit treten häufig fieberhafte Erkältungskrankheiten mit den klassischen Symptomen Husten, Fieber, Heiserkeit auf. Meist sind Viren und nicht Bakterien die Auslöser solcher Infekte. Auch die hierfür angepriesenen Arzneimittel, auch jene aus der Apotheke, wirken nicht ursächlich, sondern bekämpfen nur die Symptome. Gegen das Fieber gibt es bewährte „Hausmittel", wie die Wadenwickel. Bewährt haben sich auch schweißtreibende und das Fieber mild lindernde Tees sowie die Sonnenhutwurzel (Echinacea radix), die besonders zur Vorbeugung genommen wird und die Abwehrkräfte des Körpers steigert.

Bei länger dauerndem oder hohem Fieber sowie bei ausgeprägtem Krankheitsgefühl ist ein Arzt zu Rate zu ziehen.

Verwendet werden:

Holunderblüten, Lindenblüten, Mädesüßblüten, Inhalate aus ätherischen Ölen (z. B. Eukalyptusöl), bei Schnupfen Nasensalben mit Menthol, Campher und ätherischen Ölen.

Immunstimulanzien

Solche Mittel sollen die körperliche Abwehr von Krankheitserregern anregen mit dem Ziel, z. B. Erkältungskrankheiten wirksam vorzubeugen oder, wenn man an einer solchen bereits erkrankt ist, deren Verlauf zeitlich zu verkürzen. Üblicherweise sind Infektionserreger vor allem Viren, aber auch Bakterien, Pilze, Toxine, Zerfallsprodukte oder andere Fremdstoffe. Einen Schutz davor muss der Organismus selbst aufbauen; wir nennen diesen Immunabwehr. Mittel, die das Immunsystem anregen und stärken, heißen Immunstimulanzien.

In den freiverkäuflichen Arzneimitteln sind überwiegend pflanzliche Immunstimulanzien enthalten. Hier finden insbesondere Echinacea-Präparate Anwendung. Der Name leitet sich vom griechischen Wort „echinos" (Igel) ab, da die Fruchtböden der Pflanze stachelig sind.

Die Pflanze *Echinacea purpurea* heißt deutsch Purpursonnenhut. Man verwendet sowohl das Kraut als auch, jedoch seltener, die Wurzeln. Purpursonnenhutkraut (als Extrakt oder Presssaft) dient zur unterstützenden Behandlung von Infekten im Bereich der Atemwege und der ableitenden Harnwege. Nach 5–6 Tagen Einnahme sollte man bei einer Therapiedauer von etwa 4 Wochen 3 Tage Pause einlegen. Die Wirkung beruht hauptsächlich auf einer gesteigerten Anzahl weißer Blutkörperchen („Blutpolizei"), ver-

Teil II

bunden mit einer Inaktivierung von Krankheitserregern.
Purpursonnenhut**wurzeln**, die andere Stoffe enthalten als das Kraut, gelten als nicht so wirksam. Zur unterstützenden Therapie grippeartiger Infekte hat sich aber die Wurzel einer botanisch anderen Art, nämlich von *Echinacea pallida*, bewährt.
Zur Immunstärkung wird auch Vitamin C (Ascorbinsäure) empfohlen, teilweise kombiniert mit anderen Vitaminen. Auch eine vorsorgliche Gabe von Vitamin C bei einer Erkältung ist sinnvoll, da der Körper bei Infekten mehr Vitamin C benötigt. Da Vitamin C wasserlöslich ist, kann zu viel eingenommenes und nicht aufgenommenes Vitamin C mit dem Urin ausgeschieden werden.

Verwendet werden:

Echinacea purpurea und *Echinacea pallida*, Vitamin C und andere Vitamine.

Schmerzen

Schmerzen sind ein Ausdruck des so genannten protektiven Systems, d.h. eine Reaktion des Körpers im Sinne eines Schutzmechanismus, um auf Beeinträchtigungen oder Schäden aufmerksam zu machen.
Vielfach sind die Ursachen – vor allem bei Kopfschmerzen – nicht oder sehr schwer auszumachen. Schmerzmittel mit chemischen Wirkstoffen sind nicht immer ohne Probleme. Alternativ kann man es mit dem Betupfen der Stirn mit Pfefferminzöl oder mit einem Mentholstift versuchen.

Verwendet werden:

Japanisches Pfefferminzöl, Mentholstifte.

Durchfallerkrankungen

Durchfälle können vielfältige Ursachen haben, von harmlosen bis zu lebensgefährlichen. In einfachen Fällen sollte einen Tag lang nichts gegessen, sondern nur schwarzer Tee getrunken werden (gut ziehen lassen!). Man kann mit leicht adstringierenden, also eiweißfällenden Gerbstoffen (z.B. in Tee und Rotwein) und einer Ernährung, die dem Darm wenig Verdauungsarbeit abverlangt, in der Regel viel erreichen.
Als Arzneimittel werden Tees verwendet, die Gerbsäure enthalten oder mit anderen Mechanismen unterstützend helfen können. Gut bewährt haben sich auch Arzneimittel, die durch ein großes Bindungsvermögen (Adsorption) Bakterien oder „Schadstoffe" im Darm festhalten können. Auf diese Weise wirken medizinische Kohle und Heilerde mit besonders großer Oberfläche.
Vorsicht: durch den Flüssigkeitsverlust bei Durchfällen, der immer auch mit Salzverlusten einhergeht, kann es zu schweren Schäden kommen! Daher besser frühzeitig zum Arzt gehen. Dies ist besonders bei kleinen Kindern unbedingt anzuraten.

Verwendet werden:

Heidelbeeren, Brombeerblätter, Frauenmantelkraut, Heilerde ultra.

Teil III

Rechtliche Grundlagen

Werner Fresenius

1 ARZNEIMITTELGESETZ

1.1 Einleitung

Seit dem 1.1.1978 wird der Verkehr mit Arzneimitteln durch das „Gesetz zur Neuordnung des Arzneimittelrechts" vom 24.8.1976 geregelt.

Das Gesetz ist zwischenzeitlich durch vierzehn Änderungsgesetze mit unterschiedlichen Schwerpunkten ergänzt worden. Nach der 14. Gesetzesänderung ist am 12. Dezember 2005 eine Neufassung des Gesetzes über den Verkehr mit Arzneimitteln bekannt gemacht worden. (Bundesgesetzblatt I, S. 3393).

Das Gesetz umfasst 141 Paragraphen, die in 18 Abschnitte gegliedert sind:

- Zweck des Gesetzes und Begriffsbestimmungen (§ 1–§ 4),
- Anforderungen an die Arzneimittel (§ 5–§ 12),
- Herstellung von Arzneimitteln (§ 13–§ 20a),
- Zulassung der Arzneimittel (§ 21–§ 37),
- Registrierung von Arzneimitteln (§ 38–§ 39d),
- Schutz des Menschen bei der klinischen Prüfung (§ 40–§ 42a),
- Abgabe von Arzneimitteln (§ 43–§ 53),
- Sicherung und Kontrolle der Qualität (§ 54–§ 55a),
- Sondervorschriften für Arzneimittel, die bei Tieren angewendet werden (§ 56–§ 61),
- Beobachtung, Sammlung und Auswertung von Arzneimittelrisiken (§ 62–§ 63b),
- Überwachung (§ 64–§ 69b),
- Sondervorschriften für Bundeswehr, Bundespolizei, Bereitschaftspolizei, Zivilschutz (§ 70–§ 71),
- Einfuhr und Ausfuhr (§ 72–§ 74),
- Informationsbeauftragter, Pharmaberater (§ 74a–§ 76),
- Bestimmung der zuständigen Bundesoberbehörden und sonstige Bestimmungen (§ 77–§ 83),
- Haftung für Arzneimittelschäden (§ 84–§ 94a),
- Straf- und Bußgeldvorschriften (§ 95–§ 98),
- Überleitungs- und Übergangsvorschriften (§ 99–§ 141).

Ein Hauptziel des Arzneimittelgesetzes und seiner Änderungen ist die Verbesserung der Arzneimittelsicherheit, wobei der Sicherung der Qualität, Wirksamkeit und Unbedenklichkeit der Arzneimittel das Hauptgewicht eingeräumt wird.

Dass die Arzneimittelsicherheit nicht absolut sein kann, muss bei der Erörterung der Vorschriften immer mitbedacht werden. Arzneimittelsicherheit ist keine festgeschriebene Größe, sondern ein Ziel, das sich für ein bestimmtes Arzneimittel oder für bestimmte Arzneimittelgruppen an den jeweiligen Erkenntnissen der Wissenschaft orientieren muss. Über Arzneimittel, die vor wenigen Jahren noch als sicher galten, können heute, bedingt durch neue Erkenntnisse der Wissenschaft, Forschung und praktischen Therapie, Umstände vorliegen, die es erforderlich machen, den bisherigen Arzneimitteln im Interesse der – heutigen – Arzneimittelsicherheit eine besonders intensive Beobachtung zuteil werden zu lassen oder deren Inverkehrbringen sogar zu untersagen.

Das Arzneimittelgesetz enthält, um das vorgegebene Ziel zu erreichen, insbesondere folgende Regelungen:

- Die Zulassungspflicht für Fertigarzneimittel, die u.a. auch den Nachweis der therapeutischen Wirksamkeit erforderlich macht,
- Erlaubnispflicht für die Arzneimittelherstellung,
- eine sachkundige Person für die ordnungsgemäße Herstellung, Prüfung und Freigabe der Arzneimittel und einen Leiter der Herstellung sowie einen Leiter der Qualitätskontrolle mit ausreichender fachlicher Qualifikation und praktischer Erfahrung,

▸ Verbesserung der Patienten- und Ärztein-
formationen durch eine Packungsbeilage
(Gebrauchsinformation) und eine Fachinformation,

▸ Benennung eines Informationsbeauftragten mit Verantwortung für die wissenschaftliche Information,

▸ eine durch das Bundesinstitut für Arzneimittel und Medizinprodukte in Bonn ko-
ordinierte Erfassung von Arzneimittelrisiken gemäß Stufenplan,

▸ Benennung eines Stufenplanbeauftragten
mit Verantwortung für die Erfassung und
Bewertung von Arzneimittelrisiken,

▸ Sondervorschriften für Arzneimittel, die
zur Anwendung bei Tieren bestimmt sind,
die der menschlichen Ernährung dienen,

▸ Schutz des Menschen bei der klinischen
Prüfung von Arzneimitteln,

▸ Entschädigung für Arzneimittelschäden
durch den pharmazeutischen Unternehmer,

▸ spezieller Sachkundenachweis für den
Einzelhandel mit freiverkäuflichen Arzneimitteln außerhalb der Apotheken.

1.2 Der Arzneimittelbegriff

Die Definition des „Arzneimittels" in § 2
steht unter zwei Gesichtspunkten:
1. Welche Substanzen und Materialien können ein Arzneimittel sein?
2. Zu welchen Zwecken muss die Substanz
oder das Material objektiv bestimmt
sein, um ein Arzneimittel zu sein?

Das Arzneimittel ist zunächst abstrakt als
Stoff oder Zubereitung eines Stoffes be-
schrieben. Unter Stoffen (§ 3) versteht das
Gesetz eine Vielzahl von Substanzen und
Materialien.

Dies sind:
1. Chemische Elemente und chemische Verbindungen sowie deren natürlich vorkommende Gemische und Lösungen,
2. Pflanzen, Pflanzenteile und Pflanzenbestandteile, Algen, Pilze und Flechten in
bearbeitetem oder unbearbeitetem Zustand,
3. Tierkörper, auch lebende Tiere sowie
Körperteile, -bestandteile und Stoffwechselprodukte von Mensch oder Tier in bearbeitetem oder unbearbeitetem Zustand,

4. Mikroorganismen einschließlich Viren
sowie deren Bestandteile oder Stoffwechselprodukte.

Konkret ist hierunter beispielhaft folgendes
zu verstehen:

Zu 1. Schwefel, Jod (chemische Elemente),
Bittersalz, Glaubersalz, Magnesiumtrisilicat, Natriumhydrogencarbonat, Alkohol (chemische Verbindungen),
Kalk, Heilerde, Heilschlamm, Karlsbader Salz, Emser Salz (natürlich vorkommende Gemische), Heilwässer,
Solen (Lösungen).

Zu 2. Neben ganzen Pflanzen auch Pflan-
zenteile wie Blätter (von Birken, Mal-
ven, Mate, Melisse, Pfefferminze, Sal-
bei), Wurzeln (von Baldrian, Eibisch,
Enzian, Liebstöckel, Süßholz), Früchte
(Anis, Feigen, Fenchel, Hagebutten,
Heidelbeeren, Koriander, Kreuzdorn-
beeren, Kümmel, Tamarindenfrüchte,
Wacholderbeeren), Blüten (von Ar-
nika, Holunder, Kamille, Linden,
Schlehdorn), Zapfen (von Hopfen),
Kraut (von Brennnessel, Gänsefinger,

Löwenzahn, Majoran, Wermut), Wurzelstöcke (von Ingwer, Rhabarber, Zichorie), Rinde (von Hamamelis, Kondurango, Weide), Holz (von Wacholder), Samen (von Lein) und Pflanzenbestandteile, wie ätherische Öle, fette Öle, Bitterstoffe, Alkaloide u. a.

Zu 3. Blutegel, Kröten zum Schwangerschaftstest (lebende Tiere). Ameisen, Canthariden, Schnecken (Tierkörper), Organe, Blut (Körperteile des Menschen), Schafsdarm (Körperteile von Tieren), Lebertran, Schmalz (Bestandteile von Tieren), Molke, Verdauungsfermente (Stoffwechselprodukte von Tieren).

Zu 4. Bakterien (Mikroorganismen), Antibiotika (Stoffwechselprodukte von Mikroorganismen).

Die o. a. Aufzählung erfasst nicht nur die unbearbeitete Form des Stoffes, d. h. den ursprünglichen Zustand. Sie bezieht auch die bearbeiteten Stoffe sowie die Zubereitungen der Stoffe mit ein.

Während die Bearbeitung eines Stoffes, z. B. einer Pflanze, deren Stoffcharakter erhält, bedeutet die Zubereitung eines Stoffes eine maßgebliche Änderung, bei der der Stoffcharakter – im Sinne des Arzneimittelgesetzes – verloren geht.

Unter einer Bearbeitung versteht man z. B. das Trocknen, Zerkleinern, Schneiden, Pulverisieren oder auch Pressen eines Stoffes, etwa das Herstellen von Tabletten aus einer Pflanzendroge, allein durch mechanische Bearbeitung ohne jeglichen Zusatz anderer Stoffe.

Wird eine Pflanzensorte dagegen mit anderen Stoffen gemischt, etwa Tablettierhilfsstoffen, so liegt danach bereits eine Zubereitung vor, was selbstverständlich auch für die daraus hergestellten Tabletten gilt.

So führt auch die Herstellung von Gemischen oder Lösungen zu Zubereitungen, d. h., Gemische oder Lösungen sind – soweit sie nicht natürlich vorkommen – keine Stoffe mehr.

Die im Gesetz definierten Stoffe müssen von sich aus noch keine Arzneimittel sein. Sie werden dies erst durch ihre Zweckbestimmung. Die Zweckbestimmung muss objektiv sein, d. h. dem Stoff – oder der Zubereitung des Stoffes – muss durch seine Eigenschaften eine der im Folgenden beschriebenen Zweckbestimmungen zukommen.

Um Arzneimittel zu sein, müssen Stoffe oder ihre Zubereitungen zur Anwendung am oder im menschlichen oder tierischen Körper bestimmt sein (§ 2 Abs. 1).

Da aber z. B. auch Lebensmittel diese Zweckbestimmung beim Menschen bzw. das Futtermittel beim Tier erfüllen, wird der Anwendungszweck des Stoffes als Arzneimittel weiter konkretisiert (§ 2 Abs. 1 Nr. 1–5):

Er muss zur Heilung oder Linderung (Heilmittel), zur Verhütung (Vorbeugungsmittel) oder zur Erkennung (Diagnostikum) von Krankheiten, Leiden, Körperschäden oder krankhaften Beschwerden bestimmt sein.

Weitere Bestimmungszwecke sind z. B. die Beseitigung von Krankheitserregern (Desinfektionsmittel), die Abwehr von Parasiten (z. B. Mittel gegen Stechmücken) oder die Erkennung des Körperzustandes und der Körperfunktion (z. B. Röntgenkontrastmittel).

Neben den Stoffen und Zubereitungen aus Stoffen, die Arzneimittel im Sinne des Gesetzes sind, gibt es auch noch „fiktive" Arzneimittel (§ 2 Abs. 2). Diese sind ebenfalls zu den oben genannten Zwecken bestimmt, jedoch handelt es sich hierbei nicht nur um reine Stoffe oder Zubereitungen aus Stoffen, sondern im Wesentlichen um Gegenstände (§ 2 Abs. 2 Nr. 1). Sie gelten als Arzneimittel.

Arzneimittelhaltige Gegenstände sind z. B. Alkohol-Tupfer zum Desinfizieren der Haut, Rheumapflaster, Nicotinpflaster, Kompressen mit Heilsalbenauflage sowie Hundehalsbänder oder Katzenhalsbänder, soweit sie Ungezieferbefall beseitigen oder verhüten sollen.

Des Weiteren gehören zu der Gruppe, die als Arzneimittel gelten, noch Grob- oder Flächendesinfektionsmittel (§ 2 Abs. 2 Nr. 4 b), die zur Desinfektion von Böden, Wänden (z. B. im Operationssaal) bestimmt sind.

Zu den „fiktiven Arzneimitteln" zählen auch sterile tierärztliche Instrumente zum Ein-

Teil III

malgebrauch, Verbandsstoffe und chirurgisches Nahtmaterial zur Anwendung am oder im tierischen Körper sowie Labordiagnostika, die ohne am oder im tierischen Körper angewendet zu werden, zur Erkennung von Krankheiten, Leiden, Körperschäden oder krankhaften Beschwerden bei Tieren bestimmt sind.

1.2.1 Abgrenzung Arzneimittelrecht zu Lebensmittelrecht und zu Futtermittelrecht

Wie bereits erwähnt, kann ein Stoff oder die Zubereitung eines Stoffes zur Anwendung am Menschen oder Tier auch ein Lebensmittel oder Futtermittel sein. Daher ist ausdrücklich geregelt, dass Lebensmittel, Tabakerzeugnisse und kosmetische Mittel im Sinne des Lebensmittel- und Bedarfsgegenständegesetzes sowie Reinigungs- und Pflegemittel, die ausschließlich äußerlich zur Anwendung am Tier bestimmt sind, Futtermittel sowie Medizinprodukte und Zubehör für Medizinprodukte (siehe 1.2.2.) keine Arzneimittel sind (§ 2 Abs. 3).

Arzneimittel/Lebensmittel

Der Begriff des Lebensmittels wird in § 2 Abs. 2 des Lebensmittel- und Futtermittelgesetzesbuches in Verbindung mit Art. 2 der Verordnung (EG) Nr. 178/2002 näher bestimmt. „Lebensmittel" sind alle Stoffe oder Erzeugnisse, die dazu bestimmt sind oder von denen nach vernünftigem Ermessen erwartet werden kann, dass sie in verarbeitetem, teilweise verarbeitetem oder unverarbeitetem Zustand von Menschen aufgenommen werden. Das Aufnehmen von Lebensmitteln durch den Menschen durch Essen, Kauen, Trinken sowie durch jede sonstige Zufuhr von Stoffen in Magen (z.B. Sondernahrung) ist die Definition von „Verzehren". Nicht zu den „Lebensmitteln" gehören Futtermittel, Pflanzen vor dem Ernten, Kosmetika und Arzneimittel.

Arzneimittel/Kosmetikum

Entsprechendes gilt für kosmetische Mittel, die gemäß § 2 Abs. 5 des Lebensmittel- und Futtermittelgesetzbuches dazu bestimmt sein müssen, äußerlich am Menschen oder in seiner Mundhöhle zur Reinigung, Pflege oder Beeinflussung des Aussehens oder des Körpergeruchs oder zur Vermittlung von Geruchseindrücken angewendet zu werden. Krankheitsvorbeugende Aussagen sind zulässig. Die Produkte sind jedoch Arzneimittel, wenn sie überwiegend zur Linderung oder Beseitigung von Krankheiten, Leiden, Körperschäden oder krankhaften Beschwerden bestimmt sind (Heilmittel).
Da kosmetische Mittel nur solche sein können, die zur äußeren Anwendung bestimmt sind, sind z.B. so genannte Schönheitsdragees, die „Schönheit von innen heraus erzeugen" sollen, Arzneimittel.
Ebenfalls Arzneimittel sind z.B. Präparate zur Beeinflussung der Körperform (z.B. Büstenformmittel, Entfettungsmittel).
Dagegen gehören zu den kosmetischen Mitteln z.B. solche Präparate, die zur Reinigung oder Pflege der Zähne oder Mundhöhle bestimmt sind, also Zahnpasten oder Mundwässer.
Zahnpasten bleiben auch dann kosmetische Mittel, wenn sie neben der Zahnpflege z.B. auch zur Verhütung von Karies, Zahnfleischbluten oder Paradontose bestimmt sind. Ebenfalls kosmetische Mittel sind Badezusätze (z.B. Schaumbäder) oder Duschgels, Körperlotionen, Hautcremes, Lippenstifte, Lidschatten u.a.

Arzneimittel/Tabakerzeugnis

Auch bei den Tabakerzeugnissen ist in § 3 Abs. 3 des Vorläufigen Tabakgesetzes eine Ausnahme hinsichtlich der Asthmazigaretten getroffen, die unter das Arzneimittelrecht fallen.

Arzneimittel/Diätetikum/ Nahrungsergänzungsmittel

Erwähnt werden müssen bei der Gruppe der Lebensmittel noch die „diätetischen Lebensmittel". Sie dienen besonderen Ernährungserfordernissen, die z. B. durch Krankheiten, Funktionsanomalien, Überempfindlichkeit oder während der Schwangerschaft erforderlich werden können. Wichtig ist bei den diätetischen Lebensmitteln, dass sie zwar auch bei bestimmten Krankheiten zur Anwendung am Menschen bestimmt sind, jedoch mindestens überwiegend zur Ernährung des Menschen dienen müssen.

In der Praxis fällt es bei einer Vielzahl von Präparaten sehr schwer, sie entweder den Arzneimitteln oder den Lebensmitteln zuzuordnen. Dies beruht weitgehend darauf, dass diese Präparategruppe in ihrer Zweckbestimmung, die meist subjektiv vom Hersteller festgelegt wird, häufig unklare Aussagen erhält. Es ist daher für den Einzelhändler außerhalb der Apotheke in jedem Fall empfehlenswert, sich möglichst vor dem Einkauf darüber zu vergewissern, ob er z. B. ein Arzneimittel angeboten bekommt, da gerade hiermit eine Reihe von Verpflichtungen nach dem Arzneimittelgesetz verbunden sind. In Zweifelsfällen kann sich der Einzelhändler an seine – nach dem Arzneimittelgesetz – zuständige Aufsichtsbehörde wenden oder sich eine Bescheinigung der für den Hersteller zuständigen Aufsichtsbehörde vorlegen lassen. Dies gilt insbesondere für Nahrungsergänzungsmittel, die Ernährungsdefizite (Vitamine, Mineralstoffe) ausgleichen sollen, aber häufig auch mit krankheitsvorbeugenden Aussagen angeboten werden, was in der Praxis immer wieder zu Abgrenzungsschwierigkeiten führt.

Arzneimittel/Futtermittel

Ebenfalls keine Arzneimittel sind Futtermittel. Unter Futtermitteln werden nach § 3 Nr. 11 bis 15 des Lebensmittel- und Futtermittelgesetzbuches Einzelfuttermittel, Mischfuttermittel, Diätfuttermittel sowie Futtermittelzusatzstoffe verstanden. Es handelt sich hierbei um Stoffe, die einzeln oder in Mischungen, bearbeitet oder unbearbeitet an Tiere verfüttert werden sollen. Futtermittel liegen dann nicht mehr vor, wenn die Stoffe überwiegend dazu bestimmt sind, zu anderen Zwecken als zur Tierernährung verfüttert zu werden. Hierzu gehören die Zweckbestimmungen „Vorbeugung" und „Behandlung" von Krankheiten bei Tieren.

1.2.2 Medizinprodukte

Regelungen über Medizinprodukte trifft das Medizinproduktegesetz, das am 1. Januar 1995 in Kraft getreten ist. Ab diesem Zeitpunkt sind mit Übergangsregelungen die arzneimittelrechtlichen Bestimmungen für eine Reihe ehemals fiktiver Arzneimittel zur Anwendung bei Menschen (siehe Kap. 1.5.8; Implantate, sterile ärztliche oder zahnärztliche Instrumente zum Einmalgebrauch, Pflaster, Brandbinden, Verbandstoffe – auch flüssige – und chirurgisches Nahtmaterial) aufgehoben.

Grundlagen des Gesetzes sind u. a. die EG-Richtlinien über aktive implantierbare medizinische Geräte sowie über Medizinprodukte. Das Gesetz hat den Zweck, den Verkehr mit Medizinprodukten zu regeln und dadurch für die Sicherheit, Eignung und Leistung der Medizinprodukte sowie die Gesundheit und den erforderlichen Schutz der Patienten, Anwender und Dritter zu sorgen. Es gilt für das Herstellen, das Inverkehrbringen, das Inbetriebnehmen, das Ausstellen, das Errichten, das Betreiben und das Anwenden von Medizinprodukten sowie deren Zubehör. Zubehör wird als Medizinprodukt behandelt.

Medizinprodukte sind Instrumente, Apparate und andere Gegenstände, aber auch Stoffe und Zubereitungen aus Stoffen (z. B. Zahnfüllungswerkstoffe), die vom Hersteller zur Anwendung für Menschen mittels ihrer Funktionen zur

▸ Erkennung, Verhütung, Überwachung, Behandlung oder Linderung von Krankheiten (z. B. Fieberthermometer, Katheter, Laborgeräte, Endoskope),
▸ Erkennung, Überwachung, Behandlung, Linderung oder Kompensierung von Verletzungen oder Behinderungen (z. B. Verbandmittel, Krankenpflegeartikel, orthopädische Hilfsmittel, OP-Material, Kältekompressen),
▸ Untersuchung, Ersetzung oder der Veränderung des anatomischen Aufbaus oder eines physiologischen Vorgangs (z. B. Prothesen, Implantate),
▸ Empfängnisregelung (z. B. Kondome, Pessare, Diaphragma, Spiralen).

bestimmt sind und deren bestimmungsgemäße Hauptwirkung im oder am menschlichen Körper weder durch pharmakologisch oder immunologisch wirkende Mittel noch durch Metabolismus (Abbau im Körper) erreicht wird, deren Wirkungsweise aber durch solche Mittel unterstützt werden kann.
Medizinprodukte sind auch Produkte im vorgenannten Sinn, die einen Stoff oder eine Zubereitung aus Stoffen enthalten oder auf die ein solcher aufgetragen ist, die bei gesonderter Verwendung als Arzneimittel im Sinne des § 2 Abs. 1 (siehe Kap. 1.2) angesehen werden können und die in Ergänzung zu den Funktionen des Medizinprodukts eine Wirkung auf den Körper entfalten können (z. B. Wundschnellverbände mit arzneilichen Zusätzen, antibiotikahaltige Knochenersatzteile, Heparin beschichtete Katheter).
Zubehör für Medizinprodukte sind Gegenstände, Stoffe, Zubereitungen aus Stoffen, sowie Software, die selbst keine Medizinprodukte im oben beschriebenen Sinn sind, aber vom Hersteller dazu bestimmt sind

▸ mit einem Medizinprodukt verwendet zu werden, damit dieses entsprechend der von ihm festgelegten Zweckbestimmung des Medizinproduktes angewendet werden kann, oder

▸ die für das Medizinprodukt festgelegte Zweckbestimmung zu unterstützen (Beispiele für Medizinprodukte und Zubehör: Katheter und Führungsdrähte, Monitor und Elektrode, Ultraschallscanner und Gel, Kontaktlinse und Kontaktlinsenlösungen, sterilisierbares Medizinprodukt und Sterilisator, Zahnersatz und Reinigungsmittel hierfür).

Medizinprodukte und Zubehör unterliegen einer Klassifizierung. Die Zuordnung zu einer bestimmten Klasse (I, IIa, IIb oder III) hängt von dem jeweiligen Gefährdungspotenzial, vom Anwendungsort und der Anwendungsdauer, z. B. im oder am menschlichen Körper ab.

Klasse I:	Medizinprodukte mit geringem Gefährdungspotenzial (z. B. Tupfer, Fixierbinden, OP-Bekleidung, Krankenpflegeartikel, orthopädische Hilfsmittel).
Klasse IIa:	Medizinprodukte mit mittlerem Gefährdungspotenzial (z. B. Katheter, invasive Produkte).
Klasse IIb:	Medizinprodukte mit erhöhtem Risikopotenzial (z. B. chirurgisch-invasive Einmalprodukte, Implantate, Blutbeutel, Produkte zur Empfängnisverhütung).
Klasse III:	Medizinprodukte mit besonders hohem Risikopotenzial (z. B. Herzklappen, resorbierbare Implantate).

Medizinprodukte und Zubehör unterliegen einem Konformitätsbewertungsverfahren. Während die Konformitätsbewertung für Medizinprodukte der Klasse I generell unter der alleinigen Verantwortung des Herstellers erfolgt, ist für Medizinprodukte der Klasse IIa die Beteiligung einer benannten Stelle für das Herstellungsstadium und bei Medizinprodukten der Klasse IIb und III zusätzlich für die Auslegung der Produkte verbindlich. Die im Konformitätsbewertungsverfahren festgestellte Übereinstimmung eines Medizinproduktes mit den einschlägigen Richtlinien, die dem Medizinproduktegesetz zugrunde liegen (s.o.), wird durch die Anbringung des CE-Zeichens dokumentiert. Dieses ist Voraussetzung für den freien Verkehr in allen Mitgliedstaaten der EU. Das Konformitätsbewertungsverfahren ist kein staatliches Zulassungs- oder Registrierungsverfahren, wie es für Fertigarzneimittel im Arzneimittelgesetz vorgeschrieben ist (siehe Kap. 1.5).

Benannte Stellen sind sachverständige Einrichtungen, die von der Zentralstelle der Länder für Gesundheitsschutz bei Medizinprodukten (ZLG, nicht aktive Medizinprodukte) oder Zentralstelle der Länder für Sicherheitstechnik (ZLS, aktive Medizinprodukte) akkreditiert worden sind.

Medizinprodukte sind im Einzelhandel grundsätzlich nicht apothekenpflichtig, werden aber den apothekenüblichen Waren zugeordnet, d.h., sie dürfen auch in Apotheken an Verbraucher abgegeben werden. Im sonstigen Einzelhandel ist im Gegensatz zu den freiverkäuflichen Arzneimitteln keine besondere Sachkenntnis (siehe Kap. 1.7.7) vorgeschrieben. Der Verkehr mit Medizinprodukten unterliegt der behördlichen Aufsicht.

Beispiele für Medizinprodukte:
Arzneimittelwirkstoffe in Verbindung mit Medizinprodukten (Heparin beschichtete Katheter, Knochenzement mit Antibiotika),
Augenklappen,
Bandagen,
Blutbeutel,
Blutschlauchsysteme,
Brustimplantate,
Chirurgische Instrumente,
Chirurgisches Nahtmaterial,
Desinfektionsmittel und Aufbewahrungslösungen für Kontaktlinsen und andere Medizinprodukte,
Elektroden,
Endoskopiegeräte,
Filter,
Fixierhilfen (Fixierbinden, -pflaster),
Hämofilter,
Herzklappen,
Herzschrittmacher,

Implantate (auch Wirkstoff beschichtet oder resorbierbar),
Infusionsgeräte,
Inkontinenzhilfen (Saugeinlagen, Erwachsenenwindeln, Urinkondome),
Instrumente mit Messfunktion (Fieberthermometer, Blutdruckmessgeräte, Beatmungsgeräte),
Intraokularlinsen,
Intrauterinpessare (mit und ohne Wirkstoffe),
Kältetherapieprodukte,
Kanülen (zur Einfach- oder Mehranwendung),
Katheter,
Klammern (auch implantierbare),
Knochendrähte und -nägel,
Kompressionsstrümpfe,
Kondome,
Kontaktlinsen,
Magensonden,
Masken (zur Behandlung, Atemschutz),
OP-Handschuhe, -Hauben, -Masken,
Orthopädische Implantate,
Patientenabdeckungen,
Pflaster (zur Fixierung, mit Wundkissen, mit Wirkstoffen, zum Sprühen),
Prothesen (Augen, Brust, Gebiss, Gefäße, Gelenke, Zahnersatz),
Scheren, Schneidesysteme, Skalpelle,
Sonden (Magen, Nase),
Spatel (Mund-, Salbenspatel),
Spritzen,
Stoma-Implantate, Stoma-Systeme,
Transfusionsbestecke und -geräte,
Urinableitungssysteme,
Venenkatheter,
Verbandmittel (Fixierbinden und -pflaster, Bandagen, Stützverbände, Watten für medizinische Zwecke),
Verbandstoffe (Kompressen, Tupfer, Verbandtücher, Wundschnellverbände),
Wärmetherapieprodukte,
Zahnfüllungswerkstoffe (Amalgame, Composits, Inlays),
Zahnspangen,
Zuleitungen zur enteralen Ernährung.

Teil III

1.3 Anforderungen an Arzneimittel

Zum Schutz des Verbrauchers sind eine Reihe von Verboten erlassen, deren Nichtbeachtung mit Freiheits- und Geldstrafen geahndet wird.

1.3.1 Verbot bedenklicher Arzneimittel

Es ist verboten, bedenkliche Arzneimittel (§ 5) in den Verkehr zu bringen, wobei Inverkehrbringen (§ 4 Abs. 17) das Vorrätighalten zum Verkauf oder zur sonstigen Abgabe, das Feilhalten (erkennbar zum Verkauf vorrätig halten), das Feilbieten (z. B. im Rahmen eines Verkaufsgespräches anbieten) und die Abgabe an andere bedeutet.

Bedenklich ist ein Arzneimittel, wenn der begründete Verdacht besteht, dass mit dem bestimmungsgemäßen Gebrauch Risiken verbunden sind, die über ein nach den jeweiligen Erkenntnissen der medizinischen Wissenschaft vertretbares Maß hinausgehen.

Da man heute weiß, dass Risiken auch bei der bestimmungsgemäßen Einnahme eines Arzneimittels nicht auszuschließen sind, andererseits der therapeutische Nutzen eines Arzneimittels so hoch sein kann, dass die mit der Einnahme verbundenen Risiken in Kauf genommen werden müssen, wird bei der Beurteilung der Bedenklichkeit eines Arzneimittels darauf abgestellt, dass bei einer Risiko-Nutzen-Abwägung das mögliche Risiko ein vertretbares Maß nicht überschreiten darf.

Zur Erfassung von Arzneimittelrisiken hat das Bundesministerium für Gesundheit eine Verwaltungsvorschrift (Stufenplan) erlassen. Die zentrale und koordinierende Funktion in diesem Stufenplan ist den Bundesoberbehörden, dem Bundesinstitut für Arzneimittel und Medizinprodukte in Bonn, dem Paul-Ehrlich-Institut in Langen bei Frankfurt (Sera, Impfstoffe, Blutprodukte) und dem Bundesamt für Verbraucherschutz

und Lebensmittelsicherheit (Tierarzneimittel) zugeordnet (siehe Kap. 1.11).

Um eine unmittelbare oder mittelbare Gefährdung der Gesundheit von Mensch und Tier durch Arzneimittel zu verhüten, kann das Bundesministerium für Gesundheit bestimmte Herstellungsverfahren für Arzneimittel vorschreiben, aber generell auch bestimmte Herstellungsverfahren beschränken oder verbieten (§ 6).

1.3.2 Weitere Verbote

Es ist verboten, Arzneimittel zu Dopingzwecken im Sport in den Verkehr zu bringen, zu verschreiben oder bei anderen anzuwenden. Dieses Verbot findet nur Anwendung auf Arzneimittel, die Stoffe der im Anhang des Übereinkommens gegen Doping aufgeführten Gruppen von Dopingwirkstoffen enthalten.

Weiterhin ist es verboten, radioaktive Arzneimittel oder Arzneimittel, bei deren Herstellung ionisierende Strahlen verwendet worden sind, in den Verkehr zu bringen. Das Bundesministerium für Gesundheit ist jedoch ermächtigt, hiervon Ausnahmen zuzulassen (§ 7).

Radioaktive Arzneimittel spielen hauptsächlich in der Diagnostik eine Rolle. Sie sind zum Verkauf im Einzelhandel mit freiverkäuflichen Arzneimitteln nicht zugelassen.

1.3.3 Schutz vor Täuschung

Qualitätsminderung

Von großer Bedeutung auch für den Einzelhandel außerhalb der Apotheke ist das Verbot, Arzneimittel herzustellen oder in den Verkehr zu bringen, die durch Abweichung von den anerkannten pharmazeutischen Regeln in ihrer Qualität nicht unerheblich gemindert sind (§ 8 Abs. 1 Nr. 1) oder hinsichtlich ihrer Identität oder Herkunft falsch gekennzeichnet sind (gefälschte Arzneimittel; § 8 Abs. 1 Nr. 1a). Wenn Arzneimittel z. B. durch zu lange oder nicht sachgerechte Lagerung verdorben sind, wenn also bei sonst klaren Tropfen oder Säften Trübungen oder Ausfällungen auftreten, Dragees deckeln, Tabletten Flecken bekommen oder Teedrogen von Ungeziefer befallen sind, sind dies sichtbare Zeichen dafür, dass eine Abweichung von den anerkannten pharmazeutischen Regeln vorliegt und entsprechend eine nicht unerhebliche Qualitätsminderung eingetreten ist.

Die anerkannten pharmazeutischen Regeln über die Qualität, Prüfung, Lagerung, Abgabe und Bezeichnung von Arzneimitteln sind im Arzneibuch (siehe Kap. 1.9) zusammengefasst. Daneben beschreiben z. B. auch die „Grundregeln der Weltgesundheitsorganisation für die Herstellung von Arzneimitteln und die Sicherung ihrer Qualität", die EG-Richtlinie über Grundsätze und Leitlinien der Guten Herstellungspraxis für Humanarzneimittel, der EG-Leitfaden einer Guten Herstellungspraxis für Arzneimittel sowie eine Empfehlung des Bundesministeriums für Gesundheit für Lagerungshinweise (S. Anhang 5) den anerkannten Stand der pharmazeutischen Regeln.

Da von einer Reihe von Arzneimitteln bekannt ist, dass sie im Laufe der Zeit auch bei sachgerechter Lagerung an Qualität verlieren, ist das so genannte „Verfalldatum" (siehe Kap. 1.3.5) vorgesehen. Dieses muss vom pharmazeutischen Unternehmen angegeben werden. Gewissheit über die Haltbarkeit eines Arzneimittels kann durch entsprechende Lagerungsversuche gewonnen werden.

Beachtet der Einzelhändler ein Verfalldatum nicht, hält er also verfallende Arzneimittel vorrätig oder gibt er sie sogar ab, begeht er eine Ordnungswidrigkeit (§ 8 Abs. 2 i.V. mit § 97 Abs. 2 Nr. 1).

Irreführung

Ein für den Schutz des Verbrauchers ebenfalls sehr bedeutsames Verbot besteht darin, Arzneimittel mit irreführenden Bezeichnungen, Angaben oder Aufmachungen zu versehen (§ 8 Abs. 1 Nr. 2). Hierzu gehören vor allem falsche Angaben über die Wirkungsweise, d. h. also, dass Wirkungen versprochen werden, die das Arzneimittel gar nicht hat oder haben kann, dass Heilung in allen Fällen zugesagt wird oder dass ein Arzneimittel als garantiert unschädlich angepriesen wird. Dem Verbot unterliegen auch Angaben, die beim Verbraucher den Eindruck erwecken, er erhalte ein Arzneimittel bestimmter Qualität oder Herkunft; z. B. die Aussage ein Arzneimittel sei Arzneibuchware, obwohl die Arzneibuchqualität nicht vorliegt oder etwa die Anpreisung einer „Korea"-Ginseng-Wurzel, die nicht aus Korea stammt.

Der Einzelhändler kann natürlich nicht in jedem Falle erkennen oder wissen, ob Aussagen über Arzneimittel, die er in den Verkehr bringt, gegen diese Verbote verstoßen. Dies gilt vor allem dann, wenn er Fertigarzneimittel von anderen, z. B. Großhändlern oder pharmazeutischen Unternehmern direkt bezieht. Fertigarzneimittel (§ 4 Abs. 1) sind Arzneimittel, die in der Regel industriell im Voraus hergestellt und in einer zur Abgabe an den Verbraucher bestimmten Packung in den Verkehr gebracht werden oder andere zur Abgabe an den Verbraucher bestimmte Arzneimittel, bei deren Zubereitung in sonstiger Weise ein industrielles Verfahren zur Anwendung kommt. In jedem Fall muss der Einzelhändler sich aber auch hier bemühen, nach bestem Wissen und Gewissen die Verbote zum Schutz des Verbrauchers zu beachten.

Grundsätzlich hat der Einzelhändler die volle Verantwortung, wenn er Arzneimittel selbst unter eigenem Namen in den Verkehr bringt, wenn er also z. B. im Rahmen seiner Herstellungsmöglichkeiten (siehe Kap. 1.4.1) Arzneimittel in unveränderter Form zur Abgabe unmittelbar an den Verbraucher umfüllt, abpackt oder kennzeichnet.

Teil III

1.3.4 Der Verantwortliche für das Inverkehrbringen

Damit der für ein Arzneimittel Verantwortliche bei Verstößen gegen die Vorschriften des Arzneimittelgesetzes auch bekannt ist, ist vorgeschrieben, dass auf den Arzneimitteln (Behältnis, äußere Umhüllung) immer der pharmazeutische Unternehmer anzugeben ist (§ 9). Der pharmazeutische Unternehmer (§ 4 Abs. 18) ist der Inhaber der Zulassung oder Registrierung oder auch derjenige, der Arzneimittel unter seinem Namen in den Verkehr bringt. Inverkehrbringen (§ 4 Abs. 17) ist das Vorrätighalten zum Verkauf oder zur sonstigen Abgabe, das Feilhalten, das Feilbieten und die Abgabe an andere. Der pharmazeutische Unternehmer kann, muss aber nicht der Hersteller des betreffenden Arzneimittels sein, etwa im Falle einer Auftragsherstellung.

Der Einzelhändler z.B. ist „pharmazeutischer Unternehmer", wenn er Arzneimittel, wie z.B. Lindenblütentee oder Baldrianwurzel auf Wunsch eines Kunden abfüllt und unter seinem Namen an diesen abgibt. Der Einzelhändler ist auch pharmazeutischer Unternehmer, wenn er Arzneimittel aus größeren Gebinden im Voraus umfüllt, abpackt und kennzeichnet (Fertigarzneimittel), vorrätig hält und unter seinem Namen an Kunden abgibt. Dies gilt auch dann, wenn ein Einzelhändler unter seinem Namen Fertigarzneimittel abgibt, die ein anderer für ihn hergestellt hat (Auftragsherstellung s.o.).

Um im Falle eines Verstoßes den Verantwortlichen auch belangen zu können, dürfen Arzneimittel nur von pharmazeutischen Unternehmern in den Verkehr gebracht werden, die ihren Sitz in der Bundesrepublik Deutschland, in einem anderen Mitgliedstaat der Europäischen Gemeinschaft oder in einem anderen Vertragsstaat des Abkommens über den Europäischen Wirtschaftsraum haben (Residenzpflicht). Diese Bestimmung ist vor allem für importierte Arzneimittel aus Nicht-EU-Staaten von grundsätzlicher Bedeutung. Bestellt der pharmazeutische Unternehmer einen örtlichen Vertreter, entbindet ihn dies nicht von seiner rechtlichen Verantwortung.

1.3.5 Kennzeichnung

Eine weitere, sehr wichtige Bestimmung, die zum Schutze des Verbrauchers besteht, ist die Kennzeichnung zur Information über das Arzneimittel. Im Falle des Arzneimittels ist diese Information jedoch nicht nur für den Verbraucher selbst von Bedeutung, sondern in einem bestimmten Umfang auch für den Arzt, der jedoch primär vom pharmazeutischen Unternehmer wissenschaftlich informiert wird (Fachinformation siehe Kap. 1.3.7). Für freiverkäufliche Arzneimittel ist dieser zweite Punkt in der Praxis zwar nicht von erheblicher Bedeutung, jedoch müssen auch diese Arzneimittel grundlegenden Anforderungen genügen, die im Interesse der Arzneimittelsicherheit und des Verbraucherschutzes an Arzneimittel allgemein gestellt werden.

Informationen können der Verbraucher und der Arzt aus der Beschriftung des Behältnisses (z.B. Flasche, Röhrchen, Schachtel, Tube), der äußeren Umhüllung (z.B. Umkarton) und der Packungsbeilage entnehmen. In allen Fällen müssen die Angaben in gut lesbarer Schrift und allgemein verständlich in deutscher Sprache gemacht werden. Im Hinblick auf die Kennzeichnung der Behältnisse und der äußeren Umhüllungen müssen die Angaben zusätzlich auf dauerhafte Weise gemacht sein. Das heißt also, sie sollen gedruckt sein und dürfen, soweit sie handschriftlich gemacht werden, z.B. nicht mit Bleistift oder Ähnlichem geschrieben sein. Ihre Entfernung muss sichtbare Beschädigungen hinterlassen.

Auf den Behältnissen (Flaschen, Tuben, Ampullen etc.) und äußeren Umhüllungen (Umkarton) von Fertigarzneimitteln müssen folgende Angaben gemacht werden (§ 10):

1. Der Name oder die Firma und die Anschrift des pharmazeutischen Unterneh-

mers und, soweit vorhanden, der Name des von ihm benannten örtlichen Vertreters (siehe 1.3.4.).

2. Die Bezeichnung des Arzneimittels, gefolgt von der Angabe der Stärke und der Darreichungsform, und soweit zutreffend, dem Hinweis, dass es zur Anwendung für Säuglinge, Kinder oder Erwachsene bestimmt ist, es sei denn, dass diese Angaben bereits in der Bezeichnung enthalten sind.

   Soweit es sich um Fertigarzneimittel handelt, die nicht von der Industrie angeliefert werden, muss gegebenenfalls der Einzelhändler, der im Voraus abpackt oder umfüllt, den Namen selbst auftragen. Die Namensgebung bleibt ihm überlassen. Soweit es sich um Teedrogen handelt, müssen diese mit dem verkehrsüblichen deutschen Namen bezeichnet werden (siehe Kap. 1.7.1), um damit auch dem Verbraucher einen verständlichen Hinweis auf das Arzneimittel selbst zu geben.

3. Die Zulassungsnummer mit der Abkürzung „Zul.-Nr.". Sie wird von der Zulassungsbehörde z.B. dem Bundesinstitut für Arzneimittel und Medizinprodukte in Bonn, erteilt (siehe Kap. 1.5). Ein Fertigarzneimittel darf nicht in den Verkehr gebracht werden (bzw. vorrätig gehalten werden), bevor es zugelassen ist.

4. Die Chargenbezeichnung mit der Abkürzung „Ch.-B.". Voraussetzung hierfür ist selbstverständlich, dass das Arzneimittel in Chargen (§ 4 Abs. 16) – in jeweils einem einheitlichen Herstellungsgang erzeugte Menge eines Arzneimittels – in den Verkehr gebracht wird, was bei Fertigarzneimitteln im Allgemeinen der Fall ist. Auch der Einzelhändler, der etwa Teedrogen in unveränderter Form im Voraus aus größeren Behältnissen in kleinere Behältnisse zur Abgabe an den Kunden abfüllt, wird die jeweils in einem Arbeitsgang abgefassten Packungen mit einer einheitlichen Nummer bezeichnen können. Als Chargennummer eignet sich das Datum, das mit der abgefassten Menge in

ein Buch eingetragen wird, um bei Reklamationen feststellen zu können, wann und wie viel im Einzelnen abgepackt worden ist.

5. Die Darreichungsform, worunter Tabletten, Dragees, Säfte, Tropfen oder Salben zu verstehen sind.

6. Der Inhalt nach Gewicht, Rauminhalt oder Stückzahl. Hier sind Angaben wie Gramm, Milliliter oder Stück erforderlich. Angaben nach Annäherungswerten (z.B., circa) sind nicht zulässig; das Gleiche gilt für Prozentangaben.

7. Die Art der Anwendung, d.h. z.B. Tabletten zum Lutschen, Tabletten zum Einnehmen, Tropfen zum Einnehmen, Flüssigkeit zum Gurgeln.

8. Die Wirkstoffe nach Art und Menge (§ 4 Abs. 19; s. auch Kap. 1.3.6) und weitere Bestandteile nach der Art, soweit dies durch Auflage der zuständigen Bundesoberbehörde angeordnet ist.

9. Das Verfalldatum mit dem Hinweis „Verwendbar bis" (§ 10 Abs. 1 Nr. 9 i.V. mit Abs. 7).

10. Soweit Arzneimittel der Verschreibungspflicht oder sonst der Apothekenpflicht unterliegen, sind sie entsprechend mit „Verschreibungspflichtig" (siehe Kap. 1.7.6) oder „Apothekenpflichtig" (siehe Kap. 1.7) zu kennzeichnen. Fehlt eine derartige Angabe auf dem Behältnis und der äußeren Umhüllung, kann in der Regel davon ausgegangen werden, dass das betreffende Arzneimittel frei verkäuflich ist, d.h. dass es in Einzelhandelsgeschäften außerhalb der Apotheken abgegeben werden darf.

11. Muster von Arzneimitteln, die als Ärztemuster (siehe Kap. 1.7.5) im Verkehr sind, müssen den Hinweis „unverkäufliches Muster" tragen (siehe auch Kap. 2.6, unzulässige Werbung).

12. Der Hinweis, dass Arzneimittel unzugänglich für Kinder aufbewahrt werden sollen, es sei denn, es handelt sich um Heilwässer.

13. Soweit erforderlich, besondere Vorsichtsmaßnahmen für die Beseitigung von

Teil III

nicht verwendeten Arzneimitteln oder sonstige besondere Vorsichtsmaßnahmen, um Gefahren für die Umwelt zu vermeiden.

Ggf. müssen auch noch Warnhinweise, für die Verbraucher bestimmte Aufbewahrungshinweise (siehe Kap. 1.3.6) oder Lagerungshinweise angegeben werden. Der Wortlaut der Lagerungshinweise kann sich zum einen nach den Vorschriften des Arzneibuches oder nach einer einschlägigen „Empfehlung" des Bundesministeriums für Gesundheit (s. Anhang 5) richten.

Kennzeichnungsvorschriften für Arzneimittel, die keine Fertigarzneimittel sind, die also nicht im Voraus hergestellt sind, enthält das Arzneimittelgesetz nicht. Das Bundesministerium für Gesundheit ist jedoch ermächtigt (§ 12 Abs. 1 Nr. 1), auch für solche Arzneimittel Kennzeichnungsvorschriften im Rahmen einer Rechtsverordnung zu erlassen. So lange diese Rechtsverordnung nicht besteht, sollten bei Arzneimitteln, die keine Fertigarzneimittel sind, neben der ohnehin erforderlichen Angabe des verantwortlichen pharmazeutischen Unternehmens (siehe Kap. 1.3.4) aus Gründen der Arzneimittelsicherheit dennoch – gegebenenfalls mit Ausnahme der Chargennummer – alle für Fertigarzneimittel vorgeschriebenen Angaben in der Kennzeichnung gemacht werden.

Abweichend von der Vorschrift, dass die Zulassungsnummer angegeben werden muss, kann bei „homöopathischen Arzneimitteln" auch die Registrierungsnummer mit der Abkürzung „Reg.-Nr." angegeben werden. Für homöopathische Arzneimittel – und nur für diese – besteht alternativ zu einem materiellen Prüfverfahren (Zulassung) auch die Möglichkeit einer Eintragung in ein Register für homöopathische Arzneimittel (Registrierung §§ 38, 39). Angaben über Anwendungsgebiete dürfen nicht gemacht werden. Daher müssen registrierte homöopathische Arzneimittel mit dem deutlich erkennbaren Hinweis „Homöopathisches Arzneimittel" gekennzeichnet sein (siehe Kap. 1.5.7).

Bei traditionellen pflanzlichen Arzneimitteln (§ 39a; s. Kapitel 1.5.7) müssen zusätzlich folgende Hinweise aufgenommen werden: „Das Arzneimittel ist ein traditionelles Arzneimittel, das ausschließlich aufgrund langjähriger Anwendung für das Anwendungsgebiet registriert ist" und „der Anwender sollte bei fortdauernden Krankheitssymtomen oder beim Auftreten anderer als in der Packungsbeilage erwähnten Nebenwirkungen einen Arzt oder eine andere in einem Heilberuf tätige qualifizierte Person konsultieren".

Für Durchdrückpackungen, für Behältnisse von nicht mehr als 10 ml Rauminhalt und für Ampullen, die nur eine einzige Gebrauchseinheit enthalten sind Erleichterungen bei der Kennzeichnung vorgesehen (§ 10 Abs. 8).

Zusätzliche Kennzeichnung für Tierarzneimittel

Bei Arzneimitteln, die zur Anwendung bei Tieren bestimmt sind, muss immer, d.h. also auch dann, wenn es sich dabei nicht um im Voraus hergestellte, abgepackte oder gekennzeichnete Fertigarzneimittel handelt, der Hinweis „für Tiere" und die Tierart, bei der das Arzneimittel angewendet werden soll, angegeben werden (§ 10 Abs. 5 Nr. 1).

Werden Arzneimittel bei Tieren angewandt, die zur Gewinnung von Lebensmitteln dienen, wie etwa Rinder, Schafe, Schweine, Hühner oder Bienen, muss außerdem noch die Wartezeit angegeben werden (§ 10 Abs. 5 Nr. 2). Unter Wartezeit (§ 4 Abs. 12) ist der Zeitraum zu verstehen, der zwischen Anwendung des Arzneimittels und der Schlachtung des Tieres bzw. Gewinnung der Lebensmittel (Bienen/Honig) vergehen muss. Sie soll verhindern, dass die gewonnenen Lebensmittel noch Rückstände oder Abbauprodukte des angewendeten Arzneimittels enthalten, die gegebenenfalls die Gesundheit des Menschen durch Genuss der Lebensmittel beeinträchtigen können.

1.3.6 Packungsbeilage

Um dem Verbraucher und ggfl. auch dem Arzt weitere Informationen geben zu können, ist vorgeschrieben, dass Fertigarzneimitteln eine Packungsbeilage mit der Überschrift „Gebrauchsinformation" (§ 11) beizufügen ist. Hier sind, in vorgegebener Reihenfolge und ebenfalls allgemein verständlich in deutscher Sprache, in gut lesbarer Schrift und in Übereinstimmung mit der Fachinformation (siehe 1.3.7.) Angaben zur Identifizierung des Arzneimittels, die Anwendungsgebiete (Indikationen), Gegenanzeigen (Kontraindikationen), Wechselwirkungen, Warnhinweise, Anleitungen für die ordnungsgemäße Anwendung, die Nebenwirkungen (§ 4 Abs. 13), ein Hinweis auf das auf der Verpackung angebene Verfalldatum, die Darreichungsform, den Inhalt sowie der Name und die Anschrift des pharmazeutischen Unternehmers, und soweit vorhanden, seines örtlichen Vertreters, vorgeschrieben.

Wechselwirkungen mit anderen Mitteln sind z. B. die Wirkungsbeeinflussung eines Arzneimittels durch zusätzlichen Alkoholgenuss, was im konkreten Fall sowohl zu Erregungszuständen (Euphorie) als auch zu sehr starker Dämpfung (Sedierung) führen kann. Hinsichtlich der ordnungsgemäßen Anwendung sind Angaben zur Dosierung mit Einzel- und Tagesangaben sowie für den Fall der Überdosierung, der unterlassenen Einnahme oder Hinweise auf die Gefahr von unerwünschten Folgen des Absetzens vorgeschrieben.

Im Zusammenhang mit dem Verfalldatum muss in der Gebrauchsinformation auch ein Hinweis darauf gegeben sein, dass das Arzneimittel nach dem Ablauf des Verfalldatums nicht mehr angewendet werden soll. Erforderlichenfalls hat eine Angabe zur Haltbarkeit nach Öffnen des Behältnisses zu erfolgen.

Außerdem ist die vollständige qualitative Zusammensetzung nach Wirkstoffen oder sonstigen Bestandteilen sowie die Zusammensetzung nach Wirkstoffen unter Verwendung gebräuchlicher Bezeichnungen für jede Darreichungsform des Arzneimittels ebenfalls vorgeschrieben. Es handelt sich also zum Einen um die sog. Hilfsstoffe, wie Tablettierhilfsmittel, Emulgatoren oder Stabilisatoren und zum Anderen um pharmakologisch wirksame Hilfsstoffe, die die Wirkung eines Arzneimittels beeinflussen, wie z. B. Konservierungsmittel oder solche, die erfahrungsgemäß Allergien hervorrufen können. Die tatsächlichen Wirkstoffe müssen nicht nur nach der Art, sondern auch nach der Menge angegeben werden. Es handelt sich bei dieser Gruppe um Wirkstoffe, die definitionsgemäß (§ 4 Abs. 19) dazu bestimmt sind, bei der Herstellung von Arzneimitteln als wirksame Bestandteile verwendet zu werden.

Bei traditionellen pflanzlichen Arzneimitteln (§ 39a; s.Kapitel 1.5.7) ist bei der Angabe der Anwendungsgebiete darauf hinzuweisen, dass das Arzneimittel ein traditionelles Arzneimittel ist, das ausschließlich aufgrund langjähriger Anwendung für das Anwendungsgebiet registriert ist (siehe auch 1.3.5).

Die zuständige Bundesbehörde, z. B. das Bundesinstitut für Arzneimittel und Medizinprodukte, kann zusätzlich noch weitere Auflagen erlassen, wie die Angabe von Warnhinweisen – etwa Beeinträchtigung des Reaktionsvermögens, was eine Rolle beim Autofahren oder Bedienen von Maschinen spielt – oder die Angabe von Aufbewahrungshinweisen für den Verbraucher.

Soweit die Gebrauchsinformation homöopathischen Arzneimitteln beigefügt ist, muss auch der Hinweis „Homöopathisches Arzneimittel" angegeben sein. Angaben über die Anwendungsgebiete entfallen.

Weitere Angaben sind zulässig, soweit sie mit der Verwendung des Arzneimittels in Zusammenhang stehen und für die gesundheitliche Aufklärung der Patienten wichtig sind.

1.3.7 Fachinformation

Für Fertigarzneimittel, die der Apothekenpflicht unterliegen, muss der pharmazeuti-

Teil III

sche Unternehmer auf Anforderung Ärzten, Zahnärzten, Tierärzten und Apothekern – soweit es sich um nicht verschreibungspflichtige Fertigarzneimittel handelt, auch Heilpraktikern – eine Fachinformation zur Verfügung stellen. Diese enthält neben den für die Packungsbeilage vorgeschriebenen Angaben, weitere für den Arzt wichtige Informationen, wie z.B. über Notfallmaßnahmen, Unverträglichkeiten sowie pharmakologische und toxikologische Eigenschaften (§11a).

1.3.8 Übergangsvorschriften für die Kennzeichnung und Packungsbeilage

Fertigarzneimittel – auch arzneimittelhaltige Gegenstände –, die sich bei In-Kraft-Treten des Arzneimittelgesetzes am 1.1.1978 im Verkehr befanden, wurden einer sog.

Nachzulassung unterworfen. Diese ist mit Ablauf des Jahres 2005 abgeschlossen worden.

Fertigarzneimittel, die Vorbeugungsmittel (siehe Kap. 1.7.1) oder freiverkäufliche Heilmittel (siehe Kap. 1.7.2) sind, dürfen seit dem 1.2.1992 vom pharmazeutischen Unternehmer in den Verkehr gebracht werden, wenn sie auf dem Behältnis und, soweit verwendet, auf der äußeren Umhüllung und einer Packungsbeilage – zutreffenderweise – einen oder mehrere der folgenden Hinweise tragen:

„Traditionell angewendet
▸ zur Stärkung oder Kräftigung,
▸ zur Besserung des Befindens,
▸ zur Unterstützung der Organfunktion,
▸ zur Vorbeugung,
▸ als mild wirkendes Arzneimittel" (§ 109 Abs. 3).

1.4 Herstellung von Arzneimitteln

1.4.1 Herstellungserlaubnis

Wer Arzneimittel oder fiktive Arzneimittel (siehe Kap. 1.2) zur Abgabe an andere herstellen will, benötigt hierzu eine Erlaubnis der zuständigen Behörde (§ 13 Abs. 1). Herstellen ist das Gewinnen, das Anfertigen, das Zubereiten, das Be- oder Verarbeiten, das Umfüllen einschließlich Abfüllen, das Abpacken, das Kennzeichnen und die Freigabe (§ 4 Abs. 14). Es ist zu beachten, dass jede einzelne dieser Tätigkeiten „herstellen" ist. Die zuständigen Arzneimittelüberwachungsbehörden in den Ländern sind im Allgemeinen Landesoberbehörden, Regierungspräsidien oder Bezirksregierungen, in den Stadtstaaten die Gesundheitssenatoren (s. auch Kap. 1.12).
Von der grundsätzlichen Erlaubnispflicht gibt es eine Reihe von Ausnahmen, die sich

auf Inhaber von Apotheken, Krankenhausträger, Tierärzte und Großhändler beziehen (§ 13 Abs. 2).

Ausnahmen für Einzelhändler

Auch für Einzelhändler besteht eine Ausnahme (§ 13 Abs. 2 Nr. 5): Soweit sie die erforderliche Sachkenntnis (siehe Kap. 1.7.7) zum Handel mit freiverkäuflichen Arzneimitteln besitzen, dürfen sie Arzneimittel in unveränderter Form zur Abgabe unmittelbar an Verbraucher umfüllen, abpacken oder kennzeichnen. Dies bedeutet, dass der Einzelhändler Arzneimittel, die nicht der Apothekenpflicht unterliegen, also freiverkäuflich (siehe Kap. 1.7.1) sind, bei pharmazeutischen Unternehmern oder im Großhandel in größeren Gebinden beziehen und dann in unveränderter Form in kleinere Behältnisse zur unmittelbaren Abgabe an den Verbraucher umfüllen, abpacken oder kennzeichnen darf, ohne hierzu eine Herstellungserlaubnis besitzen zu müssen. Der Einzelhändler darf solche Arzneimittel als pharmazeutischer Unternehmer auch unter seinem eigenen Namen in Verkehr bringen. Er kann also, immer unter der Voraussetzung der Freiverkäuflichkeit, Tabletten, Dragees, Tees (auch Mischungen, soweit sie als „Vorbeugungsmittel" in den Verkehr gebracht werden (s. auch Kap. 1.7.1), Säfte oder Tropfen in größeren Gebinden bei einem pharmazeutischen Unternehmer einkaufen, in unveränderter Form in kleinere Portionen umfüllen und abpacken, mit seinem Namen (pharmazeutischer Unternehmer) versehen und mit der sonst erforderlichen Kennzeichnung gewissermaßen als „Eigenerzeugnis" in den Verkehr bringen. Dies bezieht sich selbstverständlich auch auf Einzeldrogen wie Pfefferminztee, Kamillentee, Baldriantee o.ä. Wichtig ist, dass das Recht des Einzelhändlers zum Umfüllen, Abpacken oder Kennzeichnen von Arzneimitteln daran geknüpft ist, dass er bereits ein „Arzneimittel" bezogen hat. Er darf nicht eine „Chemikalie" z. B. Ascorbinsäure (Vit. C) für analytische Zwecke beziehen und diese dann mit einer arzneilichen Zweckbestimmung, z. B. zur Vorbeugung von Erkältungskrankheiten, abgeben. Diese „Umwidmung" hätte zur Folge, dass er hierzu eine Herstellungserlaubnis mit allen Konsequenzen benötigen würde.

Weiter ist das Recht des Einzelhändlers zum Umfüllen, Abpacken und Kennzeichnen von Arzneimitteln an deren Abgabe in „unveränderter Form" und „unmittelbar an den Verbraucher" gebunden. Das heißt, der Einzelhändler darf keinerlei Maßnahmen treffen, die den Zustand des gelieferten Arzneimittels verändern; hierzu gehört z. B. auch das Zerkleinern, Pulverisieren, Verdünnen, Mischen oder auch Ändern oder Ergänzen der arzneilichen Zweckbestimmung.

„Abgabe unmittelbar an den Verbraucher" bedeutet, dass der Einzelhändler das Arzneimittel dem Kunden nur direkt – also

nicht über Zwischenhändler – aushändigen darf, was aber auch durch Zusendung erfolgen kann.

Selbstverständlich kann der Einzelhändler auch auf das ihm im Arzneimittelgesetz eingeräumte Recht des Umfüllens, Abpackens oder Kennzeichnens verzichten und einen anderen, der die erforderliche Erlaubnis (§ 13 Abs. 1; siehe Kap. 1.4.1) besitzt, beauftragen, für ihn freiverkäufliche Arzneimittel bis zur abgabefertigen Packung herzustellen (Auftragsherstellung). Es liegen dann Fertigarzneimittel vor (§ 4 Abs. 1). Der Einzelhändler bleibt in diesem Falle dennoch pharmazeutischer Unternehmer, weil er das Arzneimittel unter seinem Namen in den Verkehr bringt (siehe Kap. 1.3.4).

Soweit der Einzelhändler als pharmazeutischer Unternehmer Fertigarzneimittel unter seinem Namen an Kunden abgibt, also in den Verkehr bringt, sind weitere Vorschriften über die Zulassung zu beachten (siehe Kap. 1.5).

An dieser Stelle ist darauf hinzuweisen, dass der Einzelhändler bereits dann ein Fertigarzneimittel herstellt, wenn er z. B. gängige Teedrogen „im Voraus" aus größeren Gebinden in abgabefertige Packungen umfüllt. Um kein Fertigarzneimittel herzustellen, dürfen Arzneimittel, wie z. B. Tees, nur auf direkten Wunsch des Kunden unmittelbar vor der Abgabe an diesen abgefüllt und gekennzeichnet werden.

Soweit der Einzelhändler Fertigarzneimittel unter seinem Namen abgibt, muss er als pharmazeutischer Unternehmer eine Versicherung abschließen, um ggf. Schäden, die durch die Anwendung seines Arzneimittels bei Menschen entstanden sind, ersetzen zu können (Haftung, siehe Kap. 1.17).

1.4.2 Sachkundige Personen für die erlaubnispflichtige Herstellung von Arzneimitteln

Soweit die Herstellung von Arzneimitteln der im Normalfall erforderlichen Erlaubnispflicht (§ 13 Abs. 1; siehe Kap. 1.4.1) unterliegt, sind der für die Erteilung der Erlaubnis zuständigen Behörde (siehe auch Kap. 1.12) eine Reihe von Voraussetzungen nachzuweisen (§ 14). So ist eine für die Herstellung und Prüfung der Arzneimittel verantwortliche sachkundige Person zu benennen (so genannte „Qualified Person"). Daneben sind ein Leiter der Herstellung und ein Leiter der Qualitätskontrolle mit ausreichender fachlicher Qualifikation und praktischer Erfahrung nachzuweisen. Die sachkundige Person muss eine Sachkenntnis besitzen (§ 15), die in jedem Falle ein abgeschlossenes Hochschulstudium (Pharmazie, Chemie, Medizin, Biologie) voraussetzt und zusätzlich eine zweijährige praktische Tätigkeit in der Arzneimittelprüfung erforderlich macht.

Neben den vorgenannten personellen Voraussetzungen müssen geeignete Räume und Einrichtungen für die beabsichtigte Herstellung, Prüfung und Lagerung der Arzneimittel vorhanden sind.

Ausnahmen für die Herstellung bestimmter Tierarzneimittel (Heimtiere)

Soweit freiverkäufliche Arzneimittel hergestellt werden, die ausschließlich zur Anwendung bei Zierfischen, Zier- oder Singvögeln, Brieftauben, Terrarientieren, Kleinnagern, Frettchen oder nicht der Gewinnung von Lebensmitteln dienenden Kaninchen bestimmt sind, kann die zweijährige praktische Tätigkeit in der Arzneimittelprüfung entfallen (siehe Kap. 1.10.3).

1.4.3 Weitere Voraussetzungen für die Arzneimittelherstellung

Für die jeweils durchgeführten Tätigkeiten, das heißt nicht nur für die Arzneimittelherstellung, sondern auch für die Prüfung der hergestellten Arzneimittel müssen geeignete Räume und Einrichtungen vorhanden sein (§ 14 Abs. 1 Nr. 6) sowie schriftliche Unterlagen geführt werden, die die jeweiligen Tätigkeiten dokumentieren. Die Prüfung der Arzneimittel kann auch in beauftragten Betrieben erfolgen, wenn bei diesen hierfür geeignete Räume und Einrichtungen vorhanden sind. Diese Regelungen gelten sinngemäß auch für eine Arzneimittelherstellung, die ohne Erlaubnis erfolgen darf (siehe Kap. 1.4.1).

Für den Einzelhändler, der Arzneimittel umfüllt, abpackt oder kennzeichnet, bedeutet dies ggf., dass er hier nach Umfang dieser Tätigkeiten einen eigenen Raum, zumindest aber einen abgetrennten sauberen Arbeitsplatz sowie die geeignete Ausstattung für die Herstellung und Prüfung vorweisen können muss. Dies trifft vor allem dann zu, wenn er selbst abgepackte und gekennzeichnete Fertigarzneimittel in den Verkehr bringt.

Die schriftlichen Unterlagen sollen es sowohl dem Einzelhändler als auch der zuständigen Arzneimittelüberwachungsbehörde ermöglichen, bei eventuellen Beanstandungen oder Mängeln eindeutige Faktoren, wie etwa Zeitpunkt des Abfüllens oder Kennzeichnens, Menge des hergestellten Arzneimittels oder auch von wem und wann das Arzneimittel vor dem Abfüllen bezogen wurde, festzustellen und damit gegebenenfalls die im Interesse der Arzneimittelsicherheit erforderlichen Nachforschungen und Maßnahmen veranlassen zu können.

Der Umfang und die Art der Dokumentation ist jeweils vom Einzelfall abhängig, d. h. entscheidend ist der jeweilige Umfang und die Art des Umfüllens, Abpackens oder Kennzeichnens. Hier können ggf. auch Fragen über den Nachweis der Packmaterialien eine Rolle spielen.

Grundsätzlich sollte die Dokumentation vom Sinn und Zweck her auf die Arzneimittelsicherheit abgestellt sein. Hier können z. B. bereits vorhandene Unterlagen, wie Lieferscheine oder Rechnungen ausreichend sein.

Die Prüfung der Arzneimittel kann auch, soweit es sich um spezielle und aufwändige Untersuchungsmethoden handelt, außerhalb des eigenen Betriebes im Auftrag durchgeführt werden, wenn dort die geeigneten Räume und Einrichtungen zur Prüfung vorhanden sind. In diesem Falle unterliegt auch die Prüfungseinrichtung der Überwachung durch die zuständige Arzneimittelbehörde.

Die Prüfung der Arzneimittel durch den Einzelhändler beinhaltet, dass er, wenn er z. B. unter seinem Namen freiverkäufliche Tabletten, Dragees, Säfte o. ä. in Verkehr bringt, die erforderliche Qualität durch einen Arzneimittelsachverständigen feststellen lässt. In anderen Fällen oder bei Fertigarzneimitteln anderer pharmazeutischer Unternehmer muss der Einzelhändler die Prüfung im Rahmen seiner erworbenen Sachkenntnis durchführen.

Die zuständige Arzneimittelüberwachungsbehörde kann unter anderem die Herstellung und damit auch das Umfüllen, Abpacken oder Kennzeichnen eines Arzneimittels untersagen, wenn der Hersteller – also auch der Einzelhändler – die für die Herstellung und Prüfung erforderliche Dokumentation nicht vorlegt (§ 18 Abs. 2). Weist das hergestellte Arzneimittel nicht die nach den anerkannten pharmazeutischen Regeln (siehe Kap. 1.9) angemessene Qualität auf, kann die zuständige Arzneimittelüberwachungsbehörde das Inverkehrbringen untersagen oder nachträglich den Rückruf anordnen (§ 69 Abs. 1; siehe Kap. 1.12).

1.4.4 Übergangsvorschriften

Erlaubnispflichtige Arzneimittelherstellung

Eine Erlaubnis zur Herstellung von Arzneimitteln, die nach dem Arzneimittelgesetz 1961 erteilt worden ist, gilt nach In-Kraft-Treten des gültigen Arzneimittelgesetzes im Sinne des § 13 Abs. 1 (siehe Kap. 1.4) im bisherigen Umfang fort (§ 100 Abs. 1).

Dies gilt auch für Einzelhändler, die eine Erlaubnis nach § 53 Abs. 1 Arzneimittelgesetz 1961 erhalten haben. Insoweit dürfen Einzelhändler auch nach dem geltenden Recht im bisherigen Umfang Arzneimittel herstellen (§ 100 Abs. 2). Hiervon sind in der Regel vor allem Drogisten betroffen.

Arzneimittelherstellung ohne Erlaubnis durch sachkundige Einzelhändler

Von diesen Bestimmungen unberührt bleibt das Recht des sachkundigen Einzelhändlers, Arzneimittel in unveränderter Form umzufüllen, abzupacken oder zu kennzeichnen, soweit es sich um Packungen handelt, die unmittelbar an den Verbraucher abgegeben werden sollen.

Teil III

1.5 Zulassung und Registrierung von Arzneimitteln

Bevor Fertigarzneimittel in der Bundesrepublik Deutschland in den Verkehr gebracht werden dürfen, müssen sie von der zuständigen Bundesoberbehörde – Bundesinstitut für Arzneimittel und Medizinprodukte oder Paul-Ehrlich-Institut (Sera, Impfstoffe) – zugelassen sein (§ 21). Die Zulassung ist vom pharmazeutischen Unternehmer zu beantragen. Das gilt auch für Arzneimittel, die keine Fertigarzneimittel (§ 4 Abs. 1) und zur

Anwendung bei Tieren bestimmt sind sofern sie nicht an pharmazeutische Unternehmer abgegeben werden sollen, die eine Erlaubnis zur Herstellung von Arzneimitteln besitzen, wie z. B. Tierärzte. (siehe Kap. 1.7.5). Zuständige Bundesoberbehörde für die Zulassung von Arzneimitteln zur Anwendung an Tieren ist das Bundesamt für Verbraucherschutz und Lebensmittelsicherheit.

1.5.1 Ausnahmen von der Zulassungspflicht

Von der Zulassungspflicht gibt es eine Reihe von Ausnahmen, die sich u. a. auf Arzneimittel beziehen, die auf häufige Verschreibung eines Arztes in Apotheken hergestellt werden oder zu klinischen Prüfungen bestimmt sind (§ 21 Abs. 2).

Auch auf freiverkäufliche Arzneimittel, die ausschließlich zur Anwendung bei Zierfischen, Zier- oder Singvögeln, Brieftauben, Terrarientieren, Kleinnagern, Frettchen oder nicht zur Gewinnung von Lebensmitteln dienenden Kaninchen bestimmt sind, finden die Vorschriften über die Zulassung keine Anwendung. Dies gilt auch, wenn derartige Arzneimittel als Fertigarzneimittel in den Verkehr gebracht werden (siehe Kap. 1.10.3).

1.5.2 Antragsteller für die Zulassung

Die Zulassung ist vom pharmazeutischen Unternehmer, das heißt also demjenigen, der das Fertigarzneimittel – bzw. bei Anwendung an Tieren ggf. auch Arzneimittel, die keine Fertigarzneimittel sind (s. o.) – unter seinem Namen in den Verkehr bringt, zu beantragen (§ 21 Abs. 3). Werden Fertigarzneimittel von einem Hersteller für mehrere Einzelhandelsbetriebe hergestellt, die diese Arzneimittel dann unter ihrem Namen und mit einer einheitlichen Bezeichnung an den Verbraucher abgeben, so muss die Zulassung durch den Hersteller beantragt werden (§ 21 Abs. 3 Satz 3). Dies träfe etwa zu, wenn ein Hersteller für Einzelhändler freiverkäufliche Arzneimittel als Tropfen, Tabletten oder Dragees bis zur abgabefertigen Packung herstellt (Auftragsherstellung), wobei jeder Einzelhändler diese dann unter seinem Namen in den Verkehr bringt. Voraussetzung ist jedoch, dass diese Fertigarzneimittel mit der gleichen Bezeichnung, entweder einem Phantasienamen oder als „Hustentropfen" oder „Halstabletten" oder ähnliches in den Verkehr gebracht werden.

Hiervon zu unterscheiden wäre jedoch, wenn ein Hersteller freiverkäufliche Arzneimittel wie Dragees, Tropfen oder Ähnliches herstellt, die dann in größeren Gebinden an mehrere Einzelhändler ausgeliefert und von diesen in unveränderter Form zur unmittelbaren Abgabe an den Verbraucher im Voraus abgepackt und in den Verkehr gebracht werden. In diesem Fall muss jeder Einzelhändler für das von ihm als Fertigarzneimittel abgepackte Arzneimittel selbst die Zulassung beantragen.

1.5.3 Zulassungsunterlagen

Die Zulassung setzt voraus, dass auf Antrag eines pharmazeutischen Unternehmers durch die Bundesoberbehörde ein direktes materielles Prüfverfahren in die Wege geleitet wurde. Hierzu sind eine Vielzahl von Unterlagen vom pharmazeutischen Unternehmer vorzulegen und von der Zulassungsbehörde zu bearbeiten. Der Antragsteller muss neben belegten Angaben, die sich weitgehend mit denen auf der Packungsbeilage decken, auch kurzgefasste Angaben über die Herstellung machen sowie die Kontrollmethoden vorlegen, anhand derer die Qualität des Arzneimittels festgestellt werden kann (§ 22 Abs. 1). Sehr wichtig ist, dass für eine Zulassung die Ergebnisse einer analytischen Prüfung, einer pharmakologisch-toxikologischen Prüfung sowie einer klinischen Prüfung (siehe Kap. 1.6) vorgelegt werden müssen, um die Qualität, Unbedenklichkeit und therapeutische Wirksamkeit des zuzulassenden Fertigarzneimittels nachzuweisen (§ 22 Abs. 2).

Die analytische Prüfung umfasst physikalische, chemische, biologische oder mikrobiologische Versuche; im Rahmen der pharmakologisch-toxikologischen Prüfung werden unter anderem Tierversuche durchgeführt, anhand derer festgestellt werden kann, welche Auswirkungen das betreffende Arzneimittel auf den Tierorganismus hat. Die hier gewonnenen Erkenntnisse können in einem gewissen Rahmen auf den Menschen übertragen werden. Bereits in der Phase des Tierversuchs scheitern Arzneimittel sehr häufig aufgrund von Unverträglichkeiten. Die Arzneimittel, die sich im Tierversuch als unbedenklich erwiesen haben, werden anschließend unter strengster ärztlicher Aufsicht im Rahmen einer klinischen Prüfung am Menschen angewandt (siehe Kap. 1.6).

Die pharmakologisch-toxikologische Prüfung sowie die klinische Prüfung dienen dazu, die Unbedenklichkeit, die Verträglichkeit und die therapeutische Wirksamkeit von Arzneimitteln festzustellen. Anstelle der Ergebnisse von Prüfungen am Tier (pharmakologisch-toxikologische Prüfung) oder am Menschen (klinische Prüfung) kann auch anderes wissenschaftliches Erkenntnismaterial nach näherer Bestimmung des Arzneimittelgesetzes (§ 22 Abs. 3) vorgelegt werden.

Soweit Arzneimittel zur Anwendung an Tieren bestimmt sind, die zu Lebensmitteln weiterverarbeitet werden, sind zusätzliche Untersuchungsergebnisse über die Wartezeit (§ 4 Abs. 12; siehe Kap. 1.3.5) vorzulegen. Die Ergebnisse der verschiedenen Prüfungen sind durch jeweilige Sachverständige gutachtlich zusammenzufassen und zu bewerten (§ 24).

An der Zulassung eines Arzneimittels sind auch Sachverständigenkommissionen beteiligt, die sich aus Vertretern der Heilberufe (Ärzte, Zahnärzte, Tierärzte, Apotheker, Heilpraktiker) und der pharmazeutischen Unternehmer zusammensetzen. In Abhängigkeit der jeweiligen Anwendungsgebiete, Stoffgruppen und verschiedenen Therapieeinrichtungen, wie z. B. der Phytotherapie, Homöopathie oder Anthroposophie, beruft das Bundesministerium für Gesundheit hierzu Sachverständige, die über jeweils entsprechende Kenntnisse und Erfahrungen verfügen.

Neben dem Bundesinstitut für Arzneimittel und Medizinprodukte in Bonn gibt es noch eine für Sera und Impfstoffe sowie andere Blutprodukte (z. B. Plasma) zuständige Bundesbehörde, das Bundesamt für Sera und Impfstoffe (Paul-Ehrlich-Institut) in Langen bei Frankfurt (§ 77 Abs. 2), das nach der Zulassung z. B. eines Serums oder eines Impfstoffes zusätzlich jede einzelne Charge derartiger Arzneimittel nach jeweiliger Prüfung einzeln freigeben muss, bevor sie vom pharmazeutischen Unternehmer in den Verkehr gebracht werden darf (§ 32).

Für die Zulassung von Arzneimitteln, die zur Anwendung an Tieren bestimmt sind, ist das Bundesamt für Verbraucherschutz und Lebensmittelsicherheit die zuständige Bundesoberbehörde.

1.5.4 Entscheidung über die Zulassung

Die Bundesoberbehörden haben die Möglichkeit, eine Zulassung abzulehnen (§ 25 Abs. 2), vor allem dann, wenn das zuzulassende Arzneimittel, orientiert an dem jeweiligen Stand der wissenschaftlichen Erkenntnisse nicht ausreichend geprüft wurde, oder wenn die Qualität nicht den anerkannten pharmazeutischen Regeln (siehe Kap. 1.9) entspricht. Sehr wichtig ist auch, dass ein Ablehnungsgrund das Fehlen der angegebenen therapeutischen Wirksamkeit ist oder der begründete Verdacht, dass der bestimmungsgemäße Gebrauch des Arzneimittels schädliche Wirkungen (siehe Kap. 1.3.1) hervorrufen kann. Letzteres jedoch mit der Einschränkung, dass diese schädlichen Wirkungen über ein nach den Erkenntnissen der medizinischen Wissenschaft vertretbares Maß hinausgehen. Diese Aussage muss richtig verstanden werden: Man weiß heute, dass wirksame Arzneimittel häufig – im Hinblick auf das zu behandelnde Krankheitsbild – unerwünschte Wirkungen und Nebenwirkungen haben können, die bei Patienten individuell unterschiedlich beobachtet werden können. Es ist jedoch selbstverständlich, dass in jedem Fall der therapeutische Nutzen höher sein muss als das mit der Einnahme des Arzneimittels verbundene Risiko, z. B. Nebenwirkungen.

Teil III

1.5.5 Erlöschen der Zulassung

Eine Zulassung erlischt (§ 31), wenn von ihr innerhalb von drei Jahren nach Erteilung kein Gebrauch gemacht worden ist, das heißt, wenn das zugelassene Arzneimittel vom Inhaber der Zulassung innerhalb dieser Frist nicht in den Verkehr gebracht wurde. Grundsätzlich erlischt die Zulassung nach Ablauf von fünf Jahren, es sei denn, dass sie auf Antrag des Inhabers der Zulassung zuvor verlängert worden ist. In diesem Fall kann die zuständige Bundesoberbehörde verlangen, dass mit dem Verlängerungsantrag gegebenenfalls ergänzende Berichte zu den bereits eingereichten Zulassungsunterlagen vorgelegt werden.

1.5.6 Erweiterung und Freistellung von der Zulassung

Das Bundesministerium für Gesundheit wird durch das Arzneimittelgesetz ermächtigt, weitere Einzelheiten über das Zulassungsverfahren sowie sie staatliche Chargen-Prüfung (z. B. bei Sera und Impfstoffen) durch Verordnung zu regeln, das heißt, gegebenenfalls bei Bedarf die Vorschriften auch auf andere Arzneimittel (z. B. weitere Blutprodukte) auszudehnen (§ 35).
Es kann aber auch bestimmte Arzneimittel, Arzneimittelgruppen oder Arzneimittel in bestimmten Abgabeformen durch Verordnung von der Zulassungspflicht freistellen. Voraussetzung hierfür ist, dass eine gesundheitliche Unbedenklichkeit für Mensch und Tier besteht und zudem sichergestellt ist, dass das Arzneimittel hinsichtlich seiner Wirksamkeit und Qualität den Erfordernissen des Gesetzes und dem Stand der wissenschaftlichen Erkenntnisse entspricht (§ 36, Ermächtigung für Standardzulassungen).
Die Vorschrift über Standardzulassungen ist auch für den Einzelhandel mit Arzneimitteln außerhalb von Apotheken von Bedeutung: Ein sachkundiger Einzelhändler bezieht zum Beispiel ein großes Gebinde eines freiverkäuflichen Arzneimittels. In diesem

Falle sind die Kriterien eines Fertigarzneimittels nicht erfüllt, da dieses Arzneimittel zwar im Voraus hergestellt, jedoch nicht in abgabefertiger Packung geliefert wird. Wird es beim Einzelhändler unverändert zur Abgabe unmittelbar an den Verbraucher im Voraus in kleine Packungseinheiten umgefüllt und gekennzeichnet, so liegt ein Fertigarzneimittel vor, das erst nach einer Zulassung in den Verkehr gebracht werden darf. Da dieser Vorgang bei gängigen Arzneimitteln wie Leinsamen oder Kamillenblüten nicht nur einmal, sondern bei jedem sachkundigen Einzelhändler vonstatten gehen kann, ist die Situation gegeben, dass Tausende von Einzelhändlern beim Bundesinstitut für Arzneimittel und Medizinprodukte eine Zulassung für das gleiche Arzneimittel beantragen. Um diese Arbeitsbelastung auszuschalten, besteht die Möglichkeit, dass der Verordnungsgeber bestimmte Arzneimittel als Fertigarzneimittel von der Pflicht der Einzelzulassung freistellt. Er erlässt hierzu produktbezogene Regelungen über die Qualität des Arzneimittels, die Verpackung, die Kennzeichnung und die Packungsbeilage in Form von sog. Monographien.
Soweit solche Arzneimittelformen freiverkäuflich sind, kann der Einzelhändler dann also, ohne eine eigene Zulassung zu besitzen, aus einem großen Gebinde in eine abgabefertige Packung im Voraus umfüllen, kennzeichnen und in den Verkehr bringen, wobei die Vorgaben der jeweiligen Monographie eingehalten werden müssen.
Selbstverständlich bezieht sich die Ermächtigung des § 36 nicht nur auf einzelne Drogen oder Stoffe, sondern auch auf Zubereitungen. Die Monographien z. B. folgender auch für den Einzelhandel außerhalb der Apotheken verfügbarer Arzneimittel sind in Kraft*:

---

* Vgl. R. Braun, Standardzulassung. Texte und Kommentare, Deutscher Apotheker Verlag, Stuttgart (Loseblattsammlung auf aktuellem Stand).

Anis, Arnikablüten, Arnikatinktur, Baldriantinktur, Baldrianwurzel, Bärentraubenblätter, Beruhigungstee, Birkenblätter, Blasen- und Nierentee, Bohnenschalen, Brennnesselkraut, Brombeerblätter, Brusttee, Eibischblätter, Eibischwurzel, Eichenrinde, Enzianwurzel, Erkältungstee, Ethanol, Eukalyptusblätter, Eukalyptusöl, Fenchel, Franzbranntwein, Gänsefingerkraut, Gallentee, Hamamelisblätter, Hamamelisrinde, Hauhechelwurzel, Heidelbeeren, Holunderblüten, Hopfenzapfen, Huflattichblätter, Husten- und Bronchialtee, Isländisches Moos, Johanniskraut, Kamillenblüten, Kampferspiritus, Kohletabletten, Korianderfrüchte, Kreuzdornbeeren, Kümmel, Lavendelblüten, Leinsamen, Lindenblüten, Löwenzahn, Magentee, Magen- und Darmtee, Magnesiumsulfat, Magnesiumtrisilikat-Tabletten, Malvenblätter, Melissenblätter, Myrrhentinktur, Orthosiphonblätter, Pfefferminzblätter, Queckenwurzel, Ratanhiatinktur, Ratanhiawurzel, Ringelblumenblüten, Rosmarinblätter, Salbeiblätter, Schachtelhalmkraut, Schafgarbenkraut, Sonnenhutwurzel, Spitzwegerichkraut, Süßholzwurzel, Tannin-Eiweiß-Tabletten, Tausendgüldenkraut, Thymian, Verdünnte Wasserstoffperoxid-Lösung, Vitamin-C-Pulver, Vitamin-C-Tabletten, Wacholderbeeren, Weißdornblätter und -blüten, Weiße Taubnesselblüten, Wermutkraut, Zinksalbe.

Die Freistellung von Fertigarzneimitteln von der Pflicht zur Zulassung lässt die Gefährdungshaftung (§ 84 ff. siehe Kap. 1.17) des pharmazeutischen Unternehmers, im obigen Fall also des Einzelhändlers, unberührt. Wer als pharmazeutischer Unternehmer ein auf der Grundlage einer Standardzulassung hergestelltes Arzneimittel in den Verkehr bringt, hat dies unverzüglich der zuständigen Bundesoberbehörde anzuzeigen. Diese Anzeigepflicht gilt jedoch nicht für Arzneimittel, die für den Verkehr außerhalb der Apotheken freigegeben, also freiverkäuflich sind.

1.5.7 Registrierung

Neben der Zulassung gibt es für Fertigarzneimittel, die „homöopathische Arzneimittel" sind, die Möglichkeit einer Registrierung (§§ 38, 39). In diesen Fällen sind ebenfalls alle Unterlagen vorzulegen, wie sie vergleichbar zur Zulassung erforderlich sind, jedoch mit der Ausnahme der Angaben über die Wirkung und Anwendungsgebiete sowie der Unterlagen und Gutachten über die pharmakologisch-toxikologische und klinische Prüfung.

In der Folge dürfen bei registrierten homöopathischen Fertigarzneimitteln keine Anwendungsgebiete angegeben werden. Außerdem müssen sie mit dem Hinweis „homöopathisches Arzneimittel" gekennzeichnet sein (siehe Kap. 1.3.5). Entsprechendes gilt für die Packungsbeilage homöopathischer Arzneimittel (siehe Kap. 1.3.6).

Die Herstellungs- und Prüfnormen für homöopathische Arzneimittel werden im Homöopathischen Arzneibuch festgelegt (siehe Kap. 1.9).

Weiterhin besteht eine Registrierungsmöglichkeit für Fertigarzneimittel, die pflanzliche Arzneimittel sind, und als traditionelle pflanzliche Arzneimittel in den Verkehr gebracht werden. Dies gilt auch für pflanzliche Arzneimittel, die Vitamine oder Mineralstoffe enthalten, sofern diese die Wirkung der traditionellen pflanzlichen Arzneimittel im Hinblick auf das Anwendungsgebiet oder die Anwendungsgebiete ergänzen (§§ 39a bis d).

Teil III

1.6 Schutz des Menschen bei der klinischen Prüfung

Die Prüfung eines Arzneimittels am Menschen ist für die Arzneimittelsicherheit ein unerlässlicher Bestandteil der Maßnahmen, die vor einem allgemeinen Inverkehrbringen eines Arzneimittels erforderlich sind. Die klinische Prüfung erreichen nur solche Arzneimittel, bei denen bereits im Rahmen von pharmakologisch-toxikologischen Prüfungen (siehe Kap. 1.5.3) die Erkenntnis gewonnen wurde, dass die Risiken für die betreffenden Patienten so gering wie möglich sind. Zum Schutz des Menschen hat der Gesetzgeber Vorschriften erlassen, wann und wie Arzneimittel durch Anwendung am Menschen auf ihre Wirksamkeit und Verträglichkeit geprüft werden dürfen (§§ 40 bis 42a). Im Hinblick darauf, dass Nebenwirkungen mit schädlichen Folgen nicht absolut auszuschließen sind, hat der Gesetzgeber weitere Bestimmungen festgelegt, die u. a. auch sicherstellen, dass den betroffenen Personen bei Schäden, oder gegebenenfalls bei Tod den Hinterbliebenen eine angemessene Entschädigung zusteht.

Die klinische Prüfung eines Arzneimittels gliedert sich in mehrere Phasen. Zunächst wird ein Arzneimittel unter strenger ärztlicher Überwachung an einer kleinen Zahl freiwilliger, gesunder Menschen (Probanden) auf seine Verträglichkeit geprüft. Daran schließt sich die Prüfung auf Wirksamkeit an, die ebenfalls nur eine kleine Zahl kranker Patienten einbezieht.

Erst dann setzt eine Prüfung an einer größeren Zahl von Patienten ein. Ist das betreffende Arzneimittel vom Bundesinstitut für Arzneimittel und Medizinprodukte zugelassen, wird die breite Prüfung fortgesetzt, indem die Beobachtungen die bei der Anwendung des Arzneimittels gemacht werden, weiterhin laufend gesammelt und ausgewertet werden. Diese letzte Phase stellt gewissermaßen eine Dauerbeobachtung dar, der das Arzneimittel solange unterworfen ist, wie es am Menschen angewandt wird bzw. im Verkehr ist.

Die klinische Prüfung eines Arzneimittels darf am Menschen nur durchgeführt werden, wenn sie zuvor von einer nach Landesrecht (Heilberufsgesetz) gebildeten unabhängigen Ethik-Kommission zustimmend bewertet worden ist und die zuständige Bundesoberbehörde diese genehmigt hat. Die Person, an der die klinische Prüfung durchgeführt werden soll, muss von einem Arzt über Wesen, Bedeutung, Risiken und Tragweite sowie über ihre Rechte aufgeklärt worden sein und ihre Einwilligung gegeben haben.

Die Einwilligung wird nur wirksam, wenn die Person geschäftsfähig ist und die Einwilligung schriftlich gegeben wurde. Selbstverständlich kann diese jederzeit widerrufen werden.

Die klinische Prüfung bei Minderjährigen darf sich nur auf solche Arzneimittel beziehen, die zum Erkennen oder zum Verhüten von Krankheiten bei Minderjährigen bestimmt sind. Voraussetzung hierfür ist jedoch, dass durch eine klinische Prüfung an Erwachsenen keine ausreichenden Ergebnisse zu erreichen sind. Die Einwilligung für eine Prüfung ist in diesen Fällen durch den gesetzlichen Vertreter oder Pfleger abzugeben.

Soweit kranke Personen in die klinische Prüfung einbezogen werden, ist Voraussetzung, dass das zu prüfende Arzneimittel das Leben des Kranken retten, seine Gesundheit wieder herstellen oder sein Leiden erleichtern kann. Im Falle einer kranken Person darf die klinische Prüfung auch dann durchgeführt werden, wenn diese nicht geschäftsfähig oder in der Geschäftsfähigkeit beschränkt ist. Für die klinische Prüfung ist in diesen Fällen die Einwilligung des gesetzlichen Vertreters oder Pflegers ausreichend. Auch hier gilt die Aufklärungspflicht. Lediglich in besonders schweren Fällen, wenn zum Beispiel durch die Aufklärung ein Behandlungserfolg gefährdet wird, kann die Aufklärung und die Einwilligung des Kranken entfallen.

Die Durchführung einer klinischen Prüfung an Personen, die in Justizvollzugsanstalten einsitzen oder in Psychiatrischen Kliniken auf gerichtliche oder behördliche Anordnung untergebracht sind, ist verboten. Eine klinische Prüfung von Arzneimitteln muss von einem Arzt geleitet werden, der eine mindestens zweijährige Erfahrung mit derartigen Prüfungen nachweisen kann (Leiter der klinischen Prüfung).

Nähere Regelungen für das Verfahren bei der Ethik-Kommission sowie das Genehmigungsverfahren bei der Bundesoberbehörde werden in einer Rechtsverordnung über die ordnungsgemäße Durchführung klinischer Prüfungen getroffen (§ 42; Good Clinical Practice-Verordnung).

1.7 Abgabe von Arzneimitteln

Arzneimittel, auch fiktive Arzneimittel (siehe Kap. 1.2), dürfen im Einzelhandel mit genau festgelegten Ausnahmen (siehe Kap. 1.7.1) nur in Apotheken, von dort mit Erlaubnis der zuständigen Behörde auch im Wege des Versandes in den Verkehr gebracht werden (§ 43 Abs. 1). Sie sind im Einzelhandel apothekenpflichtig (siehe Kap. 1.3.5). Dieser Grundsatz gilt insbesondere für Arzneimittel, die auf Verschreibung eines Arztes, Zahnarztes oder Tierarztes abgegeben werden sollen (§ 43 Abs. 3). Eine Ausnahmeregelung besteht für Tierärzte, die apothekenpflichtige, also auch verschreibungspflichtige Arzneimittel und arzneimittelhaltige Gegenstände an Halter der von ihnen behandelten Tiere abgeben und zu diesem Zweck vorrätig halten dürfen (§ 43 Abs. 4).

1.7.1 Freiverkäuflichkeit

Nicht der Apothekenpflicht unterliegen die freiverkäuflichen Arzneimittel.

So genannte Vorbeugungsmittel

Mit der Einschränkung, dass sie nicht der Verschreibungspflicht unterliegen dürfen oder durch Rechtsverordnung (§ 46; s. Anhang 3, 2. Abschnitt) nicht vom Verkehr außerhalb von Apotheken ausgeschlossen sind, das heißt also, der Apothekenpflicht unterliegen – auch ohne verschreibungspflichtig zu sein – sind generell solche Arzneimittel freiverkäuflich, die vom pharmazeutischen Unternehmer ausschließlich zu anderen Zwecken als zur Beseitigung oder Linderung von Krankheiten, Leiden, Körperschäden oder krankhaften Beschwerden in den Verkehr gebracht werden (§ 44 Abs. 1). Im Allgemeinen wird diese Gruppe von Arzneimitteln unter dem Begriff „Vorbeugungsmittel" zusammengefasst. Hierzu gehören also solche Arzneimittel, die ausschließlich zur Vorbeugung oder Verhütung von Krankheiten bestimmt sind, die dazu dienen sollen, die Gesundheit und das Wohlbefinden zu erhalten oder zu steigern oder z. B. den Organismus und den Körper zu kräftigen.

Üblich sind in diesem Rahmen auch Begriffe wie „zur Vorbeugung von...", „zur Stärkung oder Kräftigung", „zur Besserung des Befindens", zur Unterstützung der Organfunktion", „mildwirkendes Arzneimittel", „Verhütung von Darmträgheit oder Verstopfung" oder „zur Darmpflege", „zur Nervenpflege" etc. (siehe Kap. 1.3.7).

Man kann zusammenfassend sagen, dass die Zweckbestimmung dieser Arzneimittel alle – zutreffenden – gesundheitsbezogenen Aussagen machen darf, nur nicht solche, die auf eine Heilung oder Linderung oder Beseitigung einer Krankheit hindeuten.

Teil III

Weitere Ausnahmen von der Apothekenpflicht

Neben der Gruppe der „Vorbeugungsmittel" oder auch „Nicht-Heilmittel" ist im Arzneimittelgesetz ausdrücklich eine Reihe von Arzneimitteln unabhängig davon, ob sie „Heilmittel" oder „Nicht-Heilmittel" sind, für den Verkehr außerhalb der Apotheken zugelassen (§ 44 Abs. 2). Es muss jedoch bei jedem der nachfolgenden Beispiele berücksichtigt werden, dass die Freiverkäuflichkeit nur unter der Voraussetzung gilt, dass die aufgeführten Arzneimittel keine verschreibungspflichtigen Stoffe bzw. keine Stoffe oder Zubereitungen von Stoffen enthalten, die durch den zweiten Abschnitt der Rechtsverordnung über apothekenpflichtige und freiverkäufliche Arzneimittel (§ 46; siehe Kap. 1.7.3 und Anhang 3) vom Verkehr außerhalb der Apotheken ausgeschlossen sind. Es handelt sich um:
Natürliche Heilwässer sowie deren Salze, auch als Tabletten oder Pastillen. Dies gilt auch für künstliche Heilwässer sowie deren Salze, auch als Tabletten oder Pastillen, jedoch nur, wenn sie in ihrer Zusammensetzung natürlichen Heilwässern entsprechen (§ 44 Abs. 2 Nr. 1). Eine Definition für natürliche Heilwässer geben die Begriffsbestimmungen für die Prädikatisierung von Kurorten, Erholungsorten und Heilbrunnen des Deutschen Heilbäderverbandes und des Deutschen Tourismusverbandes. Hiernach werden natürliche Heilwässer aus einer oder mehreren Entnahmestellen (Heilquellen), die natürlich zutage treten oder künstlich erschlossen sind, gewonnen. Aufgrund ihrer chemischen Zusammensetzung, ihrer physikalischen Eigenschaften und/oder nach der balneologischen Erfahrung oder nach medizinischen Erkenntnissen haben sie nachweisbare therapeutische Wirkungen, die zur Prävention, kurativen Therapie und Rehabilitation genutzt werden. Hinsichtlich ihrer Zusammensetzung müssen sie mindestens 1 g pro kg gelöste feste Mineralstoffe enthalten. Unabhängig von diesem Gesamtgehalt an Mineralstoffen können einzelne Wässer auch durch den Gehalt bestimmter wirksamer Bestandteile wie Eisen, Jod, Schwefel oder Kohlensäure hervortreten. Zu diesem Zweck sind im Einzelnen Grenzwerte festgesetzt, die erreicht werden müssen, damit die Heilwässer als „eisenhaltig", „jodhaltig", „schwefelhaltig" bzw. „Säuerlinge" in den Verkehr gebracht werden können.

Die Definition in den Begriffsbestimmungen für Kurorte, Erholungsorte und Heilbrunnen haben zwar keinen rechtsverbindlichen Charakter, da sie sich nur an die Verbandsmitglieder richten, sie bilden jedoch weitgehend die Grundlage für die staatliche Anerkennung von Heilquellen (Heilwasser), die nach Landeswasserrecht ausgesprochen wird.

Eine Zulassung von Heilwässern als Arzneimittel orientiert sich nicht an diesen Begriffsbestimmungen, sondern hier ist – wie für alle Arzneimittel – der Nachweis der Wirksamkeit anhand der nach dem Arzneimittelgesetz erforderlichen Zulassungsunterlagen notwendig.

Eine Definition für natürliche Mineralwässer, Sauerbrunnen und Säuerlinge gibt die Mineral- und Tafelwasserverordnung. Hier handelt es sich zwar um Lebensmittel, jedoch können diese Definitionen zur Interpretation im Rahmen des Arzneimittelgesetzes hilfsweise herangezogen werden.

Die Einstufung als Arzneimittel geschieht unabhängig davon, ob es sich um ein natürliches oder ein künstliches Heilwasser handelt. Die überwiegende Mehrzahl der im Verkehr befindlichen Heilwässer sind jedoch sicherlich natürliche Heilwässer.

Zu den Salzen, die in natürlicher oder (nachgemachter) künstlicher Form als Arzneimittel Verwendung finden, gehören z.B. Emser Salz oder Karlsbader Salz. Diese Salze dürfen auch als Tabletten oder Pastillen in den Verkehr gebracht werden. In anderen Darreichungsformen, zum Beispiel als Dragees, würden sie der Apothekenpflicht unterliegen.

Weiter gehören zu der Gruppe von Arzneimitteln, die für den Verkehr außerhalb der Apotheken freigegeben sind, Heilerde, Bademoore und andere Peloide, Zubereitungen zur Herstellung von Bädern sowie Seifen zum äußeren Gebrauch (§ 44 Abs. 2 Nr. 2).

Heilerden sind Zubereitungen aus Ton oder Lehm oder aus deren Mischungen, die sowohl äußerlich als auch innerlich angewandt werden können. Die innere Anwendung ist jedoch von § 44 Abs. 2 Nr. 2 nicht erfasst (s. aber Kap. 1.7.2).

Peloide sind Schlämme, die durch geologische oder geologische und biologische Vorgänge entstanden sind. Sie finden in der medizinischen Praxis in Form von schlamm- oder breiförmigen Bädern oder Packungen Verwendung.

Peloide können in der Natur sowohl wasserhaltig als auch trocken vorkommen. Zu ihnen gehören Torfe und Schlämme (so genannte aquatische Peloide) oder Heilerden (so genannte terrestre Peloide), die aus Ton, Lehm, Mergel, Löss oder vulkanischem Tuff bestehen können.

Bei den Zubereitungen, die zur Herstellung von Bädern bestimmt sind, muss der Arzneimittelcharakter im Vordergrund stehen. Hierzu gehören also z. B. Beruhigungsbäder oder Bäder zur Verbesserung der Durchblutung oder zur Unterstützung der Herz-Kreislauf-Funktion.

Bäder, die überwiegend zur Pflege oder Reinigung der Haut bestimmt sind, sind Kosmetika im Sinne des Lebensmittel- und Bedarfsgegenständegesetzes und fallen insofern nicht unter die arzneimittelrechtlichen Bestimmungen (siehe Kap. 1.2.1).

Auch bei Seifen zum äußeren Gebrauch muss der Arzneimittelcharakter im Vordergrund stehen. Hier kommen etwa Teer- oder Schwefelseifen in Frage, die zum Beispiel bei Akne eingesetzt werden.

Seifen also, die eine schöne oder wohlriechende Haut bewirken sollen, gehören nicht zu dieser Gruppe, da sie Kosmetika sind.

Nicht der Apothekenpflicht unterliegen auch, soweit sie mit ihren verkehrsüblichen deutschen Namen bezeichnet sind, folgende Stoffe und Zubereitungen (§ 44 Abs. 2 Nr. 3):

1. Pflanzen- und Pflanzenteile als Monodroge, auch in zerkleinertem Zustand. Hierunter sind entweder ganze Pflanzen oder deren Wurzeln, Blätter, Blüten, Samen, Stängel oder Wurzelstöcke zu verstehen (siehe Kap. 1.2). Dies unabhängig davon, ob z. B. die Blätter in ihrer ursprünglichen Form oder geschnitten, oder Wurzeln ganz oder zerkleinert in den Verkehr gebracht werden. Entsprechend der Vorgabe, dass die Freiverkäuflichkeit an einen verkehrsüblichen deutschen Namen geknüpft ist, muss die Bezeichnung lauten, z. B. „Kamillenblüten", „Pfefferminzblätter", „Leinsamen" oder „Kamillentee", „Pfefferminztee".

2. Auch Mischungen von geschnittenen Pflanzen oder Pflanzenteilen sind frei verkäuflich, jedoch nur als Fertigarzneimittel. Dies bedeutet, dass zu der Voraussetzung der verkehrsüblichen deutschen Namen der enthaltenen Bestandteile auch die Zulassungspflicht kommt. Unter den Mischungen sind im Allgemeinen Teemischungen zu verstehen, d. h., dass hierbei ein Herstellungsvorgang im Sinne des Arzneimittelgesetzes vorliegt. Dieser Herstellungsvorgang ist zwangsläufig an eine Erlaubnispflicht gebunden, deren Voraussetzungen der Einzelhändler aufgrund der hierzu erforderlichen Sachkunde im Allgemeinen nicht erfüllen kann. Der Einzelhändler darf also in keinem Fall einzelne Teedrogen miteinander mischen, sondern nur Teemischungen beziehen und diese allenfalls in unveränderter Form in kleinere Packungen abfüllen und kennzeichnen (siehe Kap. 1.4.1). Diese müssen jedoch vom Bundesinstitut für Arzneimittel und Medizinprodukte zugelassen sein (s. u.).

Vorbeugungsmittel sind freiverkäuflich, soweit sie keine verschreibungspflichtigen Bestandteile enthalten oder durch Rechtsverordnung vom Verkehr außerhalb der Apotheken ausgeschlossen sind (siehe Kap. 1.7.1). Teemischungen sind demnach als Vorbeugungsmittel auch dann freiverkäuflich, wenn sie keine Fertigarzneimittel sind. Soweit Teemischungen jedoch als Heilmittel freiverkäuflich in den Verkehr gebracht werden, müssen sie Fertigarzneimittel sein und unterliegen als solche der Zulassungspflicht beim Bundesinstitut für Arzneimittel und Medizinprodukte. Teemischungen, die keine Fertigarzneimittel sind und als Heilmittel in den Verkehr gebracht werden, unterliegen der Apothekenpflicht.

Der übliche Weg wird der sein, dass der Einzelhändler Teemischungen in abgabefertigen Packungen von einem pharmazeutischen Unternehmer oder pharmazeutischen Großhändler bezieht. Die enthaltenen Bestandteile müssen mit ihrem deutschen Namen bezeichnet sein. Der Produktname der Mischung ist frei. Es empfiehlt sich jedoch auch diesen verständlich zu wählen, wie etwa Brusttee, Magentee, Herz-Kreislauf-Tee. Anderenfalls ist ebenfalls die Apothekenpflicht gegeben. Dies gilt ebenfalls nicht für Tees, die als Vorbeugungsmittel in den Verkehr gebracht werden (s. o.).

Es bleibt noch darauf hinzuweisen, dass Arzneimittel, die aus einzelnen abgepackten Teedrogen bestehen und gemäß Gebrauchsanweisung vor der Zubereitung eines Tees vom Verbraucher selbst gemischt werden sollen, als Mischung im Sinne dieser Vorschrift gelten. Dies bedeutet, dass derartige Arzneimittel nur als Fertigarzneimittel, also vom Bundesinstitut für Arzneimittel und Medizinprodukte zugelassen, freiverkäuflich sind. Die Bezeichnung muss selbstverständlich deutsch und verkehrsüblich sein.

3. Auch Destillate aus Pflanzen und Pflanzenteilen sind freiverkäuflich. Dies aber nur, wenn sie mit einem deutschen verkehrsüblichen Namen in den Verkehr gebracht werden.

Bei einer Destillation werden flüchtige Stoffe in einer geschlossenen Apparatur durch Erhitzen verdampft und der Dampf an einer anderen Stelle durch Abkühlen wieder verflüssigt (kondensiert).

Der wiederverflüssigte Dampf ist das Destillat. Um die Ausbeute einer Destillation zu verbessern, werden im Allgemeinen Alkohol oder Wasser als Hilfsmittel eingesetzt.

Destillate aus Mischungen von Pflanzen und Pflanzenteilen sind gemäß dieser Vorschrift nicht freiverkäuflich (siehe aber Kap. 1.7.2). Dies gilt gleichermaßen für Destillate aus Pflanzenbestandteilen, d. h. zum Beispiel Destillate isolierter ätherischer Öle.

Ausgenommen sind wiederum Vorbeugungsmittel, da diese unabhängig von der Bezeichnung und Zusammensetzung freiverkäuflich sind (siehe Kap. 1.7.1, aber auch Kap. 1.7.2).

4. Ebenfalls frei verkäuflich sind Presssäfte aus frischen Pflanzen und Pflanzenteilen. Als Lösungsmittel ist lediglich Wasser zugelassen. Die Pflanzen oder Pflanzenteile müssen frisch sein. Das Auspressen getrockneter und anschließend wieder aufgeweichter Pflanzen oder Pflanzenteile ist im Hinblick auf die Freiverkäuflichkeit unzulässig. Dies gilt gleichermaßen für Alkoholzusatz. Presssäfte frischer Pflanzen bzw. Pflanzenteile gibt es z. B. als Selleriesaft, Weißkrautsaft, Karottensaft oder Rhabarbersaft. Für die Freiverkäuflichkeit als Arzneimittel ist zudem Voraussetzung, dass eine verkehrsübliche deutsche Bezeichnung vorliegt.

Die Mischung solcher Säfte hat die Apothekenpflicht zur Folge. Selbstverständlich kann eine Vielzahl von Presssäften aus frischen Pflanzen und Pflanzenteilen auch als Lebensmittel im Verkehr sein.

Die genannten Einschränkungen gelten nicht für Vorbeugungsmittel (s. o.).

5. Auch ausschließlich oder überwiegend zum äußeren Gebrauch bestimmte Desinfektionsmittel sowie Mund- und Rachendesinfektionsmittel sind frei verkäuflich.

Unter Desinfektion versteht man die Verminderung und das Unschädlichmachen von Krankheitserregern oder auch eine Entkeimung schlechthin. Hierzu zählen

z. B. Jodtinktur oder jodfreie Desinfektionsmittel. Präparate zur Beseitigung von Parasiten am menschlichen oder tierischen Körper (Läuse, Zecken) und die im Arzneimittelverkehr außerhalb der Apotheken vertriebenen Hunde- und Katzenhalsbänder fallen nicht unter die Desinfektionsmittel. Letztere sind arzneimittelrechtlich als arzneimittelhaltige Gegenstände anzusehen.

Mund- und Rachendesinfektionsmittel werden im Menschen angewendet. Sie sind indirekt zur Beseitigung von Halsbeschwerden oder Heiserkeit bestimmt und befinden sich im Allgemeinen als Tabletten, Dragees oder Flüssigkeiten im Verkehr.

Es ist darauf hinzuweisen, dass zu den Mund- und Rachendesinfektionsmitteln im Allgemeinen nicht die Mundwässer gehören, da sie nicht überwiegend zur Mund- und Rachendesinfektion bestimmt sind, sondern zur Mund- und Rachenpflege dienen, und daher unter das Lebensmittel- und Bedarfsgegenständegesetz fallen. Dies gilt auch für eine Vielzahl gängiger „Hustenbonbons", die nach der Rechtsprechung ebenfalls keine Arzneimittel, sondern (meist vitaminisierte) Lebensmittel sind. Sie müssen insoweit mit einem Herstellungsdatum gekennzeichnet sein.

1.7.2 Freiverkäufliche Heilmittel

Da die Aufzählung der Voraussetzungen für die Freiverkäuflichkeit im Arzneimittelgesetz selbst nicht in jedem Fall abschließend sein kann, hat das Bundesministerium für Gesundheit die Möglichkeit, weitere Arzneimittel als „Heilmittel" (Arzneimittel, die teilweise oder ausschließlich zur Beseitigung oder Linderung von Krankheiten, Leiden, Körperschäden oder krankhaften Beschwerden bestimmt sind) zum Verkehr außerhalb der Apotheke zuzulassen.

Diese Ermächtigung zu weiteren Ausnahmen von der Apothekenpflicht (§ 45) ist als

Teil (erster Abschnitt) der Verordnung über apothekenpflichtige und freiverkäufliche Arzneimittel (s. Anhang 3) ausgeschöpft. Es handelt sich hierbei gewissermaßen um eine „Positivliste". Im Einzelnen ist genau festgelegt, in welcher Zusammensetzung, in welcher Darreichungsform und teilweise auch zu welchen Zwecken Arzneimittel als „Heilmittel" freiverkäuflich sind.

Wichtig ist, dass ein Heilmittel auch dann vorliegt, wenn es nicht nur ausschließlich zur Beseitigung von Krankheiten bestimmt ist, sondern auch schon teilweise, d. h., es kann neben der Zweckbestimmung „zur Beseitigung von Krankheiten" durchaus zur „Gesunderhaltung" oder zur „Vorbeugung von Krankheiten" bestimmt sein. Dabei ist es unerheblich, ob diese teilweise Zweckbestimmung überwiegenden Charakter hat. Sobald in eine Zweckbestimmung einfließt, dass das Arzneimittel z. B. zur Beseitigung einer Krankheit oder eines Leidens bestimmt ist, liegt ein „Heilmittel" vor.

Die Verordnung (s. Anhang 3) hat insgesamt 10 Anlagen (1a bis 1e, 2a bis 2c, 3 und 4). Mit Ausnahmen der Anlagen 1b, 3 und 4, enthalten alle anderen Anlagen Stoffe und Zubereitungen aus Stoffen, die als „Heilmittel" zum Verkehr außerhalb der Apotheken zugelassen sind. Es handelt sich bei den Anlagen 1a, 1c, 1d, 1e, 2a, 2b und 2c also um Positivlisten. Hinsichtlich verschiedener Darreichungsformen sei darauf hingewiesen, dass das Arzneibuch (siehe Kap. 1.9) allgemeine Vorschriften (Monografien) über Extrakte, Sirupe, Tabletten und Tinkturen enthält.

Als Heilmittel freiverkäufliche Stoffe und Zubereitungen aus Stoffen 1a

Die folgenden aufgeführten Stoffe und Zubereitungen aus Stoffen (Anlage 1a zu § 1 Abs. 1 Nr. 1; siehe auch Kap. 1.7.3) sind ausschließlich in der aufgeführten Form mit der Zweckbestimmung „Heilmittel" oder „teilweise Heilmittel" zum Verkehr außerhalb der Apotheken zugelassen. Ausschließlich heißt in diesem Fall, dass die einzelnen Stoffe und Zubereitungen aus Stoffen nur in der Form freiverkäuflich sind, in der sie in den einzelnen Positionen beschrieben sind.

Sie dürfen also zum Beispiel miteinander oder mit anderen Stoffen nur gemischt werden, wenn dies ausdrücklich gestattet ist.

Anlage 1a *Positivliste Stoffe & Zuber. /Fertigarzneim.*

Stoff/Zubereitung	Anmerkung zur Freiverkäuflichkeit
Ethanol	Alkohol oder Weingeist oder Spiritus (siehe Arzneibuch: Ethanol 96 %); freiverkäuflich auch als Nicht-Fertigarzneimittel; Standardzulassung; siehe Kap. I, 4.4
Ethanol-Ether-Gemisch im Verhältnis 3:1 (Hoffmannstropfen)	Drei Teile Alkohol, ein Teil Ether (insgesamt vier Teile).
Ethanol-Wasser-Gemische	Ethanol-Wasser-Gemische; siehe Arzneibuch; freiverkäuflich auch als Nicht-Fertigarzneimittel.
Aloeextrakt a) zum äußeren Gebrauch als Zusatz in Fertigarzneimitteln b) zum inneren Gebrauch in einer Tagesdosis bis zu 20 mg als Bittermittel in wässrig alkoholischen Pflanzenauszügen als Fertigarzneimittel	Eingesteller Aloeextrakt: s. Arzneibuch; freiverkäuflich nur als Fertigarzneimittel; siehe Kap. I, 4.3.2
Aluminiumacetattartrat-Lösung	Stabilisierte Essigsaure-Tonerde (siehe Arzneibuch); freiverkäuflich auch als Nicht-Fertigarzneimittel; siehe Kap. I, 4.4
Aluminiumacetattartrat, als Tabletten auch mit Zusatz arzneilich nicht wirksamer Stoffe oder Zubereitungen als Fertigarzneimittel	Reinsubstanz; in Zubereitungen als Tabletten (Zusatz von Hilfsstoffen zulässig) freiverkäuflich nur als Fertigarzneimittel.
Aluminiumhydroxid, auch in Mischungen mit arzneilich nicht wirksamen Stoffen oder Zubereitungen als Fertigarzneimittel	Reinsubstanz; keine besondere Zubereitungsform vorgeschrieben; Zusatz von Hilfsstoffen zulässig, dann aber freiverkäuflich nur als Fertigarzneimittel; siehe Kap. I, 4.4; Standardzulassung für Tabletten
Aluminiumkaliumsulfat (Alaun), als blutstillende Stifte oder Steine auch mit Zusatz arzneilich nicht wirksamer Stoffe oder Zubereitungen	Reinsubstanz: siehe Arzneibuch: siehe Kap. I, 4.4; in Zubereitungen als Stifte oder Steine (Zusatz von Hilfsstoffen zulässig); freiverkäuflich auch als Nicht-Fertigarzneimittel; siehe Kap. I, 4.4
Aluminium-magnesium-silicat-Komplexe, als Tabletten auch mit Zusatz arzneilich nicht wirksamer Stoffe oder Zubereitungen als Fertigarzneimittel	In Zubereitungen als Tabletten (Zusatz von Hilfsstoffen zulässig) freiverkäuflich nur als Fertigarzneimittel

Anlage 1 a (Fortsetzung)

Stoff/Zubereitung	Anmerkung zur Freiverkäuflichkeit
Aluminiumsilicate, als Tabletten auch mit Zusatz arzneilich nicht wirksamer Stoffe oder Zubereitungen als Fertigarzneimittel	Reinsubstanz; in Zubereitungen als Tabletten (Zusatz von Hilfsstoffen zulässig) freiverkäuflich nur als Fertigarzneimittel; siehe Kap. I, 4.4
Ameisensäure bis 65 % ad us. vet. – zur Behandlung der Varroatose der Bienen –	
Ameisensäure-Ethanol-Wasser-Gemisch (Ameisenspiritus) mit einem Gehalt an Gesamtameisensäure bis zu 1,25 % mit mindestens 70 %igem Ethanol	
Ammoniaklösung bis 10 %ig	Ammoniak-Lösung 10 %; siehe Arzneibuch; siehe Kap. I, 4.4
Ammoniak-Lavendel-Riechessenz	Riechstäbchen
Ammoniumchlorid	Siehe Arzneibuch; siehe Kap. I, 4.4
*Anisöl, ätherisches, auch als Kapseln, auch mit Zusatz arzneilich nicht wirksamer Stoffe oder Zubereitungen, als Fertigarzneimittel, jeweils bis zu einer maximalen Einzeldosis von 0,1 g pro Kapsel bzw. einer maximalen Tagesdosis von 0,3 g	Siehe Arzneibuch; siehe Kap. I, 4.3.1; Darreichungsform als Kapsel zulässig auch mit Zusatz von Hilfsstoffen, freiverkäuflich nur als Fertigarzneimittel
Aniswasser	
Arnika und ihre Zubereitungen zum äußeren Gebrauch, auch mit Zusatz arzneilich nicht wirksamer Stoffe oder Zubereitungen	Siehe Arzneibuch; nur zum äußeren Gebrauch; freiverkäuflich auch als Nicht-Fertigarzneimittel; Standardzulassung für Blüten und Tinktur; siehe Kap. I, 4.3.2
Ascorbinsäure (Vitamin C), auch als Tabletten, auch mit Zusatz arzneilich nicht wirksamer Stoffe oder Zubereitungen, als Fertigarzneimittel	Reinsubstanz (siehe Arzneibuch); neben Zubereitungen als Tabletten auch andere Zubereitungsformen zulässig; Zusatz von Hilfsstoffen zulässig; freiverkäuflich nur als Fertigarzneimittel; Standardzulassung für Tabletten und Pulver; siehe Kap. I, 4.4
*Baldrianextrakt, auch in Mischungen mit Hopfenextrakt und mit arzneilich nicht wirksamen Stoffen oder Zubereitungen als Fertigarzneimittel	Reinsubstanz; Zusatz von Hopfenextrakt und Hilfsstoffen zulässig; keine besondere Zubereitungsform vorgeschrieben; freiverkäuflich nur als Fertigarzneimittel; siehe Kap. I, 4.2.2; I, 4.3.2; II, 10

Teil III

Anlage 1a (Fortsetzung)

Stoff/Zubereitung	Anmerkung zur Freiverkäuflichkeit
Baldriantinktur, auch ätherische, mit Ethanol-Ether-Gemischen im Verhältnis 1:5	Siehe Arzneibuch; Ätherische Baldriantinktur wird im Verhältnis 1 (Teil Baldrianwurzel) : 5 (Teilen Etherethanol) gewonnen. Das verwendete Etherethanol-Gemisch besteht aus 1 Teil Ether und 3 Teilen Ethanol (= Hoffmannstropfen); Standardzulassung für Tinktur; siehe Kap. I, 4.3.2
Baldrianwein als Fertigarzneimittel	Freiverkäuflich nur als Fertigarzneimittel; siehe Kap. I, 4.3.2
Benediktiner Essenz als Fertigarzneimittel	Freiverkäuflich nur als Fertigarzneimittel
Benzoetinktur mit Ethanol 90 % im Verhältnis 1:5	Siehe Arzneibuch
Birkenteer zum äußeren Gebrauch bei Tieren	
Borsäure und ihre Salze zur Pufferung und/oder Isotonisierung in Benetzungslösungen oder Desinfektionslösungen für Kontaktlinsen	Reinsubstanz; Siehe Arzneibuch; Kontaktlinsen sind Medizinprodukte (s. auch 1.2); siehe Kap. I, 4.4
Brausemagnesia	
Calciumcarbonat, als Tabletten auch mit Zusatz arzneilich nicht wirksamer Stoffe oder Zubereitungen als Fertigarzneimittel	Reinsubstanz; siehe Arzneibuch; siehe Kap. I, 4,4, in Zubereitungen als Tabletten (Zusatz von Hilfsstoffen zulässig) freiverkäuflich nur als Fertigarzneimittel; siehe Kap. II, 8
Calciumcitrat, Calciumlactat, Calciumphosphate, auch gemischt, als Tabletten und Mischungen auch mit Zusatz von Ascorbinsäure und arzneilich nicht wirksamen Stoffen oder Zubereitungen als Fertigarzneimittel	Reinsubstanzen einzeln oder gemischt; in Zubereitungen als Tabletten (Zusatz von Vitamin C und Hilfsstoffen zulässig) freiverkäuflich nur als Fertigarzneimittel; soweit Mischungen Hilfsstoffe und Vitamin C zugesetzt werden, ebenfalls nur freiverkäuflich als Fertigarzneimittel; siehe Kap. I, 4.4
Calciumhydroxid ad us. vet.	
Calciumoxid ad us. vet.	
Campherliniment, flüchtiges	
Campheröl zum äußeren Gebrauch	siehe Kap. I, 4.3.2
Camphersalbe, auch mit Zusatz von ätherischen Ölen, Menthol und Ethylglykolsäurementhylester	Salbengrundlage (siehe Arzneibuch); Zusatz von ätherischen Ölen (ohne Beschränkung), Menthol und Ethylglykolsäurementhylester zulässig; freiverkäuflich auch als Nicht-Fertigarzneimittel; siehe Kap. I, 4.3.2

Anlage 1 a (Fortsetzung)

Stoff/Zubereitung	Anmerkung zur Freiverkäuflichkeit
Campherspiritus	Siehe Arzneibuch; Standardzulassung; siehe Kap. I, 4.3.2
Chinawein, auch mit Eisen, als Fertigarzneimittel	Freiverkäuflich nur als Fertigarzneimittel; Zusatz von Eisen zulässig; siehe Kap. I, 4.3.2
Citronenöl, ätherisches	Siehe Arzneibuch
Colloidale Silberchloridlösung, eiweißfrei, bis 0,5% auch mit Zusatz arzneilich nicht wirksamer Stoffe oder Zubereitungen, als Nasendesinfektionsmittel, als Fertigarzneimittel	Freiverkäuflich nur als Fertigarzneimittel in Form einer eiweißfreien Lösung; Zusatz von Hilfsstoffen zulässig; nur zur Nasendesinfektion; Höchstkonzentrat 0,5%
Eibischsirup als Fertigarzneimittel	Sirup: siehe Arzneibuch; freiverkäuflich nur als Fertigarzneimittel; siehe Kap. I, 4.2.3, 4.3.2
Enziantinktur aus Enzianwurzel mit Ethanol 70% im Verhältnis 1:5	Siehe Arzneibuch; siehe Kap. I, 4.2.6, 4.3.2
2-(Ethylmercurithio)-benzoesäure, Natriumsalz (Thiomersal) bis zu 30 mg mit Zusatz arzneilich nicht wirksamer Stoffe oder Zubereitungen als Tabletten zur Bekämpfung der Nosemaseuche der Bienen als Fertigarzneimittel	Freiverkäuflich nur als Fertigarzneimittel
Eukalyptusöl, ätherisches, auch als Kapsel, auch mit Zusatz arzneilich nicht wirksamer Stoffe oder Zubereitungen, als Fertigarzneimittel, jeweils bis zu einer maximalen Einzeldosis von 0,2 g pro Kapsel bzw. einer maximalen Tagesdosis von 0,6 g	Siehe Arzneibuch; siehe Kap. I, 4.3.1; Standardzulassung; Darreichungsform als Kapsel zulässig auch mit Zusatz von Hilfsstoffen, freiverkäuflich nur als Fertigarzneimittel
Eukalyptuswasser im Verhältnis 1:1 000	
Fangokompressen und Schlickpackungen	siehe Kap. I, 4.4
Feigensirup, auch mit Manna, als Fertigarzneimittel	Freiverkäuflich nur als Fertigarzneimittel; Zusatz von Manna zulässig; siehe Kap. I, 4.2.1, 4.3.2

Teil III

Anlage 1a (Fortsetzung)

Stoff/Zubereitung	Anmerkung zur Freiverkäuflichkeit
Fenchelhonig unter Verwendung von mindestens 50% Honig, auch mit konzentrierten Lösungen von süßschmeckenden Mono-, Disacchariden und Glucosesirup, als Fertigarzneimittel	Freiverkäuflich nur als Fertigarzneimittel; Honig: siehe Arzneibuch; Honiggehalt mindestens 50%; Zusatz konzentrierter Zuckerlösung zulässig; Glucosesirup: siehe Arzneibuch; siehe Kap. I, 4.3.2
Fenchelöl, ätherisches	Siehe Arzneibuch; siehe Kap. I, 4.3.1
Fichtennadelöle, ätherische	Siehe Arzneibuch; siehe Kap. I, 4.3.1
Fichtennadelspiritus mit mindestens 70%igem Alkohol	Freiverkäuflich auch als Nicht-Fertigarzneimittel; Alkoholgehalt mindestens 70%; siehe Kap. I, 4.3.2
Franzbranntwein, auch mit Kochsalz, Menthol, Campher, Fichtennadel- und Kiefernnadelöl bis zu 0,5%, Geruchsstoffen oder Farbstoffen, mit mindestens 45%igem Ethanol	Freiverkäuflich auch als Nicht-Fertigarzneimittel; Zusatz von Kochsalz, Menthol, Campher, Geruchsstoffen, Fichtennadelöl und Kiefernnadelöl bis 0,5% oder Farbstoffen einzeln oder zusammen ist zulässig; Alkoholgehalt mindestens 45%; Standardzulassung; siehe Kap. I, 4.3.2
Frauenmantelkraut und Zubereitungen	
Fumagillin-1,1'-bicyclohexyl-4-ylamin-Salz (Bicyclohexylammoniumfumagillin) mit Zusatz arzneilich nicht wirksamer Stoffe oder Zubereitungen zur Bekämpfung der Nosemaseuche der Bienen als Fertigarzneimittel	Freiverkäuflich nur als Fertigarzneimittel mit Zusatz von Hilfsstoffen und zur Bekämpfung der Nosemaseuche der Bienen
Galgantwurzelstock und Zubereitungen	siehe Kap. I, 4.2.6
Germerwurzelstock (Nieswurzel) in Zubereitungen mit einem Gehalt bis zu 3% als Schneeberger Schnupftabak	Höchstgehalt 3%; freiverkäuflich nur unter der Bezeichnung „Schneeberger Schnupftabak" auch als Nicht-Fertigarzneimittel
Glycerol 85% (Glyzerin), auch mit Zusatz von Wasser	Reinsubstanz (siehe Arzneibuch); siehe Kap. I, 4.4; Zusatz von Wasser (siehe Arzneibuch) zulässig; freiverkäuflich auch als Nicht-Fertigarzneimittel; siehe Kap. I, 4.4
Hartparaffin, auch mit Zusatz von Heilerde, Bademooren oder anderen Peloiden im Sinne des § 44 Abs. 2 Nr. 2 des Arzneimittelgesetzes oder von arzneilich nicht wirksamen Stoffen oder Zubereitungen, zum äußeren Gebrauch	Reinsubstanz (nur in fester Form); siehe Arzneibuch; siehe Kap. I, 4.4; Zusatz von Heilerde, Bademooren oder anderen Poloiden oder von Hilfsstoffen zulässig; nur zur äußeren Anwendung; freiverkäuflich auch als Nicht-Fertigarzneimittel

Anlage 1 a   (Fortsetzung)

Stoff/Zubereitung	Anmerkung zur Freiverkäuflichkeit
Hefe, als Tabletten auch mit Zusatz arzneilich nicht wirksamer Stoffe oder Zubereitungen als Fertigarzneimittel	Reinsubstanz; in Zubereitungen als Tabletten (Zusatz von Hilfsstoffen zulässig); freiverkäuflich nur als Fertigarzneimittel; siehe Kap. I, 4.3.2
Heidelbeersirup als Fertigarzneimittel	Freiverkäuflich nur als Fertigarzneimittel; siehe Kap. I, 4.2.9
Heilerde zur inneren Anwendung, auch in Kapseln	siehe Kap. I, 4.4
Heublumenkompressen	siehe Kap. I, 4.3.2
Holundersirup als Fertigarzeimittel	Freiverkäuflich nur als Fertigarzneimittel; siehe Kap. I, 4.2.3
Holzteer zum äußeren Gebrauch bei Tieren	Nur zum äußeren Gebrauch bei Tieren; freiverkäuflich auch als Nicht-Fertigarzneimittel
Johanniskraut oder Johanniskrautblüten, Auszüge mit Öl als Fertigarzneimittel	Freiverkäuflich nur als Fertigarzneimittel; Standardzulassung für Johanniskraut; siehe Kap. I, 4.2.2, 4.2.8, 4.3.2.
Kaliumcarbonat	Pottasche
Kaliumcitrat	Siehe Kap. I, 4.4
Kaliumdihydrogenphosphat	Siehe Arzneibuch
Kalium-(RR)-hydrogencarbonat (Weinstein)	
Kalium-Natrium-(RR)-tartrat	Siehe Kap. I, 4.4
Kaliumsulfat	
Kalmusöl, ätherisches	Siehe Kap. I, 4.3.1
Kamillenauszüge, flüssige auch mit Zusatz arzneilich nicht wirksamer Stoffe oder Zubereitungen, als Fertigarzneimittel.	Reinsubstanz (nur flüssig); Zusatz von Hilfsstoffen zulässig; freiverkäuflich nur als Fertigarzneimittel; siehe Kap. I, 4.2.6, 4.3.2
Kamillenextrakt, auch mit Salbengrundlage, als Fertigarzneimittel	Extrakte: siehe Arzneibuch; Salben: siehe Arzneibuch; freiverkäuflich nur als Fertigarzneimittel; siehe Kap. I, 4.3.2
Kamillenöl	siehe Kap. I, 4.3.1
Kamillenwasser	
Karmelitergeist als Fertigarzneimittel	Freiverkäuflich nur als Fertigarzneimittel; siehe Kap. I, 4.3.2
Kiefernnadelöle, ätherische	Siehe Arzneibuch; siehe Kap. I, 4.3.1

Teil III

Anlage 1 a (Fortsetzung)

Stoff/Zubereitung	Anmerkung zur Freiverkäuflichkeit
Knoblauch und seine Zubereitungen, auch mit Zusatz arzneilich nicht wirksamer Stoffe oder Zubereitungen	Reinsubstanz und Zubereitungen; Zusatz von Hilfsstoffen zulässig; keine besonderen Zubereitungsformen vorgeschrieben; freiverkäuflich auch als Nicht-Fertigarzneimittel; siehe Kap. I, 4.3.2
Kohle, medizinische, als Tabletten oder Granulat auch mit Zusatz arzneilich nicht wirksamer Stoffe oder Zubereitungen als Fertigarzneimittel	Reinsubstanz (siehe Arzneibuch); in Zubereitungen als Tabletten oder Granulat (Zusatz von Hilfsstoffen zulässig); freiverkäuflich nur als Fertigarzneimittel; Standardzulassung für Kohletabletten; siehe Kap. I, 4.4
Kondurangowein als Fertigarzneimittel	Freiverkäuflich nur als Fertigarzneimittel; siehe Kap. I, 4.3.2
Korianderöl, ätherisches	Siehe Kap. I, 4.3.1
Krauseminzöl, ätherisches	Siehe Kap. I, 4.3.1
Kühlsalbe als Fertigarzneimittel	Siehe Arzneibuch; freiverkäuflich nur als Fertigarzneimittel; siehe Kap. 4.5.4
Kümmelöl, ätherisches, auch in Mischungen mit anderen ätherischen Ölen – ausgenommen Terpentinöl – mit Glycerol, Leinöl, flüssigem Paraffin, fein verteiltem Schwefel oder Ethanol, für Tiere, als Fertigarzneimittel	Siehe Arzneibuch; Mischungen mit ätherischen Ölen (einzige Einschränkung: kein Terpentinöl) bei Zusatz von Glyzerin, Leinöl, flüssigem Paraffin, Schwefelblüte oder Weingeist; freiverkäuflich nur als Fertigarzneimittel zur Anwendung bei Tieren; siehe Kap. I, 4.2.3
Lactose (Milchzucker)	Siehe Arzneibuch; siehe Kap. I, 4.4
Lanolin	Salbengrundlage; siehe Arzneibuch; siehe Kap. I, 4.4
Lärchenterpentin zum äußeren Gebrauch bei Tieren	Nur zur äußeren Anwendung bei Tieren; freiverkäuflich auch als Nicht-Fertigarzneimittel; siehe Kap. I, 4.3.2
Lavendelöl, ätherisches	Siehe Arzneibuch; siehe Kap. I, 4.3.1
Lavendelspiritus	
Lavendelwasser	
Lebertran in Kapseln als Fertigarzneimittel	Freiverkäuflich nur in Kapseln als Fertigarzneimittel (Lebertran s. Arzneibuch); siehe Kap. II, 13.
Lebertranemulsion, auch aromatisiert, als Fertigarzneimittel	In Zubereitungen als Emulsion; Zusatz von Hilfsstoffen (hier: Aromastoffe und Emulgatoren, Stabilisatoren) zulässig; freiverkäuflich nur als Fertigarzneimittel

Anlage 1a (Fortsetzung)

Stoff/Zubereitung	Anmerkung zur Freiverkäuflichkeit
Lecithin, auch mit Zusatz arzneilich nicht wirksamer Stoffe oder Zubereitungen als Fertigarzneimittel	Reinsubstanz; keine besonderen Zubereitungsformen vorgeschrieben; Zusatz von Hilfsstoffen zulässig, dann aber freiverkäuflich nur als Fertigarzneimittel; siehe Kap. I, 4.3.2; II, 14
Leinkuchen	
Leinöl	siehe Kap. I, 4.3.2
Leinöl, geschwefeltes, zum äußeren Gebrauch	Nur zur äußeren Anwendung; freiverkäuflich auch als Nicht-Fertigarzneimittel
Liniment, flüchtiges	siehe Kap. I, 4.4
Lorbeeröl	siehe Kap. I, 4.3.2
Magnesiumcarbonat, basisches, leichtes und schweres, als Tabletten auch mit Zusatz arzneilich nicht wirksamer Stoffe oder Zubereitungen als Fertigarzneimittel	Reinsubstanzen (siehe Arzneibuch); in Zubereitung als Tabletten (Zusatz von Hilfsstoffen zulässig) freiverkäuflich nur als Fertigarzneimittel
Magnesiumhydrogenphosphat	Siehe Arzneibuch
Magnesiumoxid, leichtes (Magnesia, gebrannte)	Siehe Arzneibuch; siehe Kap. I, 4.4
Magnesiumperoxid, bis 15 %ig, als Tabletten auch mit Zusatz arzneilich nicht wirksamer Stoffe oder Zubereitungen als Fertigarzneimittel	Reinsubstanz (siehe Arzneibuch); in Zubereitungen als Tabletten (Zusatz von Hilfsstoffen zulässig) freiverkäuflich nur als Fertigarzneimittel; Höchstkonzentration 15 %; siehe Kap. I, 4.4
Magnesiumsulfat · 7 H_2O (Bittersalz)	Magnesiumsulfat nur als Reinsubstanz (siehe Arzneibuch); siehe Kap. I, 4.4; freiverkäuflich auch als Nicht-Fertigarzneimittel; Standardzulassung
Magnesiumtrisilicat, als Tabletten auch mit Zusatz arzneilich nicht wirksamer Stoffe oder Zubereitungen als Fertigarzneimittel	Reinsubstanz: siehe Arzneibuch; in Zubereitungen als Tabletten (Zusatz von Hilfsstoffen zulässig) freiverkäuflich nur als Fertigarzneimittel; siehe Kap. I, 4.4; Standardzulassung
Mandelöl	Siehe Arzneibuch; siehe Kap. I, 4.3.2
Mannasirup als Fertigarzneimittel	Freiverkäuflich nur als Fertigarzneimittel; siehe Kap. I, 4.3.2
Melissengeist als Fertigarzneimittel	Freiverkäuflich nur als Fertigarzneimittel; siehe Kap. I, 4.2.6; I, 4.3.2; II, 9
Melissenspiritus	siehe Kap. I, 4.3.2
Melissenwasser	

Teil III

Anlage 1a (Fortsetzung)

Stoff/Zubereitung	Anmerkung zur Freiverkäuflichkeit
Mentholstifte	Menthol: siehe Arzneibuch; siehe Kap. I, 4.3.2, 4.4
Methenamin-Silbernitrat (Hexamethylentetraminsilbernitrat) als Streupulver 2 %ig mit Zusatz arzneilich nicht wirksamer Stoffe oder Zubereitungen in Wochenbettpackungen als Fertigarzneimittel	Freiverkäuflich nur als Fertigarzneimittel; nur in Zubereitungsform als Pulver bis zu einem Gehalt von 2 % und einem Zusatz von Hilfsstoffen; nur in Wochenbettpackungen
Milchsäure bis 15 % ad us. vet. – zur Behandlung der Varroatose der Bienen –	Hierzu besteht eine Standardzulassung (siehe Kapitel 1.5.6.); siehe Kap. I, 4.4
Minzöl, ätherisches	Siehe Kap. I, 4.3.1, 4.3.2
Mischungen aus Dichlordifluormethan und Trichlorfluormethan in Desinfektionssprays zur Anwendung an der menschlichen Haut als Treib- und Lösungsmittel und in Mitteln zur äußeren Kälteanwendung bei Muskelschmerzen und Stauchungen, auch mit Zusatz von Latschenkiefernöl, Campher, Menthol und Arnikaauszügen oder Propan und Butan, als Fertigarzneimittel	Freiverkäuflich nur als Fertigarzneimittel, z. B. Kühl-/Kältespray; siehe Kap. I, 4.4
Mischungen von Ethanol-Ether, Campherspiritus, Seifenspiritus und wässriger Ammoniaklösung oder von einzelnen dieser Flüssigkeiten für Tiere	Als Reinsubstanz einzeln oder in Mischungen nur zur Anwendung an Tieren; freiverkäuflich auch als Nicht-Fertigarzneimittel
Molkekonzentrat mit Zusatz arzneilich nicht wirksamer Stoffe oder Zubereitungen	Nur mit Zusatz von Hilfsstoffen; freiverkäuflich auch als Nicht-Fertigarzneimittel
Myrrhentinktur	Siehe Arzneibuch; Standardzulassung; siehe Kap. I, 4.3.2
Natriumhydrogencarbonat, als Tabletten, Granulat oder in Kapseln auch mit Zusatz arzneilich nicht wirksamer Stoffe oder Zubereitungen als Fertigarzneimittel	Reinsubstanz; siehe Arzneibuch; in Zubereitungen als Tabletten, Granulat oder Kapseln (Zusatz von Hilfsstoffen zulässig) freiverkäuflich nur als Fertigarzneimittel; siehe Kap. I, 4.4; II, 8
Natriumchlorid ad us. vet.	

Anlage 1a (Fortsetzung)

Stoff/Zubereitung	Anmerkung zur Freiverkäuflichkeit
Natriummonohydrogenphosphat	Siehe Arzneibuch; siehe Kap. I, 4.4.
Natriumsulfat-Dekahydrat (Glaubersalz)	Natriumsulfat nur als Reinsubstanz (siehe Arzneibuch); siehe Kap. I, 4.4; freiverkäuflich auch als Nicht-Fertigarzneimittel
Nelkenöl, ätherisches	Siehe Arzneibuch; siehe Kap. I, 4.3.1
Nelkentinktur mit Ethanol 70% im Verhältnis 1:5	Tinkturen; siehe Arzneibuch
Opodelok, flüssig	siehe Kap. I, 4.3.2
Pappelsalbe	
Pepsinwein als Fertigarzneimittel	Freiverkäuflich nur als Fertigarzneimittel; Pepsin: siehe Arzneibuch; siehe Kap. I, 4.3.2; II, 3
Pfefferminzöl, ätherisches, in einer mittleren Tagesdosis bis zu 12 Tropfen oder als Kapsel, auch mit Zusatz arzneilich nicht wirksamer Stoffe oder Zubereitungen, als Fertigarzneimittel, jeweils bis zu einer Einzeldosis von 0,2 ml pro Kapsel bzw. einer maximalen Tagesdosis von 0,6 ml	Siehe Arzneibuch; siehe Kap. I, 4.3.1; Standardzulassung; Darreichungsform als Tropfen und auch als Kapsel zulässig auch mit Zusatz von Hilfsstoffen, freiverkäuflich nur als Fertigarzneimittel
Pfefferminzsirup als Fertigarzneimittel	Freiverkäuflich nur als Fertigarzneimittel
Pfefferminzspiritus, aus Pfefferminzöl mit Ethanol 90% im Verhältnis 1:10	
Pfefferminzwasser	
(3-sn-Phosphatidyl)-cholin (Lecithin), auch mit Zusatz arzneilich nicht wirksamer Stoffe oder Zubereitungen als Fertigarzneimittel	Reinsubstanz; keine besonderen Zubereitungsformen vorgeschrieben; Zusatz von Hilfsstoffen zulässig, dann aber freiverkäuflich nur als Fertigarzneimittel; siehe Kap. I, 4.3.2; II, 14
Pomeranzenblütenöl, ätherisches	Siehe Kap. I, 4.3.1
Pomeranzenschalenöl, ätherisches	Siehe Kap. I, 4.3.1
Pomeranzensirup, als Fertigarzneimittel	Freiverkäuflich nur als Fertigarzneimittel; Sirupe siehe Arzneibuch
Pyrethrum-Extrakt zur Anwendung bei Tieren mit Zusatz arzneilich nicht wirksamer Stoffe oder Zubereitungen als Fertigarzneimittel	Freiverkäuflich nur als Fertigarzneimittel; nur zur Anwendung bei Tieren; siehe Kap. I, 4.3.2

Teil III

Anlage 1 a   (Fortsetzung)

Stoff/Zubereitung	Anmerkung zur Freiverkäuflichkeit
Ratanhiatinktur	Siehe Arzneibuch; Standardzulassung; siehe Kap. I, 4.3.2
Riechsalz	
Rizinusöl, auch raffiniertes, auch in Kapseln	Reinsubstanz (siehe Arzneibuch); sonst nur in Kapseln; freiverkäuflich auch als Nicht-Fertigarzneimittel; siehe Kap. I, 4.3.2; II, 11; Standardzulassung
Rosenhonig	Freiverkäuflich auch als Nicht-Fertigarzneimittel. (Zusatz von Borax nicht zulässig!); siehe Kap. I, 4.3.2
Rosmarinblätter und ihre Zubereitungen, auch mit Zusatz arzneilich nicht wirksamer Stoffe und Zubereitungen als Fertigarzneimittel	Blätter; keine besondere Zubereitungsform vorgeschrieben; Zusatz von Hilfsstoffen zulässig; freiverkäuflich nur als Fertigarzneimittel; Standardzulassung; siehe Kap. I, 4.2.4
Rosmarinöl, ätherisches	Siehe Arzneibuch; siehe Kap. I, 4.3.1
Rosmarinspiritus	siehe Kap. I, 4.3.2
Salbeiöl, ätherisches	Siehe Kap. I, 4.3.1
Salbeiwasser	
Salicyltalg	
Sauerstoff für medizinische Zwecke – auch zur Anwendung bei den in Anlage 3 genannten Krankheiten und Leiden –	Siehe Kap. III, 1.7.2, Verbot bestimmter Anwendungsgebiete; siehe Kap. I, 4.4
Schwefel	Siehe Arzneibuch; siehe Kap. I, 4.4
Schwefel, feinverteilter (Schwefelblüte), zum äußeren Gebrauch	Feinverteilter Schwefel: siehe Arzneibuch; nur zum äußeren Gebrauch
Seifenspiritus	
Silbernitratlösung, wässrige 1%ig, in Ampullen in Wochenbettpackungen	Nur als 1%ige Lösung in Ampullen (nicht zur Injektion!) in Wochenbettpackungen
Siliciumdioxid (Kieselsäure), als Streupulver auch mit Zusatz arzneilich nicht wirksamer Stoffe oder Zubereitungen als Fertigarzneimittel	Reinsubstanz: siehe Arzneibuch; in Zubereitungen als Streupulver (Zusatz von Hilfsstoffen zulässig) freiverkäuflich nur als Fertigarzneimittel; siehe Kap. I, 4.4
Spitzwegerichauszug als Fertigarzneimittel	Freiverkäuflich nur als Fertigarzneimittel; siehe Kap. I, 4.2.3, 4.3.2

Anlage 1a (Fortsetzung)

Stoff/Zubereitung	Anmerkung zur Freiverkäuflichkeit
Spitzwegerichsirup als Fertigarzneimittel	Freiverkäuflich nur als Fertigarzneimittel. Sirupe: siehe Arzneibuch; siehe Kap. I, 4.2.3, 4.3.2
Talcum	Siehe Arzneibuch; siehe Kap. I, 4.4
Tamponadestreifen, imprägniert mit weißem Vaselin	Tamponadebinden: siehe Arzneibuch; als Imprägnierung nur mit weißem Vaselin freiverkäuflich
Tannin-Eiweiß-Tabletten als Fertigarzneimittel	Freiverkäuflich nur als Fertigarzneimittel in Zubereitungen als Tabletten; Standardzulassung
Thymianöl, ätherisches	Siehe Kap. I, 4.3.1
Ton, weißer	Siehe Arzneibuch; siehe Kap. I, 4.4
•Vaselin, weißes oder gelbes	Weißes Vaselin: siehe Arzneibuch; siehe Kap. I, 4.4.
•Vaselinöl, weißes oder gelbes zum äußeren Gebrauch, als Fertigarzneimittel	Freiverkäuflich nur als Fertigarzneimittel; nur zur äußeren Anwendung; siehe Kap. I, 4.4
Wacholderextrakt	Extrakte: siehe Arzneibuch; siehe Kap. I, 4.3.2
Wacholdermus als Fertigarzneimittel	Freiverkäuflich nur als Fertigarzneimittel; siehe Kap. I, 4.2.7, 4.3.2
Wacholdersirup als Fertigarzneimittel	Freiverkäuflich nur als Fertigarzneimittel; Sirupe: siehe Arzneibuch
Wacholderspiritus	siehe Kap. I, 4.3.2
Watte, imprägniert mit Capsicumextrakt	Verbandwatte: siehe Arzneibuch; siehe Kap. I, 4.4
Watte, imprägniert mit Eisen(III)-chlorid	Verbandwatte: siehe Arzneibuch; siehe Kap. I, 4.4
Weinsäure	Siehe Arzneibuch; siehe Kap. I, 4.4
Weißdornblüten und Zubereitungen, Weißdornblätter und Zubereitungen, Weißdornfrüchte und Zubereitungen	siehe Kap. I, 4.2.4
Weizenkeimöl in Kapseln als Fertigarzneimittel, als Perlen auch mit Zusatz arzneilich nicht wirksamer Stoffe oder Zubereitungen als Fertigarzneimittel	In Kapseln oder in Zubereitung als Perlen; soweit Perlen Zusatz von Hilfsstoffen zulässig; freiverkäuflich nur als Fertigarzneimittel; siehe Kap. I, 4.3.2
•Zimtöl, ätherisches	Siehe Kap. I, 4.3.1
Zimtsirup als Fertigarzneimittel	Freiverkäuflich nur als Fertigarzneimittel; Sirupe: siehe Arzneibuch

Teil III

Anlage 1a (Fortsetzung)

Stoff/Zubereitung	Anmerkung zur Freiverkäuflichkeit
Zinkoxid mit Zusatz arzneilich nicht wirksamer Stoffe oder Zubereitungen als Puder, auch mit Zusatz von Lebertran, als Fertigarzneimittel	Zinkoxid: siehe Arzneibuch; nur als Puder mit Zusatz von Hilfsstoffen; freiverkäuflich nur als Fertigarzneimittel
Zinksalbe, auch mit Zusatz von Lebertran, als Fertigarzneimittel	Zinksalbe: siehe Arzneibuch; Zusatz von Lebertran zulässig; freiverkäuflich nur als Fertigarzneimittel; Standardzulassung
Zitronellöl, ätherisches	siehe Kap. I, 4.3.1

Heilmittel als Destillate (s. Anhang 3 § 1 Abs. 1 Nr. 2)

Auch Destillate, ausgenommen Trockendestillate, aus Mischungen von Pflanzen, Pflanzenteilen, ätherischen Ölen, Campher, Menthol, Balsamen oder Harzen sind als Fertigarzneimittel mit der Zweckbestimmung „Heilmittel" oder „teilweise Heilmittel" zum Verkehr außerhalb der Apotheken zugelassen. Neben der Voraussetzung des Fertigarzneimittels, das bedeutet also Zulassungspflicht, gilt die Einschränkung, dass die Destillate nicht aus Pflanzen, deren Teilen oder Bestandteilen gewonnen sein dürfen, die in Anhang 3, Anlage 1b (siehe Kap. 1.7.2, Verbot bestimmter Pflanzen) aufgeführt sind.

Beachtet werden muss, dass Trockendestillate als Heilmittel nicht freiverkäuflich sind. Dies bedeutet, dass ein Übertreiben nur mit Wärme ohne eine Trägerflüssigkeit wie Wasser oder Alkohol nicht zulässig ist. Dies gilt zumindest, soweit es sich um die Freiverkäuflichkeit handelt.

Beachtet werden muss weiterhin, dass ein nachträgliches Mischen von Destillaten die Apothekenpflicht zur Folge hat.

Heilmittel als Dragees, Kapseln oder Tabletten

Die im Folgenden aufgeführten Pflanzen und Pflanzenteile dürfen als freiverkäufliche Dragees, Kapseln oder Tabletten in den Verkehr gebracht werden (s. Anhang 3 § 1 Abs. 1 Nr. 3). Bestimmte Anwendungsgebiete sind nicht vorgeschrieben (s. aber Kap. 1.7.2, Verbot bestimmter Anwendungsgebiete). Es gelten jedoch folgende Voraussetzungen:

zu 1c ⟶

1. Das Arzneimittel muss zugelassen sein (Fertigarzneimittel).
2. Es dürfen höchstens vier der genannten Pflanzen oder Pflanzenteile in dem Arzneimittel (Darreichungsformen: Dragees, Kapseln oder Tabletten) enthalten sein.
3. Der Durchmesser der Tablette oder des Drageekerns muss mindestens 3 mm betragen (um aus einem Drageekern ein fertiges Dragee herzustellen, werden noch Zucker- und Farbschichten aufgetragen).

Der Zusatz arzneilich nicht wirksamer Stoffe ist zulässig. Hierunter sind im vorliegenden Fall auch so genannte Tablettierhilfsmittel zu verstehen: Um aus Pflanzen und Pflanzenteilen, die unbearbeitet oder bearbeitet vorliegen, Zubereitungsformen wie Tabletten oder Dragees herzustellen, müssen noch Hilfsmittel eingesetzt werden, die den mechanischen Zusammenhalt der einzelnen Bestandteile bewirken (Festigkeit) oder auch den Zerfall der Tablette bzw. das Auflösen verbessern (Sprengmittel).

Positivliste Heilmittel als Dragees, Kapsel & Tabletten

Anlage 1c (zu § 1 Abs. 1 Nr. 3)

Alantwurzelstock	Helenii rhizoma
Anis	Anisi fructus
Arnikablüten und -wurzel	Arnicae flos et radix
Bärentraubenblätter	Uvae ursi folium
Baldrianwurzel	Valerianae radix
Bibernellwurzel	Pimpinellae radix
Birkenblätter	Betulae folium
Bitterkleeblätter	Trifolii fibrini folium
Bohnenhülsen	Phaseoli pericarpium
Brennnesselkraut	Urticae herba
Bruchkraut	Herniariae herba
Condurangorinde	Condurango cortex
Eibischwurzel	Althaeae radix
Enzianwurzel	Gentianae radix
Färberginsterkraut	Genistae tinctoriae herba
Fenchel	Foeniculi fructus
Gänsefingerkraut	Anserinae herba
Hagebutten	Cynosbati fructus cum semine
Goldrutenkraut	Solidaginis herba
Hamamelisblätter	Hamamelidis folium
Hauhechelwurzel	Ononidis radix
Hirtentäschelkraut	Bursae pastoris herba
Holunderblüten	Sambuci flos
Hopfendrüsen und -zapfen	Lupuli glandula et strobulus
Hopfendrüsen und -zapfen	Lupuli glandula et strobulus
Huflattichblätter	Farfarae folium

(in Zubereitungen zum inneren Gebrauch, die in der Tagesdosis nicht mehr als 1 µg Pyrrolizidin-Alkaloide mit 1,2-ungesättigtem Necingerüst einschließlich ihrer N-Oxide enthalten)

Ingwerwurzelstock	Zingiberis rhizoma
Isländisches Moos	Lichen islandicus
Johanniskraut	Hyperici herba
Kalmuswurzelstock	Calami rhizoma
Kamillenblüten	Matricariae flos
Knoblauchzwiebel	Allii sativi bulbus
Korianderfrüchte	Coriandri fructus
Kreuzdornbeeren	Rhamni cathartici fructus
Kümmel	Carvi fructus
Liebstöckelwurzel	Levistici radix
Löwenzahn-Ganzpflanze	Taraxaci radix cum herba
Lungenkraut	Pulmonariae herba
Majorankraut	Majoranae herba
Mariendistelkraut	Cardui mariae herba
Meisterwurzwurzelstock	Imperatoriae rhizoma
Melissenblätter	Melissae folium
Mistelkraut	Visci herba
Orthosiphonblätter	Orthosiphonis folium

Teil III

Dragees, Kapseln, Tabletten

Anlage 1 c (zu § 1 Abs. 1 Nr. 3) (Fortsetzung)

Passionsblumenkraut	Passiflorae herba
Petersilienfrüchte	Petroselini fructus
Petersilienkraut	Petroselini herba
Petersilienwurzel	Petroselini radix
Pfefferminzblätter	Menthae piperitae folium
Pomeranzenblätter	Aurantii folium
Pomeranzenblüten	Aurantii flos
Pomeranzenschalen	Aurantii pericarpium
Queckenwurzelstock	Graminis rhizoma
Rettich	Raphani radix
Rosmarinblätter	Rosmarinus officinalis
Salbeiblätter	Salviae folium
Schachtelhalmkraut	Equiseti herba
Schafgarbenkraut	Millefolii herba
Schlehdornblüten	Puni spinosae flos
Seifenwurzel, rote	Saponariae radix rubra
Sonnenhutwurzel	Echinaceae angustifoliae radix
Sonnentaukraut	Droserae herba
Spitzwegerichkraut	Plantaginis lanceolatae herba
Steinkleekraut	Meliloti herba
Süßholzwurzel	Liquiritiae radix
Tausendgüldenkraut	Centaurii herba
Thymian	Thymi herba
Vogelknöterichkraut	Polygoni avicularis herba
Wacholderbeeren	Juniperi fructus
Wacholderholz	Juniperi lignum
Walnussblätter	Juglandis folium
Wegwartenwurzel (Zichorienwurzel)	Chichorii radix
Weidenrinde	Salicis cortex
Weißdornblätter	Crataegi folium
Weißdornblüten	Crataegi flores
Weißdornfrüchte	Crataegi fructus
Wermutkraut	Absinthii herba
Ysopkraut	Hyssopi herba
Zitwerwurzelstock	Zedoariae rhizoma

Heilmittel als lösliche Teeaufgusspulver

1 d, 1 e

Aus den folgenden Pflanzen und Pflanzenteilen dürfen zum Verkehr außerhalb der Apotheken lösliche Teeaufgusspulver als wässrige Gesamtauszüge hergestellt werden (s. Anhang 3 § 1 Abs. 2 Nr. 1 und 2). Die Freiverkäuflichkeit hängt davon ab, dass

zu 1 d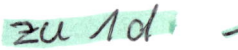

1. jeweils nur eine Pflanze oder deren Teile zur Herstellung des Teeaufgusspulvers verwendet wurde und
2. das Arzneimittel beim Bundesinstitut für Arzneimittel und Medizinprodukte zugelassen ist (Fertigarzneimittel).

„Wässriger Gesamtauszug" bedeutet, dass die Pflanzen oder deren Teile nur mit Wasser extrahiert werden dürfen. Der wässrige Aufguss wird dann meist durch eine so genannte Sprühtrocknung zu einem löslichen Teeaufgusspulver weiterverarbeitet.

Positivliste Heilmittel als löslicher Tee aufgusspulv.

Anlage 1 d (zu § 1 Abs. 2 Nr. 1) (Fortsetzung)

Birkenblätter	Betulae folium
Baldrianwurzel	Valerianae radix
Eibischwurzel	Althaeae radix
Fenchel	Foeniculi fructus
Hagebutten	Cynosbati fructus cum semine
Holunderblüten	Sambuci flos
Hopfenzapfen	Lupuli strobulus
Huflattichblätter	Farfarae folium et flos

– in Zubereitungen zum inneren Gebrauch, die in der Tagesdosis nicht mehr als 10 µg Pyrrolizidin-Alkaloide mit 1,2-ungesättigtem Necin-Gerüst einschließlich ihrer N-Oxide enthalten –

Isländisches Moos	Lichen islandicus
Kamillenblüten	Matricariae flos
Lindenblüten	Tiliae flos
Mateblätter	Mate folium
Melissenblätter	Melissae folium
Orthosiphonblätter	Orthosiphonis folium
Pfefferminzblätter	Menthae piperitae folium
Salbeiblätter	Salviae folium
Schachtelhalmkraut	Equiseti herba
Schafgarbenkraut	Millefolii herba
Spitzwegerichkraut	Plantaginis lanceolatae herba
Tausendgüldenkraut	Centaurii herba
Weißdornblätter	Crataegi folium
Weißdornblüten	Crataegi flores
Weißdornfrüchte	Crataegi fructus

zu 1 d & 1 e!

Aus den vorgenannten Pflanzen und Pflanzenteilen (Anlage 1 d) sowie den im Folgenden aufgeführten Pflanzen und Pflanzenteilen sind Mischungen aus höchstens sieben der genannten Pflanzen oder Pflanzenteile als Teeaufgusspulver zum Verkehr außerhalb der Apotheke zugelassen, wenn sie ausschließlich zur Anwendung als Hustentee, Brusttee, Husten- und Brusttee, Magentee, Darmtee, Magen- und Darmtee, Beruhigungstee oder harntreibender Tee in den Verkehr gebracht werden.

Auch hier ist für die Freiverkäuflichkeit Voraussetzung, dass der Tee beim Bundesinstitut für Arzneimittel und Medizinprodukte

zugelassen ist (Fertigarzneimittel; s. auch Kap. 1.5.6).

Es ist darauf hinzuweisen, dass z. B. die Anwendung als Hustentee nicht bedeutet, dass der Tee „Hustentee" heißen muss, die Namensbezeichnung kann frei gewählt werden. Lediglich das Anwendungsgebiet ist auf die Zweckbestimmung „gegen Husten" (Hustentee) festgelegt.

Soweit zu einem festgelegten Anwendungsgebiet andere Anwendungsgebiete hinzukommen, ergibt sich automatisch die Apothekenpflicht. Dies bedeutet jedoch nicht, dass z. B. eine teilweise Zweckbestimmung als „Vorbeugungsmittel" innerhalb der zulässigen Anwendungsgebiete auch die Apothekenpflicht zur Folge hätte.

Bei allen Teeaufgussstoffen dürfen arzneilich nicht wirksame Stoffe oder Zubereitungen aus Stoffen (Hilfsstoffe und deren Zubereitungen) zugesetzt werden. Dies ist notwendig, um z. B. die Rieselfähigkeit des Tees zu erhalten. Auch dürfen die bei der Herstellung der Aufgusspulver gegebenenfalls verloren gegangenen ätherischen Öle (leicht flüchtig) nach Art und Umfang des Verlustes ersetzt werden.

Entsprechend den eingangs genannten löslichen Teeaufgusspulvern ist für die Herstellung als Extraktionsmittel ebenfalls Wasser vorgeschrieben.

Lösliche Teeaufgusspulver sind einem „Instant-Tee" gleichzusetzen.

Positivliste Heilmittel a. lösl. Aufgusspulv. / Instant

Anlage 1 e (zu § 1 Abs. 2 Nr. 2)

Angelikawurzel	Angelicae radix
Anis	Anisi fructus
Bibernellwurzel	Pimpinellae radix
Brennnesselkraut	Urticae herba
Bruchkraut	Herniariae herba
Brunnenkressenkraut	Nasturtii herba
Condurangorinde	Condurango cortex
Curcumawurzelstock (Gelbwurzelstock)	Curcumae longae rhizoma
Enzianwurzel	Gentianae radix
Eukalyptusblätter	Eucalypti folium
Gänsefingerkraut	Anserinae herba
Goldrutenkraut	Solidaginis herba
Hamamelisrinde	Hamamelidis cortex
Hauhechelwurzel	Ononidis radix
Heidekraut	Callunae herba
Herzgespannkraut	Leonuri cardiiae herba
Javanische Gelbwurz	Curcumae xanthorizae rhizoma
Kalmuswurzelstock	Calami rhizoma
Korianderfrüchte	Coriandri fructus
Kümmel	Carvi fructus
Liebstöckelwurzel	Levistici radix
Löwenzahn-Ganzpflanze	Taraxaci radix cum herba
Malvenblätter	Malvae folium
Mariendistelkraut	Cardui mariae herba
Paprika (Spanisch Pfefferfrüchte)	Capsici fructus
Primelwurzel	Primulae radix
Queckenwurzelstock	Graminis rhizoma
Quendelkraut	Serphylli herba
Sonnenhutwurzel	Echinaceae angustifoliae radix
Süßholzwurzel	Liquiritiae radix
Thymian	Thymi herba
Tormentillwurzelstock	Tormentillae rhizoma
Wacholderbeeren	Juniperi fructus
Weidenrinde	Salicis cortex
Wermutkraut	Absinthii herba

(zum Lutschen)

Positivliste Husten/Heiserkeit

Anlage 2 a (zu § 2 Abs. 1 Nr. 1)

Ätherische Öle, soweit sie in der Anlage 1a genannt sind (siehe Kap. 1.7.2 Anlage 1a)
Ammoniumchlorid
Anethol
Ascorbinsäure bis zu einer Einzeldosis von 20 mg und deren Calcium-, Kalium- und Natriumsalze
Benzylalkohol
Campher
Cetylpyridiniumchlorid
Cineol (Eucalyptol)
Citronensäure
α-Dodecyl-ω-hydroxypoly(oxethylen) (Oxypolyäthoxydodecan) bis zu einer Einzeldosis
von 5 mg
Extrakte von Pflanzen und Pflanzenteilen, auch deren Mischungen, soweit sie nicht aus den in der Anlage 1b (s. Kap. 1.7.2, Verbot bestimmter Pflanzen) bezeichneten Pflanzen oder deren Teilen gewonnen sind
Fenchelhonig
Menglytat (Ethylglykolsäurementhylester)
Menthol
Rosenhonig
Salze natürlicher Mineral-, Heil- und Meerwässer und die ihnen entsprechenden künstlichen Salze
Süßholzsaft
Thymol
Tolubalsam
Weinsäure

Heilmittel gegen Husten oder Heiserkeit 2 a

Soweit freiverkäufliche Arzneimittel bei Husten oder Heiserkeit angewendet werden sollen, dürfen sie nur die nachfolgend genannten Stoffe und Zubereitungen enthalten (s. Anhang 3 § 2 Abs. 1 Nr. 1). Die Arzneimittel müssen zugelassen sein (Fertigarzneimittel) und dürfen nur in Darreichungsfor-

men zum Lutschen in den Verkehr gebracht werden. Arzneilich nicht wirksame Bestandteile in einer Darreichungsform „zum Lutschen" sind zulässig, was etwa durch Zusatz von Bonbongrundstoffen geschehen kann. Auch der Zusatz von Farbstoffen ist erlaubt.

Heilmittel als Abführmittel 2 b

Die im Folgenden genannten Stoffe dürfen in Arzneimitteln enthalten sein, die als Abführmittel außerhalb der Apotheke abgegeben werden sollen (s. Anhang 3 § 2 Abs. 1 Nr. 2). Auch hier ist Voraussetzung, dass die Arzneimittel keine anderen arzneilich wirksamen Bestandteile enthalten und dass eine Zulassung durch das Bundesinstitut für Arzneimittel und Medizinprodukte erfolgt ist (Fertigarzneimittel). Der Zusatz von Hilfsstoffen ist zulässig.

Positivliste Abführmittel

Anlage 2 b (zu § 2 Abs. 1 Nr. 2)

Agar
Feigen und deren Zubereitungen
Fenchel
Kümmel
Lactose
Leinsamen und deren Zubereitungen
Manna
Paraffin, dick- und dünnflüssiges, bis zu einem Gehalt von 10 % in nichtflüssigen Zubereitungen
Pflaumen und deren Zubereitungen
Rizinusöl, auch raffiniertes
Tamarindenfrüchte und deren Zubereitungen
Tragant
Weizenkleie

Heilmittel gegen Hühneraugen und Hornhaut 2 c   *Negativliste*

Die in der folgenden Anlage aufgeführten Stoffe und Zubereitungen aus Stoffen dürfen als arzneilich wirksame Bestandteile in frei-

2c ! (handwritten annotation)

verkäuflichen Arzneimitteln, die bei Hühneraugen und Hornhaut angewandt werden sollen, enthalten sein (s. Anhang 3 § 2 Abs. 1 Nr. 3). Diese Arzneimittel dürfen ebenfalls nur in den Verkehr gebracht werden, wenn sie beim Bundesinstitut für Arzneimittel und Medizinprodukte zugelassen sind (Fertigarzneimittel) und ausschließlich bei Hühneraugen und Hornhaut angewandt werden sollen.

Sobald sie z. B. zur Anwendung an Warzen bestimmt sind, unterliegen sie der Apothekenpflicht. Generell ist der Zusatz arzneilich nicht wirksamer Stoffe (Hilfsstoffe) zulässig.

Positivliste Hühnerau. & Horn. (handwritten annotation)

Anlage 2 c (zu § 2 Abs. 1 Nr. 3)

2-Aminoethanol
Benzalkoniumchlorid
Benzocain
Benzylbenzoat
2,4-Dihydroxybenzoesäure
2,6-Dihydroxybenzoesäure
3,5-Dihydroxybenzoesäure
α-Dodecyl-ω-hydroxypoly(oxyethylen)
Essigsäure
Lärchenterpentin
Menthol
Milchsäure bis 10 %ig
Salicylsäure bis 40 %ig

Heilmittel zur Anwendung bei Heimtieren

Soweit Arzneimittel oder deren einzelne Bestandteile nicht der Verschreibungspflicht unterliegen, dürfen sie außerhalb von Apotheken in Verkehr gebracht werden, wenn sie ausschließlich zur Beseitigung oder Linderung von Krankheiten der Zierfische, Zier- oder Singvögel, Brieftauben, Terrarientiere, Kleinnager, Frettchen oder nicht der Gewinnung von Lebensmitteln dienenden Kaninchen bestimmt sind (s. auch Kap. 1.7.2, Verbot bestimmter Anwendungsgebiete). Derartige Arzneimittel dürfen also nicht zur Anwendung an Tieren bestimmt sein, die

der Gewinnung von Lebensmitteln dienen, oder auch nicht zur Anwendung an in der Aufzählung nicht genannten Haustieren wie z. B. Katzen oder Hunden, da sich sonst die Apothekenpflicht ergibt.

Einschränkungen für die Freiverkäuflichkeit von Heilmitteln

Verbot bestimmter Darreichungsformen

Unabhängig von den bisher genannten Bestimmungen über die Freiverkäuflichkeit ist es generell verboten, außerhalb der Apotheken Arzneimittel in Verkehr zu bringen, die folgende Darreichungsformen oder Anwendungsbestimmungen aufweisen (s. Anhang 3 § 3):
1. Injektions- oder Infusionslösungen,
2. Rektale, vaginale oder intrauterine (in der Gebärmutter) Anwendung,
3. Intramammäre Anwendung bei Tieren (z. B. Anwendung im Kuheuter),
4. Wundstäbchen,
5. Implantate,
6. Aerosole bis zu einer mittleren Teilchengröße von nicht mehr als 5 µm.

Verbot bestimmter Anwendungsgebiete

Gleichermaßen ist es unabhängig von bisherigen Bestimmungen grundsätzlich verboten, Arzneimittel außerhalb der Apotheken in Verkehr zu bringen, wenn sie teilweise oder ausschließlich zur Beseitigung oder Linderung der nachfolgend genannten Krankheiten oder Leiden bei Mensch oder Tier bestimmt sind. Dies gilt auch dann, wenn sie zur Verhütung dieser Krankheiten bestimmt sind (siehe Anhang 3 § 6).

Ausnahmen bestehen im Hinblick auf freiverkäufliche Arzneimittel, die ausschließlich zur Anwendung bei Heimtieren bestimmt sind (siehe Kap. 1.7.2, Heilmittel zur Anwendung bei Heimtieren) und bei Sauerstoff für medizinische Zwecke (siehe Kap. 1.7.2, Anlage 1a; weitere Ausnahmen von der Krankheitsliste siehe Kap. 1.7.3).

Verbot bestimmter Pflanzen

Nachfolgend sind Pflanzen aufgeführt, die als solche und deren Teile oder Bestandteile in Destillaten, die als Heilmittel außerhalb der Apotheken abgegeben werden sollen, nicht enthalten sein dürfen (s. Anhang 3 § 1 Abs. 1 Nr. 2; siehe Kap. 1.7.1, Destillate; siehe auch Kap. 1.7.3). Im Allgemeinen unterliegen diese Pflanzen beziehungsweise deren Teile oder Stoffwechselprodukte der Verschreibungspflicht (zum Beispiel Mutterkorn, Tollkirsche, Brechwurzel, Digitalis-Arten).

1.7.3 Ausschluss von der Freiverkäuflichkeit (Apothekenpflicht)

Wie bereits ausgeführt, sind grundsätzlich solche Arzneimittel freiverkäuflich, die vom pharmazeutischen Unternehmer, ausschließlich zu anderen Zwecken als nur Beseitigung oder Linderung von Krankheiten, Leiden, Körperschäden oder krankhaften Beschwerden ("Vorbeugungsmittel") in Verkehr gebracht werden (siehe Kap. 1.7.1). Es gilt jedoch die Einschränkung, dass diese Arzneimittel nicht der Verschreibungspflicht unterliegen dürfen oder durch den Zweiten Abschnitt der Rechtsverordnung über apothekenpflichtige und freiverkäufliche Arzneimittel (§ 46, s. Anhang 3 §§ 7 bis 10) vom Verkehr außerhalb der Apotheken ausgeschlossen sind. Diese Einschränkung gilt auch für die bereits genannten Arzneimittel, die im Arzneimittelgesetz ausdrücklich zum Verkehr außerhalb der Apotheken zugelassen sind, unabhängig davon, ob sie "Heilmittel" oder "Nichttheilmittel" sind (§ 44, siehe Kap. 1.7.1).

Das Bundesministerium für Gesundheit ist ermächtigt, in dieser Rechtsverordnung Arzneimittel vom Verkehr außerhalb von Apotheken auszuschließen, soweit auch bei bestimmungsgemäßer oder gewohnheitsmäßiger Anwendung nach den Erkenntnissen der Wissenschaft eine Gefährdung der Gesundheit von Mensch oder Tier zu befürchten ist. Dies gilt nicht, wenn die Gefährdung nur in Folge besonderer Umstände des Einzelfalls besteht. Die dem Zweiten Teil der o.g. Rechtsverordnung (s. Anhang 3) zugeordneten Anlagen 1b, 3 und 4 sind Negativlisten, das heißt, alle Pflanzen und deren Teile sowie Stoffe und Zubereitungen aus Stoffen, die in diesen Anlagen aufgeführt sind, dürfen nicht in Arzneimitteln enthalten sein, die außerhalb der Apotheken, also als freiverkäufliche Arzneimittel, abgegeben werden sollen. Freiverkäufliche Arzneimittel dürfen auch nicht gegen die im Anhang 3 Anlage 3 aufgeführten Krankheiten und Leiden bestimmt sein. Es bleibt jedoch darauf hinzuweisen, dass bei mehreren Positionen von Anhang 3 Anlagen 3 und 4 Ausnahmen zugelassen sind. Dies bedeutet, dass die ausgenommenen Stoffe und Zubereitungen aus Stoffen freiverkäuflich sind.

Die im Folgenden aufgeführten Stoffe und Zubereitungen aus Stoffen (Anhang Anlage 3 §§ 7 und 8) sowie Pflanzen, deren Teile und Zubereitungen daraus oder Presssäfte (Anhang 3 §§ 7 und 8) dürfen weder als solche noch in Form von Zubereitungen freiverkäufliche Arzneimittel oder Bestandteile freiverkäuflicher Arzneimittel sein. Dies bezieht sich sowohl auf die Arzneimittel, die im Arzneimittelgesetz direkt aufgeführt sind (§ 44 Abs. 2, siehe Kap. 1.7.1, Ausnahmen von der Apothekenpflicht), also auch auf solche, die ausschließlich zu anderen Zwecken als zur Beseitigung und Linderung von Krankheiten und Leiden (Nicht-Heilmittel, Vorbeugungsmittel) bestimmt sind (§ 44 Abs. 1, siehe Kap. 1.7.1, Vorbeugungsmittel).

Negativliste

Anlage (zu § 7 Abs. 1 Nr. 1 und § 8 Abs. 1 Nr. 1)   *Anlage 4*

α-(Aminomethyl)benzylalkohol (Phenylaminoethan), dessen Abkömmlinge und Salze
p-Aminophenol, dessen Abkömmlinge und deren Salze
2-Amino-2-phenylpropanol (Phenylaminopropanol), dessen Abkömmlinge und Salze
Anthrachinon, dessen Abkömmlinge und deren Salze
Antimonverbindungen
Bisacodyl
Bleiverbindungen
Borsäure und ihre Salze, ausgenommen zur Pufferung und/oder Isotonisierung in Benetzungslösungen oder Desinfektionslösungen für Kontaktlinsen
Bromverbindungen, ausgenommen Invertseifen, ferner in Arzneimitteln, die dazu bestimmt sind, die Beschaffenheit, den Zustand oder die Funktionen des Körpers oder seelische Zustände erkennen zu lassen sowie in ausschließlich zum äußeren Gebrauch bestimmten Desinfektionsmitteln, Mund- und Rachendesinfektionsmitteln
Carbamidsäure-Abkömmlinge
Carbamidsäure-Ester und -Amide mit insektizider, akarizider oder fungizider Wirkung, ausgenommen in Fertigarzneimitteln zur äußeren Anwendung bei Hunden und Katzen
Chinin und dessen Salze, ausgenommen Chinin-Triquecksilber(II)-dioxid-sulfat in Zubereitungen bis zu 2,75 % zur Verhütung von Geschlechtskrankheiten, als Fertigarzneimittel
Chinolinabkömmlinge, ausgenommen in Zubereitungen zum äußeren Gebrauch, zur Mund- und Rachendesinfektion sowie in Zubereitungen bis zu 3 % zur Empfängnisverhütung als Fertigarzneimittel; die Ausnahme gilt nicht für halogenierte Hydroxychinoline
Chlorierte Kohlenwasserstoffe
6-Chlorthymol, ausgenommen zum äußeren Gebrauch
Dantron
2-Dimethylaminoethyl-benzilat (Benzilsäure-2-dimethylamino-ethylester)
Fluoride, lösliche, ausgenommen in Zubereitungen, sofern auf Behältnissen und äußeren Umhüllungen eine Tagesdosis angegeben ist, die einem Fluorgehalt bis zu 2 mg entspricht
Formaldehyd
Goldverbindungen
Heilbuttleberöl, ausgenommen zur Anwendung bei Menschen in Zubereitungen mit einer Tagesdosis von nicht mehr als 6 000 I.E. Vitamin A und 400 I.E. Vitamin D sowie ausgenommen zur Anwendung bei Tieren in Zubereitungen mit einer Tagesdosis von nicht mehr als 4 000 i.E. Vitamin A und 250 I.E. Vitamin D
Heilwässer, die 0,04 mg/l Arsen entsprechend 0,075 mg/l Hydrogenarsenat oder mehr enthalten
Heilwässer, natürliche, die mehr als 10^{-7} mg Radium 226 oder 370 Millibecquerel Radon 222 je Liter enthalten
Herzwirksame Glykoside
Jod, ausgenommen in Zubereitungen mit einem Gehalt von nicht mehr als 5 % Jod und in Arzneimitteln nach § 44 Abs. 2 Nr. 1a und b des Arzneimittelgesetzes
Jodverbindungen, ausgenommen in Arzneimitteln, die dazu bestimmt sind, die Beschaffenheit, den Zustand oder die Funktionen des Körpers oder seelische Zustände erkennen zu lassen, ferner in ausschließlich zum äußeren Gebrauch bestimmten Desinfektionsmitteln und in Arzneimitteln nach § 44 Abs. 2 Nr. 1a und b des Arzneimittelgesetzes, ferner in Zubereitungen zur Herstellung von Bädern und Seifen, auch unter Verwendung von Jod, zum äußeren Gebrauch als Fertigarzneimittel

Anlage (zu § 7 Abs. 1 Nr. 1 und § 8 Abs. 1 Nr. 1) (Forsetzung)

Natriumpicosulfat

Oxazin und seine Hydrierungsprodukte, ihre Salze, ihre Abkömmlinge sowie deren Salze

Paraffin, dick- und dünnflüssiges, ausgenommen zum äußeren Gebrauch oder bis zu einem Gehalt von 10 % in nichtflüssigen Zubereitungen

Paraformaldehyd

Pentetrazol

Phenethylamin, dessen Abkömmlinge und Salze

Phenolphthalein

Phosphorsäure-, Polyphosphorsäure-, substituierte Phosphorsäure- (z. B. Thiophosphorsäure-)Ester und -Amide, einschließlich der Ester mit Nitrophenol und Methylhydroxycumarin mit insektizider, akarizider oder fungizider Wirkung, ausgenommen in Fertigarzneimitteln zur äußeren Anwendung bei Hunden oder Katzen

Procain und seine Salze zur oralen Anwendung

Pyrazol und seine Hydrierungsprodukte, ihre Salze, ihre Abkömmlinge sowie deren Salze

Resorcin

Salicylsäure, ihre Abkömmlinge und deren Salze, ausgenommen Zubereitungen zum äußeren Gebrauch, ferner Salicylsäureester in ausschließlich oder überwiegend zum äußeren Gebrauch bestimmten Desinfektionsmitteln, Mund- und Rachendesinfektionsmitteln

Senföle

Vitamin A, ausgenommen Zubereitungen mit einer Tagesdosis von nicht mehr als 5 000 I.E. und einer Einzeldosis von nicht mehr als 3 000 I.E., auch unter Zusatz von Vitamin D mit einer Tagesdosis von nicht mehr als 400 I.E., als Fertigarzneimittel für Menschen, sowie ausgenommen Zubereitungen mit einer Tagesdosis von nicht mehr als 4 000 I.E., auch unter Zusatz von Vitamin D mit einer Tagesdosis von nicht mehr als 250 I.E. als Arzneimittel für Tiere

Vitamin D, ausgenommen Zubereitungen mit einer Tagesdosis von nicht mehr als 400 I.E. als Fertigarzneimittel für Menschen, sowie ausgenommen Zubereitungen mit einer Tagesdosis von nicht mehr als 250 I.E. als Arzneimittel für Tiere.

Teil III

Hinsichtlich chemischer Verbindungen und Elemente bezieht sich das Verbot teilweise auch auf die Abkömmlinge und deren Salze. Teilweise sind auch Ausnahmen bis zu einer bestimmten Prozentgrenze zugelassen. Eine Definition für Abkömmlinge, Salze und Verbindungen gibt die amtliche Begründung der Rechtsverordnung: „Als Abkömmlinge im Sinne dieser Verordnung gelten alle Verbindungen, die aus den bezeichneten Stoffen dadurch entstehen, dass eine oder mehrere funktionelle Gruppen mit einem organischen oder anorganischen Stoff unter Beibehaltung der Oxidationsstufe der funktionellen Gruppe reagiert haben oder dass unter Beibehaltung des Grundgerüstes Wasserstoffatome durch Fluor, Chlor, Brom, Jod, Sauerstoff, Schwefel, Stickstoff oder durch Molekülreste substituiert worden sind, soweit es sich nicht um Salze handelt".

Salze entstehen bei der Vereinigung von Metallen, Metalloxiden oder Metallhydroxiden mit Säuren oder Säureanhydriden. Bei der Auflösung in Wasser spalten sich Salze in positiv geladene (bei Anlegen einer Spannung zur Kathode wandernde) Metall-Ionen (Kationen) und in negativ geladene (bei Anlegung einer Spannung zur Anode wandernde) Säurerestionen (Anionen). Man unterscheidet zwischen neutralen („normalen"), sauren und basischen Salzen.

Verbindungen bilden sich durch die Vereinigung von zwei oder mehreren verschiedenen chemischen Elementen unter Abgabe oder Aufnahme von Energie (meist Wärme) nach meist einfachen stöchiometrischen Zahlenverhältnissen zu einem neuen Stoff mit neuen Eigenschaften. Zu den Verbindungen sind u. a. auch Salze zu zählen.

Negativliste → Apothekenpflichtige Pflanzen & Teile

Anlage (zu § 7 Abs. 1 Nr. 2 und § 8 Abs. 1 Nr. 2)   *ALage 1b*

Adonisröschen	Adonis vernalis
Aloe-Arten	
Alraune	Mandragora officinarum
Aristolochia-Arten	
Beinwell	Symphytum officinale

(ausgenommen Zubereitungen zum äußeren Gebrauch, die in der Tagesdosis nicht mehr als 100 µg Pyrrolizidin-Alkaloide mit 1,2-ungesättigtem Necin-Gerüst einschließlich ihrer N-Oxide enthalten)

Besenginster	Cytisus scoparius
Blasentang	Fucus vesiculosus
Cascararinde (Sagradarinde)	Rhamnus purshiana
Digitalis-Arten	
Eisenhut	Aconitum napellus
Ephedra, Ephedra-Arten	Ephedra distachya
Farnkraut-Arten	
Faulbaumrinde	Rhamnus frangula
Fleckenschierling	Conium maculatum
Flussblatt-Arten	Podophyllum peltatum
	Podophyllum hexandrum
Gartenrautenblätter	Ruta graveolens
Gelsemium (Gelber Jasmin)	Gelsemium sempervirens
Giftlattich	Lactuca virosa
Giftsumach	Toxicodendron quercifolium
Goldregen	Laburnum anagyroides
Herbstzeitlose	Colchicum autumnale
Huflattich	Tussilago farfara

(ausgenommen Zubereitungen aus Huflattichblättern zum inneren Gebrauch, die in der Tagesdosis als Frischpflanzensaft oder Extrakt nicht mehr als 1 µg und als Teeaufguss nicht mehr als 10 µg Pyrrolizidin-Alkaloide mit 1,2-ungesättigtem Necingerüst einschließlich ihrer N-Oxide enthalten)

Hydrastis (Canadische Gelbwurz)	Hydrastis canadensis
Hyoscyamus-Arten	
Ignatiusbohne	Strychnos ignatii
Immergrün-Arten (Vinca)	
Ipecacuanha (Brechwurzel)	Cephaelis ipecacuanha
	Cephaelis acuminata
Jakobskraut	Senecio jacobaea
Jalape	Ipomoea purga

Anlage (zu § 7 Abs. 1 Nr. 2 und § 8 Abs. 1 Nr. 2) (Fortsetzung)

Johanniskraut und seine Zubereitungen
– ausgenommen in einer Tagesdosis bis zu 1 g
Drogenequivalent und bis zu 1 mg Hyperforin
sowie als Tee, Frischpflanzensaft oder ölige
Zubereitungen zur äußeren Anwendung –

Orale Darreichungsformen z. B. Tee,
Frischpflanzensaft oder zur äußerlichen Anwendung als Öl

Kaskarillabaum (Granatill)

Croton cascarilla
Croton eluteria

Koloquinte

Citrullus colocynthis

Kreuzdornbeeren und seine Zubereitungen

Krotonölbaum (Granatill)

Croton tiglium

Küchenschelle

Pulsatilla pratensis
Pulsatilla vulgaris

Lebensbaum

Thuja occidentalis

Lobelien-Arten

Maiglöckchen

Convallaria majalis

Meerzwiebel, weiße und rote

Urginea maritima

Mutterkorn

Secale cornutum

Nachtschatten, bittersüßer

Solanum dulcamara

Nieswurz, grüne

Helleborus viridis

Nieswurz, schwarze (Christrose)

Helleborus niger

Oleander

Nerium oleander

Pestwurz

Petasites

(ausgenommen Zubereitungen aus Pestwurzwurzelstock zum inneren Gebrauch, die in
der Tagesdosis nicht mehr als 1 μg Pyrrolizidin-Alkaloide mit 1,2-ungesättigtem Necin-
gerüst einschließlich ihrer N-Oxide enthalten)

Physostigma-Arten

Pilocarpus-Arten

Rainfarn

Chrysanthemum vulgare

Rauwolfia

Rauwolfia serpentina
Rauwolfia tetraphylla
Rauwolfia vomitoria

Rhabarber

Rheum palmatum
Rheum officinale

Sadebaum

Juniperus sabina

Scammonia

Convolvulus scammonia

Schlafmohn

Papaver somniferum

Schöllkraut

Chelidonium majus

Senna

Cassia angustifolia
Cassia senna

Stechapfel-Arten (Datura)

Stephansrittersporn

Delphinium staphisagria

Strophantus-Arten

Strychnos-Arten

Tollkirsche

Atropa bella-donna

Tollkraut-Arten (Scopolia)

Wasserschierling

Cicuta virosa

Yohimbebaum

Pausinystalia yohimba

Teil III

Zusätzlich dürfen die genannten Arzneimittel (s. Kap. 1.7.1) weder teilweise noch ausschließlich zur Beseitigung, Linderung oder Verhütung der im Folgenden genannten Krankheiten oder Leiden beim Menschen oder Tier bestimmt sein:

Negativliste

Anlage (zu § 7 Abs. 1 Nr. 4, Abs. 2 Nr. 1 und § 8 Abs. 1 Nr. 4) *Anlage 3*

A. Krankheiten und Leiden beim Menschen

1. Im Infektionsschutzgesetz vom 20. Juli 2000 (BGBl. I S. 1045) aufgeführte, durch Krankheitserreger verursachte Krankheiten
2. Geschwulstkrankheiten
3. Krankheiten des Stoffwechsels und der inneren Sekretion, ausgenommen Vitamin- und Mineralstoffmangel und alimentäre Fettsucht
4. Krankheiten des Blutes und der blutbildenden Organe, ausgenommen Eisenmangelanämie
5. organische Krankheiten
   a) des Nervensystems
   b) der Augen und der Ohren, ausgenommen Blenorrhoe-Prophylaxe
   c) des Herzens und der Gefäße, ausgenommen allgemeine Arteriosklerose und Frostbeulen
   d) der Leber und des Pankreas
   e) der Harn- und Geschlechtsorgane
6. Geschwüre des Magens und des Darms
7. Epilepsie
8. Geisteskrankheiten, Psychosen, Neurosen
9. Trunksucht
10. Komplikationen der Schwangerschaft, der Entbindung und des Wochenbetts
11. Krankheiten des Lungenparenchyms
12. Wurmkrankheiten
13. Krankhafte Veränderungen des Blutdrucks
14. Ernährungskrankheiten des Säuglings
15. Ekzeme, Schuppenflechte, infektiöse Hautkrankheiten

B. Krankheiten und Leiden beim Tier

1. Übertragbare Krankheiten der Tiere, ausgenommen nach viehseuchenrechtlichen Vorschriften nicht anzeigepflichtige ektoparasitäre und dermatomykotische Krankheiten
2. Euterkrankheiten bei Kühen, Ziegen und Schafen, ausgenommen die Verhütung der Übertragung von Euterkrankheiten durch Arzneimittel, die zum äußeren Gebrauch bestimmt sind und deren Wirkung nicht auf der Resorption der wirksamen Bestandteile beruht
3. Kolik bei Pferden und Rindern
4. Stoffwechselkrankheiten und Krankheiten der inneren Sekretionsorgane, ausgenommen Vitamin- und Mineralstoffmangel
5. Krankheiten des Blutes und der blutbildenden Organe
6. Geschwulstkrankheiten
7. Fruchtbarkeitsstörungen bei Pferden, Rindern, Schweinen, Schafen und Ziegen

Ausnahmen von der Krankheitsliste

Heilwässer, die teilweise oder ausschließlich zur Beseitigung, Linderung oder Verhütung von Krankheiten des Stoffwechsels und der inneren Sekretion sowie organischer Krankheiten der Leber und des Pankreas sowie der Harn- und Geschlechtsorgane bestimmt sind, dürfen unabhängig von den entsprechenden o.a. Krankheitsverboten außerhalb der Apotheken abgegeben werden (Anhang 3 § 7 Abs. 2 und § 8 Abs. 2).

Grundsätzlich gilt dieses Krankheitsverbot auch nicht für Heilerden, Bademoore, andere Peloide und Zubereitungen zur Herstellung von Bädern, wobei Voraussetzung ist, dass sie nicht im Reisegewerbe oder in Kleinpackungen im Einzelhandel in den Verkehr gebracht werden. Dies bedeutet, dass z.B. Badeeinrichtungen in Kurorten derartige „Kuren" anbieten können, ohne gegen die Apothekenpflicht zu verstoßen. Dem Einzelhandel bleibt der Vertrieb derartiger Heilerden, Bademoore etc. grundsätzlich verwehrt.

Weiterhin gilt das Krankheitsverbot nicht für ausschließlich oder überwiegend zum äußeren Gebrauch bestimmte Desinfektionsmittel sowie Mund- und Rachendesinfektionsmittel.

Letztlich gilt der Krankheitskatalog auch nicht für Arzneimittel, die zur Verhütung von Krankheiten der Zierfische, Zier- oder Singvögel, Brieftauben, Terrarientiere, Kleinnagern, Frettchen oder nicht zur Gewinnung von Lebensmitteln dienenden Kaninchen bestimmt sind (Anhang 3 § 8 Abs. 2; s. auch Kap. 1.7.2, Heilmittel zur Anwendung bei Tieren und 1.7.2, Verbot bestimmter Anwendungsgebiete).

Apothekenpflicht bei bestimmten Arzneimittelwirkungen

Generell sind Arzneimittel, die teilweise oder ausschließlich zur Beseitigung oder Verhütung von Krankheiten oder Leiden bestimmt sind (§ 44 Abs. 1) sowie in § 44 Abs. 2 (siehe Kap. 1.7.1, weitere Ausnahmen von der Apothekenpflicht) aufgeführt sind vom Verkehr außerhalb von Apotheken ausgeschlossen, wenn sie chemische Verbindungen sind, denen nach den Erkenntnissen der medizinischen Wissenschaft eine antibiotische, blutgerinnungsverzögernde, histaminwidrige, hormonartige, cholinergische oder adrenergische Wirkung auf den menschlichen oder tierischen Körper zu-

kommt. Dies gilt gleichermaßen auch für Arzneimittel, denen solche chemische Verbindungen zugesetzt sind.

Apothekenpflicht bei bestimmten Darreichungsformen

Das Verbot der Freiverkäuflichkeit gilt ebenfalls für Arzneimittel, die als Injektionsoder Infusionslösungen, zur rektalen oder intrauterinen Anwendung, zur intramammären oder vaginalen Anwendung bei Tieren, als Implantate oder als Aerosole bis zu einer mittleren Teilchengröße von nicht mehr als 5 µm in den Verkehr gebracht werden.

1.7.4 Abgrenzung Freiverkäuflichkeit/ Apothekenpflicht

Für die Entscheidung, welche Arzneimittel von der Apothekenpflicht befreit bzw. der Apothekenpflicht unterstellt werden, steht dem Bundesministerium für Gesundheit ein Sachverständigenausschuss zur Verfügung, der sich u.a. aus Vertretern der medizinischen und pharmazeutischen Wissenschaft sowie den beteiligten Wirtschaftskreisen, d.h. also auch Vertretern des Einzelhandels, zusammensetzt (§ 53).

1.7.5 Vertriebswege

Die mit den beschriebenen Ausnahmen (siehe Kap. 1.7.1 und 1.7.2) generell geltende Apothekenpflicht im Einzelhandel kann aus organisatorischen wie aus fachlichen Gründen nicht immer eingehalten werden. Würde der Vertriebsweg über die Apotheke in allen Fällen gelten, so könnte z.B. ein pharmazeutischer Unternehmer seine Arzneimittel nicht an einen Großhändler liefern, der als wichtiger Verteilungspunkt dann die Apotheken oder auch sonstige Einzelhandelsgeschäfte versorgt. Aus diesem Grunde ist ausdrücklich zugelassen, dass

Teil III

pharmazeutische Unternehmer und Großhändler Arzneimittel auch an andere pharmazeutische Unternehmer und Großhändler abgeben dürfen (§ 47 Abs. 1 Nr. 1).
Zudem dürfen pharmazeutische Unternehmer und Großhändler auch Krankenhäuser und Ärzte direkt, d. h. unter Auslassung der Apotheke, beliefern, soweit es sich z. B. um Blutzubereitungen oder auch um menschliches Gewebe handelt. Mit dieser Regelung wird vermieden, dass diese sehr empfindlichen Produkte durch einen zu langen Lieferweg in ihrer Funktionsfähigkeit beeinträchtigt werden, zumal der Transport im gekühlten Zustand erfolgen muss.
Auch Infusionslösungen in Behältnissen ab 500 ml können vom pharmazeutischen Unternehmer z. B. direkt an Krankenhäuser geliefert werden. Dies hat ebenfalls praktische Gründe, da im Allgemeinen Infusionslösungen in Mengen angeliefert werden, die die räumlichen und organisatorischen Möglichkeiten einer Apotheke übersteigen (§ 47 Abs. 1 Nr. 2).
Weiterhin dürfen z. B. Krankenhäuser, Gesundheitsämter und Ärzte Impfstoffe, die für unentgeltliche und amtlich empfohlene Schutzimpfungen verwendet werden sollen, direkt vom Hersteller beziehen, was auch dann gilt, wenn z. B. Lebensgefahr besteht oder Akutmaßnahmen gegen eine Seuche ergriffen werden müssen (§ 47 Abs. 1 Nr. 3).
Da auch Tierärzte Hausapotheken betreiben und Arzneimittel an Halter der von ihnen behandelten Tiere direkt abgeben dürfen, ist es konsequenterweise gestattet, dass der pharmazeutische Unternehmer oder Großhändler Tierärzte auch direkt beliefern darf. Die Apotheke spielt dadurch im Bereich der apothekenpflichtigen Tierarzneimittel nicht die Rolle, wie bei Arzneimitteln zur Behandlung von Menschen (§ 47 Abs. 1 Nr. 6).
Gesundheitspolitisch ist wichtig, dass pharmazeutische Unternehmer Muster von Fertigarzneimitteln (Ärztemuster) nur auf schriftliche Anforderung zur Erprobung an Ärzte, Zahnärzte oder Tierärzte und nur bis zu 2 Stück der kleinsten Packungsgröße abgeben dürfen. Soweit es sich um nicht verschreibungspflichtige Arzneimittel handelt, dürfen Muster hiervon z. B. auch an Heilpraktiker oder Tierheilpraktiker abgegeben werden (§ 47 Abs. 3), jedoch auch nur auf schriftliche Anforderung. Pharmazeutische Unternehmer dürfen auch Pharmaberater (s. Kap. 1.15) beauftragen, Ärztemuster abzugeben. Ärztemuster müssen den Hinweis „unverkäufliches Muster" tragen (siehe Kap. 1.3.5; s. auch Kap. 2.6).

1.7.6 Verschreibungspflicht

Zum Schutz der Gesundheit von Mensch und Tier besteht für bestimmte Arzneimittel die Verschreibungspflicht. Dies bedeutet, dass die betreffenden Arzneimittel nur auf Vorlage einer Verschreibung eines Arztes, Zahnarztes oder Tierarztes in Apotheken abgegeben werden dürfen (§ 48).
Die Verschreibungspflicht ist eine Maßnahme des Gesetzgebers, die der Tatsache Rechnung trägt, dass vor allem stark wirksame Arzneimittel in ihrer ganzen Wirkungsbreite erst nach langer intensiver Überwachung erkannt werden können, wobei der Mitwirkung des Arztes, Zahnarztes oder Tierarztes eine besondere Bedeutung zukommt.
Für die Einführung der Verschreibungspflicht legt der Gesetzgeber eine Reihe von Voraussetzungen fest, (§ 48, Abs. 2), unter anderem Folgende:
Die Verschreibungspflicht gilt für alle solche Stoffe und Zubereitungen aus Stoffen, die hinsichtlich ihrer Wirkung in der medizinischen Wissenschaft nicht allgemein bekannt sind. Die Verschreibungspflicht wird also überall dort greifen, wo neue Wirkstoffe oder neue Gemische auch bekannter Wirkstoffe, als Arzneimittel in den Verkehr gebracht werden.
Ein Arzneimittel wird auch dann der Verschreibungspflicht unterstellt, wenn die Gefahr besteht, dass die Gesundheit von Mensch oder Tier auch bei bestimmungsgemäßem Gebrauch gefährdet werden kann, (§ 48, Abs. 2) was im Allgemeinen nicht von

vornherein grundsätzlich auszuschließen ist. Mit zunehmender Anwendungsdauer eines Arzneimittels, d. h. mit immer größer werdender Zahl der Patienten und verschreibenden Ärzte werden die Erkenntnisse über die Eigenschaften des Arzneimittels immer besser und umfangreicher, so dass selbst nach langen Zeiten der Anwendung noch neue wichtige Erkenntnisse z. B. über unerwünschte Arzneimittelwirkungen, Gegenanzeigen oder Wechselwirkungen mit anderen Mitteln gewonnen werden können. Eine weitere Möglichkeit, Arzneimittel der Verschreibungspflicht zu unterstellen, ist dann gegeben, wenn erkannt wird, dass bestimmte Arzneimittel häufig und erheblich missbräuchlich verwendet werden und dadurch die Gesundheit von Mensch oder Tier gefährdet werden kann. So wird immer wieder bekannt, dass apothekenpflichtige Arzneimittel, die bisher ohne ärztliche Verschreibung im Rahmen der Selbstmedikation erworben werden können, häufig in Verbindung mit Alkohol missbräuchlich verwendet werden. Hier besteht also die Möglichkeit, die Verschreibungspflicht, d. h. die Kontrolle durch den Arzt einzuführen und damit auch die freie Verfügung durch Selbstmedikation zu beschränken.

Die Verschreibungspflicht für Arzneimittel kann auch wieder aufgehoben werden, wenn aufgrund der bei der Anwendung des Arzneimittels gemachten Erfahrungen die vorgenannten Voraussetzungen, wie z. B. Gefährdung der Gesundheit bei bestimmungsgemäßem Gebrauch oder missbräuchliche Verwendung in erheblichem Umfang, nicht mehr vorliegen.

1.7.7 Einzelhandel mit freiverkäuflichen Arzneimitteln (mit Sachkenntnis)

Jeder Einzelhändler, der mit freiverkäuflichen Arzneimitteln handeln will, muss entweder selbst einen Sachkenntnisnachweis erbringen oder eine beauftragte sachkundige Person nachweisen. Es können also nur solche Personen, die die erforderliche Sachkenntnis besitzen, für den Einzelhandel mit freiverkäuflichen Arzneimitteln außerhalb der Apotheken verantwortlich sein. Für Unternehmen, die mehrere Verkaufsstellen besitzen, also z. B. Ladenketten, bedeutet dies, dass in jeder Verkaufsstelle eine sachkundige Person vorhanden sein muss (§ 50 Abs. 1).

Die erforderliche Sachkenntnis besitzen solche Personen, die praktische und theoretische Kenntnisse über das ordnungsgemäße Abfüllen, Abpacken, Kennzeichnen, Lagern und Inverkehrbringen von freiverkäuflichen Arzneimitteln nachweisen (§ 50 Abs. 2).

Das Bundesministerium für Gesundheit hat hierzu eine Rechtsverordnung (s. Anhang 2) erlassen, in der im Einzelnen festgelegt ist, welchen Umfang die Sachkenntnis haben muss, was also unter „erforderlicher Sachkenntnis" zu verstehen ist.

Die erforderliche Sachkenntnis muss im Rahmen einer Prüfung nachgewiesen werden. Die Abnahme der Prüfungen obliegt in fast allen Bundesländern den Industrie- und Handelskammern.

Entsprechend der genannten Verordnung (Verordnung über den Nachweis der Sachkenntnis im Einzelhandel mit freiverkäuflichen Arzneimitteln) werden folgende Prüfungszeugnisse über eine abgeleistete berufliche Ausbildung als Nachweis der erforderlichen Sachkenntnis im Einzelhandel mit freiverkäuflichen Arzneimitteln anerkannt:

1. Zeugnis über ein abgeschlossenes Hochschulstudium der Pharmazie sowie der Chemie, Biologie, Human- oder Veterinärmedizin in Verbindung mit Nachweisen nach § 15 Abs. 2 AMG (siehe Kap. 1.4.2),

2. Zeugnis über eine nach abgeschlossenem Hochschulstudium der Veterinärmedizin abgelegte Prüfung, soweit es sich um – freiverkäufliche – Tierarzneimittel handelt,

3. Zeugnis über die bestandene pharmazeutische Vorprüfung (Apothekerassistent),

4. Zeugnis über die bestandene Prüfung für den Beruf des pharmazeutisch-technischen Assistenten oder den Nachweis eines entsprechenden Ausbildungsstandes,

5. Zeugnis zum staatlich anerkannten Ausbildungsberuf als Drogist,

6. Zeugnis über die Abschlussprüfung für den Beruf des Apothekenhelfers.

7. Erlaubnisse als Pharmazieingenieur, Apothekenassistent, Pharmazeutischer Assistent oder Apothekenfacharbeiter, die nach den Vorschriften der ehemaligen Deutschen Demokratischen Republik erteilt worden sind (s. Anhang 2 § 10 Satz 2)

Den Nachweis der Sachkenntnis im Einzelhandel mit freiverkäuflichen Arzneimitteln hat auch erbracht, wer nachweist, dass er bis zum 1.1.1978 die Voraussetzungen der Sachkunde für den Einzelhandel mit Arzneimitteln nach den Vorschriften des Einzelhandelsgesetzes und der Verordnung über den Nachweis der Sachkunde für den Einzelhandel erfüllt hat (s. auch Kap. 4.4 und 1.7.11).

Dies bedeutet, dass z.B. nicht nur solche Personen, die die erforderliche Sachkunde im Zusammenhang mit einer Erlaubnis nach § 3 Abs. 3 Einzelhandelsgesetz nachgewiesen haben, als sachkundig zum Einzelhandel mit freiverkäuflichen Arzneimitteln auch im Sinne des Arzneimittelgesetzes gelten (Besitzstandswahrung; s. auch Kap. 1.7.11), sondern auch solche Personen, die zwar keine Erlaubnis nach § 3 Abs. 3 Einzelhandelsgesetz besaßen, jedoch am 1.1.1978 die Voraussetzungen hierfür erfüllt haben, wie z.B. Angestellte.

Nach Auffassung des Deutschen Industrie- und Handelstages (DIHT), die seitens der Aufsichtsbehörde nicht unumstritten ist, hat den Nachweis der Sachkenntnis zum Einzelhandel mit freiverkäuflichen Arzneimitteln erbracht, wer am 1.1.1978

a) nach Ablegung der Kaufmannsgehilfenprüfung (Abschlussprüfung als Kaufmann, – z.B. Einzelhandelskaufmann –, Industriekaufmann, Abschlussprüfung

als Verkäufer/Verkäuferin im Einzelhandel) eine praktische Tätigkeit von mindestens drei Jahren in einem Handelsbetrieb des entsprechenden Warenzweiges (freiverkäufliche Arzneimittel) ausgeübt hat oder

b) eine für den Handel in dem entsprechenden Warenzweig (freiverkäufliche Arzneimittel) anerkannte Prüfung abgelegt und danach eine praktische Tätigkeit von mindestens zwei Jahren in einem Handelsbetrieb des entsprechenden Warenzweiges (freiverkäufliche Arzneimittel) ausgeübt hat oder

c) nach Ablegen der Meisterprüfung in einem Handwerk oder der Baumeisterprüfung oder der Prüfung des Gewerbelehrers oder des Landwirtschaftslehrers eine kaufmännische Tätigkeit von mindestens zwei Jahren in einem Betrieb des entsprechenden Warenzweiges (freiverkäufliche Arzneimittel) nachweist oder

d) eine mindestens fünfjährige kaufmännische Tätigkeit in einem Betrieb des entsprechenden Warenzweiges (freiverkäufliche Arzneimittel), davon eine zweijährige leitende Tätigkeit, nachweisen kann, (als leitende Tätigkeit ist anzusehen

– die Tätigkeit des Leiters eines gewerblichen Unternehmens oder seines Stellvertreters oder

– die Tätigkeit des Leiters eines gewerblichen Unternehmens oder seines Unternehmens oder seines Stellvertreters oder

– die Tätigkeit des Leiters einer Zweigniederlassung oder einer unselbständigen Zweigstelle eines gewerblichen Unternehmens oder seines Stellvertreters oder

– eine Tätigkeit, die einer der vorgenannten Tätigkeiten an kaufmännischer und wirtschaftlicher Verantwortung entspricht) oder

e) die Sachkunde für den Einzelhandel mit freiverkäuflichen Arzneimitteln in einer besonderen Prüfung vor der von der höheren Verwaltungsbehörde errichteten und ihrer Aufsicht unterstehenden Stelle

nachgewiesen hat (Prüfung vor der In-
dustrie- und Handelskammer) oder
f) die Prüfungen des
Diplom-Volkswirtes,
Diplom-Kaufmannes (Diplom-Betriebs-
wirts),
Diplom-Handelslehrers,
Wirtschaftsprüfers,
vereidigten Buchprüfers (Bücherrevi-
sors),
Steuerberaters,
Helfers in Steuersachen

nachweist und eine kaufmännische Tätigkeit
in einem Handelsbetrieb mit freiverkäuflichen Arzneimitteln ausübt oder mindestens
zwei Jahre ausgeübt hat.

Auch Personen, die bis zum 1.1.1978 ein
Zeugnis über ein abgeschlossenes Hochschulstudium der Chemie, Biologie, Medizin, Zahnmedizin oder Tiermedizin in Verbindung mit einer mindestens zweijährigen
praktischen Tätigkeit in der Arzneimittelherstellung nachweisen können, haben die
Sachkenntnis im Einzelhandel mit freiverkäuflichen Arzneimitteln erbracht.

Der Einzelhandel mit freiverkäuflichen Arzneimitteln ist vor Aufnahme dieser Tätigkeit
bei der zuständigen Behörde anzuzeigen.
Soweit Einzelhändler freiverkäufliche Arzneimittel zur unmittelbaren Abgabe an den
Verbraucher in unveränderter Form umfüllen, abfüllen oder kennzeichnen, müssen sie
die Bezeichnung und Zusammensetzung der
Arzneimittel angeben. Nachträgliche Änderungen sind ebenfalls anzuzeigen (siehe
Kap. 1.7.11, 1.13).

1.7.8 Einzelhandel mit freiverkäuflichen Arzneimitteln (ohne Sachkenntnis)

Eine Sachkenntnis ist jedoch nicht erforderlich, wenn ein Einzelhändler außerhalb der
Apotheken Fertigarzneimittel abgibt, die im
Reisegewerbe (§ 51, siehe Kap. 1.7.9) abgegeben werden dürfen. Dies gilt auch für ausschließlich zum äußeren Gebrauch be-

stimmte Desinfektionsmittel und Sauerstoff,
ebenfalls jeweils als Fertigarzneimittel.
Ebenfalls keine Sachkenntnis ist erforderlich für die Abgabe von freiverkäuflichen
Fertigarzneimitteln zur Verhütung von
Schwangerschaften oder von Geschlechtskrankheiten beim Menschen. Hier kommen
hauptsächlich Empfängnisverhütungsmittel
in Frage, die als Gel, Schaum, Vaginal-Tab-
letten oder Vaginal-Zäpfchen in den Verkehr gebracht werden (§ 50 Abs. 3). Präser-
vative fallen nicht unter das Arzneimittelgesetz; sie sind Medizinprodukte (siehe Kap.
1.2.2).
Gleichfalls ohne Sachkenntnis dürfen freiverkäufliche Arzneimittel abgegeben werden, die ausschließlich zur Anwendung bei
Zierfischen, Zier- oder Singvögeln, Brieftauben, Terrarientieren, Kleinnagern, Frettchen
oder nicht der Gewinnung von Lebensmitteln dienenden Kaninchen bestimmt sind
(§ 60 Abs. 1, siehe Kap. 1.10.3).

1.7.9 Abgabe im Reisegewerbe

Außerhalb der Apotheke dürfen Arzneimittel nicht nur im Einzelhandel sondern, wie
bereits erwähnt, auch im Reisegewerbe
(§ 51) abgegeben werden. Während im Hinblick auf die Freiverkäuflichkeit von Arzneimitteln im Einzelhandel eine breite Palette
besteht, erfährt die Abgabe von Arzneimitteln im Reisegewerbe aus verständlichen
Gründen des Gesundheitsschutzes eine sehr
enge Begrenzung.
Reisegewerbe ist das Feilbieten von Waren –
hier Fertigarzneimittel – oder das Aufsuchen von Warenbestellungen außerhalb einer gewerblichen Niederlassung. Zum Reisegewerbe gehört der Verkauf an der Haus-
tür (Aufsuchen von Bestellungen). Reise-
werbe kann auch im Rahmen von Jahrmärk-
ten, Wochenmärkten und Volksfesten (Feilbieten) ausgeübt werden (s. auch Kap. 1.3.1).
Es dürfen nur folgende und soweit freiverkäufliche Fertigarzneimittel abgegeben werden: Pflanzen und Pflanzenteile – aber nicht
als Mischungen – oder Presssäfte aus fri-

schen Pflanzen oder Pflanzenteilen, wobei für die Gewinnung der Presssäfte nur Wasser als Lösungsmittel verwendet werden darf. Zudem dürfen diese Fertigarzneimittel nur mit den verkehrsüblichen deutschen Namen bezeichnet sein (z. B. Baldrianwurzel, Salbeiblätter, Leinsamen, Kamillenblüten, Krautsaft oder ähnliches; kein lateinischer Namen, keine Phantasiebezeichnungen!) und ihre Wirkungen müssen allgemein, d. h. nicht nur beim Arzt oder Apotheker, sondern auch bei jedermann bekannt sein (§ 51 Abs. 1 Nr. 1).

Weiterhin dürfen im Reisegewerbe vertrieben werden Heilwässer und deren Salze in ihren natürlichen Mischungsverhältnissen oder als Nachbildungen, d. h. künstlich hergestellt. Auch diese müssen als Fertigarzneimittel vorliegen, also im Voraus abgefüllt und beim Bundesinstitut für Arzneimittel und Medizinprodukte zugelassen sein (§ 51 Abs. 1 Nr. 2).

Es ist darauf hinzuweisen, dass die Tätigkeit eines Vertreters, der im Auftrag eines pharmazeutischen Unternehmers Einzelhändler zu Verkaufsgesprächen aufsucht, kein Reisegewerbe im Sinne dieser Bestimmung, auch wenn er die Ware sofort aushändigt.

1.7.10 Selbstbedienung mit Arzneimitteln

Eine heute in fast allen Bereichen des Einzelhandels übliche Verkaufsform von Waren ist die Selbstbedienung. Für Arzneimittel sind hierfür Regelungen getroffen (§ 52). Im Interesse der Arzneimittelsicherheit und der Gesundheit der Bevölkerung sind Arzneimittel als Waren besonderer Art jedoch nicht generell zur Selbstbedienung freigegeben.

Allgemein zur Selbstbedienung, also auch zum Automatenverkauf freigegeben sind Fertigarzneimittel, die im Reisegewerbe abgegeben werden dürfen, sowie freiverkäufliche Fertigarzneimittel, die ausschließlich als äußerlich anzuwendende Desinfektionsmittel im Verkehr sind, freiverkäufliche Arznei-

mittel zur Verhütung der Schwangerschaft oder von Geschlechtskrankheiten beim Menschen sowie Sauerstoff ebenfalls als Fertigarzneimittel (§ 52 Abs. 2 i. V. mit Abs. 1; s. auch Kap. 1.7.8).

Im Ergebnis sind auch zur Selbstbedienung – nicht aber zum Automatenverkauf – freiverkäufliche Arzneimittel zugelassen, die ausschließlich zur Anwendung bei Zierfischen, Zier- oder Singvögeln, Brieftauben, Terrarientieren, Kleinnagern, Frettchen oder nicht der Gewinnung von Lebensmitteln dienenden Kaninchen bestimmt sind (§ 60 Abs. 1 i. V. § 52 Abs. 3).

Für alle anderen Arzneimittel ist die Selbstbedienung in Einzelhandelsgeschäften nur dann zulässig, wenn dort eine Person mit der Sachkunde für den Einzelhandel mit freiverkäuflichen Arzneimitteln zur Verfügung steht (§ 52 Abs. 3). Zur Verfügung stehen bedeutet, dass eine sachkundige Person erreichbar ist, wenn ein Kunde hinsichtlich eines Arzneimittels, das er kaufen möchte, beraten werden will.

Für Filialbetriebe, die nach dem 1. 1. 1978 eröffnet werden, muss jeweils eine sachkundige Person vorhanden sein (§ 50 Abs. 1).

Die Selbstbedienung mit freiverkäuflichen Arzneimitteln in den Betriebsräumen einer Apotheke ist ebenfalls zulässig (§ 52 Abs. 3).

1.7.11 Übergangsvorschriften

Einzelhandel mit freiverkäuflichen Arzneimitteln

Personen, die bei In-Kraft-Treten des Arzneimittelgesetzes berechtigt außerhalb der Apotheken Einzelhandel mit Arzneimitteln betrieben haben, dürfen dies weiterhin tun. Voraussetzung ist, dass die Tätigkeit entsprechend den Vorschriften des Gesetzes über die Berufsausübung im Einzelhandel (EHG) ausgeübt wurde (§ 112).

Die Einzelhändler, die entweder eine Erlaubnis gemäß § 3 Abs. 3 des Einzelhandelsgesetzes (EHG) zum Einzelhandel mit Arzneimitteln und ärztlichen Hilfsmitteln besitzen oder den Einzelhandel mit Arzneimitteln und ärztlichen Hilfsmitteln aus einem amtsärztlich kontrollierten Drogenschrank angezeigt haben, sind demnach weiterhin berechtigt, diese Tätigkeit im bisherigen Rahmen auszuüben. Dies gilt auch für Filialbetriebe. Zur Verdeutlichung ist darauf hinzuweisen, dass derjenige, der bis zum 1.1.1978 Arzneimittel und ärztliche Hilfsmittel aus einem Drogenschrank verkauft hat, Arzneimittel auch weiterhin nicht in der Selbstbedienung abgeben darf – ausgenommen solche Arzneimittel, die zum Automatenverkauf und/oder zur Selbstbedienung freigegeben sind, ohne dass eine sachkundige Person (siehe Kap. 1.7.7) zur Verfügung

stehen muss (siehe Kap. 1.7.10) – oder nicht wie Einzelhändler mit der bisherigen Erlaubnis nach § 3 Abs. 3 EHG Arzneimittel in unveränderter Form zur unmittelbaren Abgabe von Verbrauchern umfüllen, umpacken oder kennzeichnen darf (zur Sachkunde siehe Kap. 1.7.7).

Sollte die Erweiterung eines Einzelhandelsbetriebes durch Filialen oder eines Filialbetriebes durch weitere Filialen vorgesehen sein, gilt für diese Fälle hinsichtlich der Abgabe freiverkäuflicher Arzneimittel die Vorschrift des Arzneimittelgesetzes, dass für jede Betriebsstelle eine sachkundige Person vorhanden sein muss (§ 50 Abs. 1).

1.8 Sicherung und Kontrolle der Qualität

Betriebsordnung

Die Arzneimittelsicherheit und damit auch die Qualität von Arzneimitteln wird von einer Vielzahl einzelner Faktoren maßgeblich beeinflusst. Hierzu gehören nicht nur eine ordnungsgemäße Herstellung und Prüfung von Arzneimitteln, sondern gleichermaßen auch eine sachgerechte Verpackung und Lagerung.

Das Bundesministerium für Gesundheit kann daher für Betriebe, in denen Arzneimittel entwickelt, hergestellt, geprüft, gelagert oder verpackt oder in den Verkehr gebracht werden, „Betriebsordnungen" erlassen (§ 54). Hierin können neben Anforderungen an die Arzneimittel selbst, auch Vorschriften über die Herstellung, Prüfung, Lagerung, Verpackung, Qualitätssicherung und gleichermaßen auch über die Beschaffenheit, Größe und Einrichtung von Räumen erlassen werden. Es ist möglich, Hygieneanforderungen festzulegen. Auch die Beschaffenheit von Behältnissen, in denen Arzneimittel aufbewahrt werden, sowie de-

ren Kennzeichnung, die Absonderung oder Vernichtung nicht verkehrsfähiger Arzneimittel können im Rahmen dieser Betriebsordnungen geregelt werden.

Ein besonderer Schwerpunkt der Betriebsordnungen ist die Übertragung der „Grundregeln der Weltgesundheitsorganisation für die Herstellung von Arzneimitteln und Sicherung ihrer Qualität" und entsprechender Regelwerke der Europäischen Union. Diese „Good Manufacturing Practices" (GMP) sollen bewirken, dass bei der Herstellung von Arzneimitteln bis zur Abgabe an den Verbraucher jede Tätigkeit in der Herstellung einschließlich der Umfüllung, des Abpackens und Kennzeichnens, wozu auch das Etikettieren gehört, mit der nötigen Sorgfalt durchgeführt wird. Im Rahmen dieser Zielsetzung werden in den GMP-Regeln Anforderungen an die Räume, die technische Ausrüstung, die Hygiene, die bei der Herstellung eingesetzten Stoffe und Materialien, die Herstellungsvorgänge selbst, die Prüfung der hergestellten Arzneimittel sowie deren Verpackung und Etikettierung gestellt.

Eine Betriebsordnung für Arzneimittelhersteller ist 1985, eine weitere für den pharmazeutischen Großhandel 1987 erlassen worden. Es ist selbstverständlich, dass erforderlichenfalls auch für den Einzelhandel mit Arzneimitteln außerhalb der Apotheke über eine Betriebsordnung fachliche Regelungen getroffen werden können.

1.9 Arzneibuch

Wie bereits eingangs erwähnt, wird die Qualität, Prüfung, Lagerung, Abgabe und Bezeichnung von Arzneimitteln nach dem „Arzneibuch" beurteilt. Hierbei handelt es sich um eine Sammlung anerkannter pharmazeutischer Regeln (§ 55). Das Arzneibuch enthält auch Regeln für die Beschaffenheit von Behältnissen und Umhüllungen.

Die Regeln des Arzneibuchs werden von der Deutschen Arzneibuch-Kommission oder der Europäischen Arzneibuch-Kommission beschlossen und im Bundesanzeiger bekannt gemacht. Entsprechendes gilt für homöopathische Arzneimittel, für die die Deutsche Homöopathische Arzneibuch-Kommission die anerkannten pharmazeutischen Regeln beschließt. Beide Kommissionen sind beim Bundesinstitut für Arzneimittel und Medizinprodukte gebildet.

Grundsätzlich dürfen Arzneimittel nur hergestellt und abgegeben werden, wenn sie den für sie geltenden Regeln des Arzneibuches entsprechen. Also auch der Einzelhändler, der freiverkäufliche Arzneimittel abgibt, ist an die Vorschriften des Arzneibuches gebunden.

1.10 Sondervorschriften für Tierarzneimittel

Es liegt im Interesse des Verbrauchers, dass der Gesetzgeber zwischen Arzneimitteln unterscheidet, die bei Tieren zur Anwendung kommen, die nicht zur Gewinnung von Lebensmitteln dienen und solchen, die bei Tieren zur Anwendung kommen, die zu Lebensmitteln weiterverarbeitet werden oder die Lebensmittel produzieren. Hierzu zählen Rinder, Schweine, Schafe, Geflügel, essbares Wild und z.B. Hühner (Eier), Bienen (Honig), Kühe (Milch).

1.10.1 Fütterungsarzneimittel

Eine besondere Form von Arzneimitteln, die zur Anwendung bei Tieren bestimmt sind, sind die so genannten „Fütterungsarzneimittel" (§ 56). Fütterungsarzneimittel (§ 4 Abs. 10) sind definiert als Arzneimittel in verfütterungsfertiger Form, die aus Arzneimittel-Vormischungen und Mischfuttermitteln hergestellt werden und die dazu bestimmt sind, zur Anwendung bei Tieren in den Verkehr gebracht zu werden. Sie setzen sich zusammen aus einer so genannten „Vormischung" (§ 4 Abs. 11 – Arzneimittel, das dazu bestimmt ist, zur Herstellung von Fütterungsarzneimitteln verwendet zu werden) und einem „Mischfuttermittel", in das die „Vormischung" eingearbeitet wird. Die Einarbeitung erfolgt auf Verschreibung eines Tierarztes, wobei dies in der Regel bei einem Mischfuttermittelhersteller erfolgt. Dieser Betrieb benötigt eine Herstellungserlaubnis (§ 13) und trägt als pharmazeutischer Unternehmer die arzneimittelrechtliche Verantwortung.

Die Vormischung und das Mischfuttermittel müssen füreinander bestimmt sein, d.h. es ist im Einzelnen bei der Zulassung der Vormischung festgelegt, in welche Mischfuttermittel es eingearbeitet werden darf.

1.10.2 Erwerb apothekenpflichtiger Tierarzneimittel

Ein Tierhalter darf nicht-freiverkäufliche, d. h. apothekenpflichtige, Arzneimittel zur Anwendung bei Tieren in der Apotheke und bei dem den Tierbestand behandelnden Tierarzt erwerben.
Auch so genannte Tierheilpraktiker unterliegen dieser Vorschrift. Sie dürfen nicht-freiverkäufliche Arzneimittel zur Anwendung an Tieren ebenfalls nur in Apotheken erwerben (§ 57). Der Erwerb bei Tierärzten scheidet aus, da Tierärzte nicht-freiverkäufliche Arzneimittel nur an Halter der von ihnen behandelten Tiere abgeben dürfen.
Soweit Arzneimittel bei Tieren angewandt werden, die der Gewinnung von Lebensmitteln dienen, müssen sie für die Anwendung bei solchen Tieren besonders zugelassen sein (§ 58).

1.10.3 Ausnahmeregelungen für Arzneimittel zur Anwendung bei Heimtieren

Es sei in diesem Zusammenhang nochmals darauf hingewiesen, dass Arzneimittel ausschließlich zur Anwendung bei Zierfischen, Zier- oder Singvögeln, Brieftauben, Terrarientieren, Kleinnagern, Frettchen oder nicht zur Gewinnung von Lebensmitteln dienenden Kaninchen soweit sie keine verschreibungspflichtigen Bestandteile enthalten, freiverkäuflich sind (siehe Kap. 1.7.2) und im Einzelhandel auch ohne den Sachkundennachweis für den Einzelhandel mit freiverkäuflichen Arzneimitteln abgegeben werden dürfen. Auch die Abgabe dieser Arzneimittel in Form der Selbstbedienung ist zulässig, ohne dass eine sachkundige Person zur Verfügung steht (siehe Kap. 1.7.10). Der Verkauf mittels Automaten ist jedoch verboten. Zusätzlich bedürfen derartige Arzneimittel auch dann keiner Zulassung durch das Bundesinstitut für Arzneimittel und Medizinprodukte, wenn sie als Fertigarzneimittel in den Verkehr gebracht werden (§ 60 Abs. 1).
Der Gesetzgeber hat sich jedoch die Möglichkeit vorbehalten, derartige Arzneimittel der Zulassungspflicht zu unterstellen, soweit eine Gesundheitsgefährdung zu befürchten ist.
Die Herstellung dieser Arzneimittel kann ebenfalls unter erleichterten Bedingungen erfolgen: Für die verantwortliche Person ist eine zweijährige praktische Tätigkeit in der Arzneimittelprüfung nicht erforderlich (§ 60 Abs. 2, s. auch Kap. 1.4.2).

Teil III

1.11 Beobachtung, Sammlung und Auswertung von Arzneimittelrisiken

Da mit einer immer längeren und breiteren Anwendung von Arzneimitteln bei Mensch und Tier zunehmend neue Erfahrungen verbunden sind, die auch zu Erkenntnissen über zum Teil bis dahin unbekannte Risiken, wie Nebenwirkungen oder Wechselwirkungen mit anderen Mitteln (Arzneimittel und Lebensmittel) führen können, hat das Bundesinstitut für Arzneimittel und Medizinprodukte in Bonn die Aufgabe, alle mit Arzneimitteln verbundenen Risiken zentral zu erfassen, auszuwerten und die gegebenenfalls erforderlichen Maßnahmen zu koordinieren.
Das Bundesinstitut für Arzneimittel und Medizinprodukte hat dabei die Aufgabe, mit

Einrichtungen der Weltgesundheitsorganisation (WHO), den Arzneimittelbehörden anderer Länder, mit den Gesundheits- und Veterinärbehörden in Deutschland, den Arzneimittelkommissionen der Kammern der Heilberufe sowie sonstigen Stellen, die Arzneimittelrisiken erfassen, zusammenzuarbeiten (§ 62).

Arzneimittelkommissionen der Heilberufe, die sich mit der Erfassung von Arzneimittelrisiken befassen, bestehen bei den Ärzten, Zahnärzten, Tierärzten, Apothekern und Heilpraktikern.

Zu den sonstigen Stellen, die sich mit der Erfassung von Arzneimittelrisiken befassen, ist z. B. die Arzneimittelkommission zu zählen, die die Bundesverbände der Pharmazeutischen Industrie eingerichtet haben.

Eine bundeseinheitliche Verwaltungsvorschrift (Stufenplan) regelt die Zusammenarbeit aller beteiligten Behörden und Institutionen. Es werden für verschiedene Gefahrenstufen jeweils die zu ergreifenden Maßnahmen näher festgelegt (§ 63).

Eine Gefahrenstufe richtet sich nach Art und Umfang des festgestellten Arzneimittel risikos. Werden etwa Arzneimittelnebenwirkungen festgestellt, die zu einer Beeinträchtigung der Gesundheit führen können, sind andere Maßnahmen zu veranlassen, als z. B. bei einer Arzneimittelverwechslung bei einem Hersteller, der die Charge eines Arzneimittels mit falscher Beschriftung versehen hat. Die hier zu veranlassenden Maßnahmen unterscheiden sich wiederum von denen, die zu ergreifen sind, wenn etwa ein Einzelhändler einem Verbraucher ein falsches Arzneimittel abgibt.

Pharmazeutische Unternehmer (siehe Kap. 1.3.4) haben gegenüber der Aufsichtsbehörde (siehe Kap. 1.12) eine Person zu benennen, die für die Sammlung und Bewertung von Arzneimittelrisiken sowie deren Meldung an das Bundesinstitut für Arzneimittel und Medizinprodukte verantwortlich ist (Stufenplanbeauftragter § 63a). Soweit Einzelhändler Arzneimittel ohne Erlaubnis herstellen dürfen (siehe Kap. 1.4.1), unter ihrem Namen in den Verkehr bringen, ist ein Stufenplanbeauftragter nicht zu benennen (§ 63a Abs. 1).

1.12 Überwachung des Arzneimittelverkehrs

Wenn der Gesetzgeber eine Vielfalt von Anforderungen stellt, so muss er auch dafür Sorge tragen, dass die Einhaltung dieser Anforderungen überwacht wird. Die Überwachung der Durchführung der arzneimittelrechtlichen Vorschriften obliegt den Ländern, in denen in der Regel jeweils die mittlere Verwaltungsebene (Bezirksregierung, Regierungspräsidien), in den Stadtstaaten die Gesundheitssenatoren und im Saarland das Ministerium, die für die Überwachung zuständigen Behörden sind. In Nordrhein-Westfalen liegt die Zuständigkeit für die Überwachung des Einzelhandels mit freiverkäuflichen Arzneimitteln bei den Gesundheitsämtern (Amtsapotheker), in Schleswig-Holstein bei den Landräten oder Bürgermeistern der kreisfreien Städte als Kreisgesundheitsbehörde. In Rheinland-Pfalz ist ein Landesamt die zuständige Überwachungsbehörde.

Der Überwachung unterliegen alle Betriebe und Einrichtungen, in denen Arzneimittel hergestellt, geprüft, gelagert, verpackt, in den Verkehr gebracht werden oder in denen sonst Arzneimittelhandel (z. B. Handelsagenturen) betrieben wird (§ 64 Abs. 1). Dies bedeutet, dass nicht nur pharmazeutische Unternehmer, der Arzneimittelhersteller oder ein Kontrolllabor für Arzneimittel der Überwachung unterliegen, sondern auch der pharmazeutische Großhändler und der Einzelhändler. Dies wiederum bezieht sich sowohl auf die Apotheke als auch auf die Drogerie, das Reformhaus, das Zoofachgeschäft sowie den sonstigen Einzelhandel mit Arzneimitteln, z. B. in Lebensmittelgeschäften oder Großmärkten.

Die Herstellung, Prüfung, Lagerung, Verpackung oder das Inverkehrbringen von Wirkstoffen sowie die Entwicklung von Wirkstoffen (§ 4 Abs. 19) unterliegen der Überwachung, soweit sie durch Rechtsverordnung nach § 54 (siehe Kap. 1.8) geregelt ist.

Die zuständige Behörde hat nicht nur auf die Einhaltung der Vorschriften des Arzneimittelgesetzes zu achten, sondern auch die Werbung auf dem Gebiet des Heilwesens zu überprüfen (§ 64 Abs. 3).

Zur Wahrnehmung der Überwachungsaufgaben werden Besichtigungen durchgeführt, die in der Regel alle zwei Jahre vorgenommen werden sollen. Hierbei können die mit der Überwachung beauftragten Personen – im Allgemeinen der pharmazeutische Referent der zuständigen Behörde – im Rahmen ihrer Tätigkeit zu den üblichen Geschäftszeiten die Geschäfts- und Betriebsräume und, falls Gefahr im Verzug ist, auch die Wohnräume betreten. Insoweit wird das Grundrecht auf Unverletzlichkeit der Wohnung eingeschränkt (§ 64 Abs. 4 Nr. 1).

Bei Besichtigungen können Unterlagen über die Herstellung, Prüfung, den Erwerb, die Lagerung und das Inverkehrbringen eingesehen werden. Dies bezieht sich auch auf das im Verkehr befindliche Werbematerial (§ 64 Abs. 4 Nr. 2). Soweit der zur Auskunft Verpflichtete sich selbst durch Aussagen belasten muss, kann er die Beantwortung von Fragen verweigern (§ 64 Abs. 5).

Im Rahmen der von der Aufsichtsbehörde durchgeführten Besichtigungen kann der Überwachungsbeamte gegen Empfangsbescheinigung auch Proben zum Zwecke der Untersuchung entnehmen (§ 65). Die Proben können zum einen als Verdachtsproben entnommen werden, d. h. wenn sie den Anschein erwecken, dass sie gegebenenfalls in

ihrer pharmazeutischen Qualität beeinträchtigt und dadurch nicht mehr verkehrsfähig sind (sieh Kap. 1.3.3) oder als Planproben, d. h. Routineproben entnommen werden. Die analytische Überprüfung dieser Arzneimittelproben wird in den Arzneimittelprüfstellen der Länder, die sich überwiegend in einem chemischen Untersuchungsamt eines Bundeslandes befinden, durchgeführt.

Soweit eine Arzneimittelprobe bei einem pharmazeutischen Unternehmer entnommen wird, ist diesem, es sei denn, er verzichtet ausdrücklich darauf, ein Teil der Probe amtlich verschlossen zurückzulassen (§ 65 Abs. 1). Dies hat den Grund, dass im Falle einer Beanstandung der pharmazeutische Unternehmer diese „Gegenprobe" durch einen privaten Sachverständigen, der behördlich bestellt sein muss (§ 65 Abs. 4), begutachten lassen kann. Soweit ein Einzelhändler freiverkäufliche Arzneimittel unter seinem Namen in den Verkehr bringt, ist er pharmazeutischer Unternehmer (siehe Kap. 1.3.4, 1.4.1).

Wird bei einem Einzelhändler ein Fertigarzneimittel eines anderen pharmazeutischen Unternehmers als Probe entnommen – dies ist im Einzelhandel der Regelfall – ist durch diesen pharmazeutischen Unternehmer eine angemessene Entschädigung zu leisten, soweit der Einzelhändler nicht ausdrücklich darauf verzichtet hat (§ 65 Abs. 3). Wichtig ist der Hinweis, dass derjenige, der der Überwachung nach dem Arzneimittelgesetz durch die zuständige Behörde unterliegt, verpflichtet ist, die Besichtigung als solche nicht nur zu dulden, sondern die in der Überwachung tätigen Personen bei ihrer Tätigkeit zu unterstützen (§ 66). Dies bezieht sich vor allem darauf, dass das Betreten der Geschäftsräume ermöglicht wird, dass Behältnisse geöffnet und Auskünfte erteilt werden sowie die Entnahme von Proben ermöglicht wird.

Über eine Besichtigung wird eine Niederschrift erstellt, in der ggfl. auch Beanstandungen festgehalten werden.

Werden bei der Besichtigung der Betriebsräume oder bei der Untersuchung der ent-

nommenen Arzneimittelprobe Beanstandungen festgestellt, so kann die zuständige Behörde zur Beseitigung der festgestellten Verstöße und zur Verhütung künftiger Verstöße die notwendigen Anordnungen treffen (§ 69).
So kann z.B. das Inverkehrbringen eines Arzneimittels untersagt werden, wenn die erforderlichen Qualitätskontrollen nicht durchgeführt worden sind (§ 69 Abs. 1, Nr. 5). Dies kann solche Einzelhändler betreffen, die als pharmazeutische Unternehmer Arzneimittel unter ihrem Namen in den Verkehr bringen. Hierzu zählen vor allem solche Personen, die eine Erlaubnis zur Herstellung von Arzneimitteln nach § 53 Arzneimittelgesetz 1961 (z.B. Drogisten) besaßen und im Rahmen der Besitzstandswahrung auch nach dem jetzt gültigen Arzneimittelgesetz bis auf weiteres im bisherigen Umfang Arzneimittel herstellen dürfen (siehe Kap. 1.4.4).
Neben anderen Maßnahmen können die zuständigen Behörden auch Werbematerial, das den Vorschriften über den Verkehr mit Arzneimittel und über die Werbung auf dem Gebiet des Heilwesens (s. Kap. 2 und Anhang 4) nicht entspricht, sicherstellen (§ 69 Abs. 3).

1.13 Anzeigepflicht für Einzelhändler

Betriebe, die Arzneimittel herstellen, prüfen, lagern, verpacken oder in den Verkehr bringen, also auch Einzelhandelsgeschäfte, haben ihre Tätigkeit der zuständigen Überwachungsbehörde (siehe Kap. 1.12) anzuzeigen. Dies hat vor Aufnahme der Tätigkeit zu erfolgen. Bei der Anzeige ist anzugeben, um welche Art der Tätigkeit es sich handelt, ob z.B. Arzneimittel hergestellt oder umgefüllt und abgepackt werden oder ob sie nur abgegeben werden, sowie die Betriebsstätte, also etwa die Geschäftsräume des Einzelhandels. Einzelhändler, die beabsichtigen, Arzneimittel in unveränderter Form zur unmittelbaren Abgabe an den Verbraucher umzufüllen, abzupacken oder zu kennzeichnen, haben hierbei die Arzneimittel mit ihrer Bezeichnung und Zusammensetzung anzugeben.

Selbstverständlich sind im Nachgang zu dieser Tätigkeitsanzeige auch Änderungen bekannt zu geben, so z.B., wenn ein sachkundiger Einzelhändler das Arzneimittelsortiment, das von ihm in unveränderter Form zur unmittelbaren Abgabe an den Verbraucher umgefüllt, abgepackt oder gekennzeichnet wird, erweitert.
Der Anzeigepflicht unterliegt auch die Arzneimittelabgabe im Reisegewerbe, der Großhandel mit Arzneimitteln sowie das Sammeln von Arzneimitteln, z.B. durch gemeinnützige Organisationen.
Nicht anzeigepflichtig sind Apotheken – ausgenommen tierärztliche Hausapotheken – und Inhaber einer Erlaubnis zur Herstellung von Arzneimitteln (siehe Kap. 1.7.11).

1.14 Einfuhr von Arzneimitteln

Das Arzneimittelgesetz regelt nicht nur den Verkehr mit den Arzneimitteln, die im Geltungsbereich des Gesetzes, also in Deutschland, hergestellt und in den Verkehr gebracht werden, sondern auch die Einfuhr von Arzneimitteln aus dem Ausland (§§ 72–74). Aufgrund der Zugehörigkeit von Deutschland zur Europäischen Union, innerhalb der durch entsprechende Richtlinien einheitliche Voraussetzungen gegeben sind, wird hierbei zwischen Arzneimitteln, die aus EU-Staaten kommen, und solchen, die aus Nicht-EU-Staaten, den so genannten Drittländern eingeführt werden, unterschieden.

Soweit Fertigarzneimittel aus Drittländern eingeführt werden sollen, muss der Importeur hierzu eine Erlaubnis beantragen, die von ähnlichen Voraussetzungen abhängig ist wie bei der Arzneimittelherstellung (siehe Kap. 1.4). Zudem muss sichergestellt sein, dass Arzneimittel entsprechend anerkannten Grundregeln für die Herstellung von Arzneimitteln und die Sicherung ihrer Qualität, insbesondere der Europäischen Gemeinschaften und der Weltgesundheitsorganisation, hergestellt worden sind (§ 72 a). Soweit Arzneimittel aus Mitgliedstaaten der Europäischen Union verbracht werden, ist ein Nachweis hierfür nicht erforderlich.

Bei der Herkunft von Arzneimitteln aus EU-Staaten muss der Empfänger pharmazeutischer Unternehmer, Großhändler oder Tierarzt sein oder eine Apotheke betreiben (§ 73 Abs. 1).

Zusätzlich muss grundsätzlich sichergestellt sein, dass die importierten Arzneimittel, soweit sie der Pflicht zur Zulassung oder Registrierung unterliegen, zum Verkehr in der Bundesrepublik Deutschland zugelassen bzw. registriert (homöopathische Arznei-

mittel, traditionelle pflanzliche Arzneimittel) sind.

Der Einzelhändler kann demnach nur dann Arzneimittel aus dem Ausland (Drittland) direkt einführen, wenn er die o. g. Erlaubnis besitzt oder – bei EU-Importen – selbst pharmazeutischer Unternehmer ist, also Arzneimittel unter seinem Namen in den Verkehr bringt.

Von den einschränkenden Bestimmungen über die Einfuhr von Arzneimitteln ausgenommen sind solche Arzneimittel, die im Einzelfall in geringen Mengen zur Arzneimittelversorgung von Tieren, z. B. bei Tierschauen oder Turnieren, bestimmt sind, sowie solche Arzneimittel, die bei der Einreise zum persönlichen Bedarf mitgeführt werden. Auch dürfen Arzneimittel, die in einem EU-Mitgliedstaat zum Verkehr zugelassen sind, aus diesem Staat in einer dem üblichen persönlichen Bedarf entsprechenden Menge bezogen werden (§ 73 Abs. 2).

Die Einfuhr nicht zugelassener Fertigarzneimittel darf nur über Apotheken auf ärztliche Verschreibung und besondere Bestellung in geringen Mengen für einzelne Personen erfolgen (§ 73 Abs. 3). Soweit ausländische Ärzte und Tierärzte ihren Beruf im kleinen Grenzverkehr in der Bundesrepublik Deutschland ausüben, dürfen sie nur solche Arzneimittel mitführen, d. h. einführen, die zum Verkehr in der Bundesrepublik Deutschland zugelassen sind (§ 73 Abs. 5).

Bei der Einfuhr von Arzneimitteln haben die Zolldienststellen mitzuwirken. Sie können im Interesse der Arzneimittelsicherheit bei Verdacht von Verstößen gegen Verbote und Beschränkungen des Arzneimittelgesetzes Sendungen anhalten und veranlassen, dass diese den zuständigen Behörden (in der Regel Bezirksregierungen, Regierungspräsidien; s. auch Kap. 1.12) vorgeführt werden (§ 74).

1.15 Informationsbeauftragter, Pharmaberater

Pharmazeutische Unternehmer (siehe Kap. 1.3.4) haben gegenüber der Aufsichtsbehörde eine Person zu benennen, die für die wissenschaftliche Information über die in den Verkehr gebrachten Fertigarzneimittel verantwortlich ist (Informationsbeauftragter, § 74 a). Der Informationsbeauftragte ist insbesondere dafür verantwortlich, dass das Verbot der Irreführung (Verbote zum Schutz vor Täuschung, siehe Kap. 1.3.3) beachtet wird und die Kennzeichnung (siehe Kap. 1.3.5), die Packungsbeilage (siehe Kap. 1.3.6), die Fachinformation (siehe Kap. 1.3.7) und die Werbung (siehe Kap. 2 und Anhang 4) mit dem Inhalt der Zulassung (siehe Kap. 1.3.4) oder Registrierung (siehe Kap. 1.5.7) übereinstimmen.

Im Arzneimittelgesetz sind auch die Tätigkeit des Pharmaberaters und dessen Berufspflichten geregelt (§§ 75, 76).

Der Pharmaberater (Ärztebesucher) hat zunächst die Aufgabe, Angehörige der Heilberufe, das sind Ärzte, Zahnärzte, Tierärzte, Heilpraktiker und Apotheker, über Arzneimittel zu informieren. Selbstverständlich geschieht diese Arzneimittelinformation primär in Bezug auf Produkte des pharmazeutischen Unternehmers, für den der Pharmaberater tätig ist.

Neben dieser Funktion der Information, zu der auch die Aushändigung der Fachinformation (siehe Kap. 1.3.7) gehört, hat der Pharmaberater die sehr wichtige Aufgabe, Mitteilungen über Nebenwirkungen und Gegenanzeigen oder sonstige Risiken bei Arzneimitteln, über die er bei seinem Informationsgespräch Kenntnis erlangt, schriftlich aufzunehmen und seinem pharmazeutischen Unternehmer mitzuteilen (§ 76 Abs. 1). Zudem kann der Pharmaberater im Auftrag des pharmazeutischen Unternehmers auf schriftliche Anforderung an den genannten Personenkreis Muster von Arzneimitteln zur Erprobung abgeben (siehe Kap. 1.7.5).

Über Art, Umfang und Zeitpunkt der Abgabe von Ärztemustern hat der Pharmaberater Nachweise zu führen und diese auf Verlangen der zuständigen Behörde vorzulegen (§ 76 Abs. 2).

Die Tätigkeit als Pharmaberater ist – entsprechend der des Einzelhändlers – ebenfalls an eine Sachkenntnis gebunden (§ 75). Diese besitzen Personen, die ein Hochschulstudium abgeschlossen haben (Pharmazie, Chemie, Biologie, Medizin) sowie Personen mit einer Ausbildung als technische Assistenten in den Heilberufen. Daneben können Personen mit einer naturwissenschaftlichen, medizinischen oder einschlägigen kaufmännischen Ausbildung über eine spezielle Fortbildung den Beruf des „Geprüften Pharmareferenten" erlernen und mit dieser geschützten Berufsbezeichnung als Pharmaberater tätig sein. Schließlich kann die zuständige Behörde (siehe Kap. 1.12) eine abgelegte Prüfung oder abgeschlossene Ausbildung als ausreichend anerkennen, die einer der vorgenannten Ausbildungen mindestens gleichwertig ist.

1.16 Preisgestaltung

Die Abgabepreise von apothekenpflichtigen Arzneimitteln sind für Apotheken, Großhandlungen und Tierärzte in der Arzneimittelpreisverordnung festgelegt (§ 78).

Demgegenüber unterliegen Arzneimittel, die auch außerhalb der Apotheken abgegeben werden können, also solche, die freiverkäuflich sind, keiner Preisregelung. In allen

Einzelhandelsgeschäften, Drogerien und Großmärkten – und auch Apotheken – können die Preise insoweit frei kalkuliert werden. Dies führt ohne Zweifel dazu, dass derjenige, der Arzneimittel in großen Mengen umsetzt, dem Endverbraucher günstigere Konditionen einräumen kann als derjenige, der sich auf kleine Abgabemengen beschränken muss. Eine gesetzliche Regelung ist ebenfalls nicht getroffen für die Preise, die der pharmazeutische Unternehmer bei der Abgabe z.B. an Großhändler oder Apotheken erhebt.

1.17 Haftung für Arzneimittelschäden

Für Arzneimittel, die der Zulassungspflicht unterliegen oder von dieser durch Rechtsverordnung befreit wurden, besteht eine so genannte Gefährdungshaftung (§ 84 ff.). Schon länger besteht eine Gefährdungshaftung bereits im Bahn-, Bus- und Flugverkehr, d.h., der Betreiber dieser Verkehrsmittel muss im Interesse der Benutzer eine Versicherung abschließen, die bei Unglücksfällen den betroffenen Insassen bzw. deren Angehörigen zugute kommt und zwar unabhängig davon, ob der Betreiber schuldhaft gehandelt hat oder nicht. Auch ein pharmazeutischer Unternehmer, der Fertigarzneimittel in den Verkehr bringt, haftet für Schäden, die bei bestimmungsgemäßem Gebrauch seiner Arzneimittel beim Menschen entstehen. Dies gilt selbstverständlich auch dann, wenn ein Mensch durch ein Arzneimittel zu Tode kommt.

Die Ersatzpflicht besteht, wenn die Schädigung bei bestimmungsgemäßem Gebrauch des Arzneimittels ein nach den Erkenntnissen der medizinischen Wissenschaft vertretbares Maß überschreitet oder wenn die Schädigung in Folge einer nicht den Erkenntnissen der medizinischen Wissenschaft entsprechenden Kennzeichnung, Fachinformation oder Gebrauchsinformation eingetreten ist (§ 84 Abs. 1). Wenn also die Schädigung eines Menschen durch missbräuchliche Anwendung des Arzneimittels entsteht, haftet der pharmazeutische Unternehmer nicht.

Der Ersatzpflichtige haftet in dem Fall, dass ein Mensch verletzt oder getötet wird bis zu einem Kapitalbetrag von 600 000 Euro oder bis zu einem Rentenbetrag von jährlich 36 000,– Euro (§ 88 Nr. 1). Werden mehrere Menschen verletzt oder getötet, haftet der Ersatzpflichtige bis zu einem Kapitalbetrag von 120 Mio. Euro oder bis zu einem Rentenbetrag von jährlich 7,2 Mio. Euro (§ 88 Nr. 2).

Um seiner Verpflichtung nachzukommen, muss der pharmazeutische Unternehmer eine Haftpflichtversicherung bei einem in Deutschland zum Geschäftsbetrieb befugten Versicherungsunternehmen abschließen oder eine Freistellungs- oder Gewährleistungsverpflichtung eines inländischen Kreditinstituts oder eines Kreditinstituts eines anderen EU-Mitgliedsstaates beibringen (§ 94).

Jeder Einzelhändler, der – sachkundig – z.B. im Voraus Arzneimittel in unveränderter Form zur unmittelbaren Abgabe an den Verbraucher umfüllt, abpackt oder kennzeichnet und diese dann unter seinem Namen in den Verkehr bringt, unterliegt dieser Haftungsregelung. Dies gilt gleichermaßen, z.B. für Baldriantropfen, Pfefferminztee, Franzbranntwein oder Ähnliches wie für freiverkäufliche Fertigarzneimittel, die durch einen Auftragshersteller (= Lohnhersteller) für einen Einzelhändler hergestellt werden. Freiverkäufliche Arzneimittel, die der Einzelhändler nicht als Fertigarzneimittel vorrätig hält, sondern erst auf Wunsch dem Kunden abfüllt – z. B. Kamillenblüten, Leinsamen, Baldriantropfen, Franzbranntwein – unterliegen nicht dieser Haftungsregelung. Da keine Fertigarzneimittel vorliegen, besteht somit auch keine Zulassungspflicht. Die Höhe der Versicherungsprämie wird im Einzelnen, auf den jeweiligen Fall bezogen, vom Versicherer festgelegt. Sie wird sich nach dem Umsatz und der Art des Arzneimittels richten. Auf die Prämiengestaltung wirkt sich damit auch das Risiko aus, das mit einem Arzneimittel verbunden sein kann. Bei frei verkäuflichen Arzneimitteln ist dies im Allgemeinen bei bestimmungsgemäßem Gebrauch geringer als z. B. bei verschreibungspflichtigen Arzneimitteln.

1.18 Straf- und Bußgeldvorschriften

Zuwiderhandlungen gegen das Arzneimittelgesetz können je nach Art und Umfang sowohl Straftatbestände (§§ 95, 96) oder auch Ordnungswidrigkeiten (§ 97) sein. Straftatbestände werden zur Durchführung des Ermittlungsverfahrens durch die feststellende Behörde (im Allgemeinen die zuständige Überwachungsbehörde) an die zuständige Staatsanwaltschaft übergeben. Diese kann nach pflichtgemäßem Ermessen das Ermittlungsverfahren einstellen, z. B. wegen Geringfügigkeit, oder Klage erheben. Straftatbestände können sich sowohl aus vorsätzlichen als auch fahrlässig verletzten Rechtsvorschriften des Arzneimittelgesetzes ergeben, wobei teilweise bereits der Versuch strafbar ist. Straftaten können mit Freiheitsentzug bis zu 3 Jahren oder mit Geldstrafe geahndet werden. Ordnungswidrigkeiten werden in der Regel nicht von der Staatsanwaltschaft verfolgt, sondern von der feststellenden Behörde selbst. Sie beziehen sich ebenfalls auf vorsätzlich oder fahrlässig begangene Handlungen gegen das Arzneimittelgesetz, wobei ein Teil der begangenen Straftatbestände (§ 96) bei Fahrlässigkeit als Ordnungswidrigkeit geahndet wird (§ 97). Die zuständige Behörde ist verpflichtet, dem Betroffenen eine Anhörung einzuräumen. Danach wird das Bußgeld festgesetzt. Gegen den Bußgeldbescheid kann innerhalb einer Woche Einspruch erhoben werden. Über den Einspruch entscheidet das Amtsgericht. Ordnungswidrigkeiten können mit einer Geldbuße bis zu 25 000,– Euro geahndet werden.

Insbesondere die nachfolgenden Straftatbestände und Ordnungswidrigkeiten, sind für den Einzelhandel mit freiverkäuflichen Arzneimitteln außerhalb der Apotheken beispielhaft:

Strafbar handelt, wer entgegen

▸ § 5 bedenkliche Arzneimittel in den Verkehr bringt (§ 95 Abs. 1 Nr. 1; s. auch Kap. 1.3.1)

▸ § 6a Abs. 1 Arzneimittel zu Dopingzwecken im Sport in den Verkehr bringt (§ 95 Abs. 1 Nr. 2a; siehe auch Kap. 1.3.2)

▸ § 8 Abs. 1 Nr. 1 oder 1a Arzneimittel herstellt oder in den Verkehr bringt (§ 95 Abs. 1 Nr. 3a; siehe auch Kap. 1.3.3)

▸ § 43 Abs. 3 verschreibungspflichtige Arzneimittel im Einzelhandel außerhalb einer Apotheke in den Verkehr bringt (§ 95 Abs. 1 Nr. 4; s. auch Kap. 1.7).

Strafbar handelt ebenfalls, wer entgegen

▸ § 8 Abs. 1 Nr. 2 Arzneimittel herstellt oder in den Verkehr bringt, die mit irreführender Angabe, Bezeichnungen und Aufmachungen versehen sind (§ 96 Nr. 3; s. auch Kap. 1.3.3)

▸ § 13 Abs. 1 Arzneimittel ohne Erlaubnis herstellt (§ 96 Nr. 4; s. auch Kap. 1.4.1)

▸ § 21 Abs. 1 Fertigarzneimittel ohne Zulassung in den Verkehr bringt (§ 96 Nr. 5; s. auch Kap. 1.5).

Soweit eine der in § 96 bezeichneten Handlungen fahrlässig begangen wird, liegt eine Ordnungswidrigkeit vor.
Ordnungswidrig handelt außerdem, wer entgegen

▸ § 8 Abs. 2 Arzneimittel in den Verkehr bringt, deren Verfalldatum abgelaufen ist (§ 97 Abs. 2 Nr. 1; s. auch Kap. 1.3.3)

▸ § 9 Abs. 1 Arzneimittel in den Verkehr bringt, die nicht den Namen des pharmazeutischen Unternehmers tragen (§ 97 Abs. 2 Nr. 2; s. auch Kap. 1.3.4)

▸ § 10 Arzneimittel ohne die vorgeschriebene Kennzeichnung in den Verkehr bringt (§ 97 Abs. 2 Nr. 4; s. auch Kap. 1.3.5)

▸ § 11 Arzneimittel ohne die vorgeschriebene Packungsbeilage in den Verkehr bringt (§ 97 Abs. 2 Nr. 5; s. auch Kap. 1.3.6)

▸ § 43 Abs. 1 apothekenpflichtige Arzneimittel im Einzelhandel außerhalb einer Apotheke in den Verkehr bringt (§ 97 Abs. 2 Nr. 10; s. auch Kap. 1.7)

▸ § 50 Abs. 1 Einzelhandel mit Arzneimitteln betreibt (§ 97 Abs. 2 Nr. 14; s. auch Kap. 1.7.7)

▸ § 51 Abs. 1 Arzneimittel im Reisegewerbe feilbietet oder Bestellungen darauf aufsucht (§ 97 Abs. 2 Nr. 15; auch Kap. 1.7.9)

▸ § 52 Abs. 1 Arzneimittel im Wege der Selbstbedienung in den Verkehr bringt (§ 97 Abs. 2 Nr. 16; s. auch Kap. 1.7.10) oder

• einer Duldungs- oder Mitwirkungspflicht nach § 66 zuwiderhandelt (§ 97 Abs. 2 Nr. 26; s. auch Kap. 1.12)

• eine Anzeige nach § 67 nicht, nicht richtig, nicht vollständig oder nicht rechtzeitig erstattet (§ 97 Abs. 2 Nr. 7; s. auch Kap. 1.13).

1.19 Übergangsregelungen nach dem Einigungsvertrag

Gesetz zu dem Vertrag vom 31. August 1990 zwischen der Bundesrepublik Deutschland und der Deutschen Demokratischen Republik über die Herstellung der Einheit Deutschlands – Einigungsvertragsgesetz – und der Vereinbarung vom 18. September 1990 (BGBl. I S. 885)

Durch das o.a. Gesetz, das am 23. September 1990 verkündet wurde, ist das Arzneimittelgesetz mit seinen Folgeverordnungen in den fünf Bundesländern Brandenburg, Mecklenburg-Vorpommern, Sachsen, Sachsen-Anhalt und Thüringen sowie in Berlin-Ost in Kraft getreten. Im Rahmen der Rechtsangleichung sind eine Reihe arzneimittelrechtlicher Ergänzungen erfolgt. Bezogen auf den Einzelhandel mit freiverkäuflichen Arznei-

mitteln außerhalb der Apotheken sind folgende Bestimmungen von Interesse:

1. Einzelhandel mit freiverkäuflichen Arzneimitteln außerhalb der Apotheken

Wer bei Wirksamwerden des Beitritts Arzneimittel im Sinne des § 2 Abs. 1 oder Abs. 2 Nr. 1 des Arzneimittelgesetzes (siehe Kap. 1.2), die zum Verkehr außerhalb der Apotheken zugelassen sind, in den fünf neuen Bundesländern (s.o.) im Einzelhandel außerhalb der Apotheken in den Verkehr bringt (siehe Kap. 1.7.7), konnte diese Tätigkeit dort bis zum 31. Dezember 1992 weiter ausüben, soweit er nach den Rechtsvorschriften der ehemaligen Deutschen Demokratischen Republik dazu berechtigt war.

Teil III

2. Verordnung über den Nachweis der Sachkenntnis im Einzelhandel mit freiverkäuflichen Arzneimitteln

Als Nachweis der erforderlichen Sachkenntnis im Einzelhandel mit freiverkäuflichen Arzneimitteln werden Erlaubnisse anerkannt, die als Pharmazieingenieur, Apothekenassistent, Pharmazeutischer Assistent oder Apothekenfacharbeiter vor dem Wirksamwerden des Beitritts nach den Vorschriften der ehemaligen Deutschen Demokratischen Republik erteilt worden sind oder nach Wirksamwerden des Beitritts in den fünf neuen Bundesländern (s. o.) erteilt werden (siehe Kap. 1.7.7, s. Anhang 2).

3. Anzeigepflicht

Die Anzeigepflicht nach § 67 des Arzneimittelgesetzes (siehe Kap. 1.13) gilt nicht für Betriebe, Einrichtungen und Personen in den fünf neuen Bundesländern (s. o.), die bereits bei Wirksamwerden des Beitritts eine Tätigkeit im Sinne der Vorschrift ausüben.

4. Überwachung (siehe Kap. 1.12)

Die Überwachung des Einzelhandels mit Arzneimitteln außerhalb der Apotheken obliegt in den fünf neuen Bundesländern (s. o.) den zuständigen Gesundheitsbehörden.

5. Herstellungserlaubnis

Eine Erlaubnis (siehe Kap. 1.4), die gem. der Zweiten Durchführungsbestimmung zum Arzneimittelgesetz der ehemaligen Deutschen Demokratischen Republik oder gem. der Anordnung über den Verkehr mit Gesundheitspflegemitteln erteilt worden ist

und zum Zeitpunkt des Wirksamwerdens des Beitritts rechtsgültig bestand, gilt im bisherigen Umfang als Erlaubnis im Sinne des § 13 Abs. 1 Satz 1 des Arzneimittelgesetzes fort.

War die Herstellung von Arzneimitteln nach dem Arzneimittelgesetz der ehemaligen Deutschen Demokratischen Republik nicht von einer Erlaubnis abhängig, bedarf sie jedoch nach § 13 Abs. 1 des Arzneimittelgesetzes einer Erlaubnis, gilt sie demjenigen als erteilt, der die Tätigkeit der Arzneimittelherstellung beim Wirksamwerden des Beitritts seit mindestens drei Jahren befugt ausgeübt hat, jedoch nur, soweit die Herstellung auf bisher hergestellte oder nach der Zusammensetzung gleichartige Arzneimittel beschränkt bleibt. Der zuständigen Behörde waren die hergestellten Arzneimittel, die Betriebsstätte sowie Name, Beruf und Anschrift des Herstellungsleiters bis zum 3. April 1991 anzuzeigen. Ging die Anzeige nicht fristgerecht ein, ist die Erlaubnis erloschen. Die Behörde hatte den Eingang der Anzeige bis zum 3. Juli 1991 zu bestätigen. Eine Anzeige war nicht erforderlich für Gesundheitspflegemittel im Sinne der Anordnung über den Verkehr mit Gesundheitspflegemitteln.

Die vorstehenden fiktiven Erlaubnisse waren zum 3. April 1991 zu widerrufen, wenn nicht der zuständigen Behörde ein Vertriebsleiter benannt wurde. Entsprechendes galt zum 1. Januar 1993, wenn nicht die Einstellung eines Herstellungs- und eines Kontrollleiters nachgewiesen wurde, wobei der Kontrolleiter die im Arzneimittelgesetz geforderte Sachkunde besitzen muss. Wer bei Wirksamwerden des Beitritts in einem der fünf neuen Bundesländer (s. o.) die Tätigkeit des Herstellungsleiters befugt ausgeübt, darf diese Tätigkeit im bisherigen Umfang weiter ausüben.

2.1 Einleitung

Das Gesetz über die Werbung auf dem Gebiet des Heilwesens (Heilmittelwerbegesetz; s. Anhang 4) regelt die Werbung für Arzneimittel, Medizinprodukte und auch für andere Mittel (z. B. kosmetische Mittel), Verfahren, Behandlungen und Gegenstände, soweit sie mit Aussagen beworben werden, die sich auf die Erkennung, Beseitigung oder Linderung von Krankheiten, Leiden, Körperschäden oder krankhafte Beschwerden bei Mensch oder Tier beziehen. Mit der Änderung vom August 2005 ist der Anwendungsbereich des Gesetzes auf plastisch-chirurgische Operationen erweitert worden, soweit sich die Werbeaussage auf die Veränderung des menschlichen Körpers ohne medizinische Notwendigkeit bezieht.

Das Heilmittelwerbegesetz hat in gleicher Weise wie das Arzneimittelgesetz vor allem den Zweck, im Interesse einer ordnungsgemäßen Arzneimittelversorgung von Mensch und Tier für die Sicherheit im Arzneimittelverkehr zu sorgen. Es dient der Gefahrenabwehr und spricht daher eine Vielzahl von Verboten aus, stellt aber auch – soweit es sich um die Sicherstellung der Information handelt – Gebote auf. Die Grundphilosophie des Heilmittelwerbegesetzes lässt sich in Bezug auf Arzneimittel wie folgt darstellen: Werbung im Sinne des Heilmittelgesetzes ist Wirtschaftswerbung. Sie umfasst Werbemaßnahmen und Informationen, durch die der Absatz sowie der sinnvolle Einsatz wirtschaftlicher Güter gefördert werden soll. Pharmazeutische Unternehmer haben, wie die Inverkehrbringer anderer Waren, ein selbstverständliches Interesse daran, den Verbraucher über ihre Produkte zu informieren und auch für den Verkauf zu werben.

Auf der anderen Seite hat jeder Bürger das Recht, sich im Krankheitsfalle im Rahmen einer Selbstmedikation zu behandeln. Hier besteht das berechtigte Interesse des Verbrauchers, einen Überblick über die Arzneimittel zu erhalten, die auf dem Markt verfügbar sind. Darüber hinaus möchte der Verbraucher auch informiert werden, in welchen Krankheitsfällen die Arzneimittel eingesetzt werden können.

Die beworbene Ware aber, das Arzneimittel, ist nach allgemeiner Verkehrsauffassung eine Ware besonderer Art, bei deren Anwendung Risiken nicht ausgeschlossen werden können. Die bestehenden Risiken haben zur Folge, dass das Recht des Inverkehrbringers, für den Absatz zu werben, nicht uneingeschränkt bestehen bleiben kann. Nicht wenige Arzneimittel enthalten Wirkstoffe, deren erwünschte oder unerwünschte Wirkungen durch den Verbraucher nicht beurteilt oder abgeschätzt werden können. Diese Arzneimittel, die dennoch nicht in jedem Fall der Verschreibungspflicht unterliegen müssen, dürfen im Interesse der Gesundheit der Bevölkerung nicht uneingeschränkt beworben werden. Andernfalls könnte der Verbraucher veranlasst werden, solche Arzneimittel ohne den Rat eines Arztes in der Selbstmedikation anzuwenden.

Darüber hinaus gibt es eine Reihe von Krankheiten, bei denen eine Behandlung im Rahmen der Selbstmedikation, auch wenn sie mit erfahrungsgemäß harmlosen Arzneimitteln erfolgt, aus ärztlicher Sicht unerwünscht ist. Sie kann sogar für den einzelnen Betroffenen gefährliche Folgen haben. In diesen Fällen muss der pharmazeutische Unternehmer eine Beschränkung der Werbungs- und Verkaufsförderungsmaßnahmen in Kauf nehmen, da hier das öffentliche Interesse, nämlich die Gesundheit der Bevölkerung, schwerer wiegt. Konsequenter Weise ist eine Werbung bei den Verbrauchern nur mit Einschränkungen zugelassen oder sie ist verboten. So darf zum Beispiel für Arzneimittel, die der Verschreibungspflicht unterliegen, nicht in der Laienpresse geworben werden; für Arzneimittel, deren Anwendung bei bestimmten Krankheiten erfolgen soll, darf ebenfalls keine Laienwerbung betrieben werden. In beiden Fällen ist nur Werbung in Fachkreisen zulässig. Das Heilmittelwerbegesetz kann in drei große Abschnitte gegliedert werden:

1. Allgemeine Vorschriften, die bei jeder Werbung zu beachten sind,
2. Sondervorschriften, die die Fachwerbung betreffen,
3. Sondervorschriften, die die Publikumswerbung regeln.

Die Gebote und Verbote des Heilmittelwerbegesetzes lassen sich in den nachfolgend genannten drei Grundprinzipien zusammenfassen:

1. Für die Publikumswerbung und die Fachwerbung gibt es gleichermaßen keine Präventivkontrolle.

2. Es besteht das Verbot einer irreführenden Werbung. Irreführend ist insbesondere die Überbetonung von Wirksamkeiten oder das Nichterwähnen von Nebenwirkungen bzw. Risiken allgemein.
3. Es muss Übereinstimmung eines Mindestinformationsblockes mit den im Arzneimittelgesetz für die Packungsbeilage vorgeschriebenen Angaben bestehen. Dies gilt insbesondere für die Heilanzeigen, Gegenanzeigen, Nebenwirkungen und Warnhinweise.

Der konkrete Auftrag, die Einhaltung der Vorschriften des Heilmittelwerbegesetzes zu kontrollieren, ist durch das Arzneimittelgesetz geregelt (s. dort § 64). Die Überwachung erfolgt durch die Behörden der Länder, die gemäß Grundgesetz die Bundesgesetze als eigene Angelegenheit ausführen.

2.2 Geltungsbereich

Die Vorschriften des Heilmittelgesetzes finden nach § 1 Anwendung auf

1. Arzneimittel (siehe Kap. 1.2),
2. Medizinprodukte (siehe Kap. 1.2.2),
3. andere Mittel, Verfahren, Behandlungen und Gegenstände, soweit sich die Werbeaussagen auf die Erkennung, Beseitigung oder Linderung von Krankheiten, Leiden, Körperschäden oder krankhafte Beschwerden bei Mensch und Tier beziehen,
4. operative plastisch-chirurgische Operationen, soweit sich die Werbeaussage auf die Veränderung des menschlichen Körpers ohne medizinische Notwendigkeit bezieht, z. B. rein kosmetische Operationen.

Unter anderen Mitteln werden kosmetische Mittel (siehe Kap. 1.2.1) verstanden.

Das Heilmittelwerbegesetz gilt in der Regel z. B. nicht für Zahnpasten. Diese sind zwar Kosmetika – sie sind zur Pflege der Mundhöhle bestimmt –, sie sind jedoch zusätzlich nicht zur Erkennung, Beseitigung oder Linderung von Krankheiten (Parodontose, d. h. Zahnfleischschwund; Karies, d. h. Zahnfäule) bestimmt, sondern zu deren Verhütung. Entsprechendes gilt für Mundwässer. Auch Seifen oder Haarwässer sind meist nicht vom Heilmittelwerbegesetz erfasst.
Sind Zahnpasten jedoch zur Beseitigung von Parodontose oder Karies bestimmt oder Haarwässer gegen Haarausfall, so fallen sie unter das Heilmittelwerbegesetz.
Soweit Kosmetika hinsichtlich der Werbeaussagen nicht unter das Heilmittelwerbegesetz fallen, enthält das Lebensmittel- und

Futtermittelgesetzbuch entsprechende Bestimmungen:

▸ Verbote zum Schutz der Gesundheit
▸ Vorschriften zum Schutz vor Täuschungen

▸ Ermächtigungen zum Schutz der Gesundheit.

Die Werbung für Lebensmittel wird im Lebens- und Bedarfsgegenständegesetz geregelt.

2.3 Abgrenzung Fachwerbung – Laienwerbung

Das Heilmittelwerbegesetz unterscheidet zwischen einer Werbung für Fachkreise und einer Werbung außerhalb der Fachkreise, der sog. Publikums- oder Laienwerbung (§ 2).

Fachkreise sind Angehörige der Heilberufe (Ärzte, Zahnärzte, Tierärzte, Apotheker, Psychotherapeuten, Heilpraktiker), die Fachberufe des Gesundheitswesens (u. a. Krankenschwestern, Masseure), Einrichtungen, die der Gesundheit dienen (Krankenhäuser, Sanatorien) und Personen, soweit sie z. B. mit Arzneimitteln, Medizinprodukten oder anderen Mitteln im Sinne des Heilmittelwerbegesetzes (s. o.) erlaubterweise Handel treiben oder sie in Ausübung ihres Berufes anwenden.

Der Einzelhändler, der die Voraussetzungen des Arzneimittelgesetzes zum Einzelhandel mit freiverkäuflichen Arzneimitteln erfüllt (siehe Kap. 1.7.7), gehört insoweit zu den Fachkreisen. Personen, die in Ausübung ihres Berufes Arzneimittel anwenden, sind neben Ärzten nach herrschender Meinung u. a. auch die beruflichen Tierhalter, wie z. B. Landwirte oder Tierzüchter. Bei diesen darf jedoch nicht für verschreibungspflichtige Arzneimittel geworben werden (s. § 10 Abs. 1).

2.4 Irreführende Werbung

Das Heilmittelwerbegesetz verbietet eine irreführende Werbung (§ 3). Die Verbotsnormen für Arzneimittel stimmen weitgehend mit denen des § 8 Arzneimittelgesetz (siehe Kap. 1.3.3) überein. Sie sind entsprechend dem Geltungsbereich des Heilmittelwerbegesetzes auf Medizinprodukte und andere Mittel, Verfahren, Behandlungen und Gegenstände erweitert:

▸ Es darf also nicht für eine therapeutische Wirksamkeit oder Wirkungen geworben werden, die nicht vorhanden sind.
▸ Es darf nicht fälschlich der Eindruck erweckt werden, dass ein Erfolg mit Sicherheit erwartet werden kann und bei bestimmungsgemäßem oder längerem Gebrauch keine schädlichen Wirkungen eintreten.

Zu den Irreführungen im Sinne des Heilmittelwerbegesetzes gehören auch unwahre oder zur Täuschung geeignete Angaben über Arzneimittel, Medizinprodukte, andere Mittel, Verfahren etc. oder über besondere Befähigungen oder Erfolge des Herstellers oder von Personen, die für diesen tätig (gewesen) sind.

Unzulässig ist auch eine Werbung für zulassungspflichtige Arzneimittel, wenn diese nicht zugelassen sind (§ 3a). Entsprechendes gilt auch für nicht von einer Zulassung erfasste Anwendungsgebiete oder Darreichungsformen.

Teil III

2.5 Mindestinformationen

Speziell für die Arzneimittelwerbung schreibt das Heilmittelwerbegesetz eine Mindestinformation vor (§ 4). Angegeben werden müssen insbesondere

▷ Name des pharmazeutischen Unternehmens
▷ Bezeichnung des Arzneimittels,
▷ Zusammensetzung des Arzneimittels,
▷ Anwendungsgebiete,
▷ Gegenanzeigen,
▷ Nebenwirkungen,
▷ Warnhinweise, soweit sie für die Kennzeichnung vorgeschrieben sind,
▷ Wartezeit bei Arzneimitteln, soweit diese bei Tieren angewandt werden sollen, die der Gewinnung von Lebensmitteln dienen.

Die vorstehenden Angaben müssen mit denen übereinstimmen, die in der Gebrauchsinformation des Arzneimittels gemacht werden (siehe Kap. 1.3.6). Verpflichtend ist für die Publikumswerbung die Angabe „Zu Risiken und Nebenwirkungen lesen Sie die Packungsbeilage und fragen Sie Ihren Arzt oder Apotheker". Bei freiverkäuflichen Arzneimitteln kann diese Angabe entfallen, es sei denn, dass in der Packungsbeilage oder auf dem Behältnis Nebenwirkungen oder sonstige Risiken angegeben sind.

Angaben über die Zusammensetzung, Gegenanzeigen und Nebenwirkungen des Arzneimittels können in der Publikumswerbung entfallen.

Sonderbestimmungen bestehen für die sog. Erinnerungswerbung. Diese liegt vor, wenn ausschließlich mit der Bezeichnung eines Arzneimittels oder zusätzlich mit dem Namen der Firma oder der Marke des pharmazeutischen Unternehmers geworben wird. In diesem Zusammenhang ist die Angabe eines Verkaufspreises und der Packungsgröße unerheblich. Der Einzelhändler kann also ein freiverkäufliches Arzneimittel auch mit Angabe des Verkaufspreises und der Packungsgröße bewerben, ohne dass Angaben über die Anwendungsgebiete, Gegenanzeigen oder Nebenwirkungen gemacht werden müssen (s. o. – Mindestinformation).

2.6 Unzulässige Werbung

In der Publikumswerbung – dieses Verbot gilt also nicht für die Fachwerbung – darf nicht für Arzneimittel, andere Mittel, Verfahren und Behandlungen geworben werden (§ 11)

▷ mit wissenschaftlichen Gutachten
▷ mit dem Hinweis, dass z. B. eine ärztliche Empfehlung vorliegt,
▷ mit der Wiedergabe von Krankengeschichten,
▷ mit der bildlichen Darstellung von Angehörigen der Heilberufe in Berufskleidung oder bei Ausübung ihres Berufes,

▷ mit vergleichenden Darstellungen des Körpers vor und nach einer Behandlung bzw. Anwendung,
▷ mit Werbeaussagen, die geeignet sind Angstgefühle hervorzurufen, z. B. durch Angaben, die auf besorgniserregende Zustände hinweisen,
▷ mit Werbemaßnahmen, die sich ausschließlich oder überwiegend an Jugendliche unter 14 Jahren richten,
▷ mit Dank-, Anerkennungs- oder Empfehlungsschreiben,
▷ mit Preisausschreiben oder Verlosungen, deren Ergebnis vom Zufall abhängig ist.

Arzneimittelproben dürfen nicht abgegeben werden. Dieses Verbot betrifft auch den Einzelhandel mit freiverkäuflichen Arzneimitteln. Arzneimittelproben sind keine unverkäuflichen Muster im Sinne des Arzneimittelgesetzes, die auf Anforderung an Ärzte abgegeben werden dürfen (siehe Kap. 1.3.5, 1.7.5).

Eine unzulässige Werbung ist auch die nicht verlangte Abgabe von Mustern oder Proben oder Gutscheinen für andere Mittel oder Gegenstände.

Nicht zulässig ist auch eine Publikumswerbung für Arzneimittel zur Anwendung bei Menschen, die nahe legt, dass die Wirkung der Arzneimittel einem anderen Arzneimittel oder einer anderen Behandlung entspricht oder überlegen ist. Ebenfalls unzulässig sind Werbemaßnahmen, die sich ausschließlich oder überwiegend an Kinder unter 14 Jahren richten.

Sowohl in der Fach- als auch in der Laienwerbung darf nicht für einen Bezug von Arzneimitteln im Wege des Teleshoppings (§ 8) oder für eine Fernbehandlung geworben werden (§ 9). Ebenfalls unzulässig ist das Angebot von Werbegaben, die nicht von geringem Wert sind (§ 7). Hierdurch soll die Beeinflussung des Käufers verhindert werden. Von diesem Verbot nicht betroffen sind also Werbegeschenke von geringem Wert, wie etwa Kundenzeitschriften, Kalender, kleine Bälle,

Luftballons. Zu beachten bleibt, dass Proben von „anderen Mitteln oder Gegenständen" als Werbegeschenke nur auf Verlangen des Kunden abgegeben werden dürfen (s. o.). Für verschreibungspflichtige Arzneimittel (siehe Kap. 1.7.6) darf nur bei Ärzten, Zahnärzten, Tierärzten, Apothekern sowie anderen Personen geworben werden, die hiermit erlaubterweise Handel treiben, z. B. Großhändler (§ 10). Der vorgenannte Personenkreis ist kleiner als der Fachkreis im Sinne des Gesetzes (s. 2.3 – Fachkreise). Publikumswerbung sowie Werbung im Einzelhandel außerhalb der Apotheke scheidet grundsätzlich aus.

Entsprechendes gilt auch für Arzneimittel, die dazu bestimmt sind, beim Menschen die Schlaflosigkeit zu beseitigen. Das Verbot betrifft jegliche Publikumswerbung. Nach höchstrichterlicher Rechtsprechung sind Arzneimittel, die dazu bestimmt sind, beim Menschen die Schlaflosigkeit zu beseitigen, Schlafmittel im pharmakologischen Sinn. Stoffe, die nur eine gewisse beruhigende Wirkung auszuüben vermögen, wie Hopfen und Baldrian, sollen durch diese Bestimmung nicht erfasst werden. Sie sind im Allgemeinen richtigerweise als „Einschlafhilfe" oder „zur Beruhigung" bestimmt. Wird jedoch auf die Beseitigung der Schlaflosigkeit hingewiesen, greift das Verbot der Publikumswerbung.

Teil III

2.7 Krankheitskatalog

In der Anlage zum Heilmittelwerbegesetz sind Krankheiten und Leiden beim Menschen (Abschnitt A) und beim Tier (Abschnitt B) aufgeführt, für deren Behandlung mit Arzneimitteln oder Medizinprodukten außerhalb der Fachkreise nicht geworben werden darf (§ 12). Das Werbeverbot bezieht sich nicht nur auf die Erkennung, Beseitigung oder Linderung der aufgeführten Krankheiten oder Leiden, sondern auch auf deren Verhütung. Die Anlage ist nicht so umfangreich wie die

Krankheitskataloge zu den Rechtsverordnungen nach §§ 45 und 46 des Arzneimittelgesetzes (s. Anhang 3, dort Anlage 3).

Das Verbot gilt auch für die Werbung für andere Mittel, Verfahren und Behandlungen oder Gegenstände, es sei denn, es handelt sich um eine Werbung für Verfahren oder Behandlungen in Heilbädern, Kurorten und Kuranstalten. Abschnitt A Nr. 2 der Anlage findet keine Anwendung auf die Werbung für Medizinprodukte.

2.8 Residenzpflicht

Eine Werbung im Sinne des Heilmittelgesetzes ist nur zulässig, wenn hierfür im Geltungsbereich des Gesetzes oder in einem anderen Mitgliedstaat der Europäischen Gemeinschaften oder in einem anderen Vertragsstaat des Abkommens über den Europäischen Wirtschaftsraum eine Person oder ein Unternehmen verantwortlich zeichnet (§ 13). Diese Bestimmung steht in Übereinstimmung mit § 9 des Arzneimittelgesetzes (siehe Kap. 1.3.4).

Dennoch ist die häufig zu beobachtende Werbung in deutschen Zeitschriften oder im Internet, die von Firmen mit Sitz außerhalb der Bundesrepublik Deutschland veranlasst wird, vielfach rechtswidrig, ohne dass dagegen erfolgreich vorgegangen werden kann.

2.9 Überwachung

Die Überwachung der Vorschriften des Heilmittelwerbegesetzes ist in § 64 Arzneimittelgesetz geregelt (siehe Kap. 1.12). Danach haben die zuständigen Behörden sich u.a. auch davon zu überzeugen, dass die Vorschriften über die Werbung auf dem Gebiet des Heilwesens beachtet werden.

Die Behörden können Werbematerialien auch zur Begutachtung entnehmen. Soweit die Werbematerialien nicht den Vorschriften des Heilmittelwerbegesetzes entsprechen, können sie von den zuständigen Behörden sichergestellt werden.

2.10 Zuwiderhandlungen

Strafbar macht sich, wer dem Verbot der irreführenden Werbung (§ 3) zuwiderhandelt (§ 14). Ein Verstoß kann mit einer Freiheitsstrafe bis zu einem Jahr oder mit Geldstrafe bestraft werden. Liegt insoweit fahrlässiges Verhalten vor, kann dies mit einer Geldbuße bis zu 50 000,– € geahndet werden (§ 15).

Alle sonstigen Zuwiderhandlungen gegen die Bestimmungen des Heilmittelwerbegesetzes sind Ordnungswidrigkeiten (§ 15); dies unabhängig davon, ob Vorsätzlichkeit oder Fahrlässigkeit vorliegt. Es können Geldbußen bis zu 20 000,– € verhängt werden.

ANHANG

Anhang 1
Gesetz über den Verkehr mit Arzneimitteln (Arzneimittelgesetz-AMG)

i. d. F. der Bekanntmachung der Neufassung des Arzneimittelgesetzes vom 12. Dezember 2005 (BGBl. I S. 3393)

– Auszug –

Erster Abschnitt
Zweck des Gesetzes und Begriffsbestimmungen

§ 1
Zweck des Gesetzes

Es ist der Zweck dieses Gesetzes, im Interesse einer ordnungsgemäßen Arzneimittelversorgung von Mensch und Tier für die Sicherheit im Verkehr mit Arzneimitteln, insbesondere für die Qualität, Wirksamkeit und Unbedenklichkeit der Arzneimittel nach Maßgabe der folgenden Vorschriften zu sorgen.

§ 2
Arzneimittelbegriff

(1) Arzneimittel sind Stoffe und Zubereitungen aus Stoffen, die dazu bestimmt sind, durch Anwendung am oder im menschlichen oder tierischen Körper

1. Krankheiten, Leiden, Körperschäden oder krankhafte Beschwerden zu heilen, zu lindern, zu verhüten oder zu erkennen,
2. die Beschaffenheit, den Zustand oder die Funktionen des Körpers oder seelische Zustände erkennen zu lassen,
3. vom menschlichen oder tierischen Körper erzeugte Wirkstoffe oder Körperflüssigkeiten zu ersetzen,

4. Krankheitserreger, Parasiten oder körperfremde Stoffe abzuwehren, zu beseitigen oder unschädlich zu machen oder
5. die Beschaffenheit, den Zustand oder die Funktionen des Körpers oder seelische Zustände zu beeinflussen.

(2) Als Arzneimittel gelten

1. Gegenstände, die ein Arzneimittel nach Absatz 1 enthalten oder auf die ein Arzneimittel nach Absatz 1 aufgebracht ist und die dazu bestimmt sind, dauernd oder vorübergehend mit dem menschlichen oder tierischen Körper in Berührung gebracht zu werden,
1a. tierärztliche Instrumente, soweit sie zur einmaligen Anwendung bestimmt sind und aus der Kennzeichnung hervorgeht, daß sie einem Verfahren zur Verminderung der Keimzahl unterzogen worden sind,
2. Gegenstände, die, ohne Gegenstände nach Nummer 1 oder 1a zu sein, dazu bestimmt sind, zu den in Absatz 1 Nr. 2 oder 5 bezeichneten Zwecken in den tierischen Körper dauernd oder vorübergehend eingebracht zu werden, ausgenommen tierärztliche Instrumente,
3. Verbandstoffe und chirurgische Nahtmaterialien, soweit sie zur Anwendung am

oder im tierischen Körper bestimmt und nicht Gegenstände der Nummer 1, 1a oder 2 sind,

4. Stoffe und Zubereitungen aus Stoffen, die, auch im Zusammenwirken mit anderen Stoffen oder Zubereitungen aus Stoffen, dazu bestimmt sind, ohne am oder im tierischen Körper angewendet zu werden, die Beschaffenheit, den Zustand oder die Funktion des tierischen Körpers erkennen zu lassen oder der Erkennung von Krankheitserregern bei Tieren zu dienen.

(3) Arzneimittel sind nicht

1. Lebensmittel im Sinne des § 2 Abs. 2 des Lebensmittel- und Futtermittelgesetzbuches,
2. kosmetische Mittel im Sinne des § 2 Abs. 5 des Lebensmittel- und Futtermittelgesetzbuches,
3. Tabakerzeugnisse im Sinne des § 3 des Vorläufigen Tabakgesetzes,
4. Stoffe oder Zubereitungen aus Stoffen, die ausschließlich dazu bestimmt sind, äußerlich am Tier zur Reinigung oder Pflege oder zur Beeinflussung des Aussehens oder des Körpergeruchs angewendet zu werden, soweit ihnen keine Stoffe oder Zubereitungen aus Stoffen zugesetzt sind, die vom Verkehr außerhalb der Apotheke ausgeschlossen sind,
5. (weggefallen)
6. Futtermittel im Sinne des § 3 Nr. 11 bis 15 des Lebensmittel- und Futtermittelgesetzbuches,
7. Medizinprodukte und Zubehör für Medizinprodukte im Sinne des § 3 des Medizinproduktegesetzes, es sei denn, es handelt sich um Arzneimittel im Sinne des § 2 Abs. 1 Nr. 2,
8. die in § 9 Satz 1 des Transplantationsgesetzes genannten Organe und Augenhornhäute, wenn sie zur Übertragung auf andere Menschen bestimmt sind.

(4) Solange ein Mittel nach diesem Gesetz als Arzneimittel zugelassen oder registriert oder durch Rechtsverordnung von der Zu-

lassung oder Registrierung freigestellt ist, gilt es als Arzneimittel. Hat die zuständige Bundesoberbehörde die Zulassung oder Registrierung eines Mittels mit der Begründung abgelehnt, dass es sich um kein Arzneimittel handelt, so gilt es nicht als Arzneimittel.

§ 3
Stoffbegriff

Stoffe im Sinne dieses Gesetzes sind

1. chemische Elemente und chemische Verbindungen sowie deren natürlich vorkommende Gemische und Lösungen,
2. Pflanzen, Pflanzenteile, Pflanzenbestandteile, Algen, Pilze und Flechten in bearbeitetem oder unbearbeitetem Zustand,
3. Tierkörper, auch lebender Tiere, sowie Körperteile, -bestandteile und Stoffwechselprodukte von Mensch oder Tier in bearbeitetem oder unbearbeitetem Zustand,
4. Mikroorganismen einschließlich Viren sowie deren Bestandteile oder Stoffwechselprodukte.

§ 4
Sonstige Begriffsbestimmungen

(1) Fertigarzneimittel sind Arzneimittel, die im Voraus hergestellt und in einer zur Abgabe an den Verbraucher bestimmten Packung in den Verkehr gebracht werden oder andere zur Abgabe an Verbraucher bestimmte Arzneimittel, bei deren Zubereitung in sonstiger Weise ein industrielles Verfahren zur Anwendung kommt oder die, ausgenommen in Apotheken, gewerblich hergestellt werden. Fertigarzneimittel sind nicht Zwischenprodukte, die für eine weitere Verarbeitung durch einen Hersteller bestimmt sind.

■
■
■

(10) Fütterungsarzneimittel sind Arzneimittel in verfütterungsfertiger Form, die aus

Arzneimittel-Vormischungen und Mischfuttermitteln hergestellt werden und die dazu bestimmt sind, zur Anwendung bei Tieren in den Verkehr gebracht zu werden.

(11) Arzneimittel-Vormischungen sind Arzneimittel, die ausschließlich dazu bestimmt sind, zur Herstellung von Fütterungsarzneimitteln verwendet zu werden. Sie gelten als Fertigarzneimittel.

(12) Die Wartezeit ist die Zeit, die bei bestimmungsgemäßer Anwendung des Arzneimittels nach der letzten Anwendung des Arzneimittels bei einem Tier bis zur Gewinnung von Lebensmitteln, die von diesem Tier stammen, zum Schutz der öffentlichen Gesundheit einzuhalten ist und die sicherstellt, dass Rückstände in diesen Lebensmitteln die gemäß der Verordnung (EWG) Nr. 2377/90 des Rates vom 26. Juni 1990 zur Schaffung eines Gemeinschaftsverfahrens für die Festsetzung von Höchstmengen für Tierarzneimittelrückstände in Nahrungsmitteln tierischen Ursprungs (ABl. EG Nr. L 224 S. 1) festgelegten zulässigen Höchstmengen für pharmakologisch wirksame Stoffe nicht überschreiten.

(13) Nebenwirkungen sind die beim bestimmungsgemäßen Gebrauch eines Arzneimittels auftretenden schädlichen unbeabsichtigten Reaktionen. Schwerwiegende Nebenwirkungen sind Nebenwirkungen, die tödlich oder lebensbedrohlich sind, eine stationäre Behandlung oder Verlängerung einer stationären Behandlung erforderlich machen, zu bleibender oder schwerwiegender Behinderung, Invalidität, kongenitalen Anomalien oder Geburtsfehlern führen; für Arzneimittel, die zur Anwendung bei Tieren bestimmt sind, sind schwerwiegend auch Nebenwirkungen, die ständig auftretende oder lang anhaltende Symptome hervorrufen. Unerwartete Nebenwirkungen sind Nebenwirkungen, deren Art, Ausmaß oder Ausgang von der Packungsbeilage des Arzneimittels abweichen. Die Sätze 1 bis 3 gelten auch für die als Folge von Wechselwirkungen auftretenden Nebenwirkungen.

(14) Herstellen ist das Gewinnen, das Anfertigen, das Zubereiten, das Be- oder Verarbeiten, das Umfüllen einschließlich Abfüllen, das Abpacken, das Kennzeichnen und die Freigabe.

(15) Qualität ist die Beschaffenheit eines Arzneimittels, die nach Identität, Gehalt, Reinheit, sonstigen chemischen, physikalischen, biologischen Eigenschaften oder durch das Herstellungsverfahren bestimmt wird.

(16) Eine Charge ist die jeweils aus derselben Ausgangsmenge in einem einheitlichen Herstellungsvorgang oder bei einem kontinuierlichen Herstellungsverfahren in einem bestimmten Zeitraum erzeugte Menge eines Arzneimittels.

(17) Inverkehrbringen ist das Vorrätighalten zum Verkauf oder zu sonstiger Abgabe, das Feilhalten, das Feilbieten und die Abgabe an andere.

(18) Der pharmazeutische Unternehmer ist bei zulassungs- oder registrierungspflichtigen Arzneimitteln der Inhaber der Zulassung oder Registrierung. Pharmazeutischer Unternehmer ist auch, wer Arzneimittel unter seinem Namen in den Verkehr bringt, außer in den Fällen des § 9 Abs. 1 Satz 2.

(19) Wirkstoffe sind Stoffe, die dazu bestimmt sind, bei der Herstellung von Arzneimitteln als arzneilich wirksame Bestandteile verwendet zu werden oder bei ihrer Verwendung in der Arzneimittelherstellung zu arzneilich wirksamen Bestandteilen der Arzneimittel zu werden.

(29) Pflanzliche Arzneimittel sind Arzneimittel, die als Wirkstoff ausschließlich einen oder mehrere pflanzliche Stoffe oder eine oder mehrere pflanzliche Zubereitungen oder eine oder mehrere solcher pflanzlichen Stoffe in Kombination mit einer oder mehreren solcher pflanzlichen Zubereitungen enthalten.

Anhang

§ 4a
Ausnahmen vom Anwendungsbereich

Dieses Gesetz findet keine Anwendung auf

▪

▪

▪

3. Arzneimittel, die ein Arzt, Tierarzt oder eine andere Person, die zur Ausübung der Heilkunde befugt ist, bei Mensch oder Tier anwendet, soweit die Arzneimittel ausschließlich zu diesem Zweck unter der unmittelbaren fachlichen Verantwortung des anwendenden Arztes,

Tierarztes oder der anwendenden Person, die zur Ausübung der Heilkunde befugt ist, hergestellt worden sind,

4. menschliche Organe, Organteile und Gewebe, die unter der fachlichen Verantwortung eines Arztes zum Zwecke der Übertragung auf Menschen entnommen werden, wenn diese Menschen unter der fachlichen Verantwortung dieses Arztes behandelt werden.

▪

▪

▪

Zweiter Abschnitt Anforderungen an die Arzneimittel

§ 5
Verbot bedenklicher Arzneimittel

(1) Es ist verboten, bedenkliche Arzneimittel in den Verkehr zu bringen.

(2) Bedenklich sind Arzneimittel, bei denen nach dem jeweiligen Stand der wissenschaftlichen Erkenntnisse der begründete Verdacht besteht, dass sie bei bestimmungsgemäßem Gebrauch schädliche Wirkungen haben, die über ein nach den Erkenntnissen der medizinischen Wissenschaft vertretbares Maß hinausgehen.

§ 6
Ermächtigung zum Schutz
der Gesundheit

▪

▪

▪

§ 6a
Verbot von Arzneimitteln zu
Dopingzwecken im Sport

(1) Es ist verboten, Arzneimittel zu Dopingzwecken im Sport in den Verkehr zu brin-

gen, zu verschreiben oder bei anderen anzuwenden.

▪

▪

▪

§ 7
Radioaktive und mit ionisierenden
Strahlen behandelte Arzneimittel

(1) Es ist verboten, radioaktive Arzneimittel oder Arzneimittel, bei deren Herstellung ionisierende Strahlen verwendet worden sind, in den Verkehr zu bringen, es sei denn, dass dies durch Rechtsverordnung nach Absatz 2 zugelassen ist.

▪

▪

▪

§ 8
Verbote zum Schutz vor Täuschung

(1) Es ist verboten, Arzneimittel herzustellen oder in den Verkehr zu bringen, die
1. durch Abweichung von den anerkannten pharmazeutischen Regeln in ihrer Qualität nicht unerheblich gemindert sind,

1a. hinsichtlich ihrer Identität oder Herkunft falsch gekennzeichnet sind (gefälschte Arzneimittel) oder

2. in anderer Weise mit irreführender Bezeichnung, Angabe oder Aufmachung versehen sind. Eine Irreführung liegt insbesondere dann vor, wenn

a) Arzneimitteln eine therapeutische Wirksamkeit oder Wirkungen beigelegt werden, die sie nicht haben,

b) fälschlich der Eindruck erweckt wird, dass ein Erfolg mit Sicherheit erwartet werden kann oder dass nach bestimmungsgemäßem oder längerem Gebrauch keine schädlichen Wirkungen eintreten,

c) zur Täuschung über die Qualität geeignete Bezeichnungen, Angaben oder Aufmachungen verwendet werden, die für die Bewertung des Arzneimittels mitbestimmend sind.

(2) Es ist verboten, Arzneimittel in den Verkehr zu bringen, deren Verfalldatum abgelaufen ist.

§ 9
Der Verantwortliche für das Inverkehrbringen

(1) Arzneimittel, die im Geltungsbereich dieses Gesetzes in den Verkehr gebracht werden, müssen den Namen oder die Firma und die Anschrift des pharmazeutischen Unternehmers tragen. Dies gilt nicht für Arzneimittel, die zur klinischen Prüfung bei Menschen bestimmt sind.

(2) Arzneimittel dürfen im Geltungsbereich dieses Gesetzes nur durch einen pharmazeutischen Unternehmer in den Verkehr gebracht werden, der seinen Sitz im Geltungsbereich dieses Gesetzes, in einem anderen Mitgliedstaat der Europäischen Union oder in einem anderen Vertragsstaat des Abkommens über den Europäischen Wirtschaftsraum hat. Bestellt der pharmazeutische Unternehmer einen örtlichen Vertreter, entbindet ihn dies nicht von seiner rechtlichen Verantwortung.

§ 10
Kennzeichnung der Fertigarzneimittel

(1) Fertigarzneimittel, die Arzneimittel im Sinne des § 2 Abs. 1 oder Abs. 2 Nr. 1 und nicht zur klinischen Prüfung bei Menschen bestimmt oder nach § 21 Abs. 2 Nr. 1a oder 1b von der Zulassungspflicht freigestellt sind, dürfen im Geltungsbereich dieses Gesetzes nur in den Verkehr gebracht werden, wenn auf den Behältnissen und, soweit verwendet, auf den äußeren Umhüllungen in gut lesbarer Schrift, allgemein verständlich in deutscher Sprache und auf dauerhafte Weise und in Übereinstimmung mit den Angaben nach § 11a angegeben sind

1. der Name oder die Firma und die Anschrift des pharmazeutischen Unternehmers und, soweit vorhanden, der Name des von ihm benannten örtlichen Vertreters,

2. die Bezeichnung des Arzneimittels, gefolgt von der Angabe der Stärke und der Darreichungsform, und soweit zutreffend, dem Hinweis, dass es zur Anwendung für Säuglinge, Kinder oder Erwachsene bestimmt ist, es sei denn, dass diese Angaben bereits in der Bezeichnung enthalten sind,

3. die Zulassungsnummer mit der Abkürzung „Zul.-Nr.",

4. die Chargenbezeichnung, soweit das Arzneimittel in Chargen in den Verkehr gebracht wird, mit der Abkürzung „Ch.-B.", soweit es nicht in Chargen in den Verkehr gebracht werden kann, das Herstellungsdatum,

5. die Darreichungsform,

6. der Inhalt nach Gewicht, Rauminhalt oder Stückzahl,

7. die Art der Anwendung,

8. die Wirkstoffe nach Art und Menge und weitere Bestandteile nach der Art, soweit dies durch Auflage der zuständigen Bundesoberbehörde nach § 28 Abs. 2 Nr. 1 angeordnet oder durch Rechtsverordnung nach § 12 Abs. 1 Nr. 4, auch in Verbindung mit Abs. 2, oder nach § 36 Abs. 1 vorgeschrieben ist; bei Arzneimitteln zur par-

enteralen oder zur topischen Anwendung, einschließlich der Anwendung am Auge, alle Bestandteile nach der Art,

8a. bei gentechnologisch gewonnenen Arzneimitteln der Wirkstoff und die Bezeichnung des bei der Herstellung verwendeten gentechnisch veränderten Mikroorganismus oder die Zellinie,

9. das Verfalldatum mit dem Hinweis „verwendbar bis",

10. bei Arzneimitteln, die nur auf ärztliche, zahnärztliche oder tierärztliche Verschreibung abgegeben werden dürfen, der Hinweis „Verschreibungspflichtig", bei sonstigen Arzneimitteln, die nur in Apotheken an Verbraucher abgegeben werden dürfen, der Hinweis „Apothekenpflichtig",

11. bei Mustern der Hinweis „Unverkäufliches Muster",

12. der Hinweis, dass Arzneimittel unzugänglich für Kinder aufbewahrt werden sollen, es sei denn, es handelt sich um Heilwässer,

13. soweit erforderlich besondere Vorsichtsmaßnahmen für die Beseitigung von nicht verwendeten Arzneimitteln oder sonstige besondere Vorsichtsmaßnahmen, um Gefahren für die Umwelt zu vermeiden,

14. Verwendungszweck bei nicht verschreibungspflichtigen Arzneimitteln.

Sofern die Angaben nach Satz 1 zusätzlich in einer anderen Sprache wiedergegeben werden, müssen in dieser Sprache die gleichen Angaben gemacht werden. Ferner ist Raum für die Angabe der verschriebenen Dosierung vorzusehen; dies gilt nicht für die in Absatz 8 Satz 3 genannten Behältnisse und Ampullen und für Arzneimittel, die dazu bestimmt sind, ausschließlich durch Angehörige der Heilberufe angewendet zu werden. Weitere Angaben sind zulässig, soweit sie mit der Anwendung des Arzneimittels in Zusammenhang stehen, für die gesundheitliche Aufklärung der Patienten wichtig sind und den Angaben nach § 11a nicht widersprechen.

(1a) Bei Arzneimitteln, die nicht mehr als drei Wirkstoffe enthalten, muss die internationale Kurzbezeichnung der Weltgesundheitsorganisation angegeben werden oder, soweit eine solche nicht vorhanden ist, die gebräuchliche Kurzbezeichnung; dies gilt nicht, wenn in der Angabe nach Absatz 1 Satz 1 Nr. 2 die Bezeichnung des Wirkstoffs nach Absatz 1 Satz 1 Nr. 8 enthalten ist.

(1b) Bei Arzneimitteln, die zur Anwendung bei Menschen bestimmt sind, ist die Bezeichnung des Arzneimittels auf den äußeren Umhüllungen auch in Blindenschrift anzugeben. Die in Absatz 1 Satz 1 Nr. 2 genannten sonstigen Angaben zur Darreichungsform und zu der Personengruppe, für die das Arzneimittel bestimmt ist, müssen nicht in Blindenschrift aufgeführt werden; dies gilt auch dann, wenn diese Angaben in der Bezeichnung enthalten sind. Satz 1 gilt nicht für Arzneimittel,

1. die dazu bestimmt sind, ausschließlich durch Angehörige der Heilberufe angewendet zu werden oder

2. die in Behältnissen von nicht mehr als 20 Milliliter Rauminhalt oder einer Inhaltsmenge von nicht mehr als 20 Gramm in Verkehr gebracht werden.

(2) Es sind ferner Warnhinweise, für die Verbraucher bestimmte Aufbewahrungshinweise und für die Fachkreise bestimmte Lagerhinweise anzugeben, soweit dies nach dem jeweiligen Stand der wissenschaftlichen Erkenntnisse erforderlich oder durch Auflagen der zuständigen Bundesoberbehörde nach § 28 Abs. 2 Nr. 1 angeordnet oder durch Rechtsverordnung vorgeschrieben ist.

(3) Bei Sera ist auch die Art des Lebewesens, aus dem sie gewonnen sind, bei Virusimpfstoffen das Wirtssystem, das zur Virusvermehrung gedient hat, anzugeben.

(4) Bei Arzneimitteln, die in das Register für homöopathische Arzneimittel eingetragen sind, sind an Stelle der Angaben nach Absatz 1 Satz 1 Nr. 1 bis 14 und außer dem deutlich erkennbaren Hinweis „Homöopa-

thisches Arzneimittel" die folgenden Angaben zu machen:

1. Ursubstanzen nach Art und Menge und der Verdünnungsgrad; dabei sind die Symbole aus den offiziell gebräuchlichen Pharmakopöen zu verwenden; die wissenschaftliche Bezeichnung der Ursubstanz kann durch einen Phantasienamen ergänzt werden,
2. Name und Anschrift des pharmazeutischen Unternehmers und, soweit vorhanden, seines örtlichen Vertreters,
3. Art der Anwendung,
4. Verfalldatum; Absatz 1 Satz 1 Nr. 9 und Absatz 7 finden Anwendung,
5. Darreichungsform,
6. der Inhalt nach Gewicht, Rauminhalt oder Stückzahl,
7. Hinweis, dass Arzneimittel unzugänglich für Kinder aufbewahrt werden sollen, weitere besondere Vorsichtsmaßnahmen für die Aufbewahrung und Warnhinweise, einschließlich weiterer Angaben, soweit diese für eine sichere Anwendung erforderlich oder nach Absatz 2 vorgeschrieben sind,
8. Chargenbezeichnung,
9. Registrierungsnummer mit der Abkürzung „Reg.- Nr." und der Angabe „Registriertes homöopathisches Arzneimittel, daher ohne Angabe einer therapeutischen Indikation",
10. der Hinweis an den Anwender, bei während der Anwendung des Arzneimittels fortdauernden Krankheitssymptomen medizinischen Rat einzuholen,
11. bei Arzneimitteln, die nur in Apotheken an Verbraucher abgegeben werden dürfen, der Hinweis „Apothekenpflichtig",
12. bei Mustern der Hinweis „Unverkäufliches Muster".

Satz 1 gilt entsprechend für Arzneimittel, die nach § 38 Abs. 1 Satz 3 von der Registrierung freigestellt sind; Absatz 1b findet keine Anwendung. Arzneimittel, die nach einer homöopathischen Verfahrenstechnik hergestellt und nach § 25 zugelassen sind, sind mit einem Hinweis auf die homöopathische

Beschaffenheit zu kennzeichnen. Bei Arzneimitteln, die zur Anwendung bei Tieren bestimmt sind, ist ferner die Zieltierart anzugeben.

(4a) Bei traditionellen pflanzlichen Arzneimitteln nach § 39a müssen zusätzlich zu den Angaben in Absatz 1 folgende Hinweise aufgenommen werden:

1. Das Arzneimittel ist ein traditionelles Arzneimittel, das ausschließlich auf Grund langjähriger Anwendung für das Anwendungsgebiet registriert ist, und
2. der Anwender sollte bei fortdauernden Krankheitssymptomen oder beim Auftreten anderer als der in der Packungsbeilage erwähnten Nebenwirkungen einen Arzt oder eine andere in einem Heilberuf tätige qualifizierte Person konsultieren.

An die Stelle der Angabe nach Absatz 1 Satz 1 Nr. 3 tritt die Registrierungsnummer mit der Abkürzung „Reg.-Nr."

(5) Bei Arzneimitteln, die zur Anwendung bei Tieren bestimmt sind, ist ferner anzugeben:

1. der Hinweis „Für Tiere" und die Tierart, bei der das Arzneimittel angewendet werden soll,
2. die Wartezeit, soweit es sich um Arzneimittel handelt, die zur Anwendung bei Tieren bestimmt sind, die der Gewinnung von Lebensmitteln dienen; ist die Einhaltung einer Wartezeit nicht erforderlich, so ist dies anzugeben,
3. (aufgehoben)
4. bei Arzneimittel-Vormischungen der Hinweis „Arzneimittel-Vormischung".

In der Angabe nach Absatz 1 Satz 1 Nr. 2 ist anstelle der Personengruppe die Tierart anzugeben. Absatz 1 Satz 1 Nr. 8 zweiter Halbsatz findet keine Anwendung. Absatz 1a gilt nur für solche Arzneimittel, die nicht mehr als einen Wirkstoff enthalten.

(6) Für die Bezeichnung der Bestandteile gilt folgendes:

1. Zur Bezeichnung der Art sind die internationalen Kurzbezeichnungen der Weltgesundheitsorganisation oder, soweit solche nicht vorhanden sind, gebräuchliche wissenschaftliche Bezeichnungen zu verwenden. Das Bundesministerium wird ermächtigt, durch Rechtsverordnung ohne Zustimmung des Bundesrates die einzelnen Bezeichnungen zu bestimmen. Das Bundesministerium kann diese Ermächtigung durch Rechtsverordnung ohne Zustimmung des Bundesrates auf das Bundesinstitut für Arzneimittel und Medizinprodukte übertragen. Die Rechtsverordnungen nach Satz 1 und 2 werden vom Bundesministerium für Verbraucherschutz, Ernährung und Landwirtschaft im Einvernehmen mit dem Bundesministerium erlassen, soweit es sich um Arzneimittel handelt, die zur Anwendung bei Tieren bestimmt sind.

2. Zur Bezeichnung der Menge sind Maßeinheiten zu verwenden; sind biologische Einheiten oder andere Angaben zur Wertigkeit wissenschaftlich gebräuchlich, so sind diese zu verwenden.

(7) Das Verfalldatum ist mit Monat und Jahr anzugeben.

(8) Durchdrückpackungen sind mit dem Namen oder der Firma des pharmazeutischen Unternehmers, der Bezeichnung des Arzneimittels, der Chargenbezeichnung und dem Verfalldatum zu versehen. Auf die Angabe von Namen und Firma eines Parallelimporteurs kann verzichtet werden. Bei Behältnissen von nicht mehr als zehn Milliliter Rauminhalt und bei Ampullen, die nur eine einzige Gebrauchseinheit enthalten, brauchen die Angaben nach den Absätzen 1, 1a, 2 bis 5 nur auf den äußeren Umhüllungen gemacht zu werden; jedoch müssen sich auf den Behältnissen und Ampullen mindestens die Angaben nach Absatz 1 Nr. 2, 4, 6, 7, 9 sowie nach Absatz 3 und Absatz 5 Nr. 1 befinden; es können geeignete Abkürzungen verwendet werden. Bei Frischplasmazubereitungen und Zubereitungen aus Blutzellen müssen mindestens die An-

gaben nach Absatz 1 Nr. 1, 2 ohne die Angabe der Stärke, Darreichungsform und der Personengruppe, Nr. 3, 4, 6, 7 und 9 gemacht sowie die Bezeichnung und das Volumen der Antikoagulans- und, soweit vorhanden, der Additivlösung, die Lagertemperatur, die Blutgruppe und bei Zubereitungen aus roten Blutkörperchen zusätzlich die Rhesusformel, bei Thrombozytenkonzentraten zusätzlich der Rhesusfaktor angegeben werden.

(9) Bei den Angaben nach den Absätzen 1 bis 5 dürfen im Verkehr mit Arzneimitteln übliche Abkürzungen verwendet werden. Die Firma nach Absatz 1 Nr. 1 darf abgekürzt werden, sofern das Unternehmen aus der Abkürzung allgemein erkennbar ist.

(10) Für Arzneimittel, die zur Anwendung bei Tieren und zur klinischen Prüfung oder zur Rückstandsprüfung bestimmt sind, finden Absatz 1 Nr. 1, 2 und 4 bis 7 sowie die Absätze 8 und 9, soweit sie sich hierauf beziehen, Anwendung. Diese Arzneimittel sind soweit zutreffend mit dem Hinweis „Zur klinischen Prüfung bestimmt" oder „Zur Rückstandsprüfung bestimmt" zu versehen. Durchdrückpackungen sind mit der Bezeichnung, der Chargenbezeichnung und dem Hinweis nach Satz 2 zu versehen.

§ 11
Packungsbeilage

(1) Fertigarzneimittel, die Arzneimittel im Sinne des § 2 Abs. 1 oder Abs. 2 Nr. 1 sind und die nicht zur klinischen Prüfung oder Rückstandsprüfung bestimmt oder nach § 21 Abs. 2 Nr. 1a oder Nr. 1b von der Zulassungspflicht freigestellt sind, dürfen im Geltungsbereich dieses Gesetzes nur mit einer Packungsbeilage in den Verkehr gebracht werden, die die Überschrift „Gebrauchsinformation" trägt sowie folgende Angaben in der nachstehenden Reihenfolge allgemeinverständlich in deutscher Sprache, in gut lesbarer Schrift und in Übereinstimmung mit den Angaben nach § 11a enthalten muss:

1. zur Identifizierung des Arzneimittels:
   a) die Bezeichnung des Arzneimittels, § 10 Abs. 1 Satz 1 Nr. 2 und Abs. 1a finden entsprechende Anwendung,
   b) die Stoff- oder Indikationsgruppe oder die Wirkungsweise;
2. die Anwendungsgebiete;
3. eine Aufzählung von Informationen, die vor der Einnahme des Arzneimittels bekannt sein müssen:
   a) Gegenanzeigen,
   b) entsprechende Vorsichtsmaßnahmen für die Anwendung,
   c) Wechselwirkungen mit anderen Arzneimitteln oder anderen Mitteln, soweit sie die Wirkung des Arzneimittels beeinflussen können,
   d) Warnhinweise, insbesondere soweit dies durch Auflage der zuständigen Bundesoberbehörde nach § 28 Abs. 2 Nr. 2 angeordnet oder durch Rechtsverordnung nach § 12 Abs. 1 Nr. 3 vorgeschrieben ist;
4. die für eine ordnungsgemäße Anwendung erforderlichen Anleitungen über
   a) Dosierung,
   b) Art der Anwendung,
   c) Häufigkeit der Verabreichung, erforderlichenfalls mit Angabe des genauen Zeitpunkts, zu dem das Arzneimittel verabreicht werden kann oder muss, sowie, soweit erforderlich und je nach Art des Arzneimittels:
   d) Dauer der Behandlung, falls diese festgelegt werden soll,
   e) Hinweise für den Fall der Überdosierung, der unterlassenen Einnahme oder Hinweise auf die Gefahr von unerwünschten Folgen des Absetzens,
   f) die ausdrückliche Empfehlung, bei Fragen zur Klärung der Anwendung den Arzt oder Apotheker zu befragen;
5. die Nebenwirkungen; zu ergreifende Gegenmaßnahmen sind, soweit dies nach dem jeweiligen Stand der wissenschaftlichen Erkenntnisse erforderlich ist, anzugeben; den Hinweis, dass der Patient aufgefordert werden soll, dem Arzt oder Apotheker jede Nebenwirkung mitzuteilen, die in der Packungsbeilage nicht aufgeführt ist;

6. einen Hinweis auf das auf der Verpackung angegebene Verfalldatum sowie
   a) Warnung davor, das Arzneimittel nach Ablauf dieses Datums anzuwenden,
   b) soweit erforderlich besondere Vorsichtsmaßnahmen für die Aufbewahrung unddie Angabe der Haltbarkeit nach Öffnung des Behältnisses oder nach Herstellung der gebrauchsfertigen Zubereitung durch den Anwender,
   c) soweit erforderlich Warnung vor bestimmten sichtbaren Anzeichen dafür, dass das Arzneimittel nicht mehr zu verwenden ist,
   d) vollständige qualitative Zusammensetzung nach Wirkstoffen und sonstigen Bestandteilen sowie quantitative Zusammensetzung nach Wirkstoffen unter Verwendung gebräuchlicher Bezeichnungen für jede Darreichungsform des Arzneimittels, § 10 Abs. 6 findet Anwendung,
   e) Darreichungsform und Inhalt nach Gewicht, Rauminhalt oder Stückzahl für jede Darreichungsform des Arzneimittels,
   f) Name und Anschrift des pharmazeutischen Unternehmers und, soweit vorhanden, seines örtlichen Vertreters,
   g) Name und Anschrift des Herstellers oder des Einführers, der das Fertigarzneimittel für das Inverkehrbringen freigegeben hat;
7. bei einem Arzneimittel, das unter anderen Bezeichnungen in anderen Mitgliedstaaten der Europäischen Union nach den Artikeln 28 bis 39 der Richtlinie 2001/83/EG des Europäischen Parlaments und des Rates zur Schaffung eines Gemeinschaftskodexes für Humanarzneimittel vom 6. November 2001 (ABl. EG Nr. L 311 S. 67), geändert durch die Richtlinien 2004/27/EG (ABl.EU Nr. L 136 S. 34) und 2004/24/EG vom 31. März 2004 (ABl. EU Nr. L 136 S. 85), für das Inverkehrbringen genehmigt ist, ein Verzeich-

Anhang

nis der in den einzelnen Mitgliedstaaten genehmigten Bezeichnungen;

8. das Datum der letzten Überarbeitung der Packungsbeilage.

Erläuternde Angaben zu den in Satz 1 genannten Begriffen sind zulässig. Sofern die Angaben nach Satz 1 in der Packungsbeilage zusätzlich in einer anderen Sprache wiedergegeben werden, müssen in dieser Sprache die gleichen Angaben gemacht werden. Satz 1 gilt nicht für Arzneimittel, die nach § 21 Abs. 2 Nr. 1 einer Zulassung nicht bedürfen. Weitere Angaben sind zulässig, soweit sie mit der Anwendung des Arzneimittels in Zusammenhang stehen, für die gesundheitliche Aufklärung der Patienten wichtig sind und den Angaben nach § 11a nicht widersprechen. Bei den Angaben nach Satz 1 Nr. 3 Buchstabe a bis c ist, soweit dies nach dem jeweiligen Stand der wissenschaftlichen Erkenntnisse erforderlich ist, auf die besondere Situation bestimmter Personengruppen, wie Kinder, Schwangere oder stillende Frauen, ältere Menschen oder Personen mit spezifischen Erkrankungen einzugehen; ferner sind, soweit erforderlich, mögliche Auswirkungen der Anwendung auf die Fahrtüchtigkeit oder die Fähigkeit zur Bedienung bestimmter Maschinen anzugeben.

(1a) Ein Muster der Packungsbeilage und geänderter Fassungen ist der zuständigen Bundesoberbehörde unverzüglich zu übersenden, soweit nicht das Arzneimittel von der Zulassung oder Registrierung freigestellt ist.

(2) Es sind ferner in der Packungsbeilage Hinweise auf Bestandteile, deren Kenntnis für eine wirksame und unbedenkliche Anwendung des Arzneimittels erforderlich ist, und für die Verbraucher bestimmte Aufbewahrungshinweise anzugeben, soweit dies nach dem jeweiligen Stand der wissenschaftlichen Erkenntnisse erforderlich oder durch Auflage der zuständigen Bundesoberbehörde nach § 28 Abs. 2 Nr. 2 angeordnet oder durch Rechtsverordnung vorgeschrieben ist.

(2a) Bei radioaktiven Arzneimitteln gilt Absatz 1 entsprechend mit der Maßgabe, dass die Vorsichtsmaßnahmen aufzuführen sind, die der Verwender und der Patient während der Zubereitung und Verabreichung des Arzneimittels zu ergreifen haben, sowie besondere Vorsichtsmaßnahmen für die Entsorgung des Transportbehälters und nicht verwendeter Arzneimittel.

(3) Bei Arzneimitteln, die in das Register für homöopathische Arzneimittel eingetragen sind, gilt Absatz 1 entsprechend mit der Maßgabe, dass die in § 10 Abs. 4 vorgeschriebenen Angaben, außer der Angabe der Chargenbezeichnung und des Verfalldatums, zu machen sind sowie der Name und die Anschrift des Herstellers anzugeben sind, der das Fertigarzneimittel für das Inverkehrbringen freigegeben hat, soweit es sich dabei nicht um den pharmazeutischen Unternehmer handelt. Satz 1 gilt entsprechend für Arzneimittel, die nach § 38 Abs. 1 Satz 3 von der Registrierung freigestellt sind.

(3a) Bei Sera gilt Absatz 1 entsprechend mit der Maßgabe, dass auch die Art des Lebewesens, aus dem sie gewonnen sind, bei Virusimpfstoffen das Wirtssystem, das zur Virusvermehrung gedient hat, und bei Arzneimitteln aus humanem Blutplasma zur Fraktionierung das Herkunftsland des Blutplasmas anzugeben ist.

(3b) Bei traditionellen pflanzlichen Arzneimitteln nach § 39a gilt Absatz 1 entsprechend mit der Maßgabe, dass bei den Angaben nach Absatz 1 Satz 1 Nr. 2 anzugeben ist, dass das Arzneimittel ein traditionelles Arzneimittel ist, das ausschließlich auf Grund langjähriger Anwendung für das Anwendungsgebiet registriert ist. Zusätzlich ist in die Packungsbeilage der Hinweis nach § 10 Abs. 4a Satz 1 Nr. 2 aufzunehmen.

(3c) Der Inhaber der Zulassung hat dafür zu sorgen, dass die Packungsbeilage auf Ersuchen von Patientenorganisationen bei Arzneimitteln, die zur Anwendung bei Menschen bestimmt sind, in Formaten verfügbar ist, die für blinde und sehbehinderte Personen geeignet sind.

(3d) Bei Heilwässern können unbeschadet der Verpflichtungen nach Absatz 2 die Angaben nach Absatz 1 Satz 1 Nr. 3 Buchstabe b, Nr. 4 Buchstabe e und f, Nr. 5, soweit der dort angegebene Hinweis vorgeschrieben ist, und Nr. 6 Buchstabe c entfallen. Ferner kann bei Heilwässern von der in Absatz 1 vorgeschriebenen Reihenfolge abgewichen werden.

(4) Bei Arzneimitteln, die zur Anwendung bei Tieren bestimmt sind, gilt Absatz 1 entsprechend mit der Maßgabe, dass anstelle der Angaben nach Absatz 1 Satz 1 die folgenden Angaben nach Maßgabe von Absatz 1 Satz 2 und 3 in der nachstehenden Reihenfolge allgemeinverständlich in deutscher Sprache, in gut lesbarer Schrift und in Übereinstimmung mit den Angaben nach § 11a gemacht werden müssen:

1. Name und Anschrift des pharmazeutischen Unternehmers, soweit vorhanden seines örtlichen Vertreters, und des Herstellers, der das Fertigarzneimittel für das Inverkehrbringen freigegeben hat;
2. Bezeichnung des Arzneimittels, gefolgt von der Angabe der Stärke und Darreichungsform; die gebräuchliche Bezeichnung des Wirkstoffes wird aufgeführt, wenn das Arzneimittel nur einen einzigen Wirkstoff enthält und sein Name ein Phantasiename ist; bei einem Arzneimittel, das unter anderen Bezeichnungen in anderen Mitgliedstaaten der Europäischen Union nach den Artikeln 31 bis 43 der Richtlinie 2001/82/EG des Europäischen Parlaments und des Rates zur Schaffung eines Gemeinschaftskodexes für Tierarzneimittel vom 6. November 2001 (ABl. EG Nr. L 311 S. 1), geändert durch die Richtlinie 2004/28/EG (ABl. EU Nr. L 136 S. 58), für das Inverkehrbringen genehmigt ist, ein Verzeichnis der in den einzelnen Mitgliedstaaten genehmigten Bezeichnungen;
3. Anwendungsgebiete;

4. Gegenanzeigen und Nebenwirkungen, soweit diese Angaben für die Anwendung notwendig sind; können hierzu keine Angaben gemacht werden, so ist der Hinweis „keine bekannt" zu verwenden; der Hinweis, dass der Anwender oder Tierhalter aufgefordert werden soll, dem Tierarzt oder Apotheker jede Nebenwirkung mitzuteilen, die in der Packungsbeilage nicht aufgeführt ist;
5. Tierarten, für die das Arzneimittel bestimmt ist, Dosierungsanleitung für jede Tierart, Art und Weise der Anwendung, soweit erforderlich Hinweise für die bestimmungsgemäße Anwendung;
6. Wartezeit, soweit es sich um Arzneimittel handelt, die zur Anwendung bei Tieren bestimmt sind, die der Gewinnung von Lebensmitteln dienen; ist die Einhaltung einer Wartezeit nicht erforderlich, so ist dies anzugeben;
7. besondere Vorsichtsmaßnahmen für die Aufbewahrung;
8. besondere Warnhinweise, insbesondere soweit dies durch Auflage der zuständigen Bundesoberbehörde angeordnet oder durch Rechtsverordnung vorgeschrieben ist;
9. soweit dies nach dem jeweiligen Stand der wissenschaftlichen Erkenntnisse erforderlich ist, besondere Vorsichtsmaßnahmen für die Beseitigung von nicht verwendeten Arzneimitteln oder sonstige besondere Vorsichtsmaßnahmen, um Gefahren für die Umwelt zu vermeiden.

Das Datum der letzten Überarbeitung der Packungsbeilage ist anzugeben. Bei Arzneimittel-Vormischungen sind Hinweise für die sachgerechte Herstellung der Fütterungsarzneimittel, die hierfür geeigneten Mischfuttermitteltypen und Herstellungsverfahren, die Wechselwirkungen mit nach Futtermittelrecht zugelassenen Zusatzstoffen sowie Angaben über die Dauer der Haltbarkeit der Fütterungsarzneimittel aufzunehmen. Weitere Angaben sind zulässig, soweit sie mit der Anwendung des Arzneimittels in Zusammenhang stehen, für den Anwender

Anhang

oder Tierhalter wichtig sind und den Angaben nach § 11a nicht widersprechen.

(5) Können die nach Absatz 1 Satz 1 Nr. 3 Buchstabe a und c sowie Nr. 5 vorgeschriebenen Angaben nicht gemacht werden, so ist der Hinweis „keine bekannt" zu verwenden. Werden auf der Packungsbeilage weitere Angaben gemacht, so müssen sie von den Angaben nach den Absätzen 1 bis 4 deutlich abgesetzt und abgegrenzt sein.

(6) Die Packungsbeilage kann entfallen, wenn die nach den Absätzen 1 bis 4 vorgeschriebenen Angaben auf dem Behältnis oder auf der äußeren Umhüllung stehen. Absatz 5 findet entsprechende Anwendung.

§ 11a
Fachinformation

(1) Der pharmazeutische Unternehmer ist verpflichtet, Ärzten, Zahnärzten, Tierärzten, Apothekern und, soweit es sich nicht um verschreibungspflichtige Arzneimittel handelt, anderen Personen, die die Heilkunde oder Zahnheilkunde berufsmäßig ausüben, für Fertigarzneimittel, die der Zulassungspflicht unterliegen oder von der Zulassung freigestellt sind, Arzneimittel im Sinne des § 2 Abs. 1 oder Abs. 2 Nr. 1 und für den Verkehr außerhalb der Apotheken nicht freigegeben sind, auf Anforderung eine Gebrauchsinformation für Fachkreise (Fachinformation) zur Verfügung zu stellen. Diese muss die Überschrift „Fachinformation" tragen und folgende Angaben in gut lesbarer Schrift in Übereinstimmung mit der im Rahmen der Zulassung genehmigten Zusammenfassung der Merkmale des Arzneimittels und in der nachstehenden Reihenfolge enthalten:

1. die Bezeichnung des Arzneimittels, gefolgt von der Stärke und der Darreichungsform; § 10 Abs. 1a findet entsprechende Anwendung;
2. qualitative und quantitative Zusammensetzung nach Wirkstoffen und den sonstigen Bestandteilen, deren Kenntnis für

eine zweckgemäße Verabreichung des Mittels erforderlich ist, unter Angabe der gebräuchlichen oder chemischen Bezeichnung; § 10 Abs. 6 findet Anwendung;
3. Darreichungsform;
4. Klinische Angaben:
   a) Anwendungsgebiete,
   b) Dosierung und Art der Anwendung bei Erwachsenen und, soweit das Arzneimittel zur Anwendung bei Kindern bestimmt ist, bei Kindern,
   c) Gegenanzeigen,
   d) besondere Warn- und Vorsichtshinweise für die Anwendung und bei immunologischen Arzneimitteln alle besonderen Vorsichtsmaßnahmen, die von Personen, die mit immunologischen Arzneimitteln in Berührung kommen und von Personen, die diese Arzneimittel Patienten verabreichen, zu treffen sind, sowie von dem Patienten zu treffenden Vorsichtsmaßnahmen, soweit dies durch Auflagen der zuständigen Bundesoberbehörde nach § 28 Abs. 2 Nr. 1 Buchstabe a angeordnet oder durch Rechtsverordnung vorgeschrieben ist,
   e) Wechselwirkungen mit anderen Arzneimitteln oder anderen Mitteln, soweit sie die Wirkung des Arzneimittels beeinflussen können,
   f) Verwendung bei Schwangerschaft und Stillzeit,
   g) Auswirkungen auf die Fähigkeit zur Bedienung von Maschinen und zum Führen von Kraftfahrzeugen,
   h) Nebenwirkungen,
   i) Überdosierung: Symptome, Notfallmaßnahmen, Gegenmittel;
5. Pharmakologische Eigenschaften:
   a) pharmakodynamische Eigenschaften,
   b) pharmakokinetische Eigenschaften,
   c) vorklinische Sicherheitsdaten;
6. Pharmazeutische Angaben:
   a) Liste der sonstigen Bestandteile,
   b) Hauptinkompatibilitäten,
   c) Dauer der Haltbarkeit und, soweit erforderlich, die Haltbarkeit bei Herstellung einer gebrauchsfertigen Zuberei-

tung des Arzneimittels oder bei erst-
maliger Öffnung des Behältnisses,

d) besondere Vorsichtsmaßnahmen für
die Aufbewahrung,

e) Art und Inhalt des Behältnisses,

f) besondere Vorsichtsmaßnahmen für
die Beseitigung von angebrochenen
Arzneimitteln oder der davon stammenden Abfallmaterialien, um Gefahren für die Umwelt zu vermeiden;

7. Inhaber der Zulassung;

8. Zulassungsnummer;

9. Datum der Erteilung der Zulassung oder
der Verlängerung der Zulassung;

10. Datum der Überarbeitung der Fachinformation.

Weitere Angaben sind zulässig, wenn sie mit
der Anwendung des Arzneimittels im Zusammenhang stehen und den Angaben nach
Satz 2 nicht widersprechen; sie müssen von
den Angaben nach Satz 2 deutlich abgesetzt
und abgegrenzt sein. Satz 1 gilt nicht für
Arzneimittel, die nach § 21 Abs. 2 einer Zulassung nicht bedürfen oder nach einer homöopathischen Verfahrenstechnik hergestellt sind.

(1d) Bei Arzneimitteln, die nur auf ärztliche, zahnärztliche oder tierärztliche Verschreibung abgegeben werden dürfen, ist
auch der Hinweis „Verschreibungspflichtig",
bei Betäubungsmitteln der Hinweis „Betäu-
bungsmittel", bei sonstigen Arzneimitteln,
die nur in Apotheken an Verbraucher abgegeben werden dürfen, der Hinweis „Apothekenpflichtig", bei Arzneimitteln, die einen
Stoff oder eine Zubereitung nach § 48 Abs. 2
Nr. 1 enthalten der Hinweis, dass diese Arzneimittel einen Stoff enthalten, dessen Wirkung in der medizinischen Wissenschaft
noch nicht allgemein bekannt ist, anzugeben.

§ 12
Ermächtigung für die Kennzeichnung, die Packungsbeilage und die Packungsgrößen

(1) Das Bundesministerium wird ermächtigt, im Einvernehmen mit dem Bundesministerium für Wirtschaft und Arbeit durch
Rechtsverordnung mit Zustimmung des
Bundesrates

1. die Vorschriften der §§ 10 bis 11a auf andere Arzneimittel und den Umfang der
Fachinformation auf weitere Angaben
auszudehnen,

2. vorzuschreiben, dass die in den §§ 10 und
11 genannten Angaben dem Verbraucher
auf andere Weise übermittelt werden,

3. für bestimmte Arzneimittel oder Arzneimittelgruppen vorzuschreiben, dass
Warnhinweise, Warnzeichen oder Erken-
nungszeichen auf

a) den Behältnissen, den äußeren Umhüllungen, der Packungsbeilage oder

b) der Fachinformation
anzubringen sind,

4. vorzuschreiben, dass bestimmte Bestandteile nach der Art auf den Behältnissen und den äußeren Umhüllungen
anzugeben sind oder auf sie in der Packungsbeilage hinzuweisen ist,

soweit es geboten ist, um einen ordnungsgemäßen Umgang mit Arzneimitteln und deren sachgerechte Anwendung im Geltungsbereich dieses Gesetzes sicherzustellen und
um eine unmittelbare oder mittelbare Gefährdung der Gesundheit von Mensch oder
Tier zu verhüten, die infolge mangelnder
Unterrichtung eintreten könnte.

Dritter Abschnitt Herstellung von Arzneimitteln

§ 13
Herstellungserlaubnis

(1) Wer Arzneimittel im Sinne des § 2 Abs. 1 oder Abs. 2 Nr. 1, Testsera oder Testantigene oder Wirkstoffe, die menschlicher, tierischer oder mikrobieller Herkunft sind oder auf gentechnischem Wege hergestellt werden, sowie andere zur Arzneimittelherstellung bestimmte Stoffe menschlicher Herkunft gewerbs- oder berufsmäßig zum Zwecke der Abgabe an andere herstellen will, bedarf einer Erlaubnis der zuständigen Behörde. Das gleiche gilt für juristische Personen, nicht rechtsfähige Vereine und Gesellschaften des bürgerlichen Rechts, die Arzneimittel zum Zwecke der Abgabe an ihre Mitglieder herstellen. Eine Abgabe an andere im Sinne des Satzes 1 liegt vor, wenn die Person, die das Arzneimittel herstellt, eine andere ist als die, die es anwendet.

(2) Einer Erlaubnis nach Absatz 1 bedarf nicht

1. der Inhaber einer Apotheke für die Herstellung von Arzneimitteln im Rahmen des üblichen Apothekenbetriebs,
2. der Träger eines Krankenhauses, soweit er nach dem Gesetz über das Apothekenwesen Arzneimittel abgeben darf,
3. der Tierarzt im Rahmen des Betriebes einer tierärztlichen Hausapotheke für
   a) das Umfüllen, Abpacken oder Kennzeichen von Arzneimitteln in unveränderter Form,
   b) die Herstellung von Arzneimitteln, die ausschließlich für den Verkehr außerhalb der Apotheken freigegebene Stoffe oder Zubereitungen aus solchen Stoffen enthalten,
   c) die Herstellung von homöopathischen Arzneimitteln, die, soweit sie zur Anwendung bei Tieren bestimmt sind, die der Gewinnung von Lebensmitteln dienen, ausschließlich Wirkstoffe enthalten, die in Anhang II der Verordnung (EWG) Nr. 2377/90 aufgeführt sind,
   d) das Zubereiten von Arzneimitteln aus einem Fertigarzneimittel und arzneilich nicht wirksamen Bestandteilen,
   e) das Mischen von Fertigarzneimitteln für die Immobilisation von Zoo-, Wild- und Gehegetieren,
   soweit diese Tätigkeiten für die von ihm behandelten Tiere erfolgen,
4. der Großhändler für das Umfüllen, Abpacken oder Kennzeichen von Arzneimitteln in unveränderter Form, soweit es sich nicht um zur Abgabe an den Verbraucher bestimmte Packungen handelt,
5. der Einzelhändler, der die Sachkenntnis nach § 50 besitzt, für das Umfüllen, Abpacken oder Kennzeichen von Arzneimitteln zur Abgabe in unveränderter Form unmittelbar an den Verbraucher,
6. der Hersteller von Wirkstoffen, die für die Herstellung von Arzneimitteln bestimmt sind, die nach einer im Homöopathischen Teil des Arzneibuches beschriebenen Verfahrenstechnik hergestellt werden.

Die Ausnahmen nach Satz 1 gelten nicht für die Herstellung von Blutzubereitungen, Sera, Impfstoffen, Allergenen, Testsera, Testantigenen und radioaktiven Arzneimitteln.

(2a) Einer Erlaubnis nach Absatz 1 bedarf ferner nicht der Inhaber einer Krankenhausapotheke oder einer Krankenhaus versorgenden Apotheke für die Herstellung von Arzneimitteln zur klinischen Prüfung bei Menschen, soweit es sich um das Umfüllen, Umpacken oder Umkennzeichnen von Arzneimitteln handelt, die in einem Mitgliedstaat der Europäischen Union zugelassen sind, und die Arzneimittel zur Anwendung in den von diesen Apotheken versorgten Einrichtungen bestimmt sind.

(3) Eine nach Absatz 1 für das Umfüllen von verflüssigten medizinischen Gasen in das

Lieferbehältnis eines Tankfahrzeuges erteilte Erlaubnis umfasst auch das Umfüllen der verflüssigten medizinischen Gase in unveränderter Form aus dem Lieferbehältnis eines Tankfahrzeuges in Behältnisse, die bei einem Krankenhaus oder anderen Verbrauchern aufgestellt sind.

▦
▦
▦

§ 14
Entscheidung über die
Herstellungserlaubnis

▦
▦
▦

§ 15
Sachkenntnis

▦
▦
▦

§ 16
Begrenzung der Herstellungserlaubnis

Die Erlaubnis wird dem Hersteller für eine bestimmte Betriebsstätte und für bestimmte Arzneimittel und Darreichungsformen erteilt, in den Fällen des § 14 Abs. 4 auch für eine bestimmte Betriebsstätte des beauftragten Betriebes.

§ 17
Fristen für die Erteilung

▦
▦
▦

§ 18
Rücknahme, Widerruf, Ruhen

▦
▦
▦

(2) Die zuständige Behörde kann vorläufig anordnen, dass die Herstellung eines Arzneimittels eingestellt wird, wenn der Hersteller die für die Herstellung und Prüfung zu führenden Nachweise nicht vorlegt. Die vorläufige Anordnung kann auf eine Charge beschränkt werden.

§ 19
Verantwortungsbereiche

Die sachkundige Person nach § 14 ist dafür verantwortlich, dass jede Charge des Arzneimittels entsprechend den Vorschriften über den Verkehr mit Arzneimitteln hergestellt und geprüft wurde. Sie hat die Einhaltung dieser Vorschriften für jede Arzneimittelcharge in einem fortlaufenden Register oder einem vergleichbaren Dokument vor deren Inverkehrbringen zu bescheinigen.

§ 20
Anzeigepflichten

Der Inhaber der Erlaubnis hat jede Änderung einer der in § 14 Abs. 1 genannten Angaben unter Vorlage der Nachweise der zuständigen Behörde vorher anzuzeigen. Bei einem unvorhergesehenen Wechsel der sachkundigen Person nach § 14 hat die Anzeige unverzüglich zu erfolgen.

§ 20a
Geltung für Wirkstoffe und andere
Stoffe

▦
▦
▦

Anhang

Vierter Abschnitt Zulassung der Arzneimittel

§ 21
Zulassungspflicht

(1) Fertigarzneimittel, die Arzneimittel im Sinne des § 2 Abs. 1 oder Abs. 2 Nr. 1 sind, dürfen im Geltungsbereich dieses Gesetzes nur in den Verkehr gebracht werden, wenn sie durch die zuständige Bundesoberbehörde zugelassen sind oder wenn für sie die Kommission der Europäischen Gemeinschaften oder der Rat der Europäischen Union eine Genehmigung für das Inverkehrbringen gemäß Artikel 3 Abs. 1 oder 2 der Verordnung (EG) Nr. 726/2004 des Europäischen Parlaments und des Rates vom 31. März 2004 zur Festlegung von Gemeinschaftsverfahren für die Genehmigung und Überwachung von Human- und Tierarzneimitteln und zur Errichtung einer Europäischen Arzneimittel-Agentur (ABl. EU Nr. L 136 S. 1) erteilt hat. Das gilt auch für Arzneimittel, die keine Fertigarzneimittel und zur Anwendung bei Tieren bestimmt sind, sofern sie nicht an pharmazeutische Unternehmer abgegeben werden sollen, die eine Erlaubnis zur Herstellung von Arzneimitteln besitzen.

§ 22
Zulassungsunterlagen

§ 23
Besondere Unterlagen bei
Arzneimitteln für Tiere

§ 24
Sachverständigengutachten

§ 24a
Verwendung von Unterlagen eines
Vorantragstellers

§ 24b
Zulassung eines Generikums,
Unterlagenschutz

§ 24c
Nachforderungen

§ 24d
Allgemeine Verwertungsbefugnis

§ 25
Entscheidung über die Zulassung

§ 28
Auflagenbefugnis

(1) Die zuständige Bundesoberbehörde kann die Zulassung mit Auflagen verbinden. Bei Auflagen nach den Absätzen 2 bis 3c zum Schutz der Umwelt, entscheidet die zuständige Bundesoberbehörde im Einvernehmen mit dem Umweltbundesamt, soweit Auswirkungen auf die Umwelt zu bewerten sind. Hierzu übermittelt die zuständige Bundesoberbehörde dem Umweltbundesamt die zur Beurteilung der Auswirkungen auf die Umwelt erforderlichen Angaben und Unterlagen. Auflagen können auch nachträglich angeordnet werden.

(2) Auflagen nach Absatz 1 können angeordnet werden, um sicherzustellen, dass

1. die Kennzeichnung der Behältnisse und äußeren Umhüllungen den Vorschriften des § 10 entspricht; dabei kann angeordnet werden, dass angegeben werden müssen
   a) Hinweise oder Warnhinweise, soweit sie erforderlich sind, um bei der Anwendung des Arzneimittels eine unmittelbare oder mittelbare Gefährdung der Gesundheit von Mensch oder Tier zu verhüten,
   b) Aufbewahrungshinweise für den Verbraucher und Lagerhinweise für die Fachkreise, soweit sie geboten sind, um die erforderliche Qualität des Arzneimittels zu erhalten,
2. die Packungsbeilage den Vorschriften des § 11 entspricht; dabei kann angeordnet werden, dass angegeben werden müssen
   a) die in der Nummer 1 Buchstabe a genannten Hinweise oder Warnhinweise,
   b) die Aufbewahrungshinweise für den Verbraucher, soweit sie geboten sind, um die erforderliche Qualität des Arzneimittels zu erhalten,
2a. die Fachinformation den Vorschriften des § 11a entspricht; dabei kann angeordnet werden, dass angegeben werden müssen
   a) die in Nummer 1 Buchstabe a genannten Hinweise oder Warnhinweise,
   b) besondere Lager- und Aufbewahrungshinweise, soweit sie geboten sind, um die erforderliche Qualität des Arzneimittels zu erhalten,
   c) Hinweise auf Auflagen nach Absatz 3,
3. die Angaben nach den §§ 10, 11 und 11a den für die Zulassung eingereichten Unterlagen entsprechen und dabei einheitliche und allgemeinverständliche Begriffe und ein einheitlicher Wortlaut verwendet werden, wobei die Angabe weiterer Gegenanzeigen, Nebenwirkungen und Wechselwirkungen zulässig bleibt; von dieser Befugnis kann die zuständige Bundesoberbehörde allgemein aus

Gründen der Arzneimittelsicherheit, der Transparenz oder der rationellen Arbeitsweise Gebrauch machen; dabei kann angeordnet werden, dass bei verschreibungspflichtigen Arzneimitteln bestimmte Anwendungsgebiete entfallen, wenn zu befürchten ist, dass durch deren Angabe der therapeutische Zweck gefährdet wird,

4. das Arzneimittel in Packungsgrößen in den Verkehr gebracht wird, die den Anwendungsgebieten und der vorgesehenen Dauer der Anwendung angemessen sind,

5. das Arzneimittel in einem Behältnis mit bestimmter Form, bestimmtem Verschluß oder sonstiger Sicherheitsvorkehrung in den Verkehr gebracht wird, soweit es geboten ist, um die Einhaltung der Dosierungsanleitung zu gewährleisten oder um die Gefahr des Mißbrauchs durch Kinder zu verhüten.

(3) Die zuständige Bundesoberbehörde kann durch Auflagen ferner anordnen, dass weitere analytische, pharmakologisch-toxikologische oder klinische Prüfungen durchgeführt werden und über die Ergebnisse berichtet wird, wenn hinreichende Anhaltspunkte dafür vorliegen, dass das Arzneimittel einen großen therapeutischen Wert haben kann und deshalb ein öffentliches Interesse an seinem unverzüglichen Inverkehrbringen besteht, jedoch für die umfassende Beurteilung des Arzneimittels weitere wichtige Angaben erforderlich sind. Satz 1 gilt entsprechend für Unterlagen über das Rückstandsnachweisverfahren nach § 23 Abs. 1 Nr. 2.

(3a) Die zuständige Bundesoberbehörde kann, wenn dies im Interesse der Arzneimittelsicherheit erforderlich ist, durch Auflagen ferner anordnen, dass nach der Zulassung Erkenntnisse bei der Anwendung des Arzneimittels systematisch gesammelt, doku-

mentiert und ausgewertet werden und ihr über die Ergebnisse dieser Untersuchung innerhalb einer bestimmten Frist berichtet wird.

§ 29
Anzeigepflicht, Neuzulassung

(1) Der Antragsteller hat der zuständigen Bundesoberbehörde unter Beifügung entsprechender Unterlagen unverzüglich Anzeige zu erstatten, wenn sich Änderungen in den Angaben und Unterlagen nach den §§ 22 bis 24a und 25b ergeben. Die Verpflichtung nach Satz 1 hat nach Erteilung der Zulassung der Inhaber der Zulassung zu erfüllen.

(1a) Der Inhaber der Zulassung hat der zuständigen Bundesoberbehörde zusätzlich zu den Verpflichtungen nach Absatz 1 und § 63b unverzüglich alle Verbote oder Beschränkungen durch die zuständigen Behörden jedes Landes, in dem das betreffende Arzneimittel in Verkehr gebracht wird, sowie alle anderen neuen Informationen mitzuteilen, die die Beurteilung des Nutzens und der Risiken des betreffenden Arzneimittels beeinflussen könnten. Er hat auf Verlangen der zuständigen Bundesoberbehörde auch alle Angaben und Unterlagen vorzulegen, die belegen, dass das Nutzen-Risiko-Verhältnis weiterhin günstig zu bewerten ist. Die Sätze 1 und 2 gelten nicht für einen Parallelimporteur.

(1b) Der Inhaber der Zulassung hat der zuständigen Bundesoberbehörde den Zeitpunkt für das Inverkehrbringen des Arzneimittels unter Berücksichtigung der unterschiedlichen zugelassenen Darreichungsformen und Stärken unverzüglich mitzuteilen.

(1c) Der Inhaber der Zulassung hat der zuständigen Bundesoberbehörde nach Maßgabe des Satzes 2 anzuzeigen, wenn das Inverkehrbringen des Arzneimittels vorübergehend oder endgültig eingestellt wird. Die Anzeige hat spätestens zwei Monate vor der Einstellung des Inverkehrbringens zu erfolgen. Dies gilt nicht, wenn Umstände vorliegen, die der Inhaber der Zulassung nicht zu vertreten hat.

(1d) Der Inhaber der Zulassung hat alle Daten im Zusammenhang mit der Absatzmenge des Arzneimittels sowie alle ihm vorliegenden Daten im Zusammenhang mit dem Verschreibungsvolumen mitzuteilen, sofern die zuständige Bundesoberbehörde dies aus Gründen der Arzneimittelsicherheit fordert.

(2) Bei einer Änderung der Bezeichnung des Arzneimittels ist der Zulassungsbescheid entsprechend zu ändern. Das Arzneimittel darf unter der alten Bezeichnung vom pharmazeutischen Unternehmer noch ein Jahr, von den Groß- und Einzelhändlern noch zwei Jahre, beginnend mit dem auf die Bekanntmachung derÄnderung im Bundesanzeiger folgenden 1. Januar oder 1. Juli, in den Verkehr gebracht werden.

(2a) Eine Änderung

1. der Angaben nach den §§ 10, 11 und 11a über die Dosierung, die Art oder die Dauer der Anwendung, die Anwendungsgebiete, soweit es sich nicht um die Zufügung einer oder Veränderung in eine Indikation handelt, die einem anderen Therapiegebiet zuzuordnen ist, eine Einschränkung der Gegenanzeigen, Nebenwirkungen oder Wechselwirkungen mit anderen Mitteln, soweit sie Arzneimittel betrifft, die vom Verkehr außerhalb der Apotheken ausgeschlossen sind,

2. der wirksamen Bestandteile, ausgenommen der arzneilich wirksamen Bestandteile,

3. in eine mit der zugelassenen vergleichbaren Darreichungsform,

3a. in der Behandlung mit ionisierenden Strahlen,

5. der Packungsgröße und

darf erst vollzogen werden, wenn die zuständige Bundesoberbehörde zugestimmt hat. Satz 1 Nr. 1 gilt auch für eine Erweiterung der Zieltierarten bei Arzneimitteln, die nicht zur Anwendung bei Tieren bestimmt sind, die der Gewinnung von Lebensmitteln dienen. Die Zustimmung gilt alserteilt, wenn der Änderung nicht innerhalb einer Frist von drei Monaten widersprochen worden ist.

§ 30
Rücknahme, Widerruf, Ruhen

§ 31
Erlöschen, Verlängerung

(1) Die Zulassung erlischt

1. wenn das zugelassene Arzneimittel innerhalb von drei Jahren nach Erteilung der Zulassung nicht in den Verkehr gebracht wird, oder wenn sich das zugelassene Arzneimittel, das nach der Zulassung in den Verkehr gebracht wurde, in drei aufeinander folgenden Jahren nicht mehr im Verkehr befindet,

2. durch schriftlichen Verzicht,

3. nach Ablauf von fünf Jahren seit ihrer Erteilung, es sei denn, dass spätestens sechs Monate vor Ablauf der Frist ein Antrag auf Verlängerung gestellt wird,

§ 32
Staatliche Chargenprüfung

Anhang

§ 33
Kosten

■

■

■

§ 34
Information der Öffentlcikeit

■

■

■

§ 35
Ermächtigungen zur Zulassung und Freistellung

■

■

■

§ 36
Ermächtigung für Standardzulassungen

(1) Das Bundesministerium wird ermächtigt, nach Anhörung von Sachverständigen durch Rechtsverordnung mit Zustimmung des Bundesrates bestimmte Arzneimittel oder Arzneimittelgruppen oder Arzneimittel in bestimmten Abgabeformen von der Pflicht zur Zulassung freizustellen, soweit eine unmittelbare oder mittelbare Gefährdung der Gesundheit von Mensch oder Tier nicht zu befürchten ist, weil die Anforderungen an die erforderliche Qualität, Wirksamkeit und Unbedenklichkeit erwiesen sind. Die Freistellung kann zum Schutz der Gesundheit von Mensch oder Tier von einer bestimmten Herstellung, Zusammensetzung, Kennzeichnung, Packungsbeilage, Fachinformation oder Darreichungsform abhängig gemacht sowie auf bestimmte Anwendungsarten, Anwendungsgebiete oder Anwendungsbereiche beschränkt werden. Die Angabe weiterer Gegenanzeigen, Nebenwirkungen und Wechselwirkungen

durch den pharmazeutischen Unternehmer ist zulässig.

(2) Bei der Auswahl der Arzneimittel, die von der Pflicht zur Zulassung freigestellt werden, muß den berechtigten Interessen der Arzneimittelverbraucher, der Heilberufe und der pharmazeutischen Industrie Rechnung getragen werden. In der Wahl der Bezeichnung des Arzneimittels ist der pharmazeutische Unternehmer frei.

(3) Die Rechtsverordnung nach Absatz 1 ergeht im Einvernehmen mit dem Bundesministerium für Wirtschaft und Arbeit und, soweit es sich um radioaktive Arzneimittel und um Arzneimittel handelt, bei deren Herstellung ionisierende Strahlen verwendet werden, im Einvernehmen mit dem Bundesministerium für Umwelt, Naturschutz und Reaktorsicherheit und, soweit es sich um Arzneimittel handelt, die zur Anwendung bei Tieren bestimmt sind, im Einvernehmen mit dem Bundesministerium für Verbraucherschutz, Ernährung und Landwirtschaft.

(4) Vor Erlaß der Rechtsverordnung nach Absatz 1 bedarf es nicht der Anhörung von Sachverständigen und der Zustimmung des Bundesrates, soweit dies erforderlich ist, um Angaben zu Gegenanzeigen, Nebenwirkungen und Wechselwirkungen unverzüglich zu ändern und die Geltungsdauer der Rechtsverordnung auf längstens ein Jahr befristet ist. Die Frist kann bis zu einem weiteren Jahr einmal verlängert werden, wenn das Verfahren nach Absatz 1 innerhalb der Jahresfrist nicht abgeschlossen werden kann.

§ 37
Genehmigung der Kommission der Europäischen Gemeinschaften oder des Rates der Europäischen Union für das Inverkehrbringen, Zulassungen von Arzneimitteln aus anderen Staaten

■

■

■

Fünfter Abschnitt Registrierung von Arzneimitteln

§ 38
Registrierung homöopathischer
Arzneimittel

dungsgebiet oder die Anwendungsgebiete ergänzen.

§ 39b
Registrierungsunterlagen für
traditionelle pflanzliche Arzneimittel

§ 39
Entscheidung über die Registrierung
homöopathischer Arzneimittel

(1) Dem Antrag auf Registrierung müssen vom Antragsteller folgende Angaben und Unterlagen in deutscher Sprache beigefügt werden:

§ 39a
Registrierung traditioneller
pflanzlicher Arzneimittel

§ 39c
Entscheidung über die Registrierung
traditioneller pflanzlicher Arzneimittel

Fertigarzneimittel, die pflanzliche Arzneimittel und Arzneimittel im Sinne des § 2 Abs. 1 sind, dürfen als traditionelle pflanzliche Arzneimittel nur in den Verkehr gebracht werden, wenn sie durch die zuständige Bundesoberbehörde registriert sind. Dies gilt auch für pflanzliche Arzneimittel, die Vitamine oder Mineralstoffe enthalten, sofern die Vitamine oder Mineralstoffe die Wirkung der traditionellen pflanzlichen Arzneimittel im Hinblick auf das Anwen-

§ 39d
Sonstige Verfahrensvorschriften für
traditionelle pflanzliche Arzneimittel

Anhang

Sechster Abschnitt
Schutz des Menschen bei der Klinischen Prüfung

§ 40
Allgemeine Voraussetzungen der
klinischen Prüfung

§ 41
Besondere Voraussetzungen der
klinischen Prüfung

§ 42
Verfahren bei der Ethik-Kommission, Genehmigungsverfahren bei der Bundesoberbehörde

§ 42a
Rücknahme, Widerruf und Ruhen der Genehmigung

Siebenter Abschnitt Abgabe von Arzneimitteln

§ 43
Apothekenpflicht, Inverkehrbringen durch Tierärzte

(1) Arzneimittel im Sinne des § 2 Abs. 1 oder Abs. 2 Nr. 1, die nicht durch die Vorschriften des § 44 oder der nach § 45 Abs. 1 erlassenen Rechtsverordnung für den Verkehr außerhalb der Apotheken freigegeben sind, dürfen außer in den Fällen des § 47 berufs- oder gewerbsmäßig für den Endverbrauch nur in Apotheken und ohne behördliche Erlaubnis nicht im Wege des Versandes in den Verkehr gebracht werden; das Nähere regelt das Apothekengesetz. Außerhalb der Apotheken darf außer in den Fällen des Absatzes 4 und des § 47 Abs. 1 mit den nach Satz 1 den Apotheken vorbehaltenen Arzneimitteln kein Handel getrieben werden.

(3) Auf Verschreibung dürfen Arzneimittel im Sinne des § 2 Abs. 1 oder Abs. 2 Nr. 1 nur von Apotheken abgegeben werden. § 56 Abs. 1 bleibt unberührt.

(4) Arzneimittel im Sinne des § 2 Abs. 1 oder Abs. 2 Nr. 1 dürfen ferner im Rahmen des Betriebes einer tierärztlichen Hausapotheke durch Tierärzte an Halter der von ihnen behandelten Tiere abgegeben und zu diesem Zweck vorrätig gehalten werden.

§ 44
Ausnahme von der Apothekenpflicht

(1) Arzneimittel, die von dem pharmazeutischen Unternehmer ausschließlich zu anderen Zwecken als zur Beseitigung oder Linderung von Krankheiten, Leiden, Körperschäden oder krankhaften Beschwerden zu dienen bestimmt sind, sind für den Verkehr außerhalb der Apotheken freigegeben.

(2) Ferner sind für den Verkehr außerhalb der Apotheken freigegeben:

1. a) natürliche Heilwässer sowie deren Salze, auch als Tabletten oder Pastillen,

   b) künstliche Heilwässer sowie deren Salze, auch als Tabletten oder Pastillen, jedoch nur, wenn sie in ihrer Zusammensetzung natürlichen Heilwässern entsprechen,

2. Heilerde, Bademoore und andere Peloide, Zubereitungen zur Herstellung von Bädern, Seifen zum äußeren Gebrauch,

3. mit ihren verkehrsüblichen deutschen Namen bezeichnete

   a) Pflanzen und Pflanzenteile, auch zerkleinert,

   b) Mischungen aus ganzen oder geschnittenen Pflanzen oder Pflanzenteilen als Fertigarzneimittel,

   c) Destillate aus Pflanzen und Pflanzenteilen,

   d) Preßsäfte aus frischen Pflanzen und Pflanzenteilen, sofern sie ohne Lösungsmittel mit Ausnahme von Wasser hergestellt sind,

4. Pflaster,

5. ausschließlich oder überwiegend zum äußeren Gebrauch bestimmte Desinfektionsmittel sowie Mund- und Rachendesinfektionsmittel.

(3) Die Absätze 1 und 2 gelten nicht für Arzneimittel, die

1. nur auf ärztliche, zahnärztliche oder tierärztliche Verschreibung abgegeben werden dürfen oder

2. durch Rechtsverordnung nach § 46 vom Verkehr außerhalb der Apotheken ausgeschlossen sind.

§ 45
Ermächtigung zu weiteren Ausnahmen von der Apothekenpflicht

(1) Das Bundesministerium wird ermächtigt, im Einvernehmen mit dem Bundesministerium für Wirtschaft und Arbeit nach Anhörung von Sachverständigen durch Rechtsverordnung mit Zustimmung des Bundesrates Stoffe, Zubereitungen aus Stoffen oder Gegenstände, die dazu bestimmt sind, teilweise oder ausschließlich zur Beseitigung oder Linderung von Krankheiten, Leiden, Körperschäden oder krankhaften Beschwerden zu dienen, für den Verkehr außerhalb der Apotheken freizugeben,

1. soweit sie nicht nur auf ärztliche, zahnärztliche oder tierärztliche Verschreibung abgegeben werden dürfen,

2. soweit sie nicht wegen ihrer Zusammensetzung oder Wirkung die Prüfung, Aufbewahrung und Abgabe durch eine Apotheke erfordern,

3. soweit nicht durch ihre Freigabe eine unmittelbare oder mittelbare Gefährdung der Gesundheit von Mensch oder Tier, insbesondere durch unsachgemäße Behandlung, zu befürchten ist oder

4. soweit nicht durch ihre Freigabe die ordnungsgemäße Arzneimittelversorgung gefährdet wird.

Die Rechtsverordnung wird vom Bundesministerium für Verbraucherschutz, Ernährung und Landwirtschaft im Einvernehmen mit dem Bundesministerium und dem Bundesministerium für Wirtschaft und Arbeit erlassen, soweit es sich um Arzneimittel handelt, die zur Anwendung bei Tieren bestimmt.

(2) Die Freigabe kann auf Fertigarzneimittel, auf bestimmte Dosierungen, Anwendungsgebiete oder Darreichungsformen beschränkt werden.

(3) Die Rechtsverordnung ergeht im Einvernehmen mit dem Bundesministerium für Umwelt, Naturschutz und Reaktorsicherheit, soweit es sich um radioaktive Arzneimittel und um Arzneimittel handelt, bei deren Herstellung ionisierende Strahlen verwendet werden.

§ 46
Ermächtigung zur Ausweitung der Apothekenpflicht

(1) Das Bundesministerium wird ermächtigt, im Einvernehmen mit dem Bundesministerium für Wirtschaft und Arbeit nach Anhörung von Sachverständigen durch Rechtsverordnung mit Zustimmung des Bundesrates Arzneimittel im Sinne des § 44 vom Verkehr außerhalb der Apotheken auszuschließen, soweit auch bei bestimmungsgemäßem oder bei gewohnheitsmäßigem Gebrauch eine unmittelbare oder mittelbare Gefährdung der Gesundheit von Mensch oder Tier zu befürchten ist. Die Rechtsverordnung wird vom Bundesministerium für Verbraucherschutz, Ernährung und Landwirtschaft im Einvernehmen mit dem Bundesministerium und dem Bundesministerium für Wirtschaft und Arbeit erlassen, soweit es sich um Arzneimittel handelt, die zur Anwendung bei Tieren bestimmt sind.

(2) Die Rechtsverordnung nach Absatz 1 kann auf bestimmte Dosierungen, Anwendungsgebiete oder Darreichungsformen beschränkt werden.

(3) Die Rechtsverordnung ergeht im Einvernehmen mit dem Bundesministerium für Umwelt, Naturschutz und Reaktorsicherheit, soweit es sich um radioaktive Arzneimittel und um Arzneimittel handelt, bei deren Herstellung ionisierende Strahlen verwendet werden.

§ 47
Vertriebsweg

■

■

■

§ 47a
Sondervertriebsweg, Nachweispflichten

■

■

■

§ 48
Verschreibungspflicht

(1) Arzneimittel, die

1. durch Rechtsverordnung nach Absatz 2, auch in Verbindung mit den Absätzen 4 und 5, bestimmte Stoffe, Zubereitungen aus Stoffen oder Gegenstände sind oder denen solche Stoffe oder Zubereitungen aus Stoffen zugesetzt sind, oder die
2. nicht unter Nummer 1 fallen und zur Anwendung bei Tieren, die der Gewinnung von Lebensmitteln dienen, bestimmt sind,

dürfen nur bei Vorliegen einer ärztlichen, zahnärztlichen oder tierärztlichen Verschreibung an Verbraucher abgegeben werden. Satz 1 Nr. 1 gilt nicht für die Abgabe zur Ausstattung von Kauffahrteischiffen durch Apotheken nach Maßgabe der hierfür geltenden gesetzlichen Vorschriften.

(2) Das Bundesministerium wird ermächtigt, im Einvernehmen mit dem Bundesministerium für Wirtschaft und Arbeit durch Rechtsverordnung mit Zustimmung des Bundesrates

1. Stoffe, Zubereitungen aus Stoffen oder Gegenstände mit in der medizinischen Wissenschaft nicht allgemein bekannten Wirkungen, die in Arzneimitteln im Sinne des § 2 Abs. 1 oder Abs. 2 Nr. 1 enthalten sind, zu bestimmen. Dies gilt auch für Zubereitungen aus in ihren Wirkungen allgemein bekannten Stoffen, wenn die Wirkungen dieser Zubereitungen in der medizinischen Wissenschaft nicht allgemein bekannt sind, es sei denn, dass die Wirkungen nach Zusammensetzung, Dosierung, Darreichungsform oder Anwendungsgebiet der Zubereitungen bestimmbar sind. Dies gilt nicht für Arzneimittel, die Zubereitungen aus Stoffen bekannter Wirkungen sind, soweit diese außerhalb der Apotheken abgegeben werden dürfen,

oder nach Anhörung von Sachverständigen

2. Stoffe, Zubereitungen aus Stoffen oder Gegenstände zu bestimmen,
   a) die die Gesundheit des Menschen oder, sofern sie zur Anwendung bei Tieren bestimmt sind die Gesundheit des Tieres, des Anwenders oder die Umwelt auch bei bestimmungsgemäßem Gebrauch unmittelbar oder mittelbar gefährden können, wenn sie ohne ärztliche, zahnärztliche oder tierärztliche Überwachung angewendet werden,
   b) die häufig in erheblichem Umfang nicht bestimmungsgemäß gebraucht werden, wenn dadurch die Gesundheit von Mensch oder Tier unmittelbar oder mittelbar gefährdet werden kann, oder
   c) sofern sie zur Anwendung bei Tieren bestimmt sind, deren Anwendung eine vorherige tierärztliche Diagnose erfordert oder Auswirkungen haben kann, die die späteren diagnostischen oder therapeutischen Maßnahmen erschweren oder überlagern,
3. die Verschreibungspflicht für Arzneimittel aufzuheben, wenn auf Grund der bei der Anwendung des Arzneimittels ge-

machten Erfahrungen die Voraussetzungen nach Nummer 2 nicht oder nicht mehr vorliegen, bei Arzneimitteln nach Nummer 1 kann frühestens drei Jahre nach Inkrafttreten der zugrunde liegenden Rechtsverordnung die Verschreibungspflicht aufgehoben werden,

4. für Stoffe oder Zubereitungen aus Stoffen vorzuschreiben, dass sie nur abgegeben werden dürfen, wenn in der Verschreibung bestimmte Höchstmengen für den Einzel- und Tagesgebrauch nicht überschrittenwerden oder wenn die Überschreitung vom Verschreibenden ausdrücklich kenntlich gemacht worden ist,

5. zu bestimmen, dass ein Arzneimittel auf eine Verschreibung nicht wiederholt abgegeben werden darf,

6. vorzuschreiben, dass ein Arzneimittel nur auf eine Verschreibung von Ärzten eines bestimmten Fachgebietes oder zur Anwendung in für die Behandlung mit dem Arzneimittel zugelassenen Einrichtungen abgegeben werden darf oder über die Verschreibung, Abgabe und Anwendung Nachweise geführt werden müssen,

7. Vorschriften über die Form und den Inhalt der Verschreibung, einschließlich der Verschreibung in elektronischer Form, zu erlassen.

(3) Die Rechtsverordnung nach Absatz 2, auch in Verbindung mit den Absätzen 4 und 5, kann auf bestimmte Dosierungen, Potenzierungen, Darreichungsformen, Fertigarzneimittel oder Anwendungsbereiche beschränkt werden. Ebenso kann eine Ausnahme von der Verschreibungspflicht für die Abgabe an Hebammen und Entbindungspfleger vorgesehen werden, soweit dies für eine ordnungsgemäße Berufsausübung erforderlich ist. Die Beschränkung auf bestimmte Fertigarzneimittel zur Anwendung am Menschen nach Satz 1 erfolgt, wenn gemäß Artikel 74a der Richtlinie 2001/83/EG die Aufhebung der Verschreibungspflicht auf Grund signifikanter vorklinischer oder klinischer Versuche erfolgt ist; dabei ist der nach Artikel 74a vorgesehene Zeitraum von einem Jahr zu beachten.

§ 49
(aufgehoben)

§ 50
Einzelhandel mit freiverkäuflichen Arzneimitteln

(1) Einzelhandel außerhalb von Apotheken mit Arzneimitteln im Sinne des § 2 Abs. 1 oder Abs. 2 Nr. 1, die zum Verkehr außerhalb der Apotheken freigegeben sind, darf nur betrieben werden, wenn der Unternehmer, eine zur Vertretung des Unternehmens gesetzlich berufene oder eine von dem Unternehmer mit der Leitung des Unternehmens oder mit dem Verkauf beauftragte Person die erforderliche Sachkenntnis besitzt. Bei Unternehmen mit mehreren Betriebsstellen muß für jede Betriebsstelle eine Person vorhanden sein, die die erforderliche Sachkenntnis besitzt.

(2) Die erforderliche Sachkenntnis besitzt, wer Kenntnisse und Fertigkeiten über das ordnungsgemäße Abfüllen, Abpacken, Kennzeichnen, Lagern und Inverkehrbringen von Arzneimitteln, die zum Verkehr außerhalb der Apotheken freigegeben sind, sowie Kenntnisse über die für diese Arzneimittel geltenden Vorschriften nachweist. Das Bundesministerium wird ermächtigt, im Einvernehmen mit dem Bundesministerium für Wirtschaft und Arbeit und dem Bundesministerium für Bildung und Forschung durch Rechtsverordnung mit Zustimmung des Bundesrates Vorschriften darüber zu erlassen, wie der Nachweis der erforderlichen Sachkenntnis zu erbringen ist, um einen ordnungsgemäßen Verkehr mit Arzneimitteln zu gewährleisten. Es kann dabei Prüfungszeugnisse über eine abgeleistete berufliche Ausoder Fortbildung als Nachweis anerkennen. Es kann ferner be-

stimmen, dass die Sachkenntnis durch eine Prüfung vor der zuständigen Behörde oder einer von ihr bestimmten Stelle nachgewiesen wird und das Nähere über die Prüfungsanforderungen und das Prüfungsverfahren regeln. Die Rechtsverordnung wird, soweit es sich um Arzneimittel handelt, die zur Anwendung bei Tieren bestimmt sind, vom Bundesministerium für Verbraucherschutz, Ernährung und Landwirtschaft im Einvernehmen mit dem Bundesministerium, dem Bundesministerium für Wirtschaft und Arbeit und dem Bundesministerium für Bildung und Forschung erlassen.

(3) Einer Sachkenntnis nach Absatz 1 bedarf nicht, wer Fertigarzneimittel im Einzelhandel in den Verkehr bringt, die

1. im Reisegewerbe abgegeben werden dürfen,
2. zur Verhütung der Schwangerschaft oder von Geschlechtskrankheiten beim Menschen bestimmt sind,
3. (weggefallen)
4. ausschließlich zum äußeren Gebrauch bestimmte Desinfektionsmittel sind oder
5. Sauerstoff.
6. (weggefallen)

§ 51
Abgabe im Reisegewerbe

(1) Das Feilbieten von Arzneimitteln und das Aufsuchen von Bestellungen auf Arzneimittel im Reisegewerbe sind verboten; ausgenommen von dem Verbot sind für den Verkehr außerhalb der Apotheken freigegebene Fertigarzneimittel, die

1. mit ihren verkehrsüblichen deutschen Namen bezeichnete, in ihren Wirkungen allgemein bekannte Pflanzen oder Pflanzenteile oder Preßsäfte aus frischen Pflanzen oder Pflanzenteilen sind, sofern diese mit keinem anderen Lösungsmittel als Wasser hergestellt wurden, oder
2. Heilwässer und deren Salze in ihrem natürlichen Mischungsverhältnis oder ihre Nachbildungen sind.

(2) Das Verbot des Absatzes 1 erster Halbsatz findet keine Anwendung, soweit der Gewerbetreibende andere Personen im Rahmen ihres Geschäftsbetriebes aufsucht, es sei denn, dass es sich um Arzneimittel handelt, die für die Anwendung bei Tieren in land- und forstwirtschaftlichen Betrieben, in gewerblichen Tierhaltungen sowie in Betrieben des Gemüse-, Obst-, Garten- und Weinbaus, der Imkerei und der Fischerei feilgeboten oder dass bei diesen Betrieben Bestellungen auf Arzneimittel, deren Abgabe den Apotheken vorbehalten ist, aufgesucht werden. Dies gilt auch für Handlungsreisende und andere Personen, die im Auftrag und im Namen eines Gewerbetreibenden tätig werden.

§ 52
Verbot der Selbstbedienung

(1) Arzneimittel im Sinne des § 2 Abs. 1 oder Abs. 2 Nr. 1 dürfen

1. nicht durch Automaten und
2. nicht durch andere Formen der Selbstbedienung in den Verkehr gebracht werden.

(2) Absatz 1 gilt nicht für Fertigarzneimittel, die

1. im Reisegewerbe abgegeben werden dürfen,
2. zur Verhütung der Schwangerschaft oder von Geschlechtskrankheiten beim Menschen bestimmt und zum Verkehr außerhalb der Apotheken freigegeben sind,
3. (weggefallen)
4. ausschließlich zum äußeren Gebrauch bestimmte Desinfektionsmittel oder
5. Sauerstoff.
6. (weggefallen)

(3) Absatz 1 Nr. 2 gilt ferner nicht für Arzneimittel, die für den Verkehr außerhalb der Apotheken freigegeben sind, wenn eine Person, die die Sachkenntnis nach § 50 besitzt, zur Verfügung steht.

§ 52a
Großhandel mit Arzneimitteln

§ 53
Anhörung von Sachverständigen

▦
▦
▦

▦
▦
▦

Achter Abschnitt Sicherung und Kontrolle der Qualität

§ 54
Betriebsverordnungen

(1) Das Bundesministerium wird ermächtigt, im Einvernehmen mit dem Bundesministerium für Wirtschaft und Arbeit durch Rechtsverordnung mit Zustimmung des Bundesrates Betriebsverordnungen für Betriebe oder Einrichtungen zu erlassen, die Arzneimittel in den Geltungsbereich dieses Gesetzes verbringen oder in denen Arzneimittel entwickelt, hergestellt, geprüft, gelagert, verpackt oder in den Verkehr gebracht werden, soweit es geboten ist, um einen ordnungsgemäßen Betrieb und die erforderliche Qualität der Arzneimittel sicherzustellen; dies gilt entsprechend für Wirkstoffe und andere zur Arzneimittelherstellung bestimmte Stoffe.

▦
▦
▦

(2) In der Rechtsverordnung nach Absatz 1 können insbesondere Regelungen getroffen werden über die

1. Entwicklung, Herstellung, Prüfung, Lagerung, Verpackung, Qualitätssicherung, den Erwerb und das Inverkehrbringen,
2. Führung und Aufbewahrung von Nachweisen über die in der Nummer 1 genannten Betriebsvorgänge,
3. Haltung und Kontrolle der bei der Herstellung und Prüfung der Arzneimittel

verwendeten Tiere und die Nachweise darüber,
4. Anforderungen an das Personal,
5. Beschaffenheit, Größe und Einrichtung der Räume,
6. Anforderungen an die Hygiene,
7. Beschaffenheit der Behältnisse,
8. Kennzeichnung der Behältnisse, in denen Arzneimittel und deren Ausgangsstoffe vorrätig gehalten werden,
9. Dienstbereitschaft für Arzneimittelgroßhandelsbetriebe,
10. Zurückstellung von Chargenproben sowie deren Umfang und Lagerungsdauer,
11. Kennzeichnung, Absonderung oder Vernichtung nicht verkehrsfähiger Arzneimittel,
12. Voraussetzungen für und die Anforderungen an die in Nummer 1 bezeichneten Tätigkeiten durch den Tierarzt (Betrieb einer tierärztlichen Hausapotheke) sowie die Anforderungen an die Anwendung von Arzneimitteln durch den Tierarzt an den von ihm behandelten Tieren.

▦
▦
▦

§ 55
Arzneibuch

(1) Das Arzneibuch ist eine vom Bundesministerium bekanntgemachte Sammlung anerkannter pharmazeutischer Regeln über die Qualität, Prüfung, Lagerung, Abgabe

Anhang

und Bezeichnung von Arzneimitteln und den bei ihrer Herstellung verwendeten Stoffen. Das Arzneibuch enthält auch Regeln für die Beschaffenheit von Behältnissen und Umhüllungen.

(8) Arzneimittel dürfen nur hergestellt und zur Abgabe an den Verbraucher im Geltungsbereich dieses Gesetzes in den Verkehr gebracht werden, wenn die in ihnen enthaltenen Stoffe und ihre Darreichungsformen den anerkannten pharmazeutischen Regeln entsprechen. Arzneimittel dürfen ferner zur Abgabe an den Verbraucher im Geltungsbereich dieses Gesetzes nur in den Verkehr ge-

bracht werden, wenn ihre Behältnisse und Umhüllungen, soweit sie mit den Arzneimitteln in Berührung kommen, den anerkannten pharmazeutischen Regeln entsprechen. Die Sätze 1 und 2 gelten nicht für Arzneimittel im Sinne des § 2 Abs. 2 Nr. 4.

§ 55a
Amtliche Sammlung von Untersuchungsverfahren

Neunter Abschnitt Sondervorschriften für Arzneimittel, die bei Tieren angewendet werden

§ 56
Fütterungsarzneimittel

§ 56a
Verschreibung, Abgabe und Anwendung von Arzneimitteln durch Tierärzte

§ 56b
Ausnahmen

§ 57
Erwerb und Besitz durch Tierhalter, Nachweise

(1) Der Tierhalter darf Arzneimittel, die zum Verkehr außerhalb der Apotheken nicht freigegeben sind, zur Anwendung bei Tieren nur in Apotheken, bei dem den Tierbestand behandelnden Tierarzt oder in den Fällen des § 56 Abs. 1 bei Herstellern erwerben. Andere Personen, die in § 47 Abs. 1 nicht genannt sind, dürfen solche Arzneimittel nur in Apotheken erwerben.

§ 58
Anwendung bei Tieren, die der Gewinnung von Lebensmitteln dienen

§ 59
Klinische Prüfung und Rückstandsprüfung bei Tieren, die der Lebensmittelgewinnungdienen

§ 59a
Verkehr mit Stoffen und Zubereitungen aus Stoffen

§ 59b
Stoffe zur Durchführung von Rückstandskontrollen

§ 59c
Nachweispflichten für Stoffe, die als Tierarzneimittel verwendet werden können

§ 60
Heimtiere

(1) Auf Arzneimittel, die ausschließlich zur Anwendung bei Zierfischen, Zier- oder Singvögeln, Brieftauben, Terrarientieren, Kleinnagern, Frettchen oder nicht der Gewinnung von Lebensmitteln dienenden Kaninchen bestimmt und für den Verkehr außerhalb der Apotheken zugelassen sind, finden die Vorschriften der §§ 21 bis 39d und 50 keine Anwendung.

(2) Die Vorschriften über die Herstellung von Arzneimitteln finden mit der Maßgabe Anwendung, dass der Nachweis einer zweijährigen praktischen Tätigkeit nach § 15 Abs. 1 entfällt.

(3) Das Bundesministerium für Verbraucherschutz, Ernährung und Landwirtschaft wird ermächtigt, im Einvernehmen mit dem Bundesministerium für Wirtschaft und Arbeit und dem Bundesministerium durch Rechtsverordnung mit Zustimmung des Bundesrates die Vorschriften über die Zulassung auf Arzneimittel für die in Absatz 1 genannten Tiere auszudehnen, soweit es geboten ist, um eine unmittelbare oder mittelbare Gefährdung der Gesundheit von Mensch oder Tier zu verhüten.

(4) Die zuständige Behörde kann Ausnahmen von § 43 Abs. 5 Satz 1 zulassen, soweit es sich um die Arzneimittelversorgung der in Absatz 1 genannten Tiere handelt.

§ 61
Befugnisse tierärztlicher Bildungsstätten

Anhang

Zehnter Abschnitt Beobachtung, Sammlung und Auswertung von Arzneimittelrisiken

§ 62
Organisation

Die zuständige Bundesoberbehörde hat zur Verhütung einer unmittelbaren oder mittelbaren Gefährdung der Gesundheit von Mensch oder Tier die bei der Anwendung von Arzneimitteln auftretenden Risiken, insbesondere Nebenwirkungen, Wechselwirkungen mit anderen Mitteln, Verfälschungen sowie potenzielle Risiken für die Umwelt auf Grund der Anwendung eines Tierarzneimittels, zentral zu erfassen, auszuwerten und die nach diesem Gesetz zu ergreifenden Maßnahmen zu koordinieren. Sie wirkt dabei mit den Dienststellen der Weltgesundheitsorganisation, der Europäischen Arzneimittel-Agentur, den Arzneimittelbehörden anderer Länder, den Gesundheits- und Veterinärbehörden der Bundesländer, den Arzneimittelkommissionen der Kammern der Heilberufe, nationalen Pharmakovigilanzzentren sowie mit anderen Stellen zusammen, die bei der Durchführung ihrer Aufgaben Arzneimittelrisiken erfassen. Die zuständige Bundesoberbehörde kann die Öffentlichkeit über Arzneimittelrisiken und beabsichtigte Maßnahmen informieren.

§ 63
Stufenplan

Die Bundesregierung erstellt durch allgemeine Verwaltungsvorschrift mit Zustimmung des Bundesrates zur Durchführung der Aufgaben nach § 62 einen Stufenplan. In diesem werden die Zusammenarbeit der beteiligten Behörden und Stellen auf den verschiedenen Gefahrenstufen, die Einschaltung der pharmazeutischen Unternehmer sowie die Beteiligung der oder des Beauftragten der Bundesregierung für die Belange der Patientinnen und Patienten näher geregelt und die jeweils nach den Vorschriften dieses Gesetzes zu ergreifenden Maß-

nahmen bestimmt. In dem Stufenplan können ferner Informationsmittel und -wege bestimmt werden.

§ 63a
Stufenplanbeauftragter

(1) Wer als pharmazeutischer Unternehmer Fertigarzneimittel, die Arzneimittel im Sinne des § 2 Abs. 1 oder Abs. 2 Nr. 1 sind, in den Verkehr bringt, hat eine in einem Mitgliedstaat der Europäischen Union ansässige qualifizierte Person mit der erforderlichen Sachkenntnis und der zur Ausübung ihrer Tätigkeit erforderlichen Zuverlässigkeit (Stufenplanbeauftragter) zu beauftragen, bekanntgewordene Meldungen über Arzneimittelrisiken zu sammeln, zu bewerten und die notwendigen Maßnahmen zu koordinieren. Satz 1 gilt nicht für Personen, soweit sie nach § 13 Abs. 2 Satz 1 Nr. 1, 2, 3 oder 5 keiner Herstellungserlaubnis bedürfen. Der Stufenplanbeauftragte ist für die Erfüllung von Anzeigepflichten verantwortlich, soweit sie Arzneimittelrisiken betreffen. Er hat ferner sicherzustellen, dass auf Verlangen der zuständigen Bundesoberbehörde weitere Informationen für die Beurteilung des Nutzen-Risiko-Verhältnisses eines Arzneimittels, einschließlich eigener Bewertungen, unverzüglich und vollständig übermittelt werden. Das Nähere regelt die Betriebsverordnung für pharmazeutische Unternehmer. Andere Personen als in Satz 1 bezeichnet dürfen eine Tätigkeit als Stufenplanbeauftragter nicht ausüben.

§ 63b
Dokumentations- und Meldepflichten

Elfter Abschnitt Überwachung

§ 64
Durchführung der Überwachung

(1) Betriebe und Einrichtungen, in denen Arzneimittel hergestellt, geprüft, gelagert, verpackt oder in den Verkehr gebracht werden oder in denen sonst mit ihnen Handel getrieben wird, unterliegen insoweit der Überwachung durch die zuständige Behörde; das gleiche gilt für Betriebe und Einrichtungen, die Arzneimittel entwickeln, klinisch prüfen, einer Rückstandsprüfung unterziehen oder Arzneimittel nach § 47a Abs. 1 Satz 1 oder zur Anwendung bei Tieren bestimmte Arzneimittel erwerben oder anwenden. Die Entwicklung, Herstellung, Prüfung, Lagerung, Verpackung und das Inverkehrbringen von Wirkstoffen und anderen zur Arzneimittelherstellung bestimmten Stoffen sowie der sonstige Handel mit diesen Wirkstoffen und Stoffen unterliegen der Überwachung, soweit sie durch eine Rechtsverordnung nach § 54 geregelt sind. Satz 1 gilt auch für Personen, die diese Tätigkeiten berufsmäßig ausüben oder Arzneimittel nicht ausschließlich für den Eigenbedarf mit sich führen, für den Sponsor einer klinischen Prüfung oder seinen Vertreter nach § 40 Abs. 1 Satz 3 Nr. 1 sowie für Personen oder Personenvereinigungen, die Arzneimittel für andere sammeln.

(2) Die mit der Überwachung beauftragten Personen müssen diese Tätigkeit hauptberuflich ausüben. Die zuständige Behörde kann Sachverständige beiziehen. Sie soll Angehörige der zuständigen Bundesoberbehörde als Sachverständige beteiligen, soweit es sich um Blutzubereitungen, radioaktive Arzneimittel, gentechnisch hergestellte Arzneimittel, Sera, Impfstoffe, Allergene, Gentransfer-Arzneimittel, somatische Zelltherapeutika, xenogene Zelltherapeutika oder um Wirkstoffe oder andere Stoffe, die menschlicher, tierischer oder mikrobieller Herkunft sind oder die auf gentechnischem Wege her-

gestellt werden, handelt. Bei Apotheken, die keine Krankenhausapotheken sind oder die einer Erlaubnis nach § 13 nicht bedürfen, kann die zuständige Behörde Sachverständige mit der Überwachung beauftragen.

(3) Die zuständige Behörde hat sich davon zu überzeugen, dass die Vorschriften über den Verkehr mit Arzneimitteln, über die Werbung auf dem Gebiete des Heilwesens und über das Apothekenwesen beachtet werden. Sie hat regelmäßig in angemessenem Umfang unter besonderer Berücksichtigung möglicher Risiken Besichtigungen vorzunehmen und Arzneimittelproben amtlich untersuchen zu lassen; Betriebe und Einrichtungen, die einer Erlaubnis nach § 13 oder § 72 bedürfen, sowie tierärztliche Hausapotheken sind in der Regel alle zwei Jahre zu besichtigen. Eine Erlaubnis nach § 13, § 52a oder § 72 wird von der zuständigen Behörde erst erteilt, wenn sie sich durch eine Besichtigung davon überzeugt hat, dass die Voraussetzungen für die Erlaubniserteilung vorliegen. Innerhalb von 90 Tagen nach einer Inspektion wird dem Hersteller ein Zertifikat über die Gute Herstellungspraxis ausgestellt, wenn die Inspektion zu dem Ergebnis führt, dass dieser Hersteller die Grundsätze und Leitlinien der Guten Herstellungspraxis des Gemeinschaftsrechts einhält. Die Bestätigung ist zurückzunehmen, wenn nachträglich bekannt wird, dass die Voraussetzungen nicht vorgelegen haben; sie ist zu widerrufen, wenn die Voraussetzungen nicht mehr gegeben sind. Die Angaben über die Ausstellung, die Versagung, die Rücknahme oder den Widerruf sind in eine Datenbank nach § 67a einzugeben. Die Sätze 4 bis 6 gelten nicht, sofern die Betriebe und Einrichtungen ausschließlich Fütterungsarzneimittel herstellen.

(4) Die mit der Überwachung beauftragten Personen sind befugt

1. Grundstücke, Geschäftsräume, Betriebsräume, Beförderungsmittel und zur Verhütung dringender Gefahr für die öffentliche Sicherheit und Ordnung auch
   Wohnräume zu den üblichen Geschäftszeiten zu betreten und zu besichtigen, in
   denen eine Tätigkeit nach Absatz 1 ausgeübt wird; das Grundrecht des Artikels 13
   des Grundgesetzes auf Unverletzlichkeit
   der Wohnung wird insoweit eingeschränkt,

2. Unterlagen über Entwicklung, Herstellung, Prüfung, klinische Prüfung oder
   Rückstandsprüfung, Erwerb, Lagerung,
   Verpackung, Inverkehrbringen und sonstigen Verbleib der Arzneimittel sowie
   über das im Verkehr befindliche Werbematerial und über die nach § 94 erforderliche Deckungsvorsorge einzusehen und,
   soweit es sich nicht um personenbezo-
   gene Daten von Patienten handelt, hier-
   aus Abschriften oder Ablichtungen anzu-
   fertigen,

3. von natürlichen und juristischen Personen und nicht rechtsfähigen Personenvereinigungen alle erforderlichen Auskünfte, insbesondere über die in Nummer 2 genannten Betriebsvorgänge zu
   verlangen,

4. vorläufige Anordnungen, auch über die
   Schließung des Betriebes oder der Einrichtung zu treffen, soweit es zur Verhütung dringender Gefahren für die öffentliche Sicherheit und Ordnung geboten ist.

(5) Der zur Auskunft Verpflichtete kann die
Auskunft auf solche Fragen verweigern, deren Beantwortung ihn selbst oder einen seiner in § 383 Abs. 1 Nr. 1 bis 3 der Zivilprozeß-
ordnung bezeichneten Angehörigen der Gefahr strafrechtlicher Verfolgung oder eines
Verfahrens nach dem Gesetz über Ordnungswidrigkeiten aussetzen würde.

§ 65
Probenahme

(1) Soweit es zur Durchführung der Vorschriften über den Verkehr mit Arzneimitteln, über die Werbung auf dem Gebiete des
Heilwesens und über das Apothekenwesen
erforderlich ist, sind die mit der Überwachung beauftragten Personen befugt, gegen
Empfangsbescheinigung Proben nach ihrer
Auswahl zum Zwecke der Untersuchung zu
fordern oder zu entnehmen. Diese Befugnis
erstreckt sich insbesondere auf die Entnahme von Proben von Futtermitteln,
Tränkwasser und bei lebenden Tieren, einschließlich der dabei erforderlichen Eingriffe an diesen Tieren. Soweit der pharmazeutische Unternehmer nicht ausdrücklich
darauf verzichtet, ist ein Teil der Probe oder,
sofern die Probe nicht oder ohne Gefährdung des Untersuchungszwecks nicht in
Teile von gleicher Qualität teilbar ist, ein
zweites Stück der gleichen Art, wie das als
Probe entnommene, zurückzulassen.

(2) Zurückzulassende Proben sind amtlich
zu verschließen oder zu versiegeln. Sie sind
mit dem Datum der Probenahme und dem
Datum des Tages zu versehen, nach dessen
Ablauf der Verschluß oder die Versiegelung
als aufgehoben gelten.

(3) Für Proben, die nicht bei dem pharmazeutischen Unternehmer entnommen werden, ist durch den pharmazeutischen Unternehmer eine angemessene Entschädigung
zu leisten, soweit nicht ausdrücklich darauf
verzichtet wird.

(4) Als privater Sachverständiger zur Untersuchung von Proben, die nach Absatz 1 Satz
2 zurückgelassen sind, kann nur bestellt
werden, wer

1. die Sachkenntnis nach § 15 besitzt. Anstelle der praktischen Tätigkeit nach § 15
   Abs. 1 und 4 kann eine praktische Tätigkeit in der Untersuchung und Begutachtung von Arzneimitteln in Arzneimittel-
   untersuchungsstellen oder in anderen
   gleichartigen Arzneimittelinstituten treten,

2. die zur Ausübung der Tätigkeit als Sachverständiger zur Untersuchung von amtlichen Proben erforderliche Zuverlässigkeit besitzt und

3. über geeignete Räume und Einrichtungen für die beabsichtigte Untersuchung und Begutachtung von Arzneimitteln verfügt.

§ 66
Duldungs- und Mitwirkungspflicht

Wer der Überwachung nach § 64 Abs. 1 unterliegt, ist verpflichtet, die Maßnahmen nach den §§ 64 und 65 zu dulden und die in der Überwachung tätigen Personen bei der Erfüllung ihrer Aufgaben zu unterstützen, insbesondere ihnen auf Verlangen die Räume und Beförderungsmittel zu bezeichnen, Räume, Behälter und Behältnisse zu öffnen, Auskünfte zu erteilen und die Entnahme der Proben zu ermöglichen. Die gleiche Verpflichtung besteht für die sachkundige Person nach § 14, den Leiter der Herstellung, Leiter der Qualitätskontrolle, Stufenplanbeauftragten, Informationsbeauftragten, die verantwortliche Person nach § 52a und den Leiter der klinischen Prüfung sowie deren Vertreter, auch im Hinblick auf Anfragen der zuständigen Bundesoberbehörde.

§ 67
Allgemeine Anzeigepflicht

(1) Betriebe und Einrichtungen, die Arzneimittel entwickeln, herstellen, klinisch prüfen oder einer Rückstandsprüfung unterziehen, prüfen, lagern, verpacken, in den Verkehr bringen oder sonst mit ihnen Handel treiben, haben dies vor der Aufnahme der Tätigkeiten der zuständigen Behörde, bei einer klinischen Prüfung bei Menschen auch der zuständigen Bundesoberbehörde, anzuzeigen. Die Entwicklung von Arzneimitteln ist anzuzeigen, soweit sie durch eine Rechtsverordnung nach § 54 geregelt ist. Das gleiche gilt für Personen, die diese Tätigkeiten selbständig und berufsmäßig ausüben, so-

wie für Personen oder Personenvereinigungen, die Arzneimittel für andere sammeln. In der Anzeige sind die Art der Tätigkeit und die Betriebsstätte anzugeben; werden Arzneimittel gesammelt, so ist das Nähere über die Art der Sammlung und über die Lagerstätte anzugeben. Ist nach Satz 1 eine klinische Prüfung bei Menschen anzuzeigen, so sind auch deren Sponsor, sofern vorhanden dessen Vertreter nach § 40 Abs. 1 Satz 3 Nr. 1 sowie sämtliche Prüfer, soweit erforderlich auch mit Angabe der Stellung als Hauptprüfer oder Leiter der klinischen Prüfung namentlich zu benennen. Die Sätze 1 bis 4 gelten entsprechend für Betriebe und Einrichtungen, die Wirkstoffe oder andere zur Arzneimittelherstellung bestimmte Stoffe herstellen, prüfen, lagern, verpacken, in den Verkehr bringen oder sonst mit ihnen Handel treiben, soweit diese Tätigkeiten durch eine Rechtsverordnung nach § 54 geregelt sind.

(2) Ist die Herstellung von Arzneimitteln beabsichtigt, für die es einer Erlaubnis nach § 13 nicht bedarf, so sind die Arzneimittel mit ihrer Bezeichnung und Zusammensetzung anzuzeigen.

(3) Nachträgliche Änderungen sind ebenfalls anzuzeigen. Ist nach Absatz 1 der Beginn einer klinischen Prüfung bei Menschen anzuzeigen, so sind deren Verlauf, Beendigung und Ergebnisse der zuständigen Bundesoberbehörde mitzuteilen; das Nähere wird in der Rechtsverordnung nach § 42 bestimmt.

(4) Die Absätze 1 bis 3 gelten mit Ausnahme der Anzeigepflicht für die klinische Prüfung nicht für diejenigen, die eine Erlaubnis nach § 13, § 52a oder § 72 haben, und für Apotheken nach dem Gesetz über das Apothekenwesen. Absatz 2 gilt nicht für tierärztliche Hausapotheken.

(5) Wer als pharmazeutischer Unternehmer ein Arzneimittel, das nach § 36 Abs. 1 von der Zulassung freigestellt und für den Verkehr außerhalb der Apotheken nicht freigegeben ist, in den Verkehr bringt, hat dies

unverzüglich der zuständigen Bundesoberbehörde anzuzeigen. In der Anzeige sind die
verwendete Bezeichnung und die verwendeten nicht wirksamen Bestandteile anzugeben, soweit sie nicht in der Verordnung
nach § 36 Abs. 1 festgelegt sind.

(6) Der pharmazeutische Unternehmer hat
Untersuchungen, die dazu bestimmt sind,
Erkenntnisse bei der Anwendung zugelassener oder registrierter Arzneimittel zu sammeln, den kassenärztlichen Bundesvereini-
gungen, den Spitzenverbänden der Kran-
kenkassen sowie der zuständigen Bundesoberbehörde unverzüglich anzuzeigen. Dabei sind Ort, Zeit und Ziel der Anwendungs-
beobachtung anzugeben sowie die beteiligten Ärzte namentlich zu benennen.

§ 67a
Datenbankgestütztes
Informationssystem

§ 68
Mitteilungs- und
Unterrichtungspflichten

§ 69
Maßnahmen der zuständigen Behörden

(1) Die zuständigen Behörden treffen die
zur Beseitigung festgestellter Verstöße und
die zur Verhütung künftiger Verstöße notwendigen Anordnungen. Sie können insbesondere das Inverkehrbringen von Arzneimitteln oder Wirkstoffen untersagen, deren
Rückruf anordnen und diese sicherstellen,
wenn

1. die erforderliche Zulassung oder Registrierung für das Arzneimittel nicht vorliegt oder deren Ruhen angeordnet ist,

2. das Arzneimittel oder der Wirkstoff nicht
   die nach den anerkannten pharmazeutischen Regeln angemessene Qualität aufweist,

3. dem Arzneimittel die therapeutische
   Wirksamkeit fehlt,

4. der begründete Verdacht besteht, dass
   das Arzneimittel bei bestimmungsgemäßem Gebrauch schädliche Wirkungen
   hat, die über ein nach den Erkenntnissen
   der medizinischen Wissenschaft vertretbares Maß hinausgehen,

5. die vorgeschriebenen Qualitätskontrollen
   nicht durchgeführt sind,

6. die erforderliche Erlaubnis für das Herstellen des Arzneimittels oder des Wirkstoffes oder das Verbringen in den Geltungsbereich des Gesetzes nicht vorliegt
   oder ein Grund zur Rücknahme oder
   zum Widerruf der Erlaubnis nach § 18
   Abs. 1 gegeben ist oder

7. die erforderliche Erlaubnis zum Betreiben eines Großhandels nach § 52a nicht
   vorliegt oder ein Grund für die Rücknahme oder den Widerruf der Erlaubnis
   nach § 52a Abs. 5 gegeben ist.

Im Falle des Satzes 2 Nr. 4 kann die zuständige Bundesoberbehörde den Rückruf eines
Arzneimittels anordnen, sofern ihr Tatig-
werden im Zusammenhang mit Maßnahmen nach § 28, § 30, § 31 Abs. 4 Satz 2 oder
§ 32 Abs. 5 zur Abwehr von Gefahren für die
Gesundheit von Mensch oder Tier durch
Arzneimittel geboten ist.

(2) Die zuständigen Behörden können das
Sammeln von Arzneimitteln untersagen,
wenn eine sachgerechte Lagerung der Arzneimittel nicht gewährleistet ist oder wenn
der begründete Verdacht besteht, dass die
gesammelten Arzneimittel mißbräuchlich
verwendet werden. Gesammelte Arzneimittel können sichergestellt werden, wenn
durch unzureichende Lagerung oder durch

ihre Abgabe die Gesundheit von Mensch und Tier gefährdet wird.

▪
▪
▪

(3) Die zuständigen Behörden können Werbematerial sicherstellen, das den Vorschriften über den Verkehr mit Arzneimitteln und über die Werbung auf dem Gebiete des Heilwesens nicht entspricht.

(4) Im Falle des Absatzes 1 Satz 3 kann auch eine öffentliche Warnung durch die zuständige Bundesoberbehörde erfolgen.

§ 69a
Überwachung von Stoffen, die als Tierarzneimittel verwendet werden können

▪
▪
▪

§ 69b
Verwendung bestimmter Daten

▪
▪
▪

Zwölfter Abschnitt Sondervorschriften für Bundeswehr, Bundesgrenzschutz, Bereitschaftspolizei, Zivilschutz

§ 70
Anwendung und Vollzug des Gesetzes

▪
▪
▪

§ 71
Ausnahmen

▪
▪
▪

Dreizehnter Abschnitt Einfuhr und Ausfuhr

§ 72
Einfuhrerlaubnis

▪
▪
▪

§ 72a
Zertifikate

▪
▪
▪

§ 73
Verbringungsverbot

(1) Arzneimittel, die der Pflicht zur Zulassung oder zur Registrierung unterliegen, dürfen in den Geltungsbereich dieses Gesetzes, ausgenommen in eine Freizone des Kontrolltyps I oder ein Freilager, nur verbracht werden, wenn sie zum Verkehr im Geltungsbereich dieses Gesetzes zugelassen oder registriert oder von der Zulassung oder der Registrierung freigestellt sind und

Anhang

1. der Empfänger in dem Fall des Verbringens aus einem Mitgliedstaat der Europäischen Union oder einem anderen Vertragsstaat des Abkommens über den Europäischen Wirtschaftsraum pharmazeutischer Unternehmer, Großhändler oder Tierarzt ist oder eine Apotheke betreibt,

1a. im Falle des Versandes an den Endverbraucher das Arzneimittel zur Anwendung am oder im menschlichen Körper bestimmt ist und von einer Apotheke eines Mitgliedstaates der Europäischen Union oder eines anderen Vertragsstaates des Abkommens über den Europäischen Wirtschaftsraum, welche für den Versandhandel nach ihrem nationalen Recht, soweit es dem deutschen Apothekenrecht in Hinblick auf die Vorschriften zum Versandhandel entspricht, oder nach dem deutschen Apothekengesetz befugt ist, entsprechend den deutschen Vorschriften zum Versandhandel oder zum elektronischen Handel versandt wird oder

2. der Empfänger in dem Fall des Verbringens aus einem Land, das nicht Mitgliedstaat der Europäischen Union oder ein anderer Vertragsstaat des Abkommens über den Europäischen Wirtschaftsraum ist, eine Erlaubnis nach § 72 besitzt.

■
■
■

(2) Absatz 1 Satz 1 gilt nicht für Arzneimittel, die

1. im Einzelfall in geringen Mengen für die Arzneimittelversorgung bestimmter Tiere bei Tierschauen, Turnieren oder ähnlichen Veranstaltungen bestimmt sind,

■
■
■

6. bei der Einreise in den Geltungsbereich dieses Gesetzes in einer dem üblichen persönlichen Bedarf entsprechenden Menge eingebracht werden,

6a. im Herkunftsland in Verkehr gebracht werden dürfen und ohne gewerbs- oder berufsmäßige Vermittlung in einer dem üblichen persönlichen Bedarf entsprechenden Menge aus einem Mitgliedstaat der Europäischen Union oder einem anderen Vertragsstaat des Abkommens über den Europäischen Wirtschaftsraum bezogen werden,

■
■
■

(3) Abweichend von Absatz 1 Satz 1 dürfen Fertigarzneimittel, die nicht zum Verkehr im Geltungsbereich dieses Gesetzes zugelassen oder registriert oder von der Zulassung oder der Registrierung freigestellt sind, in den Geltungsbereich dieses Gesetzes verbracht werden, wenn sie in dem Staat in Verkehr gebracht werden dürfen, aus dem sie in den Geltungsbereich dieses Gesetzes verbracht werden, und von Apotheken oder im Rahmen des Betriebs einer tierärztlichen Hausapotheke vom Tierarzt für die von ihm behandelten Tiere bestellt sind. Apotheken dürfen solche Arzneimittel, außer in Fällen, in denen sie im Auftrag eines Tierarztes bestellt und an diesen abgegeben werden,

1. nur in geringen Mengen und auf besondere Bestellung einzelner Personen beziehen und nur im Rahmen der bestehenden Apothekenbetriebserlaubnis abgeben und,

a) soweit es sich nicht um Arzneimittel aus Mitgliedstaaten der Europäischen Union oder anderen Vertragsstaaten des Abkommens über den Europäischen Wirtschaftsraum handelt, nur auf ärztliche oder zahnärztliche Verschreibung, wenn hinsichtlich des Wirkstoffes identische und hinsichtlich der Wirkstärke vergleichbare Fertigarzneimittel im Geltungsbereich dieses Gesetzes für das betreffende Anwendungsgebiet nicht zur Verfügung stehen,

b) soweit es sich um Arzneimittel aus Mitgliedstaaten der Europäischen Union oder anderen Vertragsstaaten des Abkommens über den Europäischen Wirtschaftsraum handelt, die zur Anwendung bei Tieren bestimmt sind, die der Gewinnung von Lebensmitteln dienen, nur auf tierärztliche Verschreibung beziehen,

§ 73a
Ausfuhr

§ 74
Mitwirkung von Zolldienststellen

Vierzehnter Abschnitt
Informationsbeauftragter, Pharmaberater

§ 74a
Informationsbeauftragter

§ 75
Sachkenntnis

§ 76
Pflichten

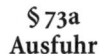

Fünfzehnter Abschnitt Bestimmung der zuständigen
Bundesoberbehörden und sonstige Bestimmungen

§ 77
Zuständige Bundesoberbehörde

(1) Zuständige Bundesoberbehörde ist das Bundesinstitut für Arzneimittel und Medizinprodukte, es sei denn, dass das Paul-Ehr-lich-Institut oder das Bundesamt für Verbraucherschutz und Lebensmittelsicherheit zuständig ist.

(2) Das Paul-Ehrlich-Institut ist zuständig für Sera, Impfstoffe, Blutzubereitungen,

Knochenmarkzubereitungen, Gewebezubereitungen, Allergene, Testsera, Testantigene, Gentransfer-Arzneimittel, somatische Zelltherapeutika, xenogene Zelltherapeutika und gentechnisch hergestellte Blutbestandteile.

(3) Das Bundesamt für Verbraucherschutz und Lebensmittelsicherheit ist zuständig für Arzneimittel, die zur Anwendung bei Tieren bestimmt sind.

(4) Das Bundesministerium wird ermächtigt, durch Rechtsverordnung ohne Zustimmung des Bundesrates die Zuständigkeit des Bundesinstituts für Arzneimittel und Medizinprodukte und des Paul-Ehrlich-Instituts zu ändern, sofern dies erforderlich ist, um neueren wissenschaftlichen Entwicklungen Rechnung zu tragen oder wenn Gründe der gleichmäßigen Arbeitsauslastung eine solche Änderung erfordern.

§ 77a
Unabhängigkeit und Transparenz

§ 78
Preise

(1) Das Bundesministerium für Wirtschaft und Arbeit wird ermächtigt, im Einvernehmen mit dem Bundesministerium und, soweit es sich um Arzneimittel handelt, die zur Anwendung bei Tieren bestimmt sind, im Einvernehmen mit dem Bundesministerium für Verbraucherschutz, Ernährung und Landwirtschaft durch Rechtsverordnung mit Zustimmung des Bundesrates

1. Preisspannen für Arzneimittel, die im Großhandel, in Apotheken oder von Tierärzten im Wiederverkauf abgegeben werden,

2. Preise für Arzneimittel, die in Apotheken oder von Tierärzten hergestellt und abgegeben werden, sowie für Abgabegefäße,

3. Preise für besondere Leistungen der Apotheken bei der Abgabe von Arzneimitteln festzusetzen. Abweichend von Satz 1 wird das Bundesministerium für Wirtschaft und Arbeit ermächtigt, im Einvernehmen mit dem Bundesministerium für Gesundheit und Soziale Sicherung durch Rechtsverordnung, die nicht der Zustimmung des Bundesrates bedarf, den Festzuschlag entsprechend der Kostenentwicklung der Apotheken bei wirtschaftlicher Betriebsführung anzupassen.

(2) Die Preise und Preisspannen müssen den berechtigten Interessen der Arzneimittelverbraucher, der Tierärzte, der Apotheken und des Großhandels Rechnung tragen. Ein einheitlicher Apothekenabgabepreis für Arzneimittel, die vom Verkehr außerhalb der Apotheken ausgeschlossen sind, ist zu gewährleisten. Satz 2 gilt nicht für nicht verschreibungspflichtige Arzneimittel, die nicht zu Lasten der gesetzlichen Krankenversicherung abgegeben werden.

§ 79
Ausnahmeermächtigungen für Krisenzeiten

§ 80
Ermächtigung für Verfahrens- und Härtefallregelungen

§ 81
Verhältnis zu anderen Gesetzen

§ 82
Allgemeine Verwaltungsvorschriften

▪
▪
▪

§ 83
Angleichung an Gemeinschaftsrecht

▪
▪
▪

Sechzehnter Abschnitt Haftung für Arzneimittelschäden

§ 84
Gefährdungshaftung

(1) Wird infolge der Anwendung eines zum Gebrauch bei Menschen bestimmten Arzneimittels, das im Geltungsbereich dieses Gesetzes an den Verbraucher abgegeben wurde und der Pflicht zur Zulassung unterliegt oder durch Rechtsverordnung von der Zulassung befreit worden ist, ein Mensch getötet oder der Körper oder die Gesundheit eines Menschen nicht unerheblich verletzt, so ist der pharmazeutische Unternehmer, der das Arzneimittel im Geltungsbereich dieses Gesetz in den Verkehr gebracht hat, verpflichtet, dem Verletzten den daraus entstandenen Schaden zu ersetzen. Die Ersatzpflicht besteht nur, wenn

1. das Arzneimittel bei bestimmungsgemäßem Gebrauch schädliche Wirkungen hat, die über ein nach den Erkenntnissen der medizinischen Wissenschaft vertretbares Maß hinausgehen oder
2. der Schaden infolge einer nicht den Erkenntnissen der medizinischen Wissenschaft entsprechenden Kennzeichnung, Fachinformation oder Gebrauchsinformation eingetreten ist.

▪
▪
▪

§ 84a
Auskunftsanspruch

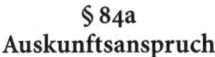

§ 85
Mitverschulden

▪
▪
▪

§ 86
Umfang der Ersatzpflicht bei Tötung

▪
▪
▪

§ 87
Umfang der Ersatzpflicht bei Körperverletzung

▪
▪
▪

§ 88
Höchstbeträge

Der Ersatzpflichtige haftet

1. im Falle der Tötung oder Verletzung eines Menschen nur bis zu einem Kapitalbetrag von 600 000 Euro oder bis zu ei-

Anhang

nem Rentenbetrag von jährlich 36 000 Euro,

2. im Falle der Tötung oder Verletzung mehrerer Menschen durch das gleiche Arzneimittel unbeschadet der in Nummer 1 bestimmten Grenzen bis zu einem Kapitalbetrag von 120 Millionen Euro oder bis zu einem Rentenbetrag von jährlich 7,2 Millionen Euro.

Übersteigen im Falle des Satzes 1 Nr. 2 die den mehreren Geschädigten zu leistenden Entschädigungen die dort vorgesehenen Höchstbeträge, so verringern sich die einzelnen Entschädigungen in dem Verhältnis, in welchem ihr Gesamtbetrag zu dem Höchstbetrag steht.

§ 89
Schadensersatz durch Geldrenten

§ 90
Verjährung

§ 91
Weitergehende Haftung

§ 92
Unabdingbarkeit

§ 93
Mehrere Ersatzpflichtige

§ 94
Deckungsvorsorge

(1) Der pharmazeutische Unternehmer hat dafür Vorsorge zu treffen, dass er seinen gesetzlichen Verpflichtungen zum Ersatz von Schäden nachkommen kann, die durch die Anwendung eines von ihm in den Verkehr gebrachten, zum Gebrauch bei Menschen bestimmten Arzneimittels entstehen, das der Pflicht zur Zulassung unterliegt oder durch Rechtsverordnung von der Zulassung befreit worden ist (Deckungsvorsorge). Die Deckungsvorsorge muß in Höhe der in § 88 Satz 1 genannten Beträge erbracht werden. Sie kann nur

1. durch eine Haftpflichtversicherung bei einem im Geltungsbereich dieses Gesetzes zum Geschäftsbetrieb befugten Versicherungsunternehmen oder

2. durch eine Freistellungs- oder Gewährleistungsverpflichtung eines inländischen Kreditinstituts oder eines Kreditinstituts eines anderen Mitgliedstaates der Europäischen Union oder eines anderen Vertragsstaates des Abkommens über den Europäischen Wirtschaftsraum

erbracht werden.

§ 94a
Örtliche Zuständigkeit

Siebzehnter Abschnitt Straf- und Bußgeldvorschriften

§ 95
Strafvorschriften

(1) Mit Freiheitsstrafe bis zu drei Jahren oder mit Geldstrafe wird bestraft, wer

1. entgegen § 5, auch in Verbindung mit § 73a, Arzneimittel, bei denen begründeter Verdacht auf schädliche Wirkungen besteht, in den Verkehr bringt,

2a. entgegen § 6a Abs. 1 Arzneimittel zu Dopingzwecken im Sport in den Verkehr bringt, verschreibt oder bei anderen anwendet,

3a. entgegen § 8 Abs. 1 Nr. 1 oder 1a, auch in Verbindung mit § 73 Abs. 4 oder § 73a, Arzneimittel herstellt oder in den Verkehr bringt,
4. entgegen § 43 Abs. 1 Satz 2, Abs. 2 oder 3 Satz 1 mit Arzneimitteln, die nur auf Verschreibung an Verbraucher abgegeben werden dürfen, Handel treibt oder diese Arzneimittel abgibt,

(2) Der Versuch ist strafbar.

(3) In besonders schweren Fällen ist die Strafe Freiheitsstrafe von einem Jahr bis zu zehn Jahren. Ein besonders schwerer Fall liegt in der Regel vor, wenn der Täter durch eine der in Absatz 1 bezeichneten Handlungen

1. die Gesundheit einer großen Zahl von Menschen gefährdet,

2. einen anderen in die Gefahr des Todes oder einer schweren Schädigung an Körper oder Gesundheit bringt,
3. aus grobem Eigennutz für sich oder einen anderen Vermögensvorteile großen Ausmaßes erlangt oder
4. im Falle des Absatzes 1 Nr. 2a Arzneimittel zu Dopingzwecken im Sport an Personen unter 18 Jahren abgibt oder bei diesen Personen anwendet.

(4) Handelt der Täter in den Fällen des Absatzes 1 fahrlässig, so ist die Strafe Freiheitsstrafe bis zu einem Jahr oder Geldstrafe.

§ 96
Strafvorschriften

Mit Freiheitsstrafe bis zu einem Jahr oder mit Geldstrafe wird bestraft, wer

3. entgegen § 8 Abs. 1 Nr. 2, auch in Verbindung mit § 73a, Arzneimittel herstellt oder in din Verkehr bringt,

5. entgegen § 21 Abs. 1 Fertigarzneimittel oder Arzneimittel, die zur Anwendung bei Tieren bestimmt sind, oder in einer Rechtsverordnung nach § 35 Abs. 1 Nr. 2 oder § 60 Abs. 3 bezeichnete Arzneimittel ohne Zulassung oder ohne Genehmigung der Kommission der Europäischen Gemeinschaften oder des Rates der Europäischen Union in den Verkehr bringt,

Anhang

§ 97
Bußgeldvorschriften

(1) Ordnungswidrig handelt, wer eine der in § 96 bezeichneten Handlungen fahrlässig begeht.

(2) Ordnungswidrig handelt auch, wer vorsätzlich oder fahrlässig

1. entgegen § 8 Abs. 2 Arzneimittel in den Verkehr bringt, deren Verfalldatum abgelaufen ist,
2. entgegen § 9 Abs. 1 Arzneimittel, die nicht den Namen oder die Firma des pharmazeutischen Unternehmers tragen, in den Verkehr bringt,

▦
▦
▦

10. entgegen § 43 Abs. 1, 2 oder 3 Satz 1 Arzneimittel berufs- oder gewerbsmäßig in den Verkehr bringt oder mit Arzneimitteln, die ohne Verschreibung an Verbraucher abgegeben werden dürfen, Handel treibt oder diese Arzneimittel abgibt,

▦
▦
▦

14. entgegen § 50 Abs. 1 Einzelhandel mit Arzneimitteln betreibt,
15. entgegen § 51 Abs. 1 Arzneimittel im Reisegewerbe feilbietet oder Bestellungen darauf aufsucht,
16. entgegen § 52 Abs. 1 Arzneimittel im Wege der Selbstbedienung in den Verkehr bringt,

▦
▦
▦

(3) Die Ordnungswidrigkeit kann mit einer Geldbuße bis zu 25 000 Euro geahndet werden.

▦
▦
▦

§ 98
Einziehung

▦
▦
▦

Achtzehnter Abschnitt
Überleitungs- und Übergangsvorschriften

▦
▦
▦

§ 109

(1) Auf Fertigarzneimittel, die Arzneimittel im Sinne des § 2 Abs. 1 oder Abs. 2 Nr. 1 sind und sich am 1. Januar 1978 im Verkehr befunden haben, findet § 10 mit der Maßgabe Anwendung, dass anstelle der in § 10 Abs. 1 Satz 1 Nr. 3 genannten Zulassungsnummer, soweit vorhanden, die Registernummer des Spezialitätenregisters nach dem Arzneimittelgesetz 1961 mit der Abkürzung „Reg.-Nr." tritt. Fertigarzneimittel nach Satz 1 und nach § 105 Abs. 5d dürfen nur in den Verkehr gebracht werden, wenn in die Packungsbeilage nach § 11 der nachstehende Hinweis aufgenommen wird: „Dieses Arzneimittel ist nach den gesetzlichen Übergangsvorschriften im Verkehr. Die behörd-

liche Prüfung auf pharmazeutische Qualität, Wirksamkeit und Unbedenklichkeit ist noch nicht abgeschlossen." Der Hinweis nach Satz 2 ist auch in die Fachinformation nach § 11a, soweit vorhanden, aufzunehmen. Die Sätze 1 bis 4 gelten bis zur ersten Verlängerung der Zulassung oder der Registrierung.

(2) Die Texte für Kennzeichnung und Pakkungsbeilage sind spätestens bis zum 31. Juli 2001 vorzulegen. Bis zu diesem Zeitpunkt dürfen Arzneimittel nach Absatz 1 Satz 1 vom pharmazeutischen Unternehmer, nach diesem Zeitpunkt weiterhin von Groß- und Einzelhändlern, mit einer Kennzeichnung und Packungsbeilage in den Verkehr gebracht werden, die den bis zu dem in Satz 1 genannten Zeitpunkt geltenden Vorschriften entspricht.

(3) Fertigarzneimittel, die Arzneimittel im Sinne des § 105 Abs. 1 und nach § 44 Abs. 1 oder Abs. 2 Nr. 1 bis 3 oder § 45 für den Verkehr außerhalb der Apotheken freigegeben sind und unter die Buchstaben a bis e fallen, dürfen unbeschadet der Regelungen der Absätze 1 und 2 ab 1. Januar 1992 vom pharmazeutischen Unternehmer nur in den Verkehr gebracht werden, wenn sie auf dem Behältnis und, soweit verwendet, der äußeren Umhüllung und einer Packungsbeilage einen oder mehrere der folgenden Hinweise tragen: «Traditionell angewendet:

a)   zur Stärkung oder Kräftigung,
b)   zur Besserung des Befindens,
c)   zur Unterstützung der Organfunktion,
d)   zur Vorbeugung,
e)   als mild wirkendes Arzneimittel."

Satz 1 findet keine Anwendung, soweit sich die Anwendungsgebiete im Rahmen einer Zulassung nach § 25 Abs. 1 oder eines nach § 25 Abs. 7 Satz 1 in der vor dem 17. August 1994 geltenden Fassung bekanntgemachten Ergebnisses halten.

§ 109a

(1) Für die in § 109 Abs. 3 genannten Arzneimittel sowie für Arzneimittel, die nicht verschreibungspflichtig und nicht durch eine Rechtsverordnung auf Grund des § 45 oder des § 46 wegen ihrer Inhaltsstoffe, wegen ihrer Darreichungsform oder weil sie chemische Verbindungen mit bestimmten pharmakologischen Wirkungen sind oder ihnen solche zugesetzt sind, vom Verkehr außerhalb der Apotheken ausgeschlossen sind, kann die Verlängerung der Zulassung nach § 105 Abs. 3 und sodann nach § 31 nach Maßgabe der Absätze 2 und 3 erteilt werden.

(2) Die Anforderungen an die erforderliche Qualität sind erfüllt, wenn die Unterlagen nach § 22 Abs. 2 Nr. 1 sowie das analytische Gutachten nach § 24 Abs. 1 vorliegen und von seiten des pharmazeutischen Unternehmers eidesstattlich versichert wird, dass das Arzneimittel nach Maßgabe der allgemeinen Verwaltungsvorschrift nach § 26 geprüft ist und die erforderliche pharmazeutische Qualität aufweist. Form und Inhalt der eidesstattlichen Versicherung werden durch die zuständige Bundesoberbehörde festgelegt.

(3) Die Anforderungen an die Wirksamkeit sind erfüllt, wenn das Arzneimittel Anwendungsgebiete beansprucht, die in einer von der zuständigen Bundesoberbehörde nach Anhörung von einer vom Bundesministerium berufenen Kommission, für die § 25 Abs. 6 Satz 4 bis 6 entsprechende Anwendung findet, erstellten Aufstellung der Anwendungsgebiete für Stoffe oder Stoffkombinationen anerkannt sind. Diese Anwendungsgebiete werden unter Berücksichtigung der Besonderheiten der Arzneimittel und der tradierten und dokumentierten Erfahrung festgelegt und erhalten den Zusatz: „Traditionell angewendet". Solche Anwendungsgebiete sind: „Zur Stärkung oder Kräftigung des...", „Zur Besserung des Befindens...", „Zur Unterstützung der Organfunktion des...", „Zur Vorbeugung gegen...", „Als mild wirkendes Arzneimittel bei...". Anwendungsgebiete, die zur Folge haben, dass das Arzneimittel vom Verkehr außerhalb der Apotheken ausgeschlossen ist, dürfen nicht anerkannt werden.

Anhang

(4) Die Absätze 1 bis 3 finden nur dann Anwendung, wenn Unterlagen nach § 105 Abs. 4a nicht eingereicht worden sind und der Antragsteller schriftlich erklärt, dass er eine Verlängerung der Zulassung nach § 105 Abs. 3 nach Maßgabe der Absätze 2 und 3 anstrebt.

(4a) Abweichend von Absatz 4 finden die Absätze 2 und 3 auf Arzneimittel nach Absatz 1 Anwendung, wenn die Verlängerung der Zulassung zu versagen wäre, weil ein nach § 25 Abs. 7 Satz 1 in der vor dem 17. August 1994 geltenden Fassung bekannt gemachtes Ergebnis zum Nachweis der Wirksamkeit nicht mehr anerkannt werden kann.

§ 112

Wer am 1. Januar 1978 Arzneimittel im Sinne des § 2 Abs. 1 oder Abs. 2 Nr. 1, die zum Verkehr außerhalb der Apotheken freigegeben sind, im Einzelhandel außerhalb der Apotheken in den Verkehr bringt, kann diese Tätigkeit weiter ausüben, soweit er nach dem Gesetz über die Berufsausübung im Einzelhandel vom 5. August 1957 (BGBl. I S. 1121), geändert durch Artikel 150 Abs. 2 Nr. 15 des Gesetzes vom 24. Mai 1968 (BGBl. I S. 503), dazu berechtigt war.

Anhang 2
Verordnung über den Nachweis der Sachkenntnis im Einzelhandel mit freiverkäuflichen Arzneimitteln

Vom 20. Juni 1978 (BGBl. I S. 753) i.d.F. des Einigungsvertrages i.d.F. der 1. Verordnung vom 6. August 1998 (BGBl. I S. 2044)

Auf Grund des § 50 Abs. 2 Satz 2 bis 4 des Arzneimittelgesetzes vom 24. August 1976 (BGBl. I S. 2445, 2448) wird im Einvernehmen mit dem Bundesminister für Wirtschaft, dem Bundesminister für Bildung und Wissenschaft und dem Bundesminister für Ernährung, Landwirtschaft und Forsten mit Zustimmung des Bundesrates verordnet:

§ 1
Nachweis der Sachkenntnis

Der Nachweis der Sachkenntnis für den Einzelhandel außerhalb von Apotheken mit Arzneimitteln im Sinne des § 2 Abs. 1 oder Abs. 2 Nr. 1 des Arzneimittelgesetzes, die zum Verkehr außerhalb der Apotheken freigegeben sind (freiverkäufliche Arzneimittel), kann durch eine Prüfung nach §§ 2 bis 9, durch Prüfungszeugnisse über eine andere abgeleistete berufliche Ausbildung nach § 10 oder in sonstiger Weise nach § 11 erbracht werden.

§ 2
Errichtung und Tätigkeit des Prüfungsausschusses

(1) Für die Abnahme der Prüfung errichtet die zuständige Behörde einen Prüfungsausschuß oder mehrere Prüfungsausschüsse. Mehrere Behörden können einen gemeinsamen Prüfungsausschuß errichten.

(2) Der Prüfungsausschuß besteht nach Bestimmung durch die zuständige Behörde aus mindestens drei, höchstens fünf Mitgliedern. Die Mitglieder müssen für die Prüfung sachkundig und für die Mitwirkung im Prüfungswesen geeignet sein. Dem Prüfungsausschuß müssen als Mitglieder ein von der zuständigen Behörde Beauftragter sowie mindestens je ein selbständiger Kaufmann und kaufmännischer Angestellter des Einzelhandels angehören. Ein Mitglied daß Apotheker sein. Jedes Mitglied hat einen Stellvertreter.

(3) Vorsitzender des Prüfungsausschusses ist das von der zuständigen Behörde beauftragte Prüfungsausschußmitglied oder dessen Stellvertreter.

(4) Die Mitglieder und stellvertretenden Mitglieder werden von der zuständigen Behörde für drei Jahre berufen. Die Tätigkeit im Prüfungsausschuß ist ehrenamtlich.

(5) Auf die ehrenamtliche Tätigkeit der Mitglieder und deren Stellvertreter im Prüfungsausschuß sind die §§ 83 bis 86, auf die Tätigkeit des Prüfungsausschusses die §§ 89 bis 91 und 93 des Verwaltungsverfahrensgesetzes anzuwenden.

§ 3
Prüfungstermine und Anmeldung zur Prüfung

(1) Die zuständige Behörde bestimmt die Termine für die Durchführung der Prüfung. Diese werden nach Bedarf, mindestens einmal im Jahr, angesetzt. Die zuständige Behörde gibt diese Termine und die Anmeldefristen in geeigneter Form rechtzeitig bekannt.

(2) Wird die Prüfung mit einheitlichen überregionalen Prüfungsaufgaben durchgeführt, sind einheitliche Prüfungstage von den zuständigen Behörden anzusetzen, so-

Anhang

weit die Durchführbarkeit sichergestellt werden kann.

(3) Der Prüfungsbewerber hat sich bei derjenigen zuständigen Behörde anzumelden, in deren Bezirk sein Beschäftigungsort oder seine Aus- oder Fortbildungsstätte liegt oder der Bewerber seinen gewöhnlichen Aufenthalt hat oder zuletzt hatte.

§ 4
Prüfungsanforderungen

(1) Durch die Prüfung ist festzustellen, ob der Prüfungsteilnehmer ausreichende Kenntnisse und Fertigkeiten über das ordnungsgemäße Abfüllen, Abpacken, Kennzeichnen, Lagern und Inverkehrbringen von freiverkäuflichen Arzneimitteln sowie Kenntnisse über die für diese Arzneimittel geltenden Vorschriften besitzt.

(2) Im einzelnen ist festzustellen, ob der Prüfungsteilnehmer

1. das Sortiment freiverkäuflicher Arzneimittel übersieht,

2. die in freiverkäuflichen Arzneimitteln üblicherweise verwendeten Pflanzen und Chemikalien sowie die Darreichungsform kennt,

3. offensichtlich verwechselte, verfälschte oder verdorbene freiverkäufliche Arzneimittel erkennen kann,

4. freiverkäufliche Arzneimittel ordnungsgemäß, insbesondere unter Berücksichtigung der Lagertemperatur und des Verfalldatums, lagern kann,

5. über die für das ordnungsgemäße Abfüllen, Abpacken und die Abgabe freiverkäuflicher Arzneimittel erforderlichen Kenntnisse verfügt,

6. die mit dem unsachgemäßen Umgang mit freiverkäuflichen Arzneimitteln verbundenen Gefahren kennt,

7. die für freiverkäufliche Arzneimittel geltenden Vorschriften des Arzneimittelrechts der Werbung auf dem Gebiet des Heilwesens kennt.

§ 5
Durchführung der Prüfung

(1) Die Prüfung wird mündlich oder schriftlich abgelegt. Die Prüfungsteilnehmer haben sich auf Verlangen des Vorsitzenden über ihre Person auszuweisen. Sie sind vor Beginn der Prüfung über den Prüfungsablauf, die zur Verfügung stehende Zeit, die erlaubten Arbeits- und Hilfsmittel, die Folgen von Täuschungshandlungen und Ordnungsverstößen zu belehren.

(2) Teilnehmer, die sich einer Täuschungshandlung oder einer erheblichen Störung des Prüfungsablaufs schuldig machen, kann der Aufsichtsführende von der Prüfung vorläufig ausschließen.

(3) Über den endgültigen Ausschluß und die Folgen entscheidet der Prüfungsausschuß nach Anhören des Prüfungsteilnehmers. In schwerwiegenden Fällen, insbesondere bei vorbereiteten Täuschungshandlungen, kann die Prüfung für nicht bestanden erklärt werden. In diesen Fällen kann die Prüfung nachträglich für nicht bestanden erklärt werden, wenn die Täuschung innerhalb eines Jahres nach Abschluß der Prüfung festgestellt wird.

(4) Die zuständige Behörde kann einen Beobachter zur Prüfung entsenden. Der Vorsitzende soll Personen, die sich auf die Prüfung vorbereiten, als Gäste bei einer mündlichen Prüfung zulassen. Bei der Beratung über die Prüfungsergebnisse dürfen nur die Mitglieder des Prüfungsausschusses anwesend sein.

§ 6
Rücktritt, Nichtteilnahme

(1) Der Prüfungsbewerber kann nach der Anmeldung vor Beginn der Prüfung durch schriftliche Erklärung zurücktreten. In diesem Fall gilt die Prüfung als nicht abgelegt.

(2) Tritt der Prüfungsbewerber nach Beginn der Prüfung zurück oder nimmt er an der Prüfung nicht teil, ohne daß ein wichti-

ger Grund vorliegt, so gilt die Prüfung als nicht bestanden. Über das Vorliegen eines wichtigen Grundes entscheidet der Prüfungsausschuß.

§ 7
Prüfungsergebnis und Prüfungszeugnis

(1) Die Prüfung ist bestanden, wenn mindestens ausreichende Leistungen erbracht sind.

(2) Nach Beendigung der Prüfung hat der Vorsitzende des Prüfungsausschusses dem Prüfungsteilnehmer unverzüglich eine Bescheinigung auszuhändigen, ob er die Prüfung ‚bestanden' oder ‚nicht bestanden' hat. Im Fall einer mündlichen Prüfung soll der Prüfungsausschuß das Ergebnis dem Teilnehmer bereits am Prüfungstag mitteilen.

(3) Über die bestandene Prüfung erhält der Prüfungsteilnehmer von der zuständigen Behörde ein Zeugnis nach dem Muster der Anlage.

(4) Bei nicht bestandener Prüfung erhält der Prüfungsteilnehmer von der zuständigen Behörde einen schriftlichen Bescheid. Auf die Vorschriften über die Wiederholungsprüfung in § 8 ist hinzuweisen.

§ 8
Wiederholung der Prüfung

Eine nicht bestandene Prüfung kann wiederholt werden. Die Prüfung kann frühestens zum nächsten Prüfungstermin wiederholt werden.

§ 9
Zuständige Stelle

Wird von der zuständigen Behörde eine Stelle bestimmt, vor der die Prüfung abzulegen ist, so gelten für diese die §§ 2 bis 8 entsprechend. Die zuständige Behörde kann einen Beobachter zur Prüfung entsenden.

§ 10
Anerkennung anderer Nachweise

Folgende Prüfungszeugnisse über eine abgeleistete berufliche Ausbildung werden als Nachweis der erforderlichen Sachkenntnis im Einzelhandel mit freiverkäuflichen Arzneimitteln anerkannt:

1. Das Zeugnis über eine nach abgeschlossenem Hochschulstudium der Pharmazie abgelegte Prüfung,
2. das Zeugnis über eine nach abgeschlossenem Hochschulstudium der Chemie, der Biologie, der Human- oder der Veterinärmedizin abgelegte Prüfung in Verbindung mit den Nachweisen nach § 15 Abs. 2 des Arzneimittelgesetzes,
3. das Zeugnis über die nach abgeschlossenem Hochschulstudium der Veterinärmedizin abgelegte Tierärztliche Prüfung, soweit es sich um Arzneimittel handelt, die zur Anwendung bei Tieren bestimmt sind,
4. das Zeugnis über die bestandene pharmazeutische Vorprüfung im Sinne des § 1 des Gesetzes über die Rechtsstellung vorgeprüfter Apothekenanwärter vom 4. Dezember 1973 (BGBl. I S. 1813),
5. das Zeugnis über die bestandene Prüfung für den Beruf des pharmazeutisch-technischen Assistenten oder der Nachweis der Gleichwertigkeit des Ausbildungsstandes nach dem Gesetz über den Beruf des pharmazeutisch-technischen Assistenten,
6. das Zeugnis zum staatlich anerkannten Ausbildungsberuf als Drogist,
7. das Zeugnis zum staatlich anerkannten Ausbildungsberuf als Apothekenhelfer oder als pharmazeutisch-kaufmännischer Angestellter/pharmazeutisch-kaufmännische Angestellte.

Satz 1 gilt entsprechend für Erlaubnisse als Pharmazieingenieur, Apothekenassistent, Pharmazeutischer Assistent oder Apothekenfacharbeiter, die vor dem Wirksam werden des Beitritts nach den Vorschriften der Deutschen Demokratischen Republik erteilt worden sind oder nach Wirksamwerden des Beitritts in dem in Artikel 3 des Einigungsvertrages genannten Gebiet erteilt werden (s. auch Kap. 1.19).

§ 11
Sonstiger Nachweis der Sachkenntnis

Den Nachweis der Sachkenntnis im Einzelhandel mit freiverkäuflichen Arzneimitteln hat auch erbracht, wer nachweist, daß er bis zum 1. Januar 1978 die Voraussetzungen

1. der Sachkunde für den Einzelhandel mit Arzneimitteln nach den Vorschriften des Gesetzes über die Berufsausübung im Einzelhandel und der Verordnung über den Nachweis der Sachkunde für den Einzelhandel, jeweils in ihrer bis zum 1. Januar 1978 geltenden Fassung, oder

2. der Sachkenntnis als Herstellungsleiter nach § 14 Abs. 1 Nr. 2 des Arzneimittelgesetzes 1961

erfüllt hat.

§ 12

(gestrichen)

§ 13
Inkrafttreten

(gestrichen)

Anlage
zu § 7 Abs. 3

Prüfungszeugnis über die Sachkenntnis im Einzelhandel mit freiverkäuflichen Arzneimitteln nach § 50 des Arzneimittelgesetzes

---

(Familienname und Vorname)

geboren am _____ in _____

hat die Prüfung der Sachkenntnis im Einzelhandel mit freiverkäuflichen Arzneimitteln

am _____ bestanden.

den _____

_____   _____
(Unterschrift)   (Unterschrift)

(Siegel)

Begründung

Nach § 50 des Arzneimittelgesetzes vom 24. August 1976 (BGBl. I S. 2445, 2448) darf der Einzelhandel außerhalb von Apotheken mit Arzneimitteln im Sinne des § 2 Abs. 1 oder Abs. 2 Nr. 1, die zum Verkehr außerhalb der Apotheken freigegeben sind (freiverkäufliche Arzneimittel), nur betrieben werden, wenn der Unternehmer, eine zur Vertretung des Unternehmens gesetzlich berufene oder eine von dem Unternehmer mit der Leitung des Unternehmens oder mit dem Verkauf beauftragte Person die erforderliche Sachkenntnis besitzt. Bei Unternehmen mit mehreren Betriebsstellen daß für jede Betriebsstelle eine Person vorhanden sein, die die erforderliche Sachkenntnis besitzt (Absatz 1).

Die erforderliche Sachkenntnis besitzt, wer Kenntnisse und Fertigkeiten über das ordnungsgemäße Abfüllen, Abpacken, Kennzeichnen, Lagern und Inverkehrbringen von Arzneimitteln, die zum Verkehr außerhalb der Apotheken freigegeben sind, sowie Kenntnisse über die für diese Arzneimittel geltenden Vorschriften nachweist. Der Bundesminister für Gesundheit ist ermächtigt, im Einvernehmen mit dem Bundesminister für Wirtschaft und dem Bundesminister für Bildung und Wissenschaft und, soweit es sich um Arzneimittel handelt, die zur Anwendung bei Tieren bestimmt sind, im Einvernehmen mit dem Bundesminister für Ernährung, Landwirtschaft und Forsten durch Rechtsverordnung mit Zustimmung des Bundesrates Vorschriften darüber zu erlassen, wie der Nachweis der erforderlichen Sachkenntnis zu erbringen ist, um einen ordnungsgemäßen Verkehr mit Arzneimitteln zu gewährleisten. Er kann dabei Prüfungszeugnisse über eine abgeleistete berufliche Aus- oder Fortbildung als Nachweis anerkennen. Er kann ferner bestimmen, daß die Sachkenntnis durch eine Prüfung vor der zuständigen Behörde oder einer von ihr bestimmten Stelle nachgewiesen wird und das Nähere über die Prüfungsanforderungen und das Prüfungsverfahren regeln (Absatz 2).

Diese neue Regelung der Sachkenntnis im Einzelhandel mit freiverkäuflichen Arzneimitteln beruht auf der Grundlage des Arzneimittelgesetzes und löst die bisherigen Vorschriften über Arzneimittel im Gesetz über die Berufsausübung im Einzelhandel (Einzelhandelsgesetz) vom 5. August 1957 (BGBl. S. 1121) und der Verordnung über den Nachweis der Sachkunde für den Einzelhandel (Einzelhandelsverordnung) vom 4. März 1960 (BGBl. I S. 172) ab, die nach Artikel 9 Nr. 3 und 4 des Gesetzes zur Neuordnung des Arzneimittelrechts vom 24. August 1976 (BGBl. I S. 2445) am 1. Januar 1978 außer Kraft getreten sind, soweit sie sich nicht auf ärztliche Hilfsmittel beziehen.

Nach Artikel 3 § 14 (jetzt § 112) der Überleitungsvorschriften kann eine Person, die am 1. Januar 1978 freiverkäufliche Arzneimittel im Einzelhandel außerhalb der Apotheke in den Verkehr bringt, diese Tätigkeit weiter ausüben, soweit sie nach dem Einzelhandelsgesetz dazu berechtigt war.

Einzelhändler, die eine Sachkenntnis nach § 50 des Arzneimittelgesetzes besitzen, bedürfen keiner Erlaubnis nach § 13 Abs. 1 des Arzneimittelgesetzes für das Umfüllen, Abpacken oder Kennzeichnen von Arzneimitteln zur Abgabe in unveränderter Form unmittelbar an den Verbraucher (§ 13 Abs. 2 Nr. 5).

Zu § 1

Im Einklang mit der Ermächtigung nach § 50 Abs. 2 des Arzneimittelgesetzes ist im Verordnungsentwurf vorgesehen, daß die Sachkenntnis auf Grund einer Prüfung neu erworben oder auf Grund von Nachweisen über eine andere berufliche Ausbildung oder in sonstiger Weise anerkannt werden kann.

Zu §§ 2 bis 9

Die Prüfungsordnung regelt entsprechend der Verordnungsermächtigung das Nähere über die Prüfungsanforderungen und das Prüfungsverfahren.

Für die Abnahme der Prüfung errichtet die zuständige Behörde einen oder mehrere Prüfungsausschüsse (§ 2). Soweit eine zuständige Stelle mit der Abnahme der Prüfung beauftragt wird, tritt diese an die Stelle der zuständigen Behörde (§ 9).

Für die ehrenamtliche Tätigkeit der Mitglieder und deren Stellvertreter im Prüfungsausschuß und die Tätigkeit des Prüfungsausschusses sind die einschlägigen Bestimmungen des Verwaltungsverfahrensgesetzes vom 25. Mai 1976 (BGBl. I S. 1253) anzuwenden. Diese regeln die Ausübung ehrenamtlicher Tätigkeit (§ 86) sowie die Ordnung in den Sitzungen des Prüfungsausschusses (§ 89), dessen Beschlußfähigkeit (§ 90) und Beschlußfassung (§ 91) und schließlich die Verpflichtung zur Anfertigung einer Niederschrift über die Sitzungen des Prüfungsausschusses (§ 93). Die Bestimmungen des Verwaltungsverfahrensgesetzes über die Befangenheit (§ 21 i.V.m. § 20 Abs. 4) gelten für die Mitglieder des Prüfungsausschusses und deren Stellvertreter unmittelbar.

Die Vorschriften über die Anmeldung zur Püfung (§ 3) besagen, daß sich der Prüfling auch bei der Behörde oder einer von ihr bestimmten Stelle zur Ablegung der Prüfung melden kann, in deren Zuständigkeitsbereich der Beschäftigungsort oder der Aus- und Fortbildungsort des Prüfungsbewerbers liegt.

Die Prüfungsanforderungen (§ 4) enthalten eine Präzisierung derjenigen Kenntnisse und Fertigkeiten, die nach dem Arzneimittelgesetz als Sachkenntnis über das ordnungsgemäße Abfüllen, Abpacken, Kennzeichnen, Lagern und Inverkehrbringen von freiverkäuflichen Arzneimitteln außerhalb der Apotheken erforderlich sind. Außerdem sind in der Prüfung Kenntnisse über die für freiverkäufliche Arzneimittel geltenden Vorschriften nachzuweisen. Bei der Festlegung der Prüfungsanforderungen steht der Gesichtspunkt der Arzneimittelsicherheit im Vordergrund. Mit diesen Prüfungsanforderungen wird eine spezifische Sachkenntnis für den Verkehr mit freiverkäuflichen Arzneimitteln außerhalb von Apotheken fixiert.

Eine weitere Detaillierung der Prüfungsanforderungen soll zunächst nicht vorgenommen werden. Sie scheint auch im Interesse einer einheitlichen Durchführung der Prüfungsordnung vorerst nicht erforderlich zu sein. Sollte sich jedoch im Laufe der Zeit eine solche Forderung ergeben, so könnten dann bereits die inzwischen gesammelten Erfahrungen in die Diskussion einbezogen und berücksichtigt werden.

Die Prüfungsanforderungen gehen von einer einheitlichen Mindestsachkenntnis für den Verkehr mit freiverkäuflichen Arzneimitteln aus. Deshalb sind spezifische Kenntnisse und Fertigkeiten, etwa bezogen auf bestimmte Branchen oder Arzneimittelsortimente, nicht aufgenommen worden. Eine derartige Spezifizierung wäre von der Verordnungsermächtigung nicht gedeckt. Die Prüfungsanforderungen (§ 4) und das Prüfungsverfahren (§ 5) sind unter dem Gesichtspunkt der Verhältnismäßigkeit für den Prüfling zumutbar. Dies gilt umso mehr, als das Sortiment freiverkäuflicher Arzneimittel, für deren Abgabe eine Sachkenntnis verlangt wird, sehr begrenzt ist. Außerdem ist für die Ablegung der Prüfung keine Aus- oder Fortbildung vorgeschrieben (§ 4) und die Prüfung unbegrenzt wiederholbar (§ 8). Die Fachkunde ist bisher mündlich geprüft worden. Dieses Verfahren hat sich bewährt. Um jedoch andere Prüfungsmodalitäten für die Zukunft nicht auszuschließen, die eine rationelle Prüfung mit der notwendigen Objektivität ermöglichen (z.B. multiple-choice-Verfahren), kann die Prüfung auch schriftlich durchgeführt werden. Eine Ungleichbehandlung der Prüflinge in der Prüfung ist dadurch nicht zu befürchten, da die Prüfungsanforderungen hinreichend präzise festgelegt sind. Soweit überregional Prüfungsaufgaben gestellt werden, soll die Durchführbarkeit durch § 3 Abs. 2 sichergestellt werden.

Die Prüfung der Sachkenntnis wird vor der durch Landesrecht bestimmten zuständigen Behörde abgelegt. Die zuständige Behörde kann auch eine Stelle mit der Durchführung der Prüfung beauftragen (§ 9). Die Industrie- und Handelskammern, die bisher bereits die Fachkundenprüfungen abgenommen haben, können somit mit der Abnahme der Prüfungen von der zuständigen Behörde beauftragt werden.

Zu §§ 10 und 11

In § 10 wird geregelt, welche Prüfungszeugnisse über eine abgeleistete berufliche Ausbildung als Nachweis der Sachkenntnis anerkannt werden. Bei den in § 10 anerkannten Prüfungszeugnissen kann die erforderliche Sachkenntnis über den Einzelhandel mit freiverkäuflichen Arzneimitteln als nachgewiesen gelten. Unter Humanmedizin im Sinne des § 10 Nr. 2 ist auch die Zahnmedizin zu verstehen.

In § 11 wird festgelegt, wie der Nachweis der erforderlichen Sachkenntnis außerdem erbracht werden kann. In § 11 Nr. 1 sind die Fallgruppen der Sachkenntnis nach dem Einzelhandelsgesetz und der Einzelhandelsverordnung aufgenommen, bei denen die Sachkenntnis aus Gründen des Schutzes des Besitzstandes unterstellt werden daß.

Da die Prüfungsanforderungen nach § 4 besonders den Gesichtspunkt der Arzneimittelsicherheit berücksichtigen, müssen nach dem Inkrafttreten des Arzneimittelgesetzes in Zukunft alle diese Mindestsachkenntnisse nachweisen. Soweit Prüfungsanforderungen in anderen Ausbildungs- oder Fortbildungsordnungen (§ 25 oder § 46 des Berufsbildungsgesetzes) festgelegt werden und mindestens denen des § 4 entsprechen, können derartige Prüfungszeugnisse in Erweiterung des § 10 als Nachweis der erforderlichen Sachkenntnis zusätzlich anerkannt werden.

Zu § 12
(entfallen)

Zu § 13

Die §§ 10 und 11 sollen zum Schutz des Besitzstandes rückwirkend bereits am 1. Januar 1978 in Kraft treten; im übrigen soll die Verordnung am Tage nach der Verkündung in Kraft treten.

Zu den Kosten

Bund, Ländern und Gemeinden entstehen durch diese Verordnung keine Kosten. Die Länder beabsichtigen, die Durchführung der Prüfungen auf die Industrie- und Handelskammern zu delegieren, die ihrerseits kostendeckende Prüfungsgebühren erheben werden.

Anhang

Anhang 3
Verordnung über apothekenpflichtige und freiverkäufliche Arzneimittel

Bekanntmachung der Neufassung der Verordnung über apothekenpflichtige und freiverkäufliche Arzneimittel

Vom 24. November 1988 i.d.F. der Berichtigung vom 17. Februar 1989 (BGBl. I S. 254) zuletzt geändert durch Verordnung zur Änderung der Verordnung über apothekenpflichtige und freiverkäufliche Arzneimittel und zur Änderung der Verordnung über Stoffe mit pharmakologischer Wirkung vom 24. Okotber 2005 (BGBl. I S. 3098)

Verordnung über apothekenpflichtige und freiverkäufliche Arzneimittel

Erster Abschnitt
Freigabe aus der Apothekenpflicht

§ 1

(1) Folgende Arzneimittel im Sinne des § 2 Abs. 1 oder Abs. 2 Nr. 1 des Arzneimittelgesetzes, die dazu bestimmt sind, zur Beseitigung oder Linderung von Krankheiten, Leiden, Körperschäden oder krankhaften Beschwerden zu dienen, werden für den Verkehr außerhalb der Apotheken freigegeben:

1. Stoffe und Zubereitungen aus Stoffen sowie Arzneimittel im Sinne des § 2 Abs. 2 Nr. 1 des Arzneimittelgesetzes, die in der Anlage 1a zu dieser Verordnung bezeichnet sind, nach näherer Bestimmung dieser Anlage; die Stoffe und Zubereitungen aus Stoffen dürfen miteinander oder mit anderen Stoffen oder Zubereitungen aus Stoffen nur gemischt werden, soweit dies in der Anlage ausdrücklich gestattet ist.
2. Destillate, ausgenommen Trockendestillate, aus Mischungen von Pflanzen, Pflanzenteilen, ätherischen Ölen, Campher, Menthol, Balsamen oder Harzen als Fertigarzneimittel, es sei denn, daß sie aus verschreibungspflichtigen oder den in der Anlage 1b zu dieser Verordnung bezeichneten Pflanzen, deren Teilen oder Bestandteilen gewonnen sind und

3. Pflanzen und Pflanzenteile in Form von Dragees, Kapseln oder Tabletten als Fertigarzneimittel unter Zusatz arzneilich nicht wirksamer Stoffe oder Zubereitungen aus Stoffen, wenn sie aus höchstens vier der in der Anlage 1c zu dieser Verordnung bezeichneten Pflanzen und Pflanzenteilen hergestellt sind und der Durchmesser des Drageekerns oder der Tablette mindestens 3 Millimeter beträgt.

(2) Ferner werden für den Verkehr außerhalb der Apotheken lösliche Teeaufgußpulver als wäßrige Gesamtauszüge in Form von Fertigarzneimitteln freigegeben, die aus

1. einer der in der Anlage 1d zu dieser Verordnung bezeichneten Pflanzen oder deren Teilen hergestellt sind oder
2. Mischungen von höchstens sieben der in den Anlagen 1d und 1e zu dieser Verordnung bezeichneten Pflanzen oder deren Teilen hergestellt sind und ausschließlich zur Anwendung als „Hustentee", „Brusttee", „Husten- und Brusttee", „Magentee", „Darmtee", „Magen- und Darmtee", „Beruhigungstee" oder „Harntreibender Tee" in den Verkehr gebracht werden.

Der Zusatz von arzneilich nicht wirksamen Stoffen oder Zubereitungen aus Stoffen ist zulässig. Die bei der Herstellung verlorengegangenen ätherischen Öle der Ausgangsdrogen dürfen nach Art und Menge ersetzt werden.

§ 2

(1) Arzneimittel im Sinne des § 2 Abs. 1 oder Abs. 2 Nr. 1 des Arzneimittelgesetzes sind als Fertigarzneimittel für den Verkehr außerhalb der Apotheken auch freigegeben, wenn sie ausschließlich dazu bestimmt sind:

1. bei Husten oder Heiserkeit angewendet zu werden, sofern sie an arzneilich wirksamen Bestandteilen keine anderen als die in der Anlage 2a zu dieser Verordnung genannten Stoffe oder Zubereitungen enthalten und sofern sie in Darreichungsformen zum Lutschen in den Verkehr gebracht werden,
2. als Abführmittel angewendet zu werden, sofern sie an arzneilich wirksamen Bestandteilen keine anderen als die in der Anlage 2b zu dieser Verordnung genannten Stoffe oder Zubereitungen enthalten,
3. bei Hühneraugen oder Hornhaut angewendet zu werden, sofern sie an arzneilich wirksamen Bestandteilen keine anderen als die in der Anlage 2c zu dieser Verordnung genannten Stoffe oder Zubereitungen enthalten.

(2) Den in Absatz 1 genannten Arzneimitteln dürfen auch arzneilich nicht wirksame Stoffe oder Zubereitungen aus Stoffen zugesetzt sein.

§ 3

Die §§ 1 und 2 gelten nicht für Arzneimittel, die zur Injektion oder Infusion, zur rektalen, vaginalen oder intrauterinen Anwendung, zur intramammären Anwendung bei Tieren, als Wundstäbchen, als Implantate sowie als Aerosole bis zu einer mittleren Teilchengröße von nicht mehr als 5 μm zur unmittelbaren Anwendung am oder im Körper in den Verkehr gebracht werden.

§ 4

Arzneimittel im Sinne des § 2 Abs. 1 oder Abs. 2 Nr. 1 des Arzneimittelgesetzes, die nicht nur auf ärztliche, zahnärztliche oder tierärztliche Verschreibung abgegeben werden dürfen, sind für den Verkehr außerhalb der Apotheken freigegeben, wenn sie ausschließlich zur Beseitigung oder Linderung von Krankheiten der Zierfische, Zier- oder Singvögel, Brieftauben, Terrarientiere, Kleinnager, Frettchen oder nicht der Gewinnung von Lebensmitteln dienenden Kaninchen bestimmt sind.

§ 5

Die Freigabe der in den §§ 1, 2 und 4 genannten Arzneimittel für den Verkehr außerhalb der Apotheken wird nicht dadurch ausgeschlossen, daß sie dazu bestimmt sind, teilweise auch zu anderen Zwecken als zur Beseitigung oder Linderung von Krankheiten, Leiden, Körperschäden oder krankhaften Beschwerden zu dienen.

§ 6

Die Freigabe der in den §§ 1, 2 und 5 genannten Arzneimittel für den Verkehr außerhalb der Apotheken ist, soweit in dieser Verordnung nichts anderes bestimmt ist, ausgeschlossen, wenn sie teilweise oder ausschließlich zur Beseitigung oder Linderung oder wenn sie teilweise zur Verhütung der in der Anlage 3 genannten Krankheiten oder Leiden bestimmt sind.

Zweiter Abschnitt
Einbeziehung in die Apothekenpflicht

§ 7

(1) Die in § 44 Abs. 2 des Arzneimittelgesetzes genannten Arzneimittel sind vom Verkehr außerhalb der Apotheken ausgeschlossen, wenn

1. sie die in der Anlage 4 zu dieser Verordnung genannten Stoffe oder Zubereitungen aus Stoffen sind,
2. sie die in der Anlage 1b zu dieser Verordnung genannten Pflanzen, deren Teile, Zubereitungen daraus oder Preßsäfte sind,

Anhang

3. ihnen die in den Nummern 1 oder 2 genannten Stoffe oder Zubereitungen aus Stoffen zugesetzt sind,

4. sie teilweise oder ausschließlich zur Beseitigung, Linderung oder Verhütung der in der Anlage 3 genannten Krankheiten oder Leiden bestimmt sind.

(2) Von den in § 44 Abs. 2 des Arzneimittelgesetzes genannten Arzneimitteln, die teilweise oder ausschließlich zur Beseitigung, Linderung oder Verhütung der in der Anlage 3 genannten Krankheiten oder Leiden bestimmt sind (Absatz 1 Nr. 4), sind jedoch für den Verkehr außerhalb der Apotheken freigegeben:

1. Heilwässer gegen die in der Anlage 3 unter Abschnitt A Nr. 3 und 5 Buchstaben d und e aufgeführten Krankheiten und Leiden,

2. Heilerden, Bademoore, andere Peloide und Zubereitungen zur Herstellung von Bädern, soweit sie nicht in Kleinpackungen im Einzelhandel in den Verkehr gebracht werden,

3. die in § 44 Abs. 2 Nr. 5 des Arzneimittelgesetzes bezeichneten Arzneimittel.

§ 8

(1) Die in § 44 Abs. 1 des Arzneimittelgesetzes genannten Arzneimittel sind vom Verkehr außerhalb der Apotheken ausgeschlossen, wenn

1. sie die in der Anlage 4 zu dieser Verordnung genannten Stoffe oder Zubereitungen aus Stoffen sind,

2. sie die in der Anlage 1 b zu dieser Verordnung genannten Pflanzen, deren Teile, Zubereitungen daraus oder Preßsäfte sind,

3. ihnen die in den Nummern 1 und 2 genannten Stoffe oder Zubereitungen aus Stoffen zugesetzt sind,

4. sie teilweise oder ausschließlich zur Verhütung der in der Anlage 3 genannten Krankheiten oder Leiden bestimmt sind.

(2) Absatz 1 Nr. 4 gilt nicht für Arnzeimittel, die zur Verhütung von Krankheiten der Zierfische, Zier- oder Singvögel, Brieftauben, Terrarientiere, Kleinnager, Frettchen oder nicht der Gewinnung von Lebensmitteln dienenden Kaninchen bestimmt sind.

§ 9

Die in § 44 des Arzneimittelgesetzes genannten Arzneimittel sind ferner vom Verkehr außerhalb der Apotheken ausgeschlossen, wenn sie chemische Verbindungen sind, denen nach den Erkenntnissen der medizinischen Wissenschaft eine

▹ antibiotische,
▹ blutgerinnungsverzögernde,
▹ histaminwidrige,
▹ hormonartige,
▹ parasympathikomimetische (cholinergische) oder parasympathikolytische,
▹ sympathikomimetische (adrenergische) oder sympathikolytische

Wirkung auf den menschlichen oder tierischen Körper zukommt. Das gleiche gilt, wenn ihnen solche chemischen Verbindungen zugesetzt sind.

§ 10

Die in § 44 des Arzneimittelgesetzes genannten Arzneimittel sind ferner vom Verkehr außerhalb der Apotheken ausgeschlossen, wenn sie zur Injektion oder Infusion, zur rektalen oder intrauterinen Anwendung, zur intramammären oder vaginalen Anwendung bei Tieren, als Implantate oder als Aerosole bis zu einer mittleren Teilchengröße von nicht mehr als 5 µm in den Verkehr gebracht werden.

Dritter Abschnitt
Übergangs- und Schlußvorschriften

§ 11

Arzneimittel, die durch diese Verordnung*
apothekenpflichtig werden, bleiben noch bis
zum zweiten Jahrestag des Inkrafttretens für
den Verkehr außerhalb der Apotheken freigegeben.

§ 12

(entfallen)

Anlage 1 a

(zu § 1 Abs. 1 Nr. 1; s. Kap. 1.7.2)

Äthanol

Äthanol-Äther-Gemisch im Verhältnis 3:1
(Hoffmannstropfen)

Äthanol-Wasser-Gemische

Aloeextrakt
a) zum äußeren Gebrauch als Zusatz in Fertigarzneimitteln
b) zum inneren Gebrauch in einer Tagesdosis bis zu 20 mg als Bittermittel in wäßrig
alkoholischen Pfanzenauszügen als Fertigarzneimittel

Aluminumacetat-tartrat-Lösung

Aluminiumacetat-tartrat,
als Tabletten auch mit Zusatz arzneilich
nicht wirksamer Stoffe oder Zubereitungen als Fertigarzneimittel

Auminiumhydroxid,
auch in Mischungen mit arzneilich nicht
wirksamen Stoffen oder Zubereitungen
als Fertigarzneimittel

---

* Artikel 5 Abs. 2 in Verbindung mit Artikel 3 der
Dritten Verordnung zur Änderung der Verordnung über die Zulassung von Arzneimitteln für
den Verkehr außerhalb der Apotheken und zur
Änderung der Verordnung über den Ausschluß
von Arzneimitteln vom Verkehr außerhalb der
Apotheken vom 26. Oktober 1988 (BGBl. I S. 2103).

Aluminiumkaliumsulfat (Alaun),
als blutstillende Stifte oder Steine auch
mit Zusatz arzneilich nicht wirksamer
Stoffe oder Zubereitungen

Aluminium-magnesium-silicat-Komplexe,
als Tabletten auch mit Zusatz arzneilich
nicht wirksamer Stoffe oder Zubereitungen als Fertigarzneimittel

Aluminiumsilicate,
als Tabletten auch mit Zusatz arzneilich
nicht wirksamer Stoffe oder Zubereitungen als Fertigarzneimittel

Ameisensäure bis 65% ad us. vet.
– zur Behandlung der Varroatose der Bienen –

Ameisensäure-Äthanol-Wasser-Gemisch
(Ameisenspiritus)
mit einem Gehalt an Gesamtameisensäure
bis zu 1,25% mit mindestens 70%igem
Äthanol

Ammoniaklösung bis 10%ig

Ammoniak-Lavendel-Riechessenz

Ammoniumchlorid

Anisöl, ätherisches, auch als Kapsel, auch
mit Zusatz arzneilich nicht wirksamer
Stoffe oder Zubereitungen, als Fertigarzneimittel, jeweils bis zu einer maximalen
Einzeldosis von 0,1g pro Kapsel bzw. einer
maximalen Tagesdosis von 0,3g

Aniswasser

Arnika,
und ihre Zubereitungen zum äußeren Gebrauch, auch mit Zusatz arzneilich nicht
wirksamer Stoffe oder Zubereitungen

Ascorbinsäure (Vitamin C),
auch als Tabletten, auch mit Zusatz arzneilich nicht wirksamer Stoffe oder Zubereitungen, als Fertigarzneimittel

Baldrianextrakt,
auch in Mischungen mit Hopfenextrakt
und mit arzneilich nicht wirksamen Stoffen oder Zubereitungen, als Fertigarzneimittel

Anhang

Baldriantinktur,
auch ätherische, mit Äthanol-Äther-Ge-
mischen im Verhältnis 1:5

Baldrianwein
als Fertigarzneimittel

Benediktiner Essenz
als Fertigarzneimittel

Benzoetinktur,
mit Äthanol 90% im Verhältnis 1:5

Birkenteer,
zum äußeren Gebrauch bei Tieren

Borsäure,
und ihre Salze zur Pufferung und/oder
Isotonisierung in Benetzungslösungen
oder Desinfektionslösungen für Kontaktlinsen

Brausemagnesia

Calciumcarbonat,
als Tabletten auch mit Zusatz arzneilich
nicht wirksamer Stoffe oder Zubereitungen als Fertigarzneimittel

Calciumcitrat, Calciumlactat, Calciumphos-
phate,
auch gemischt als Tabletten und Mischungen auch mit Zusatz von Ascorbinsäure
und arzneilich nicht wirksamen Stoffen
oder Zubereitungen als Fertigarzneimittel

Calciumhydroxid ad us. vet.

Calciumoxid ad us. vet.

Campherliniment, flüchtiges

Campheröl
zum äußeren Gebrauch

Camphersalbe,
auch mit Zusatz von ätherischen Ölen,
Menthol und Menglytat (Äthylglykolsäu-
rementhylester)

Campherspiritus

Chinawein,
auch mit Eisen, als Fertigarzneimittel

Citronenöl, ätherisches

Colloidale Silberchloridlösung, eiweißfrei,
bis zu 0,5%
auch mit Zusatz arzneilich nicht wirksamer Stoffe oder Zubereitungen, als Nasen-
desinfektionsmittel, als Fertigarzneimittel

Eibischsirup,
als Fertigarzneimittel

Enziantinktur,
aus Enzianwurzel mit Äthanol 70% im
Verhältnis 1:5

2-(Ethylmercurithio)benzoesäure, Natrium-
salz (Thiomersal)
bis zu 30 mg mit Zusatz arzneilich nicht
wirksamer Stoffe oder Zubereitungen als
Tabletten zur Bekämpfung der Nosemaseuche der Bienen als Fertigarzneimittel

Eucalyptusöl, ätherisches, auch als Kapsel,
auch mit Zusatz arzneilich nicht wirksamer Stoffe oder Zubereitungen, als Fertigarzneimittel, jeweils bis zu einer maximalen Einzeldosis von 0,2g pro Kapsel bzw.
einer maximalen Tagesdosis von 0,6g

Eucalyptuswasser im Verhältnis 1:1 000

Fangokompressen und Schlickpackungen

Feigensirup,
auch mit Manna, als Fertigarzneimittel

Fenchelhonig,
unter Verwendung von mindestens 50%
Honig, auch mit konzentrierten Lösungen
von süßschmeckenden Mono-, Disaccha-
riden und Glukosesirup, als Fertigarzneimittel

Fenchelöl, ätherisches

Fichtennadelöle, ätherische

Fichtennadelspiritus,
mit mindestens 70%igem Äthanol

Franzbranntwein,
auch mit Kochsalz, Menthol, Campher,
Fichtennadel- und Kiefernnadelöl bis zu
0,5%, Geruchsstoffen oder Farbstoffen,
mit mindestens 45%igem Äthanol

Frauenmantelkraut und Zubereitungen

Fumagillin-1,1'-bicyclohexyl-4-ylamin-Salz (Bicyclohexylammoniumfumagillin), mit Zusatz arzneilich nicht wirksamer Stoffe oder Zubereitungen zur Bekämpfung der Nosemaseuche der Bienen als Fertigarzneimittel

Galgantwurzelstock und Zubereitungen

Germerwurzelstock (Nieswurzel),
in Zubereitungen mit einem Gehalt bis zu 3 % als Schneeberger Schnupftabak

Glycerol 85 % (Glycerin),
auch mit Zusatz von Wasser

Hartparaffin,
auch mit Zusatz von Heilerde, Bademooren oder anderen Peloiden im Sinne des § 44 Abs. 2 Nr. 2 des Arzneimittelgesetzes oder von arzneilich nicht wirksamen Stoffen oder Zubereitungen, zum äußeren Gebrauch

Hefe,
als Tabletten auch mit Zusatz arzneilich nicht wirksamer Stoffe oder Zubereitungen als Fertigarzneimittel

Heidelbeersirup,
als Fertigarzneimittel

Heilerde,
zur inneren Anwendung, auch in Kapseln

Heublumenkompressen

Holundersirup,
als Fertigarzneimittel

Holzteer,
zum äußeren Gebrauch bei Tieren

Johanniskraut oder Johanniskrautblüten,
Auszüge mit Öl als Fertigarzneimittel

Kaliumcarbonat

Kaliumcitrat

Kaliumdihydrogenphosphat

Kalium-(RR)-hydrogentartrat (Weinstein)

Kalium-natrium-(RR)-tartrat

Kaliumsulfat

Kalmusöl, ätherisches

Kamillenauszüge, flüssige,
auch mit Zusatz arzneilich nicht wirksamer Stoffe oder Zubereitungen, als Fertigarzneimittel

Kamillenextrakt,
auch mit Salbengrundlage, als Fertigarzneimittel

Kamillenöl

Kamillenwasser

Karmelitergeist,
als Fertigarzeimittel

Kiefernnadelöle, ätherische

Knoblauch,
und seine Zubereitungen, auch mit Zusatz arzneilich nicht wirksamer Stoffe und Zubereitungen

Kohle, medizinische
als Tabletten oder Granulat auch mit Zusatz arzneilich nicht wirksamer Stoffe oder Zubereitungen als Fertigarzneimittel

Kondurangowein,
als Fertigarzneimittel

Korianderöl, ätherisches

Krauseminzöl, ätherisches

Kühlsalbe,
als Fertigarzneimittel

Kümmelöl, ätherisches,
auch in Mischungen mit anderen ätherischen Ölen – ausgenommen Terpentinöl –, mit Glycerol, Leinöl, flüssigem Paraffin, feinverteiltem Schwefel oder Äthanol, für Tiere, als Fertigarzneimittel

Lactose (Milchzucker)

Lanolin

Lärchenterpentin,
zum äußeren Gebrauch bei Tieren

Lavendelöl, ätherisches

Lavendelspiritus

Lavendelwasser

Lebertran,
in Kapseln als Fertigarzneimittel

Anhang

Lebertranemulsion,
auch aromatisiert, als Fertigarzneimittel

Lecithin
auch mit Zusatz arzneilich nicht wirksamer Stoffe oder Zubereitungen als Fertigarzneimittel

Leinkuchen

Leinöl

Leinöl, geschwefeltes,
zum äußeren Gebrauch

Liniment, flüchtiges

Lorbeeröl

Magnesiumcarbonat, basisches, leichtes und
schweres,
als Tabletten auch mit Zusatz arzneilich
nicht wirksamer Stoffe oder Zubereitungen als Fertigarzneimittel

Magnesiumhydrogenphosphat

Magnesiumoxid, leichtes (Magnesia, ge-
brannte)

Magnesiumperoxid, bis 15%ig,
als Tabletten auch mit Zusatz arzneilich
nicht wirksamer Stoffe oder Zubereitungen als Fertigarzneimittel

Magnesiumsulfat 7 H_2O (Bittersalz)

Magnesiumtrisilicat,
als Tabletten auch mit Zusatz arzneilich
nicht wirksamer Stoffe oder Zubereitungen als Fertigarzneimittel

Mandelöl

Mannasirup,
als Fertigarzneimittel

Melissengeist,
als Fertigarzneimittel

Melissenspiritus

Melissenwasser

Mentholstifte

Methenamin-Silbernitrat (Hexamethylente-
traminsilbernitrat)

als Streupulver 2%ig mit Zusatz arzneilich nicht wirksamer Stoffe oder Zubereitungen in Wochenbettpackungen als Fertigarzneimittel

Milchsäure bis 15% ad us. vet.
– zur Behandlung der Varroatose der Bienen

Minzöl, ätherisches

Mischungen aus Dichloridifluormethan und
Trichlorfluormethan,
in Desinfektionssprays zur Anwendung an
der menschlichen Haut als Treib- und Lösungsmittel und in Mitteln zur äußeren
Kälteanwendung bei Muskelschmerzen
und Stauchungen, auch mit Zusatz von
Latschenkiefernöl, Campher, Menthol
und Arnikaauszügen oder Propan und
Butan, als Fertigarzneimittel

Mischungen von Äthanol-Äther, Campherspiritus, Seifenspiritus und wäßriger Ammoniaklösung oder von einzelnen dieser
Flüssigkeiten für Tiere

Molkekonzentrat,
mit Zusatz arzneilich nicht wirksamer
Stoffe oder Zubereitungen

Myrrhentinktur

Natriumchlorid ad us. vet.

Natriumhydrogencarbonat,
als Tabletten, Granulat oder in Kapseln
auch mit Zusatz arzneilich nicht wirksamer Stoffe oder Zubereitungen als Fertigarzneimittel

Natriummonohydrogenphosphat

Natriumsulfat-Dekahydrat (Glaubersalz)

Nelkenöl, ätherisches

Nelkentinktur,
mit Äthanol 70% im Verhältnis 1:5

Opodeldok, flüssiger

Pappelsalbe

Pepsinwein,
als Fertigarzneimittel

Pfefferminzöl, ätherisches, in einer mittleren Tagesdosis bis zu 12 Tropfen, oder als Kapsel, auch mit Zusatz arzneilich nicht wirksamer Stoffe und Zubereitungen, als Fertigarzneimittel, jeweils bis zu einer Einzeldosis von 0,2 ml pro Kapsel bzw. einer maximalen Tagesdosis von 0,6 ml Pfefferminzsirup, als Fertigarzneimittel

Pfefferminzspiritus,
aus Pfefferminzöl mit Äthanol 90 % im Verhältnis 1:10

Pfefferminzwasser
auch mit Zusatz arzneilich nicht wirksamer Stoffe oder Zubereitungen als Fertigarzneimittel

Pomeranzenblütenöl, ätherisches

Pomeranzenschalenöl, ätherisches

Pomeranzensirup,
als Fertigarzneimittel

Pyrethrum-Extrakt
zur Anwendung bei Tieren mit Zusatz arzneilich nicht wirksamer Stoffe oder Zubereitung als Fertigarzneimittel

Ratanhiatinktur

Riechsalz

Rizinusöl,
auch raffiniertes, auch in Kapseln

Rosenhonig

Rosmarinblätter,
und ihre Zubereitungen, auch mit Zusatz arzneilich nicht wirksamer Stoffe oder Zubereitungen als Fertigarzneimittel

Rosmarinöl, ätherisches

Rosmarinspiritus

Salbeiöl, ätherisches

Salbeiwasser

Salicyltalg

Sauerstoff,
für medizinische Zwecke – auch zur Anwendung bei den in Anlage 3 genannten Krankheiten und Leiden –

Schwefel

Schwefel, feinverteilter (Schwefelblüte),
zum äußeren Gebrauch

Seifenspiritus

Silbernitratlösung, wäßrige 1 %ig,
in Ampullen in Wochenbettpackungen

Siliciumdioxid (Kieselsäure),
als Streupulver auch mit Zusatz arzneilich nicht wirksamer Stoffe oder Zubereitungen als Fertigarzneimittel

Spitzwegerichauszug,
als Fertigarzneimittel

Spitzwegerichsirup,
als Fertigarzneimittel

Talkum

Tamponadestreifen,
imprägniert mit weißem Vaselin

Tannin-Eiweiß-Tabletten,
als Fertigarzneimittel

Thymianöl, ätherisches

Ton, weißer

Vaselin, weißes oder gelbes

Vaselinöl, weißes oder gelbes,
zum äußeren Gebrauch, als Fertigarzneimittel

Wacholderextrakt

Wacholdermus,
als Fertigarzneimittel

Wacholdersirup,
als Fertigarzneimittel

Wacholderspiritus

Watte,
imprägniert mit Capsicumextrakt

Watte,
imprägniert mit Eisen(III)-chlorid

Weinsäure

Weißdornblüten und Zubereitungen, Weißdornblätter und Zubereitungen, Weißdornfrüchte und Zubereitungen

Weizenkeimöl,
in Kapseln als Fertigarzneimittel, als Perlen auch mit Zusatz arzneilich nicht wirksamer Stoffe oder Zubereitungen, als Fertigarzneimittel

Anhang

Zimtöl, ätherisches

Zimtsirup,
als Fertigarzneimittel

Zinkoxid,
mit Zusatz arzneilich nicht wirksamer Stoffe oder Zubereitungen als Puder, auch mit Zusatz von Lebertran, als Fertigarzneimittel

Zinksalbe,
auch mit Zusatz von Lebertran, als Fertigarzneimittel

Zitronellöl, ätherisches

Anlage 1b

(zu § 1 Abs. 1 Nr. 2, § 7 Abs. 1 Nr. 2 und § 8 Abs. 1 Nr. 2; s. Kap. 1.7.2, 1.7.3)

Adonisröschen	Adonis vernalis
Aloe-Arten	
Alraune	Mandragora officinarum
Aristolochia-Arten	
Beinwell	Symphytum officinale

(ausgenommen Zubereitungen zum äußeren Gebrauch, die in der Tagesdosis nicht mehr als 100 μg Pyrrolizidin-Alkaloide mit 1,2-ungesättigtem Necin-Gerüst einschließlich ihrer N-Oxide enthalten)

Besenginster	Cytisus scoparius
Blasentang	Fucus vesiculosus
Cascararinde (Sagradarinde)	Rhamnus purshiana
Digitalis-Arten	
Eisenhut	Aconitum napellus
Ephedra	Ephedra distachya
Ephedra-Arten	
Farnkraut-Arten	
Faulbaumrinde	Rhamnus frangula
Fleckenschierling	Conium maculatum
Flussblatt-Arten	Podophyllum peltatum
	Podophyllum hexandrum
Gartenrautenblätter	Ruta graveolens

Gelsemium (Gelber Jasmin)	Gelsemium sempervirens
Giftlattich	Lactuca virosa
Giftsumach	Toxicodendron quercifolium
Goldregen	Laburnum anagyroides
Herbstzeitlose	Colchicum autumnale
Huflattich	Tussilago farfara

(ausgenommen Zubereitungen aus Huflattichblättern zum inneren Gebrauch, die in der Tagesdosis als Frischpflanzensaft oder Extrakt nicht mehr als 1 μg und als Teeaufguss nicht mehr als 10 μg Pyrrolizidin-Alkaloide mit 1,2-ungesättigtem Necingerüst einschließlich ihrer N-Oxide enthalten)

Hydrastis (Canadische Gelbwurz)	Hydrastis canadensis
Hyoscyamus-Arten	
Ignatiusbohne	Strychnos ignatii
Immergrün-Arten (Vinca)	
Ipecacuanha (Brechwurzel)	Cephaelis ipecacuanha
	Cephaelis acuminata
Jakobskraut	Senecio jacobaea
Jalape	Ipomoea purga
Johanniskraut und seine Zubereitungen	

– ausgenommen in einer Tagesdosis bis zu 1 g Drogenequivalent und bis zu 1 mg Hyperforin sowie als Tee, Frischpflanzensaft oder ölige Zubereitungen zur äußerlichen Anwendung –

Kaskarillabaum (Granatill)	Croton cascarilla
	Croton eluteria
Koloquinte	Citrullus colocynthis

Kreuzdornbeeren und seine Zubereitungen

Krotonölbaum (Granatill) — Croton tiglium

Küchenschelle — Pulsatilla pratensis Pulsatilla vulgaris

Lebensbaum — Thuja occidentalis

Lobelien-Arten

Maiglöckchen — Convallaria majalis

Meerzwiebel, weiße und rote — Urginea maritima

Mutterkorn — Secale cornutum

Nachtschatten, bittersüßer — Solanum dulcamara

Nieswurz, grüne — Helleborus viridis

Nieswurz, schwarze (Christrose) — Helleborus niger

Oleander — Nerium oleander

Pestwurz — Petasites
(ausgenommen Zubereitungen aus Pestwurzwurzelstock zum inneren Gebrauch, die in der Tagesdosis nicht mehr als 1 µg Pyrrolizidin-Alkaloide mit 1,2-ungesättigtem Necingerüst einschließlich ihrer N-Oxide enthalten)

Physostigma-Arten

Pilocarpus-Arten

Rainfarn — Chrysanthemum vulgare

Rauwolfia — Rauwolfia serpentina Rauwolfia tetraphylla Rauwolfia vomitoria

Rhabarber — Rheum palmatum Rheum officinale

Sadebaum — Juniperus sabina

Scammonia — Convolvulus scammonia

Schlafmohn — Papaver somniferum

Schöllkraut — Chelidonium majus

Senna — Cassia angustifolia Cassia senna

Stechapfel-Arten (Datura)

Stephansrittersporn — Delphinium staphisagria

Strophantus-Arten

Strychnos-Arten

Tollkirsche — Atropa bella-donna

Tollkraut-Arten (Scopolia)

Wasserschierling — Cicuta virosa

Yohimbebaum — Pausinystalia yohimba

Anlage 1 c
(zu § 1 Abs. 1 Nr. 3; s. Kap. 1.7.2)

Alantwurzelstock — Helenii rhizoma

Anis — Anisi fructus

Arnikablüten und -wurzel — Arnicae flos et radix

Bärentraubenblätter — Uvae ursi folium

Baldrianwurzel — Valerianae radix

Bibernellwurzel — Pimpinellae radix

Birkenblätter — Betulae folium

Bitterkleeblätter — Trifolii fibrini folium

Bohnenhülsen — Phaseoli pericarpium

Brennnesselkraut — Urticae herba

Bruchkraut — Herniariae herba

Condurangorinde — Condurango cortex

Eibischwurzel — Althaeae radix

Enzianwurzel — Gentianae radix

Färberginsterkraut — Genistae tinctoriae herba

Fenchel — Foeniculi fructus

Gänsefingerkraut — Anserinae herba

Goldrutenkraut — Solidaginis herba

Hagebutten — Cynosbati fructus cum semine

Hamamelisblätter — Hamamelidis folium

Hauhechelwurzel — Ononidis radix

Hirtentäschelkraut — Bursae pastoris herba

Holunderblüten — Sambuci flos

Hopfendrüsen und -zapfen — Lupuli glandula et strobulus

Huflattichblätter — Farfarae folium
(in Zubereitungen zum inneren Gebrauch, die in der Tagesdosis nicht mehr als 1 µg Pyrrolizidin-Alkaloide mit 1,2-ungesättigtem Necingerüst einschließlich ihrer N-Oxide enthalten)

Ingwerwurzelstock — Zingiberis rhizoma

Isländisches Moos — Lichen islandicus

Anhang

Johanniskraut	Hyperici herba
Kalmuswurzelstock	Calami rhizoma
Kamillenblüten	Matricariae flos
Knoblauchzwiebel	Allii sativi bulbus
Korianderfrüchte	Coriandri fructus
Kreuzdornbeeren	Rhamni cathartici fructus
Kümmel	Carvi fructus
Liebstöckelwurzel	Levistici radix
Löwenzahn-Ganzpflanze	Taraxaci radix cum herba
Lungenkraut	Pulmonariae herba
Majorankraut	Majoranae herba
Mariendistelkraut	Cardui mariae herba
Meisterwurzwurzelstock	Imperatoriae rhizoma
Melissenblätter	Melissae folium
Mistelkraut	Visci herba
Orthosiphon-blätter	Orthosiphonis folium
Passionsblumenkraut	Passiflorae herba
Petersilienfrüchte	Petroselini fructus
Petersilienkraut	Petroselini herba
Petersilienwurzel	Petroselini radix
Pfefferminzblätter	Menthae piperitae folium
Pomeranzenblätter	Aurantii folium
Pomeranzenblüten	Aurantii flos
Pomeranzenschalen	Aurantii pericarpium
Queckenwurzelstock	Graminis rhizoma
Rettich	Raphani radix
Rosmarinblätter	Rosmarinus officinalis
Salbeiblätter	Salviae folium
Schachtelhalmkraut	Equiseti herba
Schafgarbenkraut	Millefolii herba
Schlehdornblüten	Puni spinosae flos
Seifenwurzel, rote	Saponariae radix rubra
Sonnenhutwurzel	Echinaceae angustifoliae radix
Sonnentaukraut	Droserae herba
Spitzwegerichkraut	Plantaginis lanceolatae herba
Steinkleekraut	Meliloti herba
Süßholzwurzel	Liquiritiae radix
Tausendgüldenkraut	Centaurii herba
Thymian	Thymi herba
Vogelknöterichkraut	Polygoni avicularis herba

Wacholderbeeren	Juniperi fructus
Wacholderholz	Juniperi lignum
Walnussblätter	Juglandis folium
Wegwartenwurzel (Zichorienwurzel)	Chichorii radix
Weidenrinde	Salicis cortex
Weißdornblätter	Crataegi folium
Weißdornblüten	Crataegi floris
Weißdornfrüchte	Crataegi fructus
Wermutkraut	Absinthii herba
Ysopkraut	Hyssopi herba
Zitwerwurzelstock	Zedoariae rhizoma

Anlage 1 d
(zu § 1 Abs. 2 Nr. 1 und 2; s. Kap. 1.7.2)

Birkenblätter	Betulae folium
Baldrianwurzel	Valerianae radix
Eibischwurzel	Althaeae radix
Fenchel	Foeniculi fructus
Hagebutten	Cynosbati fructus cum semine
Holunderblüten	Sambuci flos
Hopfenzapfen	Lupuli strobulus
Huflattichblätter	Farfarae folium et flos

(in Zubereitungen zum inneren Gebrauch, die in der Tagesdosis nicht mehr als 10 μg Pyrrolizidin Alkaloide mit 1,2-ungesättigtem Necin-Gerüst einschließlich ihrer N-Oxide enthalten)

Isländisches Moos	Lichen islandicus
Kamillenblüten	Matricariae flos
Lindenblüten	Tiliae flos
Mateblätter	Mate folium
Melissenblätter	Melissae folium
Orthosiphonblätter	Orthosiphonis folium
Pfefferminzblätter	Menthae piperitae folium
Salbeiblätter	Salviae folium
Schachtelhalmkraut	Equiseti herba
Schafgarbenkraut	Millefolii herba
Spitzwegerichkraut	Plantaginis lanceolatae herba
Tausendgüldenkraut	Centaurii herba
Weißdornblätter	Crataegi folium
Weißdornblüten	Crataegi floris
Weißdornfrüchte	Crataegi fructus

Anlage 1 e
(zu § 1 Abs. 2 Nr. 2; s. Kap. 1.7.2)

Angelikawurzel	Angelicae radix
Anis	Anisi fructus
Bibernellwurzel	Pimpinellae radix
Brennnesselkraut	Urticae herba
Bruchkraut	Herniariae herba
Brunnenkressen-kraut	Nasturtii herba
Condurangorinde	Condurango cortex
Curcumawurzel-stock (Gelbwur-zelstock)	Curcumae longae rhizoma
Enzianwurzel	Gentianae radix
Eukalyptusblätter	Eucalypti folium
Gänsefingerkraut	Anserinae herba
Goldrutenkraut	Solidaginis herba
Hamamelisrinde	Hamamelidis cortex
Hauhechelwurzel	Ononidis radix
Heidekraut	Callunae herba
Herzgespannkraut	Leonuri cardiiae herba
Javanische Gelb-wurz	Curcumae xanthorizae rhizoma
Kalmuswurzelstock	Calami rhizoma
Korianderfrüchte	Coriandri fructus
Kümmel	Carvi fructus
Liebstöckelwurzel	Levistici radix
Löwenzahn-Ganz-pflanze	Taraxaci radix cum herba
Malvenblätter	Malvae folium
Mariendistelkraut	Cardui mariae herba
Paprika (Spanisch Pfefferfrüchte)	Capsici fructus
Primelwurzel	Primulae radix
Queckenwurzelstock	Graminis rhizoma
Quendelkraut	Serphylli herba
Sonnenhutwurzel	Echinaceae angustifoliae radix
Süßholzwurzel	Liquiritiae radix
Thymian	Thymi herba
Tormentillwurzel-stock	Tormentillae rhizoma
Wacholderbeeren	Juniperi fructus
Weidenrinde	Salicis cortex
Wermutkraut	Absinthii herba

Anlage 2 a
(zu § 2 Abs. 1 Nr. 1; s. Kap. 1.7.2)

Ätherische Öle, soweit sie in der Anlage 1a genannt sind (siehe Kap. 1.7.2 Anlage 1a)

Ammoniumchlorid

Anethol

Ascorbinsäure bis zu einer Einzeldosis von 20 mg und deren Calcium-, Kalium- und Natriumsalze

Benzylalkohol

Campher

Cetylpyridiniumchlorid

Cineol (Eucalyptol)

Citronensäure

α-Dodecyl-ω-hydroxypoly(oxethylen) (Oxypolyäthoxydodecan) bis zu einer Einzeldosis von 5 mg

Extrakte von Pflanzen und Pflanzenteilen, auch deren Mischungen, soweit sie nicht aus den in der Anlage 1b (s. Kap. 1.7.2, Verbot bestimmter Pflanzen) bezeichneten Pflanzen oder deren Teilen gewonnen sind

Fenchelhonig

Menglytat (Ethylglykolsäurementhylester)

Menthol

Rosenhonig

Salze natürlicher Mineral-, Heil- und Meerwässer und die ihnen entsprechenden künstlichen Salze

Süßholzsaft

Thymol

Tolubalsam

Weinsäure

Anhang

Anlage 2 b

(zu § 2 Abs. 1 Nr. 2; s. Kap. 1.7.2)

Agar

Feigen und deren Zubereitungen

Fenchel

Kümmel

Lactose

Leinsamen und deren Zubereitungen

Manna

Paraffin, dick- und dünnflüssiges, bis zu einem Gehalt von 10 % in nichtflüssigen Zubereitungen

Pflaumen und deren Zubereitungen

Rizinusöl, auch raffiniertes

Tamarindenfrüchte und deren Zubereitungen

Tragant

Weizenkleie

Anlage 2 c

(zu § 2 Abs. 1 Nr. 3; s. Kap. 1.7.2)

2-Aminoethanol

Benzalkoniumchlorid

Benzocain

Benzylbenzoat

2,4-Dihydroxybenzoesäure

2,6-Dihydroxybenzoesäure

3,5-Dihydroxybenzoesäure

α-Dodecyl-ω-hydroxypoly(oxyethylen)

Essigsäure

Lärchenterpentin

Menthol

Milchsäure bis 10 %ig

Salicylsäure bis 40 %ig

Anlage 3

(zu §§ 6, 7 Abs. 1 Nr. 4, Abs. 2 Nr. 1 und § 8 Abs. 1 Nr. 4; s. Kap. 1.7.2, 1.7.3)

A. Krankheiten und Leiden beim Menschen

1. Im Infektionsschutzgesetz vom 20. Juli 2000 (BGBl. I S. 1045) aufgeführte durch Krankheitserreger verursachte Krankheiten
2. Geschwulstkrankheiten
3. Krankheiten des Stoffwechsels und der inneren Sekretion, ausgenommen Vitamin- und Mineralstoffmangel und alimentäre Fettsucht
4. Krankheiten des Blutes und der blutbildenden Organe, ausgenommen Eisenmangelanämie
5. organische Krankheiten
   a) des Nervensystems
   b) der Augen und Ohren, ausgenommen Blennorrhoe-Prophylaxe
   c) des Herzens und der Gefäße, ausgenommen allgemeine Arteriosklerose und Frostbeulen
   d) der Leber und des Pankreas
   e) der Harn- und Geschlechtsorgane
6. Geschwüre des Magens und des Darms
7. Epilepsie
8. Geisteskrankheiten, Psychosen, Neurosen
9. Trunksucht
10. Komplikationen der Schwangerschaft, der Entbindung und des Wochenbetts
11. Krankheiten des Lungenparenchyms
12. Wurmkrankheiten
13. Krankhafte Veränderungen des Blutdrucks
14. Ernährungskrankheiten des Säuglings
15. Ekzeme, Schuppenflechten, infektiöse Hautkrankheiten

B. Krankheiten und Leiden beim Tier

1. Übertragbare Krankheiten der Tiere, ausgenommen nach viehseuchenrechtlichen Vorschriften nicht anzeigepflichtige ektoparasitäre und dermatomykotische Krankheiten

2. Euterkrankheiten bei Kühen, Ziegen und Schafen, ausgenommen die Verhütung der Übertragung von Euterkrankheiten durch Arzneimittel, die zum äußeren Gebrauch bestimmt sind und deren Wirkung nicht auf der Resorption der wirksamen Bestandteile beruht
3. Kolik bei Pferden und Rindern
4. Stoffwechselkrankheiten und Krankheiten der inneren Sekretionsorgane, ausgenommen Vitamin- und Mineralstoffmangel
5. Krankheiten des Blutes und der blutbildenden Organe
6. Geschwulstkrankheiten
7. Fruchtbarkeitsstörungen bei Pferden, Rindern, Schweinen, Schafen und Ziegen

Anlage 4

(zu § 7 Abs. 1 Nr. 1 und § 8 Abs. 1 Nr. 1; s. Kap. 1.7.3)

α-(Aminomethyl)benzylalkohol (Phenylaminoäthan), dessen Abkömmlinge und Salze

p-Aminophenol, dessen Abkömmlinge und deren Salze

2-Amino-1-phenylpropanol (Phenylaminopropanol), dessen Abkömmlinge und Salze

Anthrachinon, dessen Abkömmlinge und deren Salze

Antimonverbindungen

Bisacodyl

Bleiverbindungen

Borsäure und ihre Salze, ausgenommen zur Pufferung und/oder Isotonisierung in Benetzungslösungen oder Desinfektionslösungen für Kontaktlinsen

Bromverbindungen, ausgenommen Invertseifen, ferner in Arzneimitteln, die dazu bestimmt sind, die Beschaffenheit, den Zustand oder die Funktionen des Körpers oder seelische Zustände erkennen zu lassen sowie in ausschließlich zum äußeren Gebrauch bestimmten Desinfektionsmitteln, Mund- und Rachendesinfektionsmitteln

Carbamidsäure-Abkömmlinge

Carbamidsäure-Ester und -Amide mit insektizider, akarizider oder fungizider Wirkung, ausgenommen in Fertigarzneimitteln zur äußeren Anwendung bei Hunden und Katzen

Chinin und dessen Salze, ausgenommen Chinin-Triquecksilber(II)-dioxid-sulfat in Zubereitungen bis zu 2,75 % zur Verhütung von Geschlechtskrankheiten, als Fertigarzneimittel

Chinolinabkömmlinge, ausgenommen in Zubereitungen zum äußeren Gebrauch, zur Mund- und Rachendesinfektion sowie in Zubereitungen bis zu 3 % zur Empfängnisverhütung als Fertigarzneimittel; die Ausnahme gilt nicht für halogenierte Hydroxychinoline

Chlorierte Kohlenwasserstoffe

6-Chlorthymol, ausgenommen zum äußeren Gebrauch

Dantron

2-Dimethylaminoethyl-benzilat (Benzilsäure-2-dimethyl-amino-äthylester)

Fluoride, lösliche ausgenommen in Zubereitungen, sofern auf Behältnissen und äußeren Umhüllungen eine Tagesdosis angegeben ist, die einem Fluorgehalt bis zu 2 mg entspricht

Formaldehyd

Goldverbindungen

Heilbuttleberöl, ausgenommen zur Anwendung bei Menschen in Zubereitungen mit einer Tagesdosis von nicht mehr als 6 000 I. E. Vitamin A und 400 I. E. Vitamin D sowie ausgenommen zur Anwendung bei Tieren in Zubereitungen mit einer Tagesdosis von nicht mehr als 4 000 I. E. Vitamin A und 250 I. E. Vitamin D

Anhang

Heilwässer, die 0,04 mg/l Arsen entsprechend 0,075 mg/l Hydrogenarsenat oder mehr enthalten

Heilwässer, natürliche, die mehr als 10^{-7} mg Radium 226 oder 370 Millibecquerel Radon 222 je Liter enthalten

Herzwirksame Glykoside

Jod, ausgenommen in Zubereitungen mit einen Gehalt von nicht mehr als 5 % Jod und in Arzneimitteln nach § 44 Abs. 2 Nr. 1a und b des Arzneimittelgesetzes

Jodverbindungen, ausgenommen in Arzneimitteln, die dazu bestimmt sind, die Beschaffenheit, den Zustand oder die Funktionen des Körpers oder seelische Zustände erkennen zu lassen, ferner in ausschließlich zum äußeren Gebrauch bestimmten Desinfektionsmitteln und in Arzneimitteln nach § 44 Abs. 2 Nr. 1a und b des Arzneimittelgesetzes, ferner in Zubereitungen zur Herstellung von Bädern und von Seifen, auch unter Verwendung von Jod, zum äußeren Gebrauch, als Fertigarzneimittel

Natriumpicosulfat

Oxazin und seine Hydrierungsprodukte, ihre Salze, ihre Abkömmlinge sowie deren Salze

Paraffin, dick- und dünnflüssiges, ausgenommen zum äußeren Gebrauch oder bis zu einem Gehalt von 10 % in nichtflüssigen Zubereitungen

Paraformaldehyd

Pentetrazol

Phenethylamin, dessen Abkömmlinge und Salze

Phenolphthalein

Phosphorsäure-, Polyphosphorsäure-, substituierte Phosphorsäure- (z. B. Thiophos-

phorsäure-) Ester und -Amide, einschließlich der Ester mit Nitrophenol und Methylhydroxycumarin mit insektizider, akarizider oder fungizider Wirkung, ausgenommen in Fertigarzneimitteln zur äußeren Anwendung bei Hunden und Katzen

Procain und seine Salze zur oralen Anwendung

Pyrazol und seine Hydrierungsprodukte, ihre Salze, ihre Abkömmlinge sowie deren Salze

Resorcin

Salicylsäure, ihre Abkömmlinge und deren Salze, ausgenommen Zubereitungen zum äußeren Gebrauch, ferner Salicylsäureester in ausschließlich oder überwiegend zum äußeren Gebrauch bestimmten Desinfektionsmitteln, Mund- und Rachendesinfektionsmitteln

Senföle

Vitamin A, ausgenommen Zubereitungen mit einer Tagesdosis von nicht mehr als 5000 I.E. und einer Einzeldosis von nicht mehr als 3000 I.E., auch unter Zusatz von Vitamin D mit einer Tagesdosis von nicht mehr als 400 I.E., als Fertigarzneimittel für Menschen, sowie ausgenommen Zubereitungen mit einer Tagesdosis von nicht mehr als 4000 I.E., auch unter Zusatz von Vitamin D mit einer Tagesdosis von nicht mehr als 250 I.E., als Arzneimittel für Tiere

Vitamin D, ausgenommen Zubereitungen mit einer Tagesdosis von nicht mehr als 400 I.E. als Fertigarzneimittel für Menschen, sowie ausgenommen Zubereitungen mit einer Tagesdosis von nicht mehr als 250 I.E. als Arzneimittel für Tiere.

Anhang 4

Gesetz über die Werbung auf dem Gebiete des Heilwesens (Heilmittelwerbegesetz-HWG)

Neugefasst durch Bekanntmachung vom 19.10.1994 (BGBl. I S. 3068); zuletzt geändert durch Art. 2 des Vierzehnten Gesetzes zur Änderung des Arzneimittelgesetzes vom 29. 08. 2005 (BGBl. I S. 2570).

§ 1

(1) Dieses Gesetz findet Anwendung auf die Werbung für

1. Arzneimittel im Sinne des § 2 des Arzneimittelgesetzes,
1a. Medizinprodukte im Sinne des § 3 des Medizinproduktegesetzes,
2. andere Mittel, Verfahren, Behandlungen und Gegenstände, soweit sich die Werbeaussage auf die Erkennung, Beseitigung oder Linderung von Krankheiten, Leiden, Körperschäden oder krankhaften Beschwerden bei Mensch oder Tier bezieht, sowie operative plastisch-chirurgische Eingriffe, soweit sich die Werbeaussage auf die Veränderung des menschlichen Körpers ohne medizinische Notwendigkeit bezieht.

(2) Andere Mittel im Sinne des Absatzes 1 Nr. 2 sind kosmetische Mittel im Sinne des § 4 des Lebensmittel- und Bedarfsgegenständegesetzes*. Gegenstände im Sinne des Absatzes 1 Nr. 2 sind auch Gegenstände zur Körperpflege im Sinne des § 5 Abs. 1 Nr. 4 des Lebensmittel- und Bedarfsgegenständegesetzes.*

(3) Eine Werbung im Sinne dieses Gesetzes ist auch das Ankündigen oder Anbieten von Werbeaussagen, auf die dieses Gesetz Anwendung findet.

(4) Dieses Gesetz findet keine Anwendung auf die Werbung für Gegenstände zur Verhütung von Unfallschäden.

(5) Das Gesetz findet keine Anwendung auf den Schriftwechsel und die Unterlagen, die nicht Werbezwecken dienen und die zur Beantwortung einer konkreten Anfrage zu einem bestimmten Arzneimittel erforderlich sind.

(6) Das Gesetz findet ferner keine Anwendung beim elektronischen Handel mit Arzneimitteln auf das Bestellformular und die dort aufgeführten Angaben, soweit diese für eine ordnungsgemäße Bestellung notwendig sind.

§ 2

Fachkreise im Sinne dieses Gesetzes sind Angehörige der Heilberufe oder des Heilgewerbes, Einrichtungen, die der Gesundheit von Mensch oder Tier dienen, oder sonstige Personen, soweit sie mit Arzneimitteln, Medizinprodukten, Verfahren, Behandlungen, Gegenständen oder anderen Mitteln erlaubterweise Handel treiben oder sie in Ausübung ihres Berufes anwenden.

§ 3

Unzulässig ist eine irreführende Werbung. Eine Irreführung liegt insbesondere dann vor,

1. wenn Arzneimitteln, Medizinprodukten, Verfahren, Behandlungen, Gegenständen oder anderen Mitteln eine therapeutische Wirksamkeit oder Wirkungen beigelegt werden, die sie nicht haben,

---

* Das Lebensmittel- und Bedarfsgegenständegesetz ist durch das am 6. September 2005 im Bundesanzeiger bekannt gemachte Lebensmittel- und Futtermittelgesetzbuch abgelöst worden.

2. wenn fälschlich der Eindruck erweckt wird, dass
   a) ein Erfolg mit Sicherheit erwartet werden kann,
   b) bei bestimmungsgemäßem oder längerem Gebrauch keine schädlichen Wirkungen eintreten,
   c) die Werbung nicht zu Zwecken des Wettbewerbs veranstaltet wird,
3. wenn unwahre oder zur Täuschung geeignete Angaben
   a) über die Zusammensetzung oder Beschaffenheit von Arzneimitteln, Medizinprodukten, Gegenständen oder anderen Mitteln oder über die Art und Weise der Verfahren oder Behandlungen oder
   b) über die Person, Vorbildung, Befähigung oder Erfolge des Herstellers, Erfinders oder der für sie tätigen oder tätig gewesenen Personen gemacht werden.

§ 3a

Unzulässig ist eine Werbung für Arzneimittel, die der Pflicht zur Zulassung unterliegen und die nicht nach den arzneimittelrechtlichen Vorschriften zugelassen sind oder als zugelassen gelten. Satz 1 findet auch Anwendung, wenn sich die Werbung auf Anwendungsgebiete oder Darreichungsformen bezieht, die nicht durch die Zulassung erfasst sind.

§ 4

(1) Jede Werbung für Arzneimittel im Sinne des § 2 Abs. 1 oder Abs. 2 Nr. 1 des Arzneimittelgesetzes muss folgende Angaben enthalten:

1. den Namen oder die Firma und den Sitz des pharmazeutischen Unternehmers,
2. die Bezeichnung des Arzneimittels,
3. die Zusammensetzung des Arzneimittels gemäß § 11 Abs. 1 Satz 1 Nr. 6 Buchstabe d des Arzneimittelgesetzes,
4. die Anwendungsgebiete,
5. die Gegenanzeigen,
6. die Nebenwirkungen,

7. Warnhinweise, soweit sie für die Kennzeichnung der Behältnisse und äußeren Umhüllungen vorgeschrieben sind,

7a. bei Arzneimitteln, die nur auf ärztliche, zahnärztliche oder tierärztliche Verschreibung abgegeben werden dürfen, der Hinweis „Verschreibungspflichtig",

8. die Wartezeit bei Arzneimitteln, die zur Anwendung bei Tieren bestimmt sind, die der Gewinnung von Lebensmitteln dienen.

Eine Werbung für traditionelle pflanzliche Arzneimittel die nach dem Arzneimittelgesetz registriert sind, muss folgenden Hinweis enthalten: „traditionelles pflanzliches Arzneimittel zur Anwendung bei ... [spezifiziertes Anwendungsgebiet/spezifizierte Anwendungsgebiete] ausschließlich aufgrund langjähriger Anwendung".

(1a) Bei Arzneimitteln, die nur einen arzneilich wirksamen Bestandteil enthalten, muss der Angabe nach Absatz 1 Nr. 2 die Bezeichnung dieses Bestandteils mit dem Hinweis: „Wirkstoff:" folgen; dies gilt nicht, wenn in der Angabe nach Absatz 1 Nr. 2 die Bezeichnung des Wirkstoffs enthalten ist.

(2) Die Angaben nach den Absätzen 1 und 1a müssen mit denjenigen übereinstimmen, die nach § 11 oder § 12 des Arzneimittelgesetzes für die Packungsbeilage vorgeschrieben sind. Können die in § 11 Abs. 1 Satz 1 Nr. 3 Buchstabe a und c und Nr. 5 des Arzneimittelgesetzes vorgeschriebenen Angaben nicht gemacht werden, so können sie entfallen.

(3) Bei einer Werbung außerhalb der Fachkreise ist der Text „Zu Risiken und Nebenwirkungen lesen Sie die Packungsbeilage und fragen Sie Ihren Arzt oder Apotheker" gut lesbar und von den übrigen Werbeaussagen deutlich abgesetzt und abgegrenzt anzugeben. Bei einer Werbung für Heilwässer tritt an die Stelle der Angabe „die Packungsbeilage" die Angabe „das Etikett" und bei einer Werbung für Tierarzneimittel an die Stelle der Angabe „Ihren Arzt" die Angabe „den Tierarzt". Die Angaben nach Absatz 1

Nr. 1, 3, 5 und 6 können entfallen. Satz 1 findet keine Anwendung auf Arzneimittel, die für den Verkehr außerhalb der Apotheken freigegeben sind, es sei denn, dass in der Packungsbeilage oder auf dem Behältnis Nebenwirkungen oder sonstige Risiken angegeben sind.

(4) Die nach Absatz 1 vorgeschriebenen Angaben müssen von den übrigen Werbeaussagen deutlich abgesetzt, abgegrenzt und gut lesbar sein.

(5) Nach einer Werbung in audiovisuellen Medien ist der nach Absatz 3 Satz 1 oder 2 vorgeschriebene Text einzublenden, der im Fernsehen vor neutralem Hintergrund gut lesbar wiederzugeben und gleichzeitig zu sprechen ist, sofern nicht die Angabe dieses Textes nach Absatz 3 Satz 4 entfällt. Die Angaben nach Absatz 1 können entfallen.

(6) Die Absätze 1, 1a, 3 und 5 gelten nicht für eine Erinnerungswerbung. Eine Erinnerungswerbung liegt vor, wenn ausschließlich mit der Bezeichnung eines Arzneimittels oder zusätzlich mit dem Namen, der Firma, der Marke des pharmazeutischen Unternehmers oder dem Hinweis: „Wirkstoff:" geworben wird.

§ 4a

(1) Unzulässig ist es, in der Packungsbeilage eines Arzneimittels für andere Arzneimittel oder andere Mittel zu werben.

(2) Unzulässig ist es auch, außerhalb der Fachkreise für die im Rahmen der vertragsärztlichen Versorgung bestehende Verordnungsfähigkeit eines Arzneimittels zu werben.

§ 5

Für homöopathische Arzneimittel, die nach dem Arzneimittelgesetz registriert oder von der Registrierung freigestellt sind, darf mit der Angabe von Anwendungsgebieten nicht geworben werden.

§ 6

Unzulässig ist eine Werbung, wenn

1. Gutachten oder Zeugnisse veröffentlicht oder erwähnt werden, die nicht von wissenschaftlich oder fachlich hierzu berufenen Personen erstattet worden sind und nicht die Angabe des Namens, Berufes und Wohnortes der Person, die das Gutachten erstellt oder das Zeugnis ausgestellt hat, sowie den Zeitpunkt der Ausstellung des Gutachtens oder Zeugnisses enthalten,

2. auf wissenschaftliche, fachliche oder sonstige Veröffentlichungen Bezug genommen wird, ohne dass aus der Werbung hervorgeht, ob die Veröffentlichung das Arzneimittel, das Verfahren, die Behandlung, den Gegenstand oder ein anderes Mittel selbst betrifft, für die geworben wird, und ohne dass der Name des Verfassers, der Zeitpunkt der Veröffentlichung und die Fundstelle genannt werden,

3. aus der Fachliteratur entnommene Zitate, Tabellen oder sonstige Darstellungen nicht wortgetreu übernommen werden.

§ 7

(1) Es ist unzulässig, Zuwendungen und sonstige Werbegaben (Waren oder Leistungen) anzubieten, anzukündigen oder zu gewähren oder als Angehöriger der Fachkreise anzunehmen, es sei denn, dass

1. es sich bei den Zuwendungen oder Werbegaben um Gegenstände von geringem Wert, die durch eine dauerhafte und deutlich sichtbare Bezeichnung des Werbenden oder des beworbenen Produktes oder beider gekennzeichnet sind, oder um geringwertige Kleinigkeiten handelt;

2. die Zuwendungen oder Werbegaben in
   a) einem bestimmten oder auf bestimmte Art zu berechnenden Geldbetrag oder
   b) einer bestimmten oder auf bestimmte Art zu berechnenden Menge gleicher

Ware gewährt werden; für apotheken-pflichtige Arzneimittel gilt dies nur, soweit die Zuwendungen oder Werbegaben zusätzlich zur Lieferung eines pharmazeutischen Unternehmers oder Großhändlers an die § 47 des Arzneimittelgesetzes genannten Personen, Einrichtungen oder Behörden gewährt werden.

3. die Zuwendungen oder Werbegaben nur in handelsüblichem Zubehör zur Ware oder in handelsüblichen Nebenleistungen bestehen; als handelsüblich gilt insbesondere eine im Hinblick auf den Wert der Ware oder Leistung angemessene teilweise oder vollständige Erstattung oder Übernahme von Fahrtkosten für Verkehrsmittel des öffentlichen Personennahverkehrs, die im Zusammenhang mit dem Besuch des Geschäftslokals oder des Orts der Erbringung der Leistung aufgewendet werden darf;

4. die Zuwendungen oder Werbegaben in der Erteilung von Auskünften oder Ratschlägen bestehen oder

5. es sich um unentgeltlich an Verbraucherinnen und Verbraucher abzugebende Zeitschriften handelt, die nach ihrer Aufmachung und Ausgestaltung der Kundenwerbung und den Interessen der verteilenden Person dienen, durch einen entsprechenden Aufdruck auf der Titelseite diesen Zweck erkennbar machen und in ihren Herstellungskosten geringwertig sind (Kundenzeitschriften).

Werbegaben für Angehörige der Heilberufe sind unbeschadet des Satzes 1 nur dann zulässig, wenn sie zur Verwendung in der ärztlichen, tierärztlichen oder pharmazeutischen Praxis bestimmt sind. § 47 Abs. 3 des Arzneimittelgesetzes bleibt unberührt.

(2) Absatz 1 gilt nicht für Zuwendungen im Rahmen ausschließlich berufsbezogener wissenschaftlicher Veranstaltungen, sofern diese einen vertretbaren Rahmen nicht überschreiten, insbesondere in bezug auf den wissenschaftlichen Zweck der Veranstaltung von untergeordneter Bedeutung sind und sich nicht auf andere als im

Gesundheitswesen tätige Personen erstrecken.

(3) Es ist unzulässig, für die Entnahme oder sonstige Beschaffung von Blut-, Plasma- oder Gewebespenden zur Herstellung von Blut- und Gewebeprodukten und anderen Produkten zur Anwendung bei Menschen mit der Zahlung einer finanziellen Zuwendung oder Aufwandsentschädigung zu werben.

§ 8

Unzulässig ist die Werbung, Arzneimittel im Wege des Teleshopping oder bestimmte Arzneimittel im Wege der Einzeleinfuhr nach § 73 Abs. 2 Nr. 6a oder § 73 Abs. 3 des Arzneimittelgesetzes zu beziehen.

§ 9

Unzulässig ist eine Werbung für die Erkennung oder Behandlung von Krankheiten, Leiden, Körperschäden oder krankhaften Beschwerden, die nicht auf eigener Wahrnehmung an dem zu behandelnden Menschen oder Tier beruht (Fernbehandlung).

§ 10

(1) Für verschreibungspflichtige Arzneimittel darf nur bei Ärzten, Zahnärzten, Tierärzten, Apothekern und Personen, die mit diesen Arzneimitteln erlaubterweise Handel treiben, geworben werden.

(2) Für Arzneimittel, die dazu bestimmt sind, bei Menschen die Schlaflosigkeit oder psychische Störungen zu beseitigen oder die Stimmungslage zu beeinflussen, darf außerhalb der Fachkreise nicht geworben werden.

§ 11

(1) Außerhalb der Fachkreise darf für Arzneimittel, Verfahren, Behandlungen, Gegenstände oder andere Mittel nicht geworben werden

1. mit Gutachten, Zeugnissen, wissenschaftlichen oder fachlichen Veröffentlichungen sowie mit Hinweisen darauf,

2. mit Angaben, dass das Arzneimittel, das Verfahren, die Behandlung, der Gegenstand oder das andere Mittel ärztlich, zahnärztlich, tierärztlich oder anderweitig fachlich empfohlen oder geprüft ist oder angewendet wird,

3. mit der Wiedergabe von Krankengeschichten sowie mit Hinweisen darauf,

4. mit der bildlichen Darstellung von Personen in der Berufskleidung oder bei der Ausübung der Tätigkeit von Angehörigen der Heilberufe, des Heilgewerbes oder des Arzneimittelhandels,

5. mit der bildlichen Darstellung
   a) von Veränderungen des menschlichen Körpers oder seiner Teile durch Krankheiten, Leiden oder Körperschäden,
   b) der Wirkung eines Arzneimittels, eines Verfahrens, einer Behandlung, eines Gegenstandes oder eines anderen Mittels durch vergleichende Darstellung des Körperzustandes oder des Aussehens vor und nach der Anwendung,
   c) des Wirkungsvorganges eines Arzneimittels, eines Verfahrens, einer Behandlung, eines Gegenstandes oder eines anderen Mittels am menschlichen Körper oder an seinen Teilen,

6. mit fremd- oder fachsprachlichen Bezeichnungen, soweit sie nicht in den allgemeinen deutschen Sprachgebrauch eingegangen sind,

7. mit einer Werbeaussage, die geeignet ist, Angstgefühle hervorzurufen oder auszunutzen,

8. durch Werbevorträge, mit denen ein Feilbieten oder eine Entgegennahme von Anschriften verbunden ist,

9. mit Veröffentlichungen, deren Werbezweck missverständlich oder nicht deutlich erkennbar ist,

10. mit Veröffentlichungen, die dazu anleiten, bestimmte Krankheiten, Leiden, Körperschäden oder krankhafte Beschwerden beim Menschen selbst zu erkennen und mit den in der Werbung bezeichneten Arzneimitteln, Gegenständen, Verfahren, Behandlungen oder anderen Mitteln zu behandeln, sowie mit entsprechenden Anleitungen in audiovisuellen Medien,

11. mit Äußerungen Dritter, insbesondere mit Dank-, Anerkennungs- oder Empfehlungsschreiben, oder mit Hinweisen auf solche Äußerungen,

12. mit Werbemaßnahmen, die sich ausschließlich oder überwiegend an Kinder unter 14 Jahren richten,

13. mit Preisausschreiben, Verlosungen oder anderen Verfahren, deren Ergebnis vom Zufall abhängig ist,

14. durch die Abgabe von Mustern oder Proben von Arzneimitteln oder durch Gutscheine dafür,

15. durch die nicht verlangte Abgabe von Mustern oder Proben von anderen Mitteln oder Gegenständen oder durch Gutscheine dafür.

Für Medizinprodukte gilt Satz 1 Nr. 6 bis 9, 11 und 12 entsprechend.

(2) Außerhalb der Fachkreise darf für Arzneimittel zur Anwendung bei Menschen nicht mit Angaben geworben werden, die nahe legen, dass die Wirkung des Arzneimittels einem anderen Arzneimittel oder einer anderen Behandlung entspricht oder überlegen ist.

§ 12

(1) Außerhalb der Fachkreise darf sich die Werbung für Arzneimittel und Medizinprodukte nicht auf die Erkennung, Verhütung, Beseitigung oder Linderung der in Abschnitt A der Anlage zu diesem Gesetz aufgeführten Krankheiten oder Leiden beim Menschen beziehen, die Werbung für Arzneimittel außerdem nicht auf die Erkennung, Verhütung, Beseitigung oder Linderung der in Abschnitt B dieser Anlage aufgeführten Krankheiten oder Leiden beim Tier. Abschnitt A Nr. 2 der Anlage findet keine Anwendung auf die Werbung für Medizinprodukte.

(2) Die Werbung für andere Mittel, Verfahren, Behandlungen oder Gegenstände außerhalb der Fachkreise darf sich nicht auf die Erkennung, Beseitigung oder Linderung dieser Krankheiten oder Leiden beziehen. Dies gilt nicht für die Werbung für Verfahren oder Behandlungen in Heilbädern, Kurorten und Kuranstalten.

§ 13

Die Werbung eines Unternehmens mit Sitz außerhalb des Geltungsbereichs dieses Gesetzes ist unzulässig, wenn nicht ein Unternehmen mit Sitz oder eine natürliche Person mit gewöhnlichem Aufenthalt im Geltungsbereich dieses Gesetzes oder in einem anderen Mitgliedstaat der Europäischen Gemeinschaften oder in einem anderen Vertragsstaat des Abkommens über den Europäischen Wirtschaftsraum, die nach diesem Gesetz unbeschränkt strafrechtlich verfolgt werden kann, ausdrücklich damit betraut ist, die sich aus diesem Gesetz ergebenden Pflichten zu übernehmen.

§ 14

Wer dem Verbot der irreführenden Werbung (§ 3) zuwiderhandelt, wird mit Freiheitsstrafe bis zu einem Jahr oder mit Geldstrafe bestraft.

§ 15

(1) Ordnungswidrig handelt, wer vorsätzlich oder fahrlässig
1. entgegen § 3a eine Werbung für ein Arzneimittel betreibt, das der Pflicht zur Zulassung unterliegt und das nicht nach den arzneimittelrechtlichen Vorschriften zugelassen ist oder als zugelassen gilt,
2. eine Werbung betreibt, die die nach § 4 vorgeschriebenen Angaben nicht enthält oder entgegen § 5 mit der Angabe von Anwendungsgebieten wirbt,
3. in einer nach § 6 unzulässigen Weise mit Gutachten, Zeugnissen oder Bezugnahmen auf Veröffentlichungen wirbt,

4. entgegen § 7 Abs. 1 und 3 eine mit Zuwendungen oder sonstigen Werbegaben verbundene Werbung betreibt,
4a. entgegen § 7 Abs. 1 als Angehöriger der Fachkreise eine Zuwendung oder sonstige Werbegabe annimmt,
5. entgegen § 8 eine dort genannte Werbung betreibt,
6. entgegen § 9 für eine Fernbehandlung wirbt,
7. entgegen § 10 für die dort bezeichneten Arzneimittel wirbt,
8. auf eine durch § 11 verbotene Weise außerhalb der Fachkreise wirbt,
9. entgegen § 12 eine Werbung betreibt, die sich auf die in der Anlage zu § 12 aufgeführten Krankheiten oder Leiden bezieht,
10. eine nach § 13 unzulässige Werbung betreibt.

(2) Ordnungswidrig handelt ferner, wer fahrlässig dem Verbot der irreführenden Werbung (§ 3) zuwiderhandelt.

(3) Die Ordnungswidrigkeit nach Absatz 1 kann mit einer Geldbuße bis zu fünfzigtausend Euro, die Ordnungswidrigkeit nach Absatz 2 mit einer Geldbuße bis zu zwanzigtausend Euro geahndet werden.

§ 16

Werbematerial und sonstige Gegenstände, auf die sich eine Straftat nach § 14 oder eine Ordnungswidrigkeit nach § 15 bezieht, können eingezogen werden. § 74 a des Strafgesetzbuches und § 23 des Gesetzes über Ordnungswidrigkeiten sind anzuwenden.

§ 17

Das Gesetz gegen den unlauteren Wettbewerb bleibt unberührt.

§ 18

Werbematerial, das den Vorschriften des § 4 nicht entspricht, jedoch den Vorschriften des Gesetzes in der bis zum 10. September 1998 geltenden Fassung, darf noch bis zum 31. März 1999 verwendet werden.

Anlage (zu § 12)

Krankheiten und Leiden, auf die sich die Werbung gemäß § 12 nicht beziehen darf

A. Krankheiten und Leiden beim Menschen
1. Nach dem Infektionsschutzgesetz vom 20. Juli 2000 (BGBl. I S. 1045) meldepflichtige Krankheiten oder durch meldepflichtige Krankheitserreger verursachte Infektionen,
2. bösartige Neubildungen,
3. Suchtkrankheiten, ausgenommen Nikotinabhängigkeit,
4. krankhafte Komplikationen der Schwangerschaft, der Entbindung und des Wochenbetts.

B. Krankheiten und Leiden beim Tier
1. Nach der Verordnung über anzeigepflichtige Tierseuchen und der Verordnung über meldepflichtige Tierkrankheiten in ihrer jeweils geltenden Fassung anzeige- oder meldepflichtige Seuchen oder Krankheiten,
2. bösartige Neubildungen,
3. bakterielle Eutererkrankungen bei Kühen, Ziegen und Schafen,
4. Kolik bei Pferden und Rindern.

Anhang

Anhang 5
Empfehlung des Bundesministeriums für Jugend, Familie und Gesundheit* über Lagerungshinweise für Fertigarzneimittel

Bekanntmachung vom 1. März 1989 (BAnz. S. 1216)

Der Bundesminister für Jugend, Familie, Frauen und Gesundheit empfiehlt den am Arzneimittelverkehr Beteiligten, folgende Hinweise für die Lagerung von Fertigarzneimitteln zu beachten, sofern nicht andere Vorschriften entgegenstehen. Die Empfehlung bezweckt, unnötige und nicht sachgerechte Lagerungshinweise für Fertigarzneimittel zu vermeiden und die erforderlichen Hinweise zu vereinheitlichen.

Unter Lagerung im Sinne dieser Empfehlung wird eine länger dauernde Aufbewahrung durch die Fachkreise verstanden. Während kurzfristiger Unterbrechung (z. B. beim Transport) kann von der Beachtung der nachfolgenden Hinweise abgesehen werden, es sei denn, daß ausdrücklich auf deren Einhaltung hingewiesen wird (z. B. Kühlkette).

1. Fertigarzneimittel sind im Normalfall bei Raumtemperatur lagerungsfähig. Sie bedürfen dann keines besonderen Lagerungshinweises. Dabei wird davon ausgegangen, daß eine Lagerungstemperatur von + 2 °C nicht unterschritten wird, es sei denn, daß ein anderslautender Hinweis angebracht ist.

2. Soweit im Interesse der Erhaltung einer einwandfreien Beschaffenheit der Fertigarzneimittel die Überschreitung einer bestimmten Temperatur vermieden werden soll, sollen folgende Hinweise verwendet werden:
   1. „Nicht über 25 °C lagern!“
   2. „Nicht über 20 °C lagern!“
   3. „Nicht über 8 °C lagern!“

3. Zäpfchen sollen nur in besonders begründeten Fällen einen Lagerungshinweis erhalten, weil in Fachkreisen bekannt ist, daß sie nicht – auch nicht kurzfristig – über 30 °C gelagert werden dürfen.

4. Lagerungshinweise sind an gut sichtbarer Stelle auf dem Behältnis und, soweit verwendet, auf der äußeren Umhüllung in gut lesbarer Schrift anzugeben.

Die vorstehende Bekanntmachung ersetzt die Bekanntmachung vom 14. März 1972 (BAnz. Nr. 59 vom 24. März 1972).

---

* Jetzt Bundesministerium für Gesundheit.

Sachregister